血液病实验诊断 精选案例

主　编　曾强武　肖继刚　窦心灵　杨再林

主　审　彭贤贵　杨军军

副主编　李洪文　侯　霞　钟国梁　程　静

人民卫生出版社

图书在版编目（CIP）数据

血液病实验诊断精选案例 / 曾强武等主编 . —北京：
人民卫生出版社，2019

ISBN 978-7-117-28176-8

Ⅰ. ①血… Ⅱ. ①曾… Ⅲ. ①血液病 - 实验室诊断 -
案例 Ⅳ. ①R552.04

中国版本图书馆 CIP 数据核字（2019）第 033361 号

人卫智网	www.ipmph.com	医学教育、学术、考试、健康， 购书智慧智能综合服务平台
人卫官网	www.pmph.com	人卫官方资讯发布平台

血液病实验诊断精选案例

主　　编：曾强武　肖继刚　窦心灵　杨再林
出版发行：人民卫生出版社（中继线 010-59780011）
地　　址：北京市朝阳区潘家园南里 19 号
邮　　编：100021
E - mail：pmph @ pmph.com
购书热线：010-59787592　010-59787584　010-65264830
印　　刷：中国农业出版社印刷厂
经　　销：新华书店
开　　本：889×1194　1/16　印张：24
字　　数：710 千字
版　　次：2019 年 4 月第 1 版　2019 年 4 月第 1 版第 1 次印刷
标准书号：ISBN 978-7-117-28176-8
定　　价：228.00 元

编委名单

陈雪晶	中国医学科学院血液病医院	茹进伟	乐昌市人民医院
陈 慧	温州医科大学附属第二医院	聂 映	贵州中医药大学第一附属医院
陈连连	西安市第三医院	高 飞	福建医科大学附属协和医院血液内科
陈化禹	天津中医药大学第一附属医院	高 杰	芜湖市第二人民医院
陈要朋	解放军 923 医院	耿瑞丽	河北省人民医院
邵水儿	舟山市普陀区人民医院	夏万宝	上海松江中心医院
邵美娟	温州医科大学附属第二医院	黄道连	中山市博爱医院
杨军军	温州医科大学附属第二医院	曾强武	贵州中医药大学第一附属医院
杨再林	重庆医科大学附属第三医院（捷尔医院）	程 静	中山大学附属第一医院
杨学农	河北医科大学第三医院	蒋 茜	江苏大学附属医院
杨 芳	贵州省肿瘤医院	蒋显勇	北京协和医院
杨桂芳	天津中医药大学第一附属医院	葛昌文	北京协和医院
杨 峥	广西医科大学第一附属医院	焦文静	河北医科大学第四医院
杨 敏	芜湖市第二人民医院	温振兴	广州金域医学检验中心
杨 华	贵州中医药大学第一附属医院	谢若腾	福建医科大学附属第二医院
林满华	广东医科大学	窦心灵	甘肃省酒泉市人民医院
林 萍	福建医科大学附属第二医院	窦翠云	济宁医学院附属医院
罗晓成	广西省马山县人民医院	路旭琳	中国医学科学院血液病医院
金 鑫	浙江省立同德医院	解小红	重庆三峡中心医院
郑 瑞	浙江省台州医院	雷 邈	萧县人民医院
侯 霞	云南省第二人民医院	雷庚伟	合阳华康医院
钟国梁	大理白族自治州人民医院	蔡文宇	中国医学科学院血液病医院
柏世玉	泰安市中心医院	魏可林	临朐县人民医院
柳 娟	西安交通大学第一附属医院		

主 编 简 介

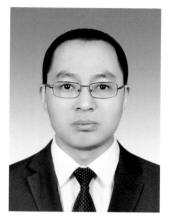

曾强武,副主任技师,贵州省临床检验质量评价形态学检验专业委员会专家组成员,贵州省中西医结合学会检验医学专业委员会委员;2002年毕业于贵州省遵义医科大学,曾在贵州省人民医院检验科工作,2005年进入形态室学习骨髓细胞学及体液细胞学半年。2010年调入贵州中医药大学第一附属医院检验科,于2011年9月申请到中国医学科学院血液病医院进修细胞形态学诊断技术一年。担任临床检验组组长兼形态室负责人。主攻血液疾病形态学诊断,穿刺液、尿液等体液脱落细胞学检验。参编体液细胞学图书一部。

主编　曾强武

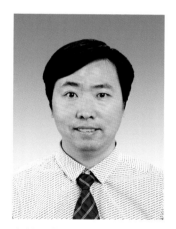

肖继刚,中国医学科学院血液病医院、血液学研究所细胞形态室负责人。毕业于天津医科大学临床医学系,同年于中国医学科学院、北京协和医学院血液病医院、血液学研究所工作。先后从事临床血液内科、细胞遗传学、细胞形态学等领域的工作。擅长骨髓细胞形态学分析、染色体核型分析、荧光原位杂交(fluorescence in situ hybridization,FISH)及血液系统疾病的MICM综合诊断。参与编写多部医学专著,发表医学论文十余篇。每年带教全国各省市进修人员近百名,为国内细胞形态学领域培养了大批人才。

主编　肖继刚

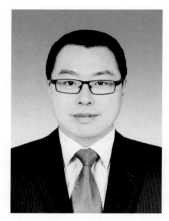

主编　窦心灵

窦心灵,副主任检验师,现担任世界华人检验与病理医师协会康复医学检验专家委员会委员,君安医学细胞平台副总台长兼血液(骨髓)1台总台长,细胞形态学那些事微信群发起人,检验视界网及君安医学细胞平台公众号特约作者。现为甘肃省酒泉市人民医院检验科临检组组长,从事血液病骨髓形态学及综合诊断工作十多年,先后在中国医学科学院血液病医院、甘肃省人民医院及宁夏医科大学总医院进修学习。获酒泉市科技进步奖3项,以第一作者身份发表专业论文十余篇。参编《医学细胞彩图精选》专著1部。2004年和2008年分别被酒泉市人民医院和酒泉团市委授予"青年岗位能手"荣誉称号。在"2015年甘肃省职工技能大赛临床检验医学专业省级决赛"中荣获团体及个人一等奖,并被甘肃省总工会、甘肃省人力资源和社会保障厅、甘肃省科学技术厅等五个部门联合授予"甘肃省技术标兵"荣誉称号。2017年、2018年被君安医学细胞平台管理委员会评为"优秀台长"和"杰出贡献奖"获得者。

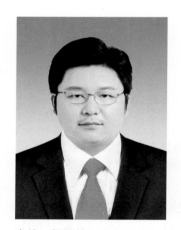

主编　杨再林

杨再林,重庆市血液内科医疗质量控制中心实验诊断专家组成员,检验医学网专栏作者。原第三军医大学附属西南医院血液内科实验室主任,现任重庆医科大学附属第三医院(捷尔医院)血液病实验诊断平台负责人。从事血液病实验诊断临床工作十余年,掌握全面的血液病实验诊断技术,在骨髓细胞形态学、病理学、流式细胞学、分子遗传学、血液病实验室综合诊断方面均有较深的造诣及较丰富的临床经验,尤其擅长骨髓增生异常综合征、恶性血液病MICM综合诊断及恶性淋巴瘤实验室综合诊断。主持基金1项,以第一作者身份发表论著8篇,以第一发明人身份获国家专利2项,以第一完成人身份获第三军医大学临床新业务新技术奖1项。参与课题多项。主编专著1部,副主编及主审专著1部,参编医学检验教材2部,专著3部。

副主编简介

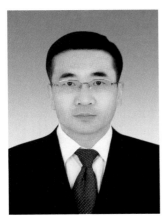

副主编　李洪文

李洪文,副主任检验师,2005年参加工作,2011—2012年在中国医学科学院血液病医院进修血液病检验技术。2013年承担鄂尔多斯市中心医院康巴什部血液病相关检验工作,并开展体液脱落细胞、尿液红细胞位相等相关形态学检验。2017年参编学术著作2部,在中文核心期刊发表论文数篇,在医脉通、检验视界网、医之本健康网发表科普文章多篇。

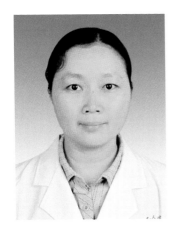

副主编　侯　霞

侯霞,主管检验师。云南省中西医结合学会检验医学专业委员会委员,中国女医师协会会员。1996年毕业于昆明医科大学检验医学专业。长期从事临床血液学检验和临床基础检验,擅长骨髓细胞形态学、体液细胞学、脑脊液细胞学及寄生虫学检验。先后到上海交通大学医学院附属仁济医院及中国医学科学院血液病医院进修学习。参编血液学图书一部,于核心医学期刊发表论文5篇。

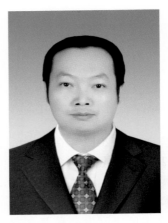

副主编　钟国梁

钟国梁,大理白族自治州人民医院检验科主任,执业医师,副主任检验师,云南省医师协会检验医师分会委员。从事细胞学诊断 11 年,2012 年到中国医学科学院血液病医院进修血液细胞学诊断 7 个月。在《中华检验医学杂志》发表学术论文 1 篇,于省级检验核心期刊发表论文 7 篇,担任科学技术文献出版社出版的《血液病形态学诊断精选病例解析》一书编委。

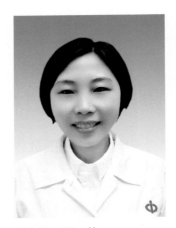

副主编　程　静

程静,现工作于中山大学附属第一医院检验科,主管技师,检验医师,硕士研究生学历,从事血液病骨髓细胞形态学诊断工作六年余,师从安业浩教授。主要研究方向:白血病的 MICM 特点,以第一作者身份发表论著 4 篇,参编专著 2 部。

序 言

　　血液骨髓形态学仍是血液病诊断最基本和最重要的诊断手段,但是随着现代医学的进步,血液病的诊断已由单一形态学为主的技术进入到多学科技术或信息进行互补的整合诊断(综合诊断)新模式。因此,形态学诊断需要紧跟时代的步伐大步前进,其他学科诊断技术也要互为基础密切结合!由曾强武、肖继刚、窦心灵和杨再林主编的《血液病实验诊断精选案例》一书,即是在这一诊断模式转变背景下的一种尝试与实践,传递着时代的声音!它介绍的病种全、疑难多、内容新、层次明、解析细,是一本很重要的参考书,有益于临床、形态学、免疫学、遗传学和分子学诊断工作者。

　　近几年互联网的普及、血液骨髓形态学或整合(综合)诊断学交流群的建立显著地促进了我国形态学和血液病整合诊断学知识的传播和提高,也涌现了许多中青年的后起之秀。本书主编曾强武、肖继刚、窦心灵和杨再林,以及李洪文等副主编是这些后起之秀的榜样,他们的水平在各自学术交流群的沟通中可窥见一斑,也让我们看到了血液病诊断领域后继有人的新生代力量!

　　本书的出版,为血液学百花园增添了一朵鲜艳的花朵,将会提升我国血液形态学和流式免疫表型的基本诊断,以及包括结合临床特征前提下的细胞遗传学和分子学技术在内的整合诊断的整体水平。

　　祝各位同人开卷有益!

浙江大学医学院附属第二医院

杭州迪安医学检验中心

卢兴国

2018.03.12

前　言

在检验技术迅速发展的今天,细胞形态学作为一门不可缺少的血液疾病诊断手段,仍在续写着古老的传说,且在不断更新中。自从发明了显微镜并用以观察到血液中的红细胞以来,已有300多年的历史。细胞形态学作为血液系统疾病的主要诊断技术由来已久,因其操作简便、经济实惠、快速直观等优点沿用至今,加之历代细胞形态人的执着钻研和总结,发展至今已日臻完善。进入21世纪,分子免疫学、分子遗传学、基因分析、核酸检测、蛋白质分离与鉴定等新技术、新方法、新理念、新仪器等逐步进入实验室,形态学诊断急需与检验新技术进行有机的结合,取长补短,提高形态学诊断的准确性,更好的服务于临床,学习新的诊断知识迫在眉睫。

随着互联网技术的迅猛发展,微信、QQ等交流手段的大量使用将全国乃至国外的细胞形态学爱好者聚集到了一起,共同"话细胞,聊图片"。正是在这样的互联网好时代背景下,由本人组建的"一起聊聊,看图片"微信群应用而生,来自全国各地的形态学前辈、专家老师、检验科同仁欢聚一堂,利用业余时间,分享、求助血液病例。专家老师们毫无保留的线上指导,线下帮扶,极大地促进了全国形态学诊断水平的提高。由于交流信息量较大,其中不乏一些少见和形态较为特殊的病例疏于整理而流失,甚是可惜!为了留住这些难得的案例,同时也为了积极响应广大微友的倡议,本人组织了以群里专家为主的、来自全国20多个省市、90余位临床一线长期从事形态学诊断工作的老师参与本书的编写工作,以期成书出版后能供大家查阅和参考!

我们有幸邀请到中国人民解放军陆军军医大学第二附属医院(新桥医院)彭贤贵教授、温州医学院附属第二医院检验科主任杨军军教授为本书主审。更欣慰的是有幸邀请到形态界享有盛誉的前辈、国内首创四片联检术、主编多部血液病诊断图书的浙江大学医学院附属第二医院、杭州迪安医学检验中心卢兴国教授为本书提序、赞助病例及友情提供技术指导,助力形态学晚辈们的成长。除此之外,我们还迎来了几大专家团队的参与,为本书的顺利编辑和出版奠定了基础。他们是来自中国医学科学院血液病医院(天津血液研究所)的肖继刚教授团队,温州医科大学附属第二医院的杨军军教授团队,河北医科大学第二医院的史敏教授团队等;当然还有来自多个省市的一线形态学专家。本书所选病例均为作者本人经手、诊断明确,多为作者的珍藏品,整理成书,供爱好者们收藏学习!

本书立足于真实病例,图片高清,分为贫血、MDS、MPN、MDS/MPN、白血病、淋巴瘤、浆细胞肿瘤、骨髓转移癌、感染及其他病例等九个部分。每一个病例又以"【病例介绍】、【辅助检查】、【综合诊断】、【解析】"等四个部分为主线条循序展开,综合细胞形态学、免疫学、遗传学、分子生物学及患者临床表现,并结合2016版WHO最新造血与淋巴组织肿瘤诊断标准进行综合分析和诊断,是一本不可多得的以形态学为基本、综合为互补的诊断案例图书。

本书的案例收集、编写整理、修改审核都离不开我们的主审、主编、副主编以及所有参编老师的共同努力,辛苦付出!承蒙各位老师的抬爱,推荐本人出任主编,给了我莫大的鼓舞,鞭策自己努力学习,向我们编辑团队的所有老师致敬、致谢,同时感谢所有关心、帮助和支持我们图书编写的老师们!在图书编辑审校方面,尽管我们付出最大的努力去争取尽善尽美,但由于编者水平有限,仍可能存在遗憾、缺陷、不足和错误,还请同道老师们不吝赐教、批评指正,以期修正。

注:书中所采用的图片,除特殊染色及放大倍数有注明外,均为瑞氏-吉姆萨染色,放大倍数为1000倍。

致　谢

　　特别感谢中国人民解放军陆军军医大学第二附属医院（新桥医院）彭贤贵老师；温州医科大学附属第二医院杨军军老师、陈慧老师、邢超老师、邵美娟老师；中国医学科学院血液病医院肖继刚老师、蔡文宇老师、田欣老师、陈雪晶老师、宋鸽老师、路旭琳老师、王占龙老师；浙江大学医学院附属第二医院卢兴国老师；重庆医科大学附属第三医院杨再林老师；河北医科大学第二医院史敏老师、韦美萍老师、刘梅老师；甘肃省酒泉市人民医院窦心灵老师；鄂尔多斯市中心医院李洪文老师；云南省第二人民医院侯霞老师；云南省大理白族自治州人民医院钟国梁老师；中山大学附属第一医院程静老师；河北医科大学第三医院杨学农老师；河北省保定市第一医院王哲老师；福建医科大学附属协和医院血液病研究所高飞老师；中山市博爱医院黄道连老师；中国人民解放军第八十九医院张春梅老师；北京协和医院蒋显勇老师等编委老师；感谢"一起聊聊，看图片"群里所有关心和支持我们的老师、同人；特别感谢浙江省人民医院检验科主任、君安医学细胞平台总台长吴茅老师给予的大力支持和帮助；感谢浙江省宁波市第六医院王福斌老师的鼎力相助；感谢浙江省立同德医院金鑫老师、浙江大学金华医院庄顺红老师和贵州省人民医院安邦权老师的关心和支持。同时感谢我的挚友杨光明、王世林、唐涛等的献计献策。本书的顺利出版，离不开你们的支持、鼓励、帮扶，在此一并致谢！

曾强武

2018.03.12

目 录

第一篇 贫 血

第二篇 骨髓增生异常综合征

第三篇 骨髓增殖性肿瘤

第四篇 骨髓增生异常 / 骨髓增殖性肿瘤

第五篇　白　血　病

第六篇　淋　巴　瘤

第七篇　浆细胞肿瘤

第八篇　骨髓转移瘤

第九篇　感染及其他疾病

第一篇 贫血

病例 1 流式细胞术与细胞形态学联合诊断 AA-PNH 综合征二例

【病例介绍】

案例一,男,44 岁,于入院前 1 月余无明显诱因出现头晕、乏力,活动后胸闷、气短、体力不支显著、心慌。在外院查血常规示:WBC 2.25×10^9/L,RBC 1.61×10^{12}/L,HGB 53g/L,PLT 14×10^9/L,为求进一步诊治,遂入院,门诊以"全血细胞减少"收住院内血液科。查体:T 37.4℃,贫血貌,全身皮肤黏膜苍白,无皮疹、出血点、皮下瘀点、瘀斑,全身浅表淋巴结未触及肿大,睑结膜及口唇苍白,巩膜略黄染,肝、脾肋下未触及。

【辅助检查】

血常规 WBC 1.86×10^9/L,RBC 1.16×10^{12}/L,HGB 40g/L,MCV 82.2fl,PLT 10×10^9/L,Ret 0.4%,有核红细胞百分率 0.5%。

其他检查 直接 Coombs 试验:阴性;尿常规:PRO ±;血生化:TP 54.7g/L,TBIL 26.76μmol/L,IBIL 17.94μmol/L;贫血四项检查:血清铁 38.73μmol/L,铁蛋白 633.3ng/ml,叶酸 14.22ng/ml,维生素 B_{12} 103pg/ml;ENA 自身抗体谱:抗 SS-A/Ro60(±)。

骨髓常规 增生减低,粒系(G)=33.0%、红系(E)=4.5%、G:E=7.33:1,小粒(+),油滴(+++);粒系比例减低,可见部分粒系细胞胞浆颗粒增多增粗、内外胞浆及空泡变性等现象。红系比例明显减低,成熟红细胞轻度大小不均,可见泪滴形、口形、嗜多色性及裂红细胞等。淋巴细胞比例相对增高,为成熟淋巴细胞。浆细胞、网状细胞及组织嗜碱细胞等非造血细胞增多。全片未见巨

核细胞,血小板散在少见。骨髓小粒面积减低,以非造血细胞为主。意见:不排除 CAA 早期骨髓象,建议做骨髓活检。

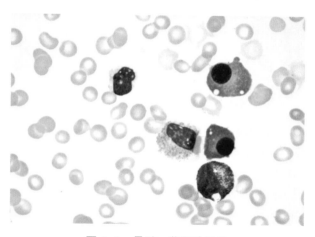

图 1-1 骨髓 浆细胞易见

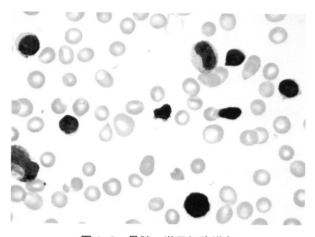

图 1-2 骨髓 淋巴细胞增多

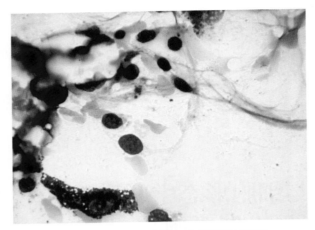

图 1-3 骨髓 下方见一个组织嗜碱细胞

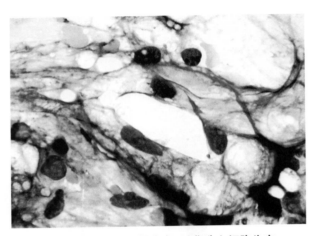

图 1-4 骨髓 小粒空虚,以非造血细胞为主

流式细胞免疫分型 表明送检标本未见明显的 CD34+ 细胞;粒细胞比例减少,免疫表型 CD13、CD16、CD15、CD11b 未见明显表达紊乱;提示送检标本中未检测到明显急性白血病和高危 MDS 相关免疫表型异常证据。

骨髓活检 免疫组化:CD34(-)、CD117 散在少(+)、CD61 见 1 个巨核细胞(+);结论与意见:骨髓增生减低,请结合临床及其他检查诊断,建议异位取材送检、追踪复查。

染色体核型分析 46,XY[8]。

高敏 PNH 流式结论 PNH 克隆 >1%。

【综合诊断】

AA-PNH 综合征。

【病例介绍】

案例二,男,77 岁,于入院前 1 个月无明显诱因出现头晕、乏力等不适。1 周前患者因便秘用力过度出现便血,家属诉出血量约 1000ml,局部

给予压迫止血,但出血症状仍存在。三天后送往当地医院继续诊治。血常规示:WBC 0.82×10^9/L,RBC 0.85×10^{12}/L,HGB 34g/L,MCV 83.1fl,PLT 1.0×10^9/L,给予止血及输血治疗后便血症状略好转,复查血常规示:WBC 0.46×10^9/L,RBC 2.38×10^{12}/L,HGB 78g/L,MCV 84.0fl,PLT 10×10^9/L,为求进一步诊治,遂入院。门诊以"全血细胞减少"收住院内血液科。查体:T 39.0℃,贫血貌,全身皮肤黏膜苍白,睑结膜苍白,无皮疹、出血点、皮下瘀点、瘀斑,全身浅表淋巴结未触及肿大,肝、脾肋下未触及。

【辅助检查】

血常规 WBC 0.51×10^9/L,RBC 2.82×10^{12}/L,HGB 90g/L,MCV 83.7fl,PLT 21×10^9/L,Ret 0.4%。

其他检查 直接 Coombs 试验:阴性;尿常规:PRO ±;血生化:ALT 59U/L,AST 46U/L,ALP 200U/L,γ-GT 240U/L,TBIL 25.47μmol/L,IBIL 12.92μmol/L;贫血四项检查:血清铁 13.09μmol/L,铁蛋白 1905.95ng/ml,叶酸 2.99ng/ml,维生素 B_{12} 289.0pg/ml;ENA 自身抗体谱:全部阴性。

骨髓常规 增生减低,粒系(G)=10.0%、红系(E)=11.5%、G:E=0.87:1,小粒(+)、油滴(+++)。粒系比例明显减低,可见部分粒细胞胞浆颗粒增多增粗等现象。红系比例减低,以中、晚幼红细胞为主。成熟红细胞轻度大小不均,可见泪滴形、嗜多色性、H-J 小体及巨大红细胞等。淋巴细胞比例相对增高,为成熟淋巴细胞。浆细胞、网状细胞及组织嗜碱细胞等非造血细胞增多。全片未见巨核细胞,血小板少见。骨髓小粒空虚,以非造血细胞为主。意见:不排除 AA 骨髓象,建议结合骨髓活检。

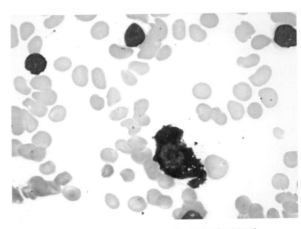

图 1-5 骨髓 淋巴细胞、组织嗜碱细胞

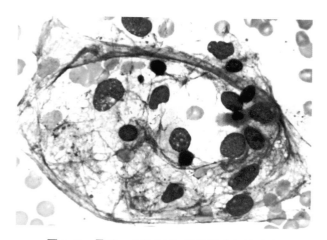

图 1-6　骨髓　小粒空虚，以非造血细胞为主

骨髓活检　免疫组化：CD34 散在少（＋）、CD117 散在（＋）、CD61（－）、CD71 小簇（＋）、CD3 散在（＋）、CD20 散在少（＋）、CD138 散在及小簇（＋）、Ki67（5%＋）；结论与意见；骨髓增生不均一，请结合临床、骨髓涂片、CD55/CD59 及其他检查综合诊断。

染色体核型分析结果　46，XY［2］。

高敏 PNH 流式结论　检测到 PNH 克隆。

【综合诊断】

AA-PNH 综合征。

【解析】

再生障碍性贫血（aplastic anemia，AA）伴阵发性睡眠性血红蛋白尿症（paroxysmal nocturnal hemoglobinuria，PNH）克隆，或 AA-PNH 综合征存在已久，但迄今其病理生理机制仍未完全明了。文献报道流式细胞术（flow cytometer，FCM）检测结果显示高达 30%~60% 的 AA 患者初诊时即存在 PNH 克隆，但其初诊时 PNH 克隆与最终演变为临床型 PNH 的关系尚不明确。AA-PNH 克隆的临床意义及其演变机制尚不明确，此类 AA 患者的诊断、治疗及随访缺乏相应循证医学依据。

近 20 年来，FCM 已广泛应用于 PNH 克隆临床检测，提高了 AA、PNH 及 AA 伴 PNH 克隆的诊断与鉴别诊断水平。但由于各研究中心病例入选标准、检测抗原及 FCM 敏感性不同，致 AA 患者 PNH 克隆阳性率及其临床意义各异。目前较为一致的观点认为，AA 患者初诊时 PNH 克隆多为小克隆且较稳定，部分患者其 PNH 小克隆可消失，PNH 克隆稳定、消失或扩张的动态改变过程与其治疗反应无关。AA 患者初诊时 PNH 克隆阳性者较少转变为临床型 PNH，故初诊时伴小 PNH 克隆（<20%）的病例可按照"经典"AA 予以规范性治疗，而不需采取针对 PNH 克隆的相关措施，定期随访观察即可，如出现溶血、血栓等症状，宜按照临床型 PNH 处理。

总之，FCM 应用于 PNH 克隆的检测极大提高了 AA、PNH 及 AA 伴 PNH 克隆的诊断、鉴别诊断及其发病机制研究水平。FCM 检测方法的不断改良（如笔者所报道的此二例 AA-PNH 综合征均由高敏 PNH 流式细胞术检出，其分析灵敏度分别为红细胞 0.04%，粒细胞 0.02%，单核细胞 0.06%）、检测抗原的标准化以及 PNH 克隆评判标准的统一化，将有助于深入揭示 AA 患者 PNH 克隆的临床意义及其扩张的病理生理机制。

（窦心灵　苏　莉）

病例 2　阵发性睡眠性血红蛋白尿症

【病例介绍】

　　患者,男,38 岁。于 20 年前间断出现乏力、食欲缺乏,伴头晕,于当地医院行骨髓穿刺检查,诊断为"缺铁性贫血",后间断口服药物治疗(具体药名及剂量不详)。现停药 2 年。2016 年 7 月 20 日门诊血常规提示贫血,收治入院。

【辅助检查】

　　血常规　WBC 11.3×10^9/L, RBC 2.99×10^{12}/L, HGB 88g/L, HCT 28.20%, MCV 94.3fl, MCH 29.4pg, PLT 67×10^9/L, Ret 5.8%。

　　其他检查　抗人球蛋白试验检:阴性。

　　骨髓常规　增生活跃,粒系(G)=33.5%,红系(E)=45.0%。粒系比例减低,红系比例增高,以中、晚幼红细胞为主,可见核出芽、核碎裂,约占 7%。成熟红细胞明显大小不一,大红细胞、嗜多色性红细胞、嗜碱性点彩红细胞易见。全片巨核细胞 14 个,血小板散在分布、可见;外周血红细胞形态同骨髓所见。形态学意见;红系比例增高(增生性贫血)骨髓象。

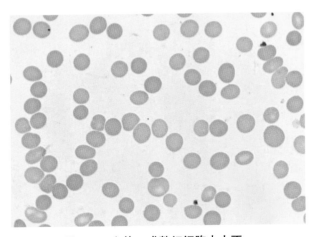

图 2-1　血片　成熟红细胞大小不一

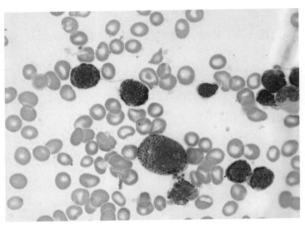

图 2-2　骨髓　成熟红细胞大小不一

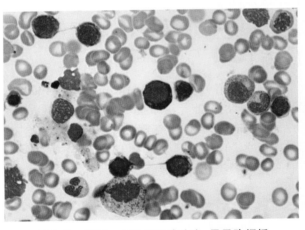

图 2-3　骨髓　中幼红细胞为主,易见胞间桥

　　CD55、CD59 检测报告　粒细胞 CD55 16.6%(表达下降大于 10%),红细胞 CD55 98.9%,粒细胞 CD59 16.0%(表达下降大于 10%),红细胞 CD59 95.3%;蛋白气单胞菌溶素(FLAER)阴性细胞,占单核细胞 93.16%(阴性细胞大于 1%),占粒细胞比例 93.84%(阴性细胞大于 1%)。

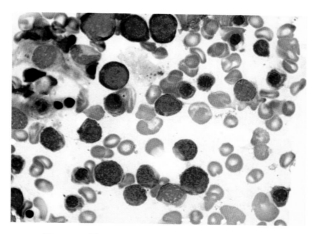

图 2-4　骨髓　中幼红细胞为主，易见胞间桥

【综合诊断】

阵发性睡眠性血红蛋白尿症。

【解析】

阵发性睡眠性血红蛋白尿（paroxysmal nocturnal hemoglobinuria，PNH）是一种由于体细胞 Xp22.1 上 PIG-A 基因突变导致的获得性造血干细胞克隆性疾病。PNH 是一种获得性克隆性造血干细胞疾病，其分子基础是体细胞磷脂酰肌醇聚糖–A 类（PIG-A）基因突变，导致干细胞及其子代细胞膜表面的各种糖基磷脂酰肌醇锚蛋白（GPI-APs）受累，其中包括补体活性调节蛋白 CD55 和 CD59 的缺失，使红细胞对补体介导的溶血作用处于敏感状态。临床主要表现为不同程度的发作性血管内溶血、阵发性血红蛋白尿、骨髓造血功能衰竭和

静脉血栓形成。

本例患者，三系减低、正细胞性贫血，无黄疸、无肝脾肿大、无血尿、肾功能正常，网织红细胞计数 5.8%，血清叶酸 9.59nmol/L，增生性贫血骨髓象，未见红系、粒系明显巨幼细胞改变，可见巨多分叶巨核细胞，免疫相关检查阴性，考虑营养性贫血可能，患者口服 2 周维生素 B_{12} 及叶酸后，贫血纠正不明显，再次复查网织红细胞，比例达 6.2%，强烈提示溶血性贫血可能。外周血球型红细胞比例不高，追问患者诉晨尿颜色与平时尿液颜色不同，偏酱油色，运动后双下肢肿胀明显，不排除阵发性睡眠性血红蛋白尿症。外送流式 CD55、CD59 检测报告：粒细胞 CD55 16.6%（表达下降大于 10%），红细胞 CD55 98.9%，粒细胞 CD59 16.0%（表达下降大于 10%），红细胞 CD59 95.3%；FLAER（蛋白气单胞菌溶素）阴性细胞：占单核细胞比例 93.16%（阴性细胞大于 1%），占粒细胞比例 93.84%（阴性细胞大于 1%）；抗人球蛋白试验检测报告：阴性。PNH 诊断明确，给予静滴甲强龙 40mg q12h，维生素 E 0.1g tid 口服、碳酸氢钠 1.0g tid 口服控制溶血，生血宝合剂纠正贫血，奥美拉唑抑酸护胃支持对症治疗。白细胞、血小板迅速升高至正常，血色素无明显改善。由于 PNH 临床表现不尽相同，特别是表现隐秘的患者极易漏诊，从而延误治疗，对于增生性贫血患者要警惕 PNH 的可能，追查病史和相关实验室检查往往能明确病因，应引起临床医师及血液检验师的重视。

（李洪文　曾强武）

病例 3　缺铁性贫血合并海蓝组织细胞增多

【病例介绍】

患者,女,45岁,于1月前无明显诱因出现全身无力,以双下肢明显,精神萎靡不振,劳累后加重,手足麻木,易感疲乏,胸痛、心慌、头晕明显,病情呈加重趋势,1周前就诊于当地县医院,经查血常规示 RBC 及 HGB 减低,遂入院就诊,门诊以"贫血原因待查"收住院内血液科。查体:T 36℃,贫血貌,面色苍白,睑结膜苍白,巩膜无黄染,口唇及舌质淡白,全身浅表淋巴结未触及肿大,肝、脾肋下未触及。

【辅助检查】

血常规　WBC 4.60×10^9/L, RBC 3.76×10^{12}/L, HGB 71g/L, HCT 26.4%, MCV 70.2fl, MCH 18.9pg, MCHC 269g/L, PLT 222×10^9/L。

其他检查　贫血四项:血清铁 3.90μmol/L,铁蛋白 4.50ng/ml,叶酸 9.49ng/ml,维生素 B_{12} 80.51pg/ml;直接抗人球蛋白试验:阴性。自身抗体全套:均为阴性。胃镜检查示:浅表糜烂性胃炎;子宫附件 B 超示:子宫腺肌症。

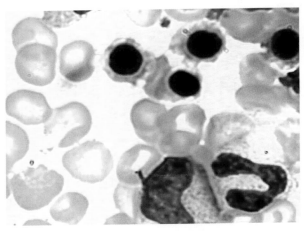

图 3-2　骨髓　炭核样晚幼红细胞

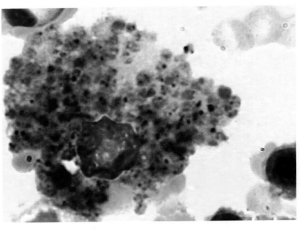

图 3-3　骨髓　海蓝细胞

骨髓常规　增生明显活跃,粒系(G)=38.5%,红系(E)=41.0%;粒系比例减低,红系比例增高,以中、晚幼红细胞为主,幼红细胞胞浆量偏少,偶见双核幼红细胞及核出芽等;片中可见大量海蓝组织细胞。

【综合诊断】

缺铁性贫血合并海蓝组织细胞增多。

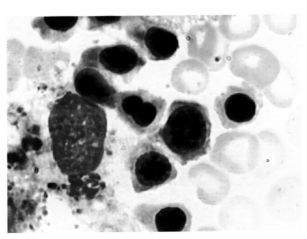

图 3-1　骨髓　中、晚幼红细胞

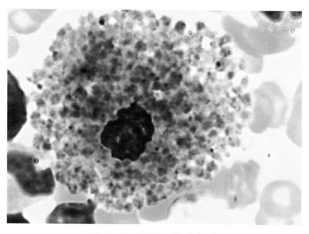

图 3-4　骨髓　海蓝细胞

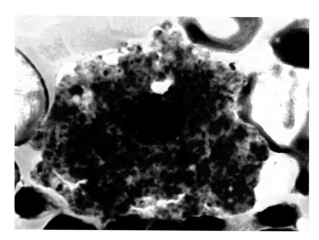

图 3-5　骨髓　海蓝细胞

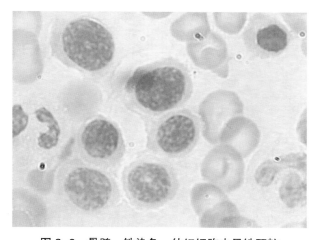

图 3-6　骨髓　铁染色　幼红细胞未见铁颗粒

【解析】

海蓝组织细胞增生症（sea blue histiocyte syndrome，SBH），又称海蓝组织细胞综合征，是一种少见的不典型的脂质储积症。海蓝组织细胞可大量浸润骨髓、肝、脾、胃肠道、肺、脑及淋巴结等器官。

有学者认为海蓝组织细胞是吞噬细胞本身结构（如线粒体）的异常所致的某种酶的缺陷，因而影响脂质的进一步分解，造成组织细胞中脂质的大量堆积，从而引起了一系列病理改变。亦有人认为，SBH 可能是尼曼－匹克病（Niemaoh-Pick disease，NPD）的一种变异型。

临床上一般将本病分为原发性（遗传性）和继发性（获得性）两种类型。一般认为原发性 SBH 是由于先天性神经鞘磷脂酶缺陷致使血液中脂质分解代谢损害，脂质沉积在细胞内形成本病，部分患者有遗传倾向，可能为常染色体隐性遗传，各年龄组均可发病，临床表现主要为肝、脾肿大或轻度肿大，轻度血小板减少、出血及紫癜等症状，大部分患者的骨髓及肝、脾中可见海蓝组织细胞增生，1/3 患者的肺组织中可见海蓝组织细胞。继发于慢性粒细胞白血病（chronic myelogenous leukemia，CML）、真性红细胞增多症（polycythemia vera，PV）、特发性血小板减少性紫癜（idiopathic thrombocytopenic purpura，ITP）慢性肉芽肿性疾病、结节病、系统性红斑狼疮（systemic lupus erythematosus，SLE）、淋巴瘤、珠蛋白生成障碍性贫血、镰状细胞贫血、高脂蛋白血症、戈谢病、尼曼－匹克病、多发性骨髓瘤、Wolman's 病及肝硬化等疾病者称为继发性 SBH，继发性 SBH 可能与酶系统异常或脂质代谢负担过重有关。该例患者肝、脾不大，考虑到患者父母及兄妹均无类似发病，综合血常规、骨髓及外周血细胞形态特征、铁染色、血清铁，及血清铁蛋白等结果，缺铁性贫血的诊断明确，故考虑为继发性 SBH，但继发于缺铁性贫血（iron deficiency anemia，IDA）的 SBH 未见公开文献报道。

无海蓝组织细胞属于泡沫细胞，为组织细胞内蜡样质或神经鞘磷脂和神经鞘糖脂的过度贮积，因瑞氏或吉姆萨染色可见胞浆内含有不同数量的海蓝色或海绿色颗粒而得名。海蓝组织细胞形态有 3 种类型。Ⅰ型：胞质中充满大小不等的深蓝色颗粒，泡沫不明显；Ⅱ型：胞质呈泡沫样，无色或部分区域稍淡红色极似尼曼－匹克细胞，但空泡较少，泡壁较厚，泡内往往含有淡粉色甚至淡紫色物质，似戈谢细胞胞质的颜色，但无纤维条索感；Ⅲ型：介于Ⅰ型和Ⅱ型之间，在泡沫状的胞质中有为数不等的深蓝色至蓝绿色颗粒。该例患者骨髓涂片中见到的均为Ⅰ型海蓝组织细胞。颗粒对糖原（PAS）苏丹黑 B（SBB）、油红 O 及抗酸染色呈阳性反应,酸性磷酸酶(ACP)染色不定,中性粒细胞碱性磷酸酶(NAP)染色阴性,自发荧光阳性,但海蓝组织细胞目前尚无特异性的化学染色。电镜观察颗粒结构,可见类脂分子呈规则的板层结构。

总之,SBH是一种多系统受累的疾病,骨髓、肝、脾、淋巴结、肺等组织器官的病理学检查发现海蓝组织细胞是诊断SBH重要依据,排除继发性SBH即可诊断为原发性SBH。

(窦心灵 夏万宝 樊玉兰)

病例4 α-珠蛋白生成障碍性贫血

【病例介绍】

患者,男,47岁。因反复乏力1+年,左膝关节疼痛半月余入院。患者1年前因咽痛、口干、乏力就诊某县医院,查血常规示小细胞低色素性贫血,铁蛋白增高。骨髓常规提示红系增生明显活跃,诊断轻度贫血,未予特殊治疗,后反复于劳累后出现乏力,为进一步确诊入院。查体:轻度贫血貌,胸骨压痛阴性,肝脾淋巴结未及肿大。

【辅助检查】

血常规 WBC 10.5×10^9/L, RBC 6.05×10^{12}/L, HGB 102.0g/L, MCV 58.7fl, MCH 16.8pg, MCHC 256g/L, PLT 191.0×10^9/L。

其他检查 血清铁7.34μmol/L,铁蛋白918ng/ml。肿瘤指标、风湿试验、甲状腺功能、血沉(ESR)均正常。自身免疫抗体检查阴性,直接、间接抗人球蛋白试验阴性,酸溶血试验阴性。

骨髓常规 增生活跃,粒系(G)=24.5%,红系(E)=63.5%;粒系增生减低,以中幼粒以下阶段增生为主,形态正常;红系增生明显活跃,以中、晚幼红细胞增生为主,可见靶形红细胞;成熟淋巴细胞比例正常,形态无殊;全片共见巨核细胞146个,产板佳。铁染色,细胞外铁4+,细胞内铁49%。意见:红系增生明显活跃,溶血性贫血待排除。请结合溶血性贫血项目、染色体、基因等检查进一步明确诊断。

流式细胞免疫分型 红细胞和粒细胞CD55、CD59未见明显异常减低或缺失。

FISH 未见异常染色体。

溶血性贫血九项 抗碱血红蛋白2.05%,余正常。

珠蛋白生成障碍性贫血基因筛查 α-珠蛋白生成障碍性贫血基因缺失,HbH病($--^{SEA}/-4\alpha^{4.2}$),β-珠蛋白生成障碍性贫血基因缺失未见突变。

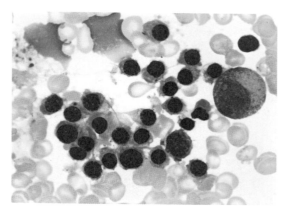

图4-1 骨髓 幼红细胞明显增多

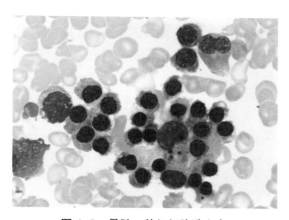

图4-2 骨髓 幼红细胞造血岛

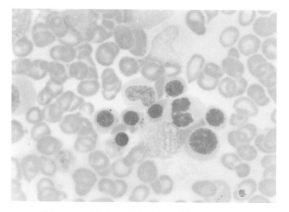

图4-3 骨髓 铁染色 铁粒幼红细胞

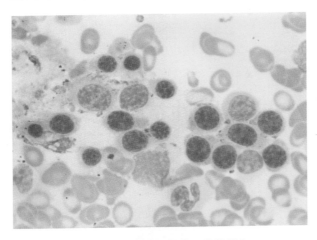

图4-4 骨髓 铁染色 外铁增多

【综合诊断】

α-珠蛋白生成障碍性贫血。

【解析】

珠蛋白生成障碍性贫血又称珠蛋白生成障碍性贫血，是一组常染色体不完全显性遗传性慢性溶血性贫血，其发病有明显的地域特点，多发于地中海沿岸及东南海沿海国家，我国广东、广西为高发区，依据HGB肽链合成缺陷的不同分为α、β、δ、δβ珠蛋白生成障碍性贫血等不同类型。我国以α、β多见。

血象多为小细胞低色素性贫血，易见靶形红细胞，嗜多色性红细胞。贫血严重时红细胞显著大小不均，形态不整，可见各种形态的畸形红细胞。网织红细胞增高。血小板数一般正常，脾大明显者可减少。

骨髓象表现为骨髓有核细胞多增生明显活跃，粒红比减低或倒置。幼红细胞明显增生，可>50%，以中、晚幼红细胞增生为主，形态大致正常。可见幼红细胞核畸形改变，如核分叶、核出芽。成熟红细胞大小不一，形态不整，以低色素小红细胞为主，易见H-J小体、Cabot环、靶形红细

胞。粒系百分率减低，形态正常，巨核系细胞大致正常，血小板数一般在正常范围。

细胞化学染色：血红蛋白H病时经煌焦油蓝活体染色可见部分红细胞含有大量均匀分布、深蓝色颗粒状HbH包涵体，而网织红细胞的RNA则染成深蓝色网状结构。

本例根据病史、体格检查及辅助检查，诊断α-珠蛋白生成障碍性贫血。

【鉴别诊断】

铁粒幼细胞性贫血（iron granuloblastic anemia，IGA） 多种因素引起血红素合成过程异常，导致铁利用障碍即铁不能与原卟啉螯合而积聚在幼红细胞线粒体中，使血红蛋白合成不足，无效造血而引起贫血。最大的特点是环形铁粒幼红细胞增高，一般<15%。本例患者虽然内外铁均增高，但没有典型的环形铁粒幼红细胞，故排除。

阵发性睡眠性血红蛋白尿（paroxysmal sleep hemoglobinuria，PNH） PNH是获得性多能造血干细胞疾病，由于红细胞膜缺陷致使其对血清补体异常敏感而致溶血，常在睡眠时出现发作性血红蛋白尿，有贫血、脾大、肾损害等特点。本病例病史没有睡眠发作性血红蛋白尿，肾损害等，酸溶血阴性，PNH时红细胞和中性粒细胞表面常缺乏GPI锚蛋白，CD55、CD59抗原表达减低或缺失。而本例流式CD55、CD59表达没有减低，暂可排除。

自身免疫性溶血性贫血（autoimmune hemolytic anemia）是由于免疫调节功能紊乱所产生的自身抗体或活化的补体结合于红细胞表面，致使红细胞破坏加速引起的溶血性贫血。分为温抗体型（37℃）和冷抗体型（0℃~4℃），以温抗体型多见。本病例自身免疫抗体检查阴性，直接、间接抗人球蛋白试验阴性，故可以排除。

（李婷 曾强武）

病例 5 β-珠蛋白生成障碍性贫血

【病例介绍】

患者,女,22 岁,20+ 年前无明显诱因出现尿黄、巩膜黄染,无畏寒、发热,无腰背酸痛,无咳嗽、咳痰,无腹痛、腹胀,无皮疹、光过敏、口腔溃疡,未诊治。6 年前,因为发现脾大,行脾切除术。1 天前体检发现尿黄、巩膜黄染、白细胞升高(具体不详),余无特殊。为进一步诊治,就诊入院。

【辅助检查】

血常规 WBC 265.1×10^9/L, RBC 5.60×10^{12}/L, HGB 83g/L, HCT 30.9%, MCV 55.2fl, MCH 14.8pg, MCHC 268g/L, PLT 721×10^9/L, NE 42%, LY 52%, MO 6%, 分类 100 个白细胞可见有核红细胞 872 个,校正后 WBC 27.27×10^9/L。成熟红细胞大小不一,见大量靶形红细胞。

其他检查 凝血全套未见异常;ANA 阴性。生化: TBIL 74.4μmol/L, DBIL 27.3μmol/L, IBIL 47.1μmol/L, AST 127U/L, ALT 121U/L, TG 5.52mmol/L, GLU 2.97mmol/L, LDH 450U/L。

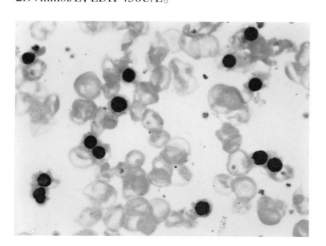

图 5-1 血片 大量晚幼红细胞

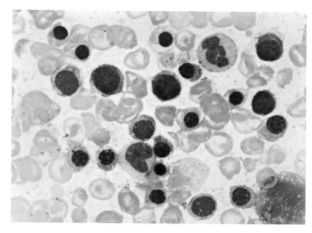

图 5-2 骨髓 中幼红、晚幼红细胞增多

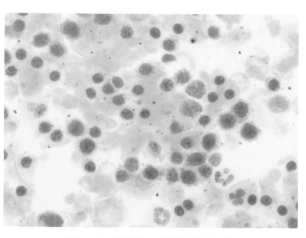

图 5-3 铁染色 铁粒幼红细胞

骨髓常规 增生明显活跃,粒系(G)=7%,红系(E)=87.5%,红系比例明显增高,早期幼红细胞可见,以晚幼红细胞增多为主,偶见核出芽、花瓣核及嗜碱性点彩幼红细胞等现象。成熟红细胞大小不一,可见靶形红细胞,部分中心淡染区明显扩大。全片巨核细胞 112 个,血小板成簇易见。细胞外铁 1+;细胞内铁 80%。PAS 染色:有核红细胞呈阴性(自身对照阳性)。

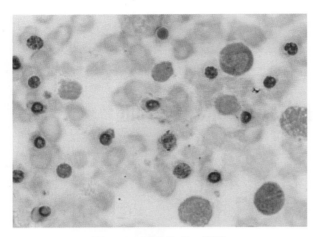

图 5-4　PAS 染色　阴性

骨髓活检　后髂骨髓增生较活跃（100%），PAS 染色示粒、红系比例明显减小，红系幼稚细胞略增多，以中、晚幼红细胞为主。粒系细胞少见。巨核细胞易见，以分叶核为主。网状纤维染色（－）。免疫组化，CD235a（红系细胞 +），CD61+，MPO+，CD34（－），CD117（－）。

珠蛋白生成障碍性贫血基因检测　654 位点突变复合 BE 位点突变的珠蛋白生成障碍性贫血。

【综合诊断】

β- 珠蛋白生成障碍性贫血。

【解析】

珠蛋白生成障碍性贫血是由于珠蛋白基因的缺失或缺陷，引起血红蛋白珠蛋白肽链中一种或几种合成不平衡所致，β 链合成不足称 β- 珠蛋白生成障碍性贫血。珠蛋白生成障碍性贫血多于幼年期发病，生长发育差，症状轻重不一，多有脾大。珠蛋白生成障碍性贫血患者外周血红细胞形态学特点多表现为小细胞低色素，与缺铁性贫血（iron deficiency anemia，IDA）的形态学特征相似，易混淆。二者的鉴别诊断依赖于骨髓细胞铁染色、血清铁蛋白、血红蛋白电泳、HbA2、HbF 定量及基因等多项实验检查。张崇林认为：观察红细胞数（RBC）与红细胞平均体积（MCV）的比值（RBC/MCV）在珠蛋白生成障碍性贫血的早期诊断有一定意义；珠蛋白生成障碍性贫血患者的 RBC/MCV 比值常大于 IDA 患者；由于珠蛋白生成障碍性贫血患者 HGB 明显减低，RBC 正常或增高，而 MCV 明显下降，可运用 RBC/MCV 比值能够较为准确地早期发现珠蛋白生成障碍性贫血患者，且在实际工作中简便易行；血常规参数 RBC/MCV>7，可作为早期发现珠蛋白生成障碍性贫血的线索，亦可作为基层医院建议患者作进一步检查的依据。珠蛋白生成障碍性贫血仍需要进行血红蛋白电泳及珠蛋白生成障碍性贫血基因筛查进行诊断。

（谢若腾　曾强武）

病例 6　轻型 β- 珠蛋白生成障碍性贫血伴巨幼细胞性贫血

【病例介绍】

患者,男,13 岁。主因"乏力伴间断发热 1 周,加重 2 天"入院。患者于 1 周前"感冒"后出现乏力、伴间断发热,体温最高达 39.5℃,可自行降至正常。偶有牙龈出血、量少,可自行止血,未做任何治疗。2 天前上述症状加重,伴腰背部疼痛不适,就诊于某人民医院,血常规示:WBC 1.23×10^9/L, HGB 36.4g/L, PLT 76×10^9/L。为进一步治疗以"三系减少原因待查?白血病?"收入院。病程中患者精神状态差,饮食可,无呕血及黑便,无肉眼血尿,体重无明显减轻。

【辅助检查】

血常规　WBC 0.77×10^9/L, RBC 2.69×10^{12}/L, HGB 66g/L, MCV 76.4fl, MCH 24.5pg, MCHC 321g/L, RDW 17.5%, PLT 72×10^9/L, NE 49.5%, LY 45.0%。外周血涂片红细胞异形性显著,易见靶形红细胞、红细胞碎片、泪滴红细胞及其他形态异形红细胞,可见点彩红细胞。

其他检查　铁蛋白 195.30ng/ml;血清铁 25.64μmol/L;不饱和铁 11.30μmol/L。维生素 B_{12} 83.50pg/ml,叶酸 5.43ng/ml,两项均明显减低。

骨髓常规　增生明显活跃,粒系(G)= 41.5%,红系(E)=54.0%。粒系比例稍减低,易见巨幼变晚幼粒细胞、杆状核粒细胞、过分叶粒细胞。红系比例增高,各阶段巨幼细胞变明显。成熟红细胞大小不一,泪滴红、破碎红易见。骨髓铁染色:细胞外铁,2+~3+;细胞内铁 23%,多为 I 型铁粒幼细胞;糖原染色幼稚红细胞呈阴性。骨髓涂片示,红系前体细胞易见,明显巨幼变,易见巨幼变中晚幼粒细胞及杆状核粒细胞。意见:①成熟红细胞异型性显著、MCV 偏小,不除外珠蛋白生成障碍性贫血,建议血红蛋白电泳及相关基因检测。②符合巨幼细胞性贫血骨髓象,建议作血清叶酸、维生素 B_{12} 检测。

珠蛋白生成障碍性贫血基因检测　未检测到 α- 珠蛋白生成障碍性贫血基因缺失及突变,检测到 CD17 杂合 β- 珠蛋白生成障碍性贫血基因突变。

血红蛋白电泳　血红蛋白 A1 96.7%,血红蛋白 A2 3.3%。

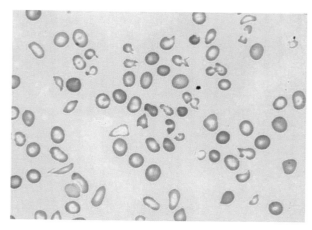

图 6-1　血片　红细胞形态异常

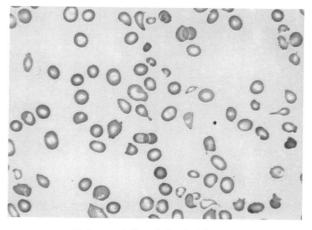

图 6-2　血片　红细胞形态异常

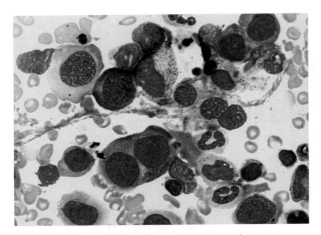

图 6-3 骨髓 巨幼变幼红细胞

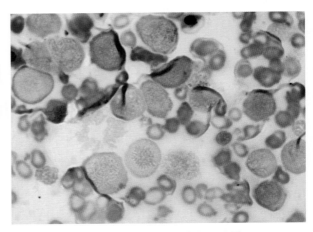

图 6-6 骨髓 糖原染色 阴性

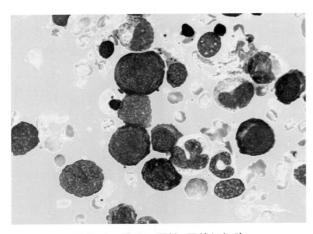

图 6-4 骨髓 原始、早幼红细胞

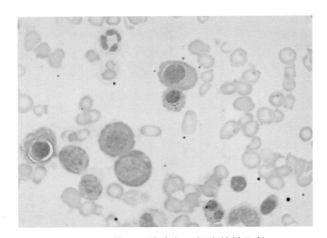

图 6-5 骨髓 铁染色 粗大的铁颗粒

【综合诊断】

　　轻型 β- 珠蛋白生成障碍性贫血伴巨幼细胞性贫血。

【解析】

　　该患者少年,外周血三系明显减低,小细胞低色素性重度贫血,肝脾不大,基因检查确诊为遗传性轻型 β- 珠蛋白生成障碍性贫血;骨髓象显示增生性贫血,红系前体细胞比例较高,骨髓增生明显活跃,红系、粒系巨幼变明显,部分巨核细胞体积巨大、核分叶过多,结合叶酸、维生素 B_{12} 明显减低、严重偏食、镜面舌,口服叶酸,静滴甲钴胺治疗效果明显,巨幼细胞贫血诊断明确。骨髓三系细胞除了明显的巨幼变外其他发育异常现象不明显,红系糖原染色阴性,髓系原始细胞比例不高,不支持纯红系白血病(M6)及 MDS。患儿 MCV 偏小,单纯 MA 不能解释,形态学考虑双相性(混合性)贫血。双相性贫血多与缺铁性贫血、轻型珠蛋白生成障碍性贫血、慢性病贫血或环形铁粒幼红细胞性贫血相关。细胞外铁正常 2+,内铁 23%,Ⅰ 型为主,结合血清铁及总铁结合力检验结果,除外合并缺铁性贫血及环形铁粒幼红细胞性贫血;临床未能查到明确的原发病且铁相关检测结果不符合慢性病贫血诊断标准;此病例外周血红细胞显著的异形性,不除外珠蛋白生成障碍性贫血可能。对于杂合子珠蛋白生成障碍性贫血,常表现为 MCV、MCH 减低,同时有 RBC 的增加,RBC 常大于 5.0×10^{12}/L;而其他原因引起的小细胞低色素性贫血常为 RBC 与 HGB 成比例减低。该患儿叶酸、B_{12} 治疗后 RBC 5.98×10^{12}/L,HGB 130g/L,MCV 69.2fl,MCH 21.8pg,基因检测证实为 β- 珠蛋白生成障碍性贫血,基因突变为 CD17 杂合,从而明确了骨髓巨幼变及外周血小红细胞形态分离现象的原因,最终诊断为轻型 β- 珠蛋白生成障碍性贫血伴巨幼细胞性贫血。轻型 β 珠蛋白生成障碍性贫血一般为杂合子状态，患者生长发育正常，骨骼无畸形，临床症状轻或无临床症状，最常见的异常是 MCV、MCH 水平减低，本例符合。

珠蛋白生成障碍性贫血是一区域性疾病，在我国主要分布于华南地区，两广地区多见，在此区域内珠蛋白生成障碍性贫血伴发巨幼细胞性贫血并非罕见疾病。本例患者为北方人，β-珠蛋白生成障碍性贫血基因突变同时合并有叶酸、维生素 B_{12} 明显减低，罕有报道。Chan 等提出，对非大细胞性的贫血，若满足以下 4 个条件，应考虑巨幼细胞性贫血：HGB<100g/L，MCV 80fl~90fl，RDW≥16%，校正网织红细胞指数≤1%。对于珠蛋白生成障碍性贫血高发区域的正细胞或小细胞性贫血患者，若 RDW≥16%，均应考虑合并巨幼细胞性贫血的可能。该病例提示我们，对于骨髓象和外周血不一致或相互矛盾的时候（本例外周血提示小细胞低色素性贫血、骨髓象提示巨幼细胞性贫血）或者单一疾病不能解释所有现象时，需认真反复阅片（本例外周血红细胞显著异形性是突破点），从而找到引起疾病的真实病因。珠蛋白生成障碍性贫血属于遗传性疾病；巨幼细胞性贫血则多与营养相关，病因去除后，恢复良好。

（李洪文　曾强武）

病例7　抗结核药物致获得性纯红细胞再生障碍性贫血二例

【病例介绍】

案例一,患者,男,80岁。因头晕、乏力、胸闷、气短10天入院。患者于10个月前胸部X线检查时发现肺结核,4个月前曾在某职工医院就诊,给予异烟肼、利福平、乙胺丁醇等抗结核药物治疗3月余。10天前出现头晕、乏力、双下肢酸困,活动后胸闷、气短、心悸。查体:体温36.8℃,重度贫血貌,全身皮肤黏膜未见黄染、皮疹及出血点,浅表淋巴结未触及,双眼睑结膜、口唇及甲床重度苍白,肝、脾肋下未触及,双下肢略水肿。

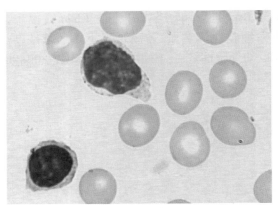

图7-2　血片　成熟淋巴细胞

【辅助检查】

血常规　WBC 6.1×10^9/L, RBC 1.18×10^{12}/L, HGB 40 g/L, PLT 210×10^9/L, Ret 0.2%。

其他检查　ESR 130mm/h;胸部X线检查:双肺结核Ⅲ型。

骨髓常规　增生活跃,粒系(G)=74.5%,红系(E)=1.0%,G∶E=74.5∶1;粒系比例增高,形态无明显异常;红系比例明显减低,仅占1.0%,偶见原始红细胞;成熟红细胞无明显形态异常;巨核细胞易见,血小板呈小堆分布。意见:考虑纯红细胞再生障碍性贫血骨髓象,请结合临床分析。

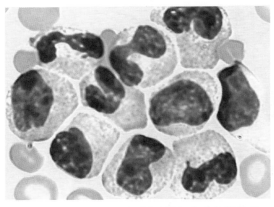

图7-3　骨髓　粒细胞增多,易见中晚幼粒细胞

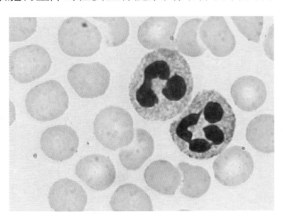

图7-1　血片　粒细胞颗粒增多

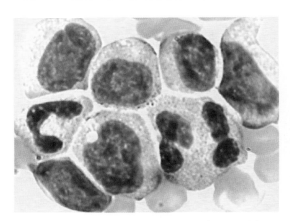

图7-4　骨髓　粒细胞增多,个别类巨幼样变

【综合诊断】

获得性纯红细胞再生障碍性贫血（pure red cell aplasia，PRCA）。

【病例介绍】

案例二，患者，女，66 岁。于入院前 2 月无明显诱因出现乏力，伴有头痛、恶心，到当地医院就诊，血常规提示贫血，给予输血（悬浮少白红细胞 4U）治疗，症状缓解后出院。患者于入院前 1 周上述症状再次加重，遂到当地医院就诊，血常规提示 HGB 40g/L，给予输血（悬浮少白红细胞 6U）治疗。为求进一步诊治，遂入院。门诊以"贫血原因待查"收住院内血液科。查体，T36.6℃，贫血貌，全身皮肤黏膜无明显苍白，无皮疹及出血点，全身浅表淋巴结未触及肿大，肝、脾肋下未触及。既往史：患者曾于 20 多年前在当地医院诊断为肺结核，正规服用组合抗结核药治疗 1 年，并于 3 月前再次抗结核治疗 1 月余。

【辅助检查】

血常规　WBC 4.02×10^9/L，RBC 2.70×10^{12}/L，HGB 81g/L，PLT 184×10^9/L，Ret 0.5%。

其他检查　ESR 44mm/h；直接 Coombs 试验：阴性；血生化：血钙 2.12mmol/L，血磷 1.62mmol/L，γ-GT 110 IU/L，胱抑素 -C 1.10mg/L，β2- 微球蛋白 2.20mg/L；贫血四项检查：血清铁 34.71μmol/L，铁蛋白 811.41ng/ml，叶酸 15.0ng/ml，维生素 B$_{12}$ 850.0pg/ml；甲状旁腺激素 2.48pmol/L；ENA 自身抗体谱：抗 SS-B/La（±）。

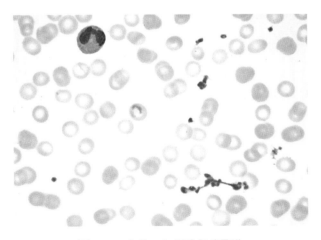

图 7-5　血片　红细胞轻度聚集

骨髓常规　增生活跃，粒系（G）=68.0%、红系（E）=1.0%、G：E=68：1，小粒（++），油滴（+++）；粒系比例明显增高，各阶段粒系细胞形态无明显异常；红系比例明显减低，仅占 1.0%，可见少量原始及早幼红细胞；成熟红细胞轻度大小不均，形态无明显异常；全片巨核细胞较易见，血小板散在或小堆分布。意见：符合纯红细胞再生障碍性贫血骨髓象，请结合临床分析。

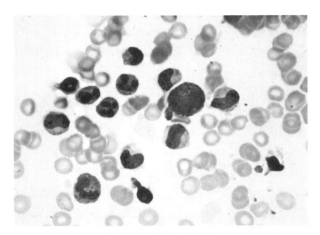

图 7-6　骨髓　粒细胞

【综合诊断】

获得性单纯红细胞再生障碍性贫血（PRCA）。

【解析】

单纯红细胞再生障碍性贫血（PRCA）是以骨髓单纯红细胞系统造血衰竭为特征的一组异质性综合征。贫血和网织红细胞显著减少、白细胞和血小板正常是本病的特征。临床分为先天性和获得性两大类，获得性按病因学又分为原发性与继发性。

PRCA 的病因及发病机制：原发性者大多属于自身免疫性疾病，少数病因不明。继发性者多见由胸腺瘤、免疫性疾病、感染、药物、毒物接触等因素所引起及诱发，多见于成年人，多数为可恢复性，少数可转成全血细胞减少。获得性 PRCA 的病因尚不清楚，其病理机制颇为复杂，主要表现为以下几个方面：①免疫介导性。研究表明，T 细胞介导的 BFU-Es 和 CFU-Es 免疫损伤是 PRCA 的主要病理机制，临床上认识到 PRCA 与 T 细胞异常最早和最直接的证据是合并胸腺瘤；②药物相关性。其主要病理机制为相关药物（如苯妥英钠、硫唑嘌呤、氯霉素、普鲁卡因胺、异烟肼及利福平等）对 BFU-Es 和 CFU-Es 的直接毒性作用；

③病毒诱发性。主要由于免疫功能缺陷及应用免疫抑制剂治疗的患者并发微小病毒 B19、EB 病毒、肝炎病毒、人 T 淋巴细胞白血病病毒等感染所导致的慢性难治性 PRCA。

PRCA 的实验室特征：①外周血象，红细胞计数和血红蛋白明显减低，且多为正细胞正色素性贫血，网织红细胞计数和绝对值多明显减低（<1%）或缺如，白细胞、血小板计数多正常或随原发病变化。②骨髓象，有核细胞增生多活跃，红系各阶段均严重减少（<5%），粒系及巨核系形态无明显异常，粒系比例相对增高。三系细胞均无病态造血，无髓外造血。③其他检验，骨髓祖细胞培养 BFU-E 及 CFU-E 减少；Ham 试验及 Coombs 试验阴性；血清总铁结合力及铁蛋白增加；Rous 试验可阳性，血及尿中 EPO 增多；血清中可有多种抗体。

PRCA 的临床特征：临床上有贫血症状及体征，无出血及发热，无肝、脾肿大，有合并胸腺瘤和自身免疫性疾病的倾向，且其贫血症状普遍对免疫抑制剂治疗有反应。

总之，对于血象、骨髓象及临床表现等均符合 PRCA 的患者，应积极寻找原发病及诱因，如进行胸部 X 线检查或 CT 检查看有无胸腺瘤，做骨髓穿刺看是否有慢性淋巴细胞白血病，做自身抗体、免疫球蛋白等检查看有无自身免疫性疾病，仔细询问患者发病前的用药情况及有无毒物接触史等，以确定是否为继发性。注意发病年龄及有无先天性畸形，父母是否为近亲结婚等，以除外先天性患者。同时应注意观察骨髓象和血象有无病态造血现象，以便与以 PRCA 形式出现的骨髓增生异常综合征（myelodysplastic syndrome，MDS）相鉴别。本组 2 例患者的血象、骨髓象及临床表现等均符合 PRCA，且均为药物相关性获得性 PRCA，因为该患者在抗结核治疗之前无贫血症状，而在应用异烟肼和利福平等抗结核药物治疗后逐渐出现明显贫血症状。

（余水花　窦心灵）

病例8　血栓性血小板减少性紫癜

【病例介绍】

患者，女，42岁。头晕、恶心、呕吐2天，意识不清2小时入院。患者于2天前无明显诱因出现头晕（无视物旋转）、恶心呕吐（呕吐物为胃内容物，4~9次/天），就诊于当地诊所，给予感冒药治疗，症状不缓解。门诊以"全血细胞减少原因待查"收入院。查体：体温36.7℃，脉搏70次/分，呼吸17次/分，血压120/80mmHg，左侧瞳孔对光反射较右侧弱，口唇略有发绀；双肺呼吸音粗；皮肤黏膜略黄染，结膜苍白；浅表淋巴结无肿大、肝大、脾未及肿大、无骨痛；巴氏征可疑阳性、双下肢肌力5级，双上肢肌力1级，意识不清。心脏B超提示：室间隔增厚，肥厚性心肌病？心包少量积液，肝大、双肾损害；颅脑CT显示：左侧基底节区低密度灶、性质待定，建议MRI进一步明确。

【辅助检查】

血常规　WBC 7.95×10^9/L, HGB 86g/L, PLT 4×10^9/L, Ret 6.2%，外周血计数100个白细胞见晚幼红细胞2个，盔形红细胞、红细胞碎片异常增多（占9%）。

其他检查　尿常规：尿蛋白（PRO）4+，尿潜血3+，尿沉渣红细胞178个/μl，颗粒管型207个/μl；生化指标：总胆红质（TBIL）24.9μmol/L，间接胆红素（IBIL）18.2μmol/L，胱抑素C（CYCS）1.76mg/L，尿素（BUN）29.12mmol/L，肌酐（CREA）213μmol/L，乳酸脱氢酶（LDH）>1175U/L，α-羟丁酸脱氢酶（HBDH）>1114U/L；凝血四项正常。

骨髓常规　增生活跃，粒系（G）=36.4%、红系（E）=32.2%。粒系各阶段形态大致正常，红系以中、晚幼红细胞为主、早期红细胞易见，各阶段形态大致正常；盔形红细胞、红细胞碎片异常增多（占7%）、嗜多色红细胞易见；涂抹细胞极易见；全片巨核细胞共计38个、分类及形态大致正常，血小板少见。意见：不除外血栓性血小板减少性紫癜，请结合临床具体分析。

【综合诊断】

血栓性血小板减少性紫癜。

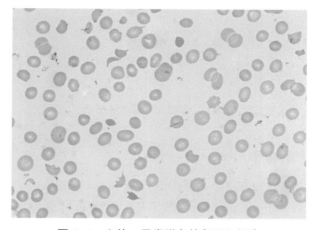

图8-1　血片　异常增多的盔形红细胞

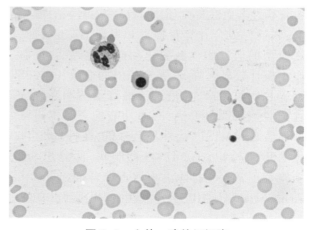

图8-2　血片　晚幼红细胞

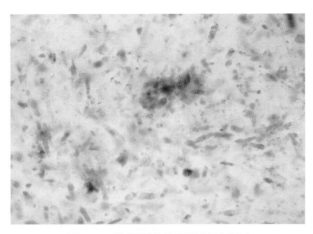

图 8-3　满视野颗粒管型（尿沉渣）

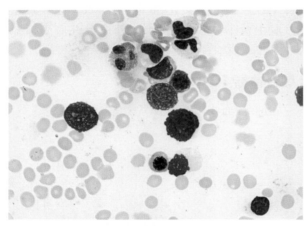

图 8-4　骨髓　易见涂抹细胞

【解析】

血栓性血小板减少性紫癜（thrombotic throm-bocytopenic purpura, TTP）为一组微血管血栓出血综合征，是一种罕见的严重威胁生命的临床急症。TTP 诊断要点：①具备 TTP 临床表现，如微血管病性溶血性贫血、血小板减少、神经精神症状"三联征"，或合并有肾损害和发热的"五联征"。②典型的血细胞计数变化和血生化改变，贫血、血小板计数显著降低，尤其是外周血涂片中红细胞碎片明显增高，血清游离血红蛋白增高，血清乳酸脱氢酶明显升高，凝血功能检查基本正常。③血浆 ADAMTS13 活性显著降低，在特发性 TTP 患者中常检出 ADAMTS13 抑制物，部分患者此项检查正常。④排除溶血尿毒综合征（hemolytic uremic syndrome, HUS）、弥散性血管内凝血（DIC）、

HELLP 综合征、Evans 综合征等疾病。

临床上 TTP 需与以下疾病相鉴别：

1. DIC：TTP 时严重的出血倾向及血小板减少，纤维蛋白降解产物增多，易误诊为 DIC。但 TTP 时 PT、APTT、凝血因子水平正常，借此可与 DIC 鉴别。

2. Evans 综合征：本病因体内产生抗红细胞和血小板抗体所致，表现为溶血、血小板减少，可与干燥综合征、系统性红斑狼疮、自身免疫性溶血性贫血、肝炎、甲状腺功能减退症等疾病并存，但其外周血涂片检查多见球形红细胞，一般无变形及破碎红细胞，抗人球蛋白试验阳性。

3. HELLP 综合征：HELLP 是由溶血（H）、肝酶升高（EL）及血小板计数减低（LP）和严重上腹痛组成的综合征。最初的名字叫水肿－尿蛋白－高血压妊娠中毒症 B 型，是严重先兆子痫的一种表现，并发血小板减少和微血管病性溶血，但本病多发生在产前，随妊娠结束可缓解。

该患者外周血和骨髓细胞学检查显示明显异常，突出的特点是外周血盔型红细胞、半月型红细胞、红细胞碎片等异形红细胞异常增高，占9%，其中以典型盔形红细胞最多见，高达6%，正常骨髓上述异型红细胞不超过2%，当 >2%，特别是盔形红细胞 >2% 时，多提示微血管病性溶血性贫血。其产生原理是，微血栓形成、微血管堵塞，细胞通过时牵拉破碎所致，并可产生溶血。结合"血红蛋白降低，网织红细胞比例增高，间接胆红素（IBIL）增高"，微血管病性溶血性贫血（microangiopathic hemolytic anemia, MAHA）诊断成立；本病例较为特殊的是骨髓涂抹细胞明显增多，提示骨髓原位溶血（无效造血）可能；"巴氏征可疑阳性、双上肢肌力1级、意识模糊、颅脑 CT 显示左侧基底节区低密度灶"证实脑损害；尿常规（蛋白尿、血尿）及尿沉渣大量红细胞及颗粒管型，胱抑素 C、尿素、肌酐的明显增高，B 超等证实肾损害；血小板减少（PLT 4.0×10^9/L），具备了 TTP 典型五联征中的四项，且起病急骤、无基础疾病，虽因时间和条件原因未测定 ADAMTS13 活性，综合临床和辅助检查，TTP 诊断成立。

（李洪文）

病例9 血栓性血小板减少性紫癜伴巨核细胞"假吞噬"现象

【病例介绍】

患者,女,60岁,患者于入院前3天,无明显诱因出现头晕,视物旋转,并伴恶心、呕吐,入院当日患者突然出现周身乏力、抽搐、短暂意识不清,由家属送往医院急救中心就诊。患者自诉近期间断皮肤出血点,无鼻出血及牙龈出血,血常规: WBC 12.8×10^9/L, RBC 2.18×10^{12}/L, HGB 68g/L, PLT 6×10^9/L,遂以"血小板减少原因待查"收住院内血液科。查体: T36.4℃,神志清楚,精神萎靡,全身皮肤及黏膜无明显苍白,有出血点。全身浅表淋巴结未触及肿大。睑结膜苍白,口唇苍白。肝、脾肋下未触及。颅脑及鞍区CT平扫示:两侧侧脑室周围脑白质和胼胝体膝部密度略减低。

【辅助检查】

血常规 WBC 9.34×10^9/L, RBC 2.01×10^{12}/L, HGB 64g/L, PLT 8×10^9/L, Ret 8.5%。人工复检,成熟红细胞大小不一,裂红细胞和嗜多色性红细胞较易见,可见球形及椭圆形红细胞等;血小板散在少见。

其他检查 贫血四项:血清铁28.73μmol/L,铁蛋白579.0ng/ml,叶酸8.22ng/ml,维生素B$_{12}$ 114.0pg/ml。尿常规示:颜色呈酱油色,胆红素2+,尿胆原2+,蛋白质2+,隐血2+,白细胞2+,亚硝酸盐+;尿沉渣镜检示:白细胞5~8个/HP,红细胞0~1个/HP。血生化:尿素5.21mmol/L,肌酐50.60μmol/L,总蛋白47.6g/L,清蛋白29.5g/L,球蛋白18.1g/L,总胆红素33.72μmol/L,间接胆红素25.16μmol/L,乳酸脱氢酶1239U/L。直接抗人球蛋白试验:阴性。

骨髓常规 增生明显活跃,粒系(G)=47.0%,红系(E)=31.0%;粒系增生,各阶段粒系细胞无明显形态异常;红系增生较明显,以中、晚幼红细胞为主,偶见双核红细胞;成熟红细胞明显大小不一,裂红细胞和嗜多色性红细胞较易见,可见嗜碱性点彩及H-J小体红细胞等;全片巨核细胞多见,分类25个,其中幼稚巨核6个、颗粒型巨核16个、裸核巨核3个;另外可见部分巨核细胞胞浆中"吞噬"中性粒细胞、淋巴细胞、幼红细胞等现象;血小板散在少见。意见:考虑血栓性血小板减少性紫癜,请结合临床分析。

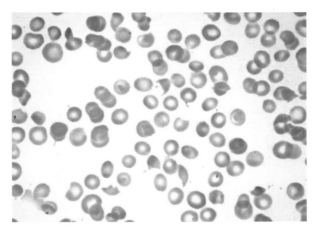

图9-1 血片 可见红细胞碎片

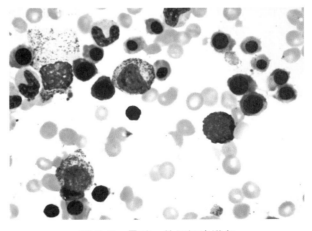

图9-2 骨髓 幼红细胞增多

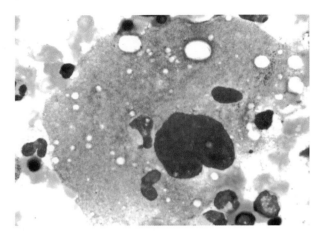

图 9-3　骨髓　巨核细胞浆中见粒细胞、淋巴细胞

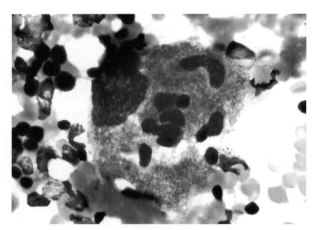

图 9-4　骨髓　巨核细胞浆中见大量有核细胞

血浆 ADAMTS13 抗体　阳性。

【综合诊断】

血栓性血小板减少性紫癜。

【解析】

血栓性血小板减少性紫癜（TTP）是一种危及生命的罕见疾病，任何年龄均可发病，女性较男性多见。TTP 的诊断是临床性的，并无特异指标或金指标，误诊率及漏诊率均较高。TTP 的发病机制主要涉及 VWF 裂解蛋白酶 ADAMTS13 活性缺乏、血管内皮细胞损伤、VWF 异常释放、血小板异常活化等。TTP 可分为遗传性和获得性，后者根据有无原发病分为特发性和继发性。

TTP 的典型临床表现为"五联征"：血小板减少、微血管病性溶血性贫血（MAHA）、神经精神异常、发热及肾功能异常，约见于 40% 的 TTP 患者；前两项合称为 TTP"二联征"，神经精神异常与血小板减少、MAHA 同时存在称为 TTP"三联征"。过去一度强调过 TTP"三联征"与"五联征"在诊断中的敏感性与特异性，现多认为它们的出现常表明多数器官受累，已进入疾病较晚期。目前认为，血小板减少与 MAHA（二联征）为最敏感、最具普遍意义、最易引人注意的必不可少的两项诊断依据，可见于 100% 的 TTP 患者中。值得注意的是，个别患者在病初可以没有二联征中的一项甚至两项，但随着病情的进展，二者将迅速表现出来，因此，密切的临床观察与不失时机的反复实验室检查实属必需。

如果临床上遇见有神经精神异常、溶血性贫血及血小板减少的患者，须高度怀疑有无 TTP，并及时完善实验室检查。确定 MAHA 时，除溶血性贫血的有关表现外，在外周血涂片中发现裂片红细胞是极为重要的诊断依据。TTP 患者外周血中裂片红细胞的出现时间比血小板减少和溶血等表现晚几天，其数量多少与病变程度有关。有学者认为外周血中裂片红细胞 >1% 时即强烈提示 TTP 可能发生。目前由于实验室主要通过自动化仪器检查血象，容易漏检裂片红细胞，因此一旦出现血小板减少与溶血性贫血表现时，必须仔细观察外周血涂片中有无裂片红细胞，有助于早期发现本病。特发性 TTP 患者的血浆 ADAMTS13 活性显著降低且抑制物阳性，继发性 TTP 患者的血浆 ADAMTS13 活性多无明显变化。此外，实验室检查还可发现网织红细胞计数增高，间接胆红素水平升高，血清乳酸脱氢酶水平明显升高，肌酐和尿素氮水平不同程度的升高，心肌受损（肌钙蛋白 T 水平升高），而凝血功能基本正常，Coombs 试验阴性。如果高度怀疑为 TTP 时，应及早开始有效的治疗，治疗方案首选血浆置换。及时诊断和正确治疗可使 TTP 的病情得到有效的控制和缓解，继而挽救患者的生命。

另外，TTP 患者的骨髓巨核细胞数量常增多并伴有成熟障碍，该患者的骨髓巨核细胞形态特征符合 TTP，但同时发现该患者的巨核细胞有"假吞噬"现象。一般认为，巨核细胞的胞体很大，可能不会进入窦腔，进而进入体循环。其实不然，巨核细胞能够穿过内皮进入窦腔，进入体循环。并且骨髓间隙中的其他血细胞，如粒细胞、红细胞还能沿着前血小板和巨核细胞开辟的通道进入血窦，故有时在骨髓巨核细胞的胞浆里可观察到完整的红细胞和粒细胞的"假吞噬"现象。也有学者将这种现象称为"伸入运动

（emperipolesis）"，是指一个细胞存在和移动到另一个细胞胞浆中，被"吞噬"细胞随后离开主动"吞噬"的细胞而形态未出现改变。伸入运动在巨核细胞较常见，有时见一个巨核细胞可包含多个细胞。被"吞噬"的细胞可以是中性粒细胞和嗜酸性粒细胞以及它们的前体细胞，也可以是淋巴细胞、幼稚红细胞或成熟红细胞。巨核细胞的伸入运动意义不确定，但揭示了可能存在血细胞跨过巨核细胞进入血液循环的通道。研究表明，有些巨核细胞内部的血细胞通过巨核细胞的细胞质伸出到相邻的骨髓血窦进入血循环。伸入运动还见于非造血细胞与恶性肿瘤细胞，包括 CML 急

变时的原始细胞。也有学者认为，巨核细胞具有摄取功能，巨核细胞和血小板的一些 α 颗粒蛋白，如白蛋白、纤维蛋白原、纤维连接蛋白、凝血因子 V（coagulable factor V，FV）等可被巨核细胞摄取。巨核细胞还对其他骨髓细胞有趋化作用，使一些细胞黏附在其周围，进而吞噬细胞。这一现象可在体外骨髓细胞培养实验中见到。被巨核细胞吞入的细胞仍保持完整的结构，未观察到被溶酶体融合而形成次溶酶体的现象，因此，有人认为这是血细胞通过巨核细胞的"游移"现象。

（张福勇　窦心灵）

第二篇 骨髓增生异常综合征

病例 10 骨髓增生异常综合征伴孤立性 del(5q)

【病例介绍】

患者,女,58岁,以"白细胞减少、贫血待查"来院内门诊就诊。患者三年前出现贫血症状,曾于当地医院诊断为"慢性再生障碍性贫血",予 EPO、CsA、司坦唑醇等药物治疗。近半年症状加重,遂入院就诊。

【辅助检查】

血常规 WBC 3.31×10^9/L, RBC 2.12×10^{12}/L, HGB 65g/L, PLT 362×10^9/L。人工复检:白细胞数减少,血小板数量偏多,余未见明显异常。

其他检查 总蛋白(TP)68.00g/L,白蛋白(ALB)42.80g/L,球蛋白(GLOB)25.20g/L,肌酐(CREA)60.30μmol/L。

骨髓检查 增生活跃,粒系(G)=60.5%,红系(E)=7.5%;原始粒细胞占3%,形态未见明显异常;全片共查见巨核细胞346个,易见单圆核巨核细胞、可见双圆核巨核细胞及小巨核细胞,血小板数量偏多。骨髓铁染色,细胞外铁++,铁粒幼红细胞75%,未见环形铁粒幼红细胞。意见:考虑骨髓增生异常综合征,请结合流式细胞免疫分型及细胞遗传学检查明确诊断。

流式细胞免疫分型 髓系原始细胞占1.9%,红系比例减低,各系表型未见明显异常,请结合临床分析。

染色体核型分析 46,XX,del(5)(q13q33)[15]/46,XX[5]。

【综合诊断】

骨髓增生异常综合征伴孤立性 del(5q)。

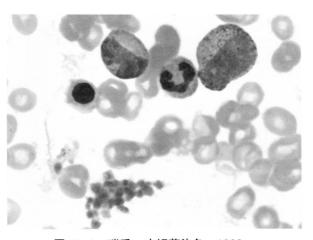

图 10-1 瑞氏-吉姆萨染色 1000×

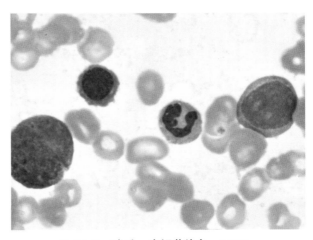

图 10-2 瑞氏-吉姆萨染色 1000×

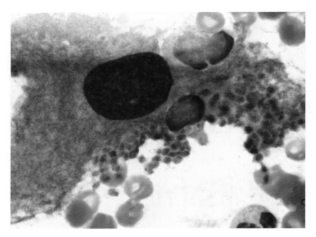

图 10-3 单圆核巨核细胞

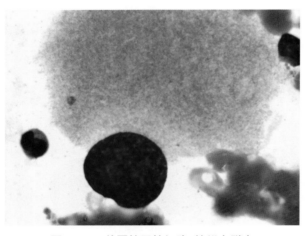

图 10-4 单圆核巨核细胞,核似有脱出

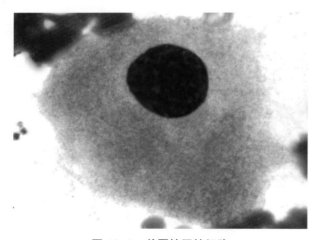

图 10-5 单圆核巨核细胞

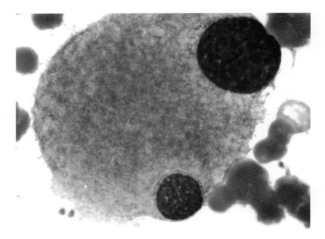

图 10-6 双圆核巨核细胞,两核不等大

的大小和断裂点的位置不定,现有的研究证实所有伴 del(5q)的 MDS 患者染色体缺失区域中均含有 5q31~5q32 这一区带,称为共同缺失区。

MDS 伴孤立性 del(5q)是 MDS 的一个亚型,曾用"5q- 综合征"来命名,常见于老年女性,中位年龄 67 岁。其特征是贫血伴有或不伴有其他血细胞减少,贫血常为大细胞性;血小板数量正常或增多,而血小板减少不常见,这点与其他 MDS 亚型不同。诊断要求原始细胞占有核细胞外周血 <1%,骨髓 <5%,无 Auer 小体。以往该疾病的诊断要求 del(5q)是唯一的遗传学异常,2016 年 WHO 关于 MDS 最新分型标准规定可以伴有除"-7、7q-"之外的任意一种无不利影响因素的额外染色体异常。形态学特点通常为骨髓增生活跃或明显活跃,粒系、红系有或无病态造血;最突出的改变为巨核细胞数量增多,大小正常或偏小,核常不分叶,表现为单圆核巨核细胞易见,胞核常偏位于细胞的一侧,可似脱出状态。本病预后较好,中位生存期 10 年以上,很少转化为急性白血病。

MDS 伴孤立性 del(5q)作为 MDS 的一个亚型,尽管明确诊断需要细胞遗传学检查支持,但是其形态学往往具有特征性改变。典型的病例,骨髓涂片分析可以提示临床 MDS 伴孤立性 del(5q)的可能,建议完善相关检查,从而明确诊断。

【解析】

5 号染色体长臂缺失(5q-)是 MDS 常见的遗传学异常之一,可见于 MDS 的多个亚型。缺失

(肖继刚)

病例 11　骨髓涂片联合骨髓印片诊断伴原始细胞增多的 MDS

【病例介绍】

患者,男,65 岁。20 天前无明显诱因出现头晕乏力,活动时加重,无视物模糊,偶有心悸、气短症状,患者未予重视。7 天前双下肢凹陷性水肿,未特殊处理自行缓解。2015 年 4 月 20 日就诊,血常规提示中度贫血,门诊以"贫血待查?"收入院。查体见贫血貌,皮肤黏膜、结膜、嘴唇、甲床苍白,巩膜无黄染,浅表淋巴结无肿大,胸骨无压痛,腹软,肝脾未触及,双下肢无水肿。

【辅助检查】

血常规　WBC 4.34×10^9/L,RBC 3.28×10^{12}/L,HGB 69g/L,MCV 71fl,MCH 21.1pg,MCHC 297g/L,PLT 130×10^9/L。人工复检;原始粒细胞 3%、早幼粒细胞 11%、中幼粒细胞 3%、晚幼粒细胞 8%、成熟红细胞可见泪滴状、破碎红、大红细胞、中心淡染区扩大等现象,计数 100 个白细胞未见有核红细胞。

其他检查　贫血二项:维生素 B_{12} 408.60pg/ml,叶酸 20.48ng/ml。铁代谢:血清铁 9.79μmol/L,未饱和铁结合力 22.30μmol/L,铁蛋白 571.8ng/ml。

骨髓常规　增生减低,粒系(G)=23.5%,红系(E)=56.5%;其中原始粒细胞约 6%,粒细胞发育异常如假 Pelger-Huët 核、环型杆、巨幼样变、颗粒减少等,约占粒系的 10%;红系比例明显增高,以中晚幼红为主,可见核碎裂、大小核、核出芽等发育异常,约占红系的 15%。成熟红细胞明显大小不一,可见泪滴红、破碎红、大红细胞、中心淡染区扩大等现象。全片见正常巨核细胞 4 个,可见小巨核细胞。形态学意见:考虑 MDS-EB-1,请结合染色体核型分析、流式细胞免疫分型、骨髓活检等进一步明确。

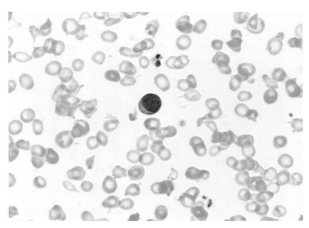

图 11-1　血片　可见小原粒细胞,染色质细致如沙

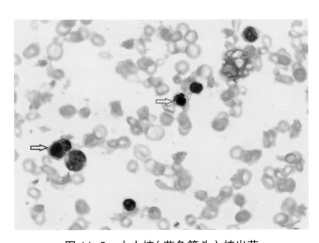

图 11-2　大小核(蓝色箭头)、核出芽晚幼红细胞(红色箭头)

骨髓印片　与骨髓涂片相比,骨髓印片细胞密度明显增多,易见原始细胞聚集分布,原始细胞增多的证据更加客观充分,提示高比例原始细胞。

流式细胞免疫分型(外周血)　CD34+ CD117+ CD33part+CD13+HLA-DR+CD38- 的细胞占 6.2%,请结合形态学、病理学、遗传学等其他检查结果和临床综合除外 MDS 可能。骨髓流式细胞免疫分型因骨质硬化取样失败未送检。

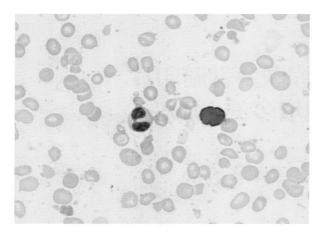

图 11-3 分叶不良粒细胞

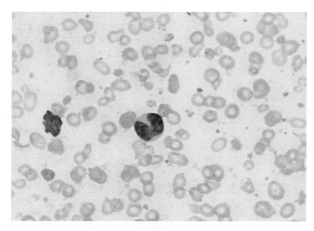

图 11-4 巨幼样变杆状核粒细胞

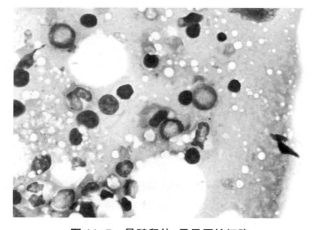

图 11-5 骨髓印片,易见原始细胞

骨髓活检 髓腔内细胞增多,密集分布,巨核细胞轻度增多,幼稚髓系细胞片状分布。CD3(散在+),CD20-,CD34(少量+),CD61+,CD117-,CD235a(灶状+),Ki67+,MPO(多量+);结论:幼稚髓系增生,结合临床符合 MDS。

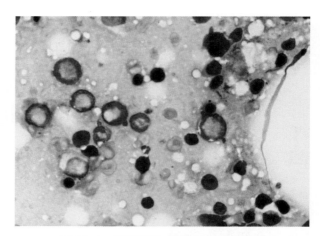

图 11-6 骨髓印片,原始细胞聚集分布

【综合诊断】

骨髓增生异常综合征(MDS)。

【解析】

骨髓印片联检是由卢兴国教授在国内最早提出并热情推广,特别在骨髓低增生血液病(含骨髓转移瘤)的诊断和鉴别诊断中有重要意义,对未能开展骨髓病理检测的基层医院尤为重要。本例骨髓涂片增生减低,骨髓细胞分类原始细胞占5%~6%,这类细胞体积较小、染色质幼稚,与大体积淋巴细胞、小体积巨核细胞区分有一定困难,加之数量不是很多,诊断伴原始细胞增多的 MDS 有压力。临床医生在外送活检时制备了两张骨髓印片,在印片中原始细胞数量明显增多,有的呈聚集状,结合患者进行性三系减低、贫血病史较长,以及多系病态造血,诊断伴原始细胞增多的 MDS 的形态学诊断基本成立。后来外送的流式细胞免疫分型及骨髓病理也是支持形态学的诊断。

骨髓印片可以增加少数低增生性 MDS、白血病评判的可靠性;可以纠正骨髓涂片因有核细胞量不足(或骨髓稀释)而致细胞学诊断上的欠缺;可以早期发现一部分骨髓涂片细胞学不容易发现的白血病复发趋向的病例,而且简单易操作,可以作为某些病例骨髓涂片的重要补充和相互验证的手段,是值得借鉴的方法。

(李洪文)

病例 12　伴嗜碱性粒细胞增多的 MDS-EB1

【病例介绍】

患者,女,49 岁,主因"间断乏力、头晕、气短、发热、腹胀伴咳嗽 1 月余"至医院门诊就诊,血常规示:WBC 2.45×10^9/L,RBC 1.66×10^{12}/L,HGB 63g/L,PLT 56×10^9/L,门诊以"全血细胞减少"收住院内血液科。查体:T 37.0℃,贫血貌,皮肤黏膜苍白,睑结膜苍白,未见皮疹、紫癜及皮下瘀斑。全身浅表淋巴结未触及肿大,口唇及甲床苍白,肝、脾肋下未触及。

【辅助检查】

血常规　WBC 2.24×10^9/L,RBC 1.77×10^{12}/L,HGB 62g/L,PLT 50×10^9/L,Ret 1.8%。人工复检:嗜碱性粒细胞明显增多,占 21%,偶见幼稚嗜碱性粒细胞。成熟红细胞大小不一,计数 100 个白细胞见有核红细胞 1 个;血小板散在或小簇分布,可见大血小板。

其他检查　ESR 110mm/h;血清铁 27.57μmol/L,铁蛋白 529.48ng/ml,叶酸 11.53ng/ml,维生素 B_{12} 3015.0pg/ml。直接抗人球蛋白试验:阴性。超敏 CRP 1.82mg/dl,降钙素原 0.01ng/ml。ENA 自身抗体谱示:抗 Sm-D1 抗体(±),抗核小体抗体(±),抗组蛋白抗体(±)。

骨髓常规　增生明显活跃,粒系(G)=61.5%,红系(E)=11.0%;原始粒细胞约占 7.0%,部分粒细胞胞浆颗粒减少、内外浆、空泡变性、双核、环形核、巨多分叶核及假性 Pelger-Huët 畸形等。嗜碱性粒细胞明显增多,约占 31.5%,可见巨大双核、多核、杆状核及过分叶核嗜碱性粒细胞等。红系比例减低,部分红系细胞可见轻度巨幼样变、胞浆空泡等现象。成熟红细胞大小不一,可见椭圆形、嗜多色性及 H-J 小体红细胞等。全片巨核细胞较易见,可见单圆核、双圆核、多圆核、过分叶核巨

核细胞及淋巴样小巨核细胞等。血小板散在或小簇分布,可见大血小板。意见:考虑 MDS-EB1 伴嗜碱性粒细胞增多骨髓象,建议做骨髓活检、染色体核型分析及基因检测。

骨髓活检　免疫组化:CD34 散在少数(+)、CD117 散在(+)、CD61 巨核细胞(+)、CD71 簇状及大簇状(+)、CD3 散在少数(+)、CD20 散在少数(+)、CD138 散在少数(+)、Ki-67(15%+);

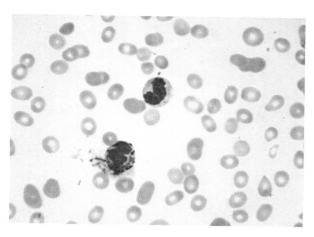

图 12-1　血片　嗜碱性粒细胞(下)

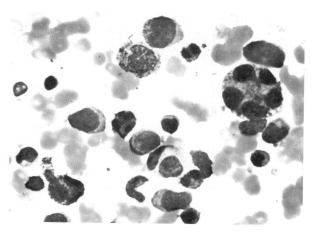

图 12-2　骨髓　五分叶巨大嗜碱性粒细胞

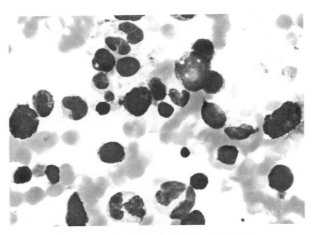

图 12-3　骨髓　嗜碱性粒细胞增多

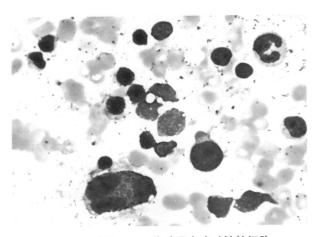

图 12-4　骨髓　三分叶巨大嗜碱性粒细胞

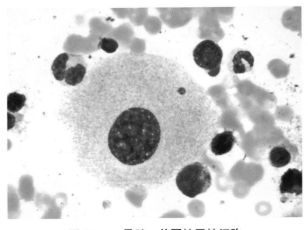

图 12-5　骨髓　单圆核巨核细胞

结论及意见：骨髓增生活跃，未见典型前体细胞异常定位（ALIP）及热点现象，红系增生 / 可见巨幼变，建议做血清叶酸及维生素 B$_{12}$ 检查。

染色体核型分析结果　46, XX, del（5）（q13; q33）[10]。

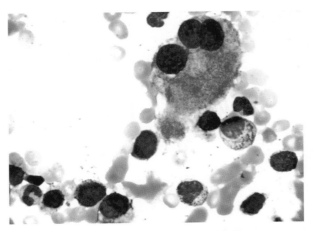

图 12-6　骨髓　多圆核巨核细胞

【**综合诊断**】

MDS-EB1 伴嗜碱性粒细胞增多及孤立 del（5q）。

【**解析**】

骨髓增生异常综合征（MDS）伴嗜碱性粒细胞增多以外周血和（或）骨髓中嗜碱性粒细胞增多和出现发育异常性改变为特征。根据 WHO 分型标准可分为 RA 或其他相应 MDS 亚型。

外周血出现嗜碱性粒细胞增多、贫血以及血小板减少，也可能出现嗜酸性粒细胞增多。骨髓显示增生异常活跃，其中嗜碱性粒细胞及其前体细胞增多且出现发育异常性改变，也可能出现其他发育异常的造血细胞和嗜酸性粒细胞的增多。一些学者建议嗜碱性粒细胞计数超过 1% 应为诊断该病的标准之一。该病的诊断标准要求骨髓中原始细胞的比例低于 20%。有文献报道该病可能会出现骨髓纤维化。

遗传学分析显示存在各种不同的克隆性核型异常，包括 del（5q）和 t（5；12），该病预后差。

本文病例的骨髓原始粒细胞比例达 7.0%，且伴有粒系和巨核系细胞的明显发育异常（病态造血），根据 2016 年 WHO 髓系肿瘤分类标准，符合 MDS-EB1 的诊断；同时外周血和骨髓中嗜碱性粒细胞及其前体细胞明显增多，且伴有嗜碱性粒细胞的明显发育异常（病态造血），染色体核型分析结果为 del（5q），符合伴嗜碱性粒细胞增多的 MDS 的诊断。

（窦心灵　茹进伟　夏万宝）

病例 13　儿童骨髓增生异常综合征

【病史介绍】

患者,男,12 岁,于 1 月前无诱因出现面色苍白、伴乏力就诊。查体:神清,中度贫血貌,全身皮肤未见瘀点、瘀斑,无皮疹。全身淋巴结未触及肿大。双睑结膜苍白,口唇稍苍白,咽稍充血,双扁桃体 I 度肿大。腹平软,无压痛、反跳痛,肝脾肋下未触及,四肢肢端暖,指甲苍白。

【辅助检查】

血常规　WBC 2.49×10^9/L, RBC 1.96×10^{12}/L, HGB 65g/L, PLT 52×10^9/L, NE 17.3%, LY 72.8%, MO 9.7%,网织红细胞绝对值:57×10^9/L。人工复检:分类原始细胞占 5%。分类 100 个白细胞见 109 个有核红细胞;成熟红细胞大小不一,可见异形红细胞。血小板散在少见。

骨髓常规　增生明显活跃,粒系(G)= 10.5%,红系(E)=83.0%。原始粒细胞占 3%,可见 Auer 小体;红系比例明显增高,以早、中、晚幼红细胞增生为主。可见三核红、多核红、巨幼样变、核畸形及豪焦小体(H-J 小体)。巨核细胞可见小巨核、单圆核、多圆核。血小板散在可见。铁染色,细胞外铁 +;细胞内铁 6%。意见:考虑 MDS-EB2,请结合流式细胞免疫分型、染色体核型分析等检查综合考虑。

流式细胞免疫分型　在 CD45/SSC 点图上设门分析,原始细胞区域约占有核细胞的 6.5%,主要表达 HLA-DR、CD33、CD34、CD38、CD117、CD123、MPO,有核红细胞约占有核细胞的 68%,比例明显增高,表达 CD36、CD58、CD71、GlyA。髓系细胞约占有核细胞的 13.5%,比例明显降低,部分细胞考虑存在发育异常。请结合临床及相关检查鉴别 MDS 或 AML-M6。

染色体核型分析　47,XY,+8[2]/46,XY[18]。

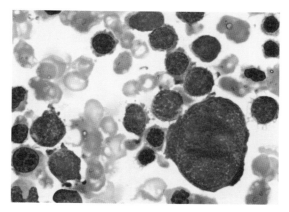

图 13-1　多核巨大幼红细胞

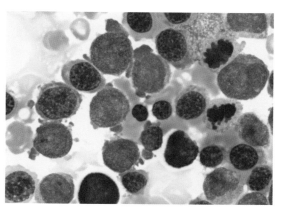

图 13-2　红系前体细胞增多

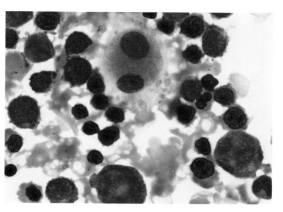

图 13-3　双圆核小巨核细胞

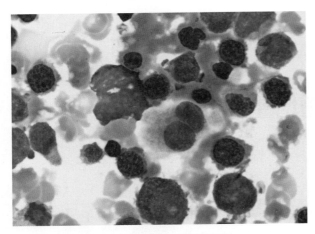

图 13-4　双圆核小巨核细胞

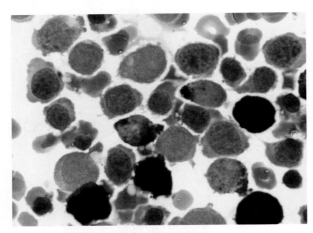

图 13-5　MPO 染色　幼红细胞呈阴性

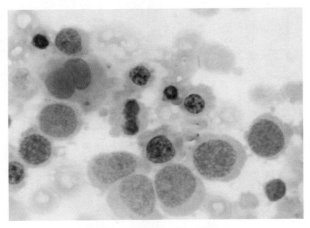

图 13-6　糖原染色　幼红细胞呈阴性或弱阳性

43 种白血病融合基因　阴性。

荧光原位杂交（FISH）检测　5 号和 7 号染色体检测位点未见异常。

MDS、AA 相关抗原检测　CD34+ 细胞占有核细胞的 3.5%；CD71+CD45– 细胞占有核细胞的 31.66%。

【综合诊断】

MDS-EB2。

【解析】

骨髓增生异常综合征（MDS）主要见于中老年人，儿童罕见，发病率大约为 $0.5/10^6 \sim 4/10^6$，在儿科肿瘤中所占比例不足 5%。儿童 MDS 目前无诊断的金标准，除了沿用成人的标准外，WHO 还提出了儿童 MDS 的最低诊断标准，认为至少符合以下 4 项中的任何 2 项才可诊断为 MDS：①持续性不能解释的血细胞减少（中性粒细胞减少、血小板减少或贫血）；②至少两系有发育异常的形态学特征；③造血细胞存在获得性克隆性细胞遗传学异常；④原始细胞增高（≥0.05）。如果患者有原发性 AML 特有的染色体及其融合基因异常，比如 t（8；21）/AML1-ETO，t（15；17）/PML-RARa，inv（16）/CBFβ-MYH11，t（9；11）/MLL-AF9 等，不管原始细胞比例是多少均应诊断为 AML。同时，按照 2016 年 WHO 最新诊断准，所有髓系肿瘤在计算原始细胞百分比时，不再使用"非红系细胞（NEC）"；取消了 AML-M6a 的类型。回顾本例，中性粒细胞、红细胞及血小板均减少，红系、巨核系细胞发育异常明显，外周血原始细胞为 5%，骨髓原始细胞可见 Auer 小体，同时伴有染色体的异常，且未检测到原发性 AML 特有的染色体及其融合基因异常，故诊断为 MDS-EB2。对于全血细胞减少的患儿，临床如果怀疑 MDS，诊断应慎重，完善相关检查后综合诊断。

（朱松山　曾强武）

病例 14 伴复杂核型骨髓增生异常综合征

【病例介绍】

患者,男,39 岁。患者 1 周前无明显诱因下出现乏力、呼吸困难,伴食欲缺乏、腹部(脐周)疼痛不适、咳嗽、咳痰、消瘦。自述近一周体重下降约 5kg。无心悸、心慌、头晕、腹泻、呕吐等不适,未给诊治。今日入院就诊,全身皮肤黏膜未见黄染、皮疹及出血点,浅表淋巴结未及肿大。

【辅助检查】

血常规 WBC 1.16×10^9/L, RBC 2.95×10^{12}/L, HGB 95g/L, PLT 26×10^9/L。

其他检查 ALB 34.7g/L, GLU 17.02mmol/L, 铁蛋白 1500.00ng/ml; D-二聚体 20.0μg/ml, FDP 57.1μg/ml, Fbg 5.12g/L。ESR 97mm/h; CRP 102.00mg/L。

骨髓常规 增生明显活跃,粒系(G)=67%,红系(E)=19%。粒系比例正常,原始粒细胞占 3%,早幼粒约 6%,余下各阶段均可见;多数粒细胞核型不规则,可见胞体增大,呈巨幼样变,核浆发育不平衡,内外浆等现象;原始红细胞、早幼红细胞增多,幼红细胞大小不均,可见巨幼样改变。铁染色偶见环形铁粒幼红细胞。巨核细胞增生,血小板散在少见。意见:粒、红两系增生伴病态造血,血小板减少,不除外骨髓增生异常综合征,请结合骨髓活检、染色体、流式细胞免疫分型等综合考虑。

流式细胞免疫分型 异常髓系增殖,在 CD45/SSC 点图上设门分析,髓系稍向原始延伸的分布区域可见异常细胞群体,约占有核细胞的 84%,主要表达 CD13、CD15、CD33、CD38、CD64、MPO,淋系增殖明显受抑。

骨髓活检 送检穿刺骨髓组织,造血组织容量,55vol%(造血组织 55%,脂肪组织 45%),骨髓增生活跃。造血组织粒系、红系比例大致正常。

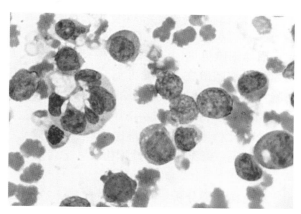

图 14-1 巨大多分叶粒细胞、空泡变性

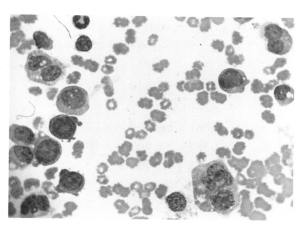

图 14-2 粒细胞形态异常

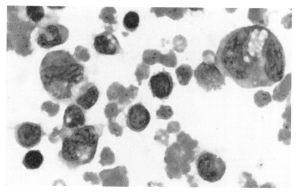

图 14-3 粒细胞分叶不良、巨幼样变

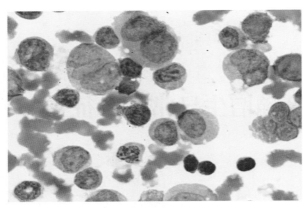

图 14-4　粒细胞分叶不良、巨幼样变

粒系前体细胞可见，并见异常定位（ALIP），中、晚幼粒阶段细胞散在或成堆可见。红系原、早阶段细胞可见，部分幼红可见巨幼样改变，以中、晚阶段细胞为主。巨核细胞 4~7/HP，可见单圆核、多圆核及多叶核巨核细胞。淋巴细胞、浆细胞及吞噬细胞可见。纤维组织灶性增生。考虑骨髓增生异常综合征。

染色体核型分析　45，XY，del（3）（27），add（5）（q11.2），−9，Add（9）（p12），−15，−16，−17，−18，−19，−21，+mar1−6〔10〕〔10〕/45，XY，add（5），del（7）（q21），add（11）（q13），−17，−21，+mar7〔7〕。此分析结果表明样本中有获得性克隆性染色体异常。

FISH 检测结果　nuc ish（D5S23/D5S721×2，CSF1R×1）〔368/400〕

nuc ish（D7Z1×2，D7S486×1）〔364/400〕

nuc ish（D8Z2×2）〔400〕

nuc ish（P53×1，CEP17×2）〔376/400〕

实验诊断提示　检测范围内，以上检测位点中 CSF1R（位于5q33−34）位点信号缺失，阳性率约为92%；D7S486（位于7q31）位点信号缺失，阳性率约为91%；p53（位于17p3.1）位点信号缺失，阳性率为94%；其他检测位点未见信号异常。以上结果提示 p53 位点缺失，可能存在 5q− 和 7q−，请结合其他检测结果综合判断。

【综合诊断】

骨髓增生异常综合征。

【解析】

骨髓增生异常综合征（myelodysplastic syndromes，MDS）是一组异质性恶性克隆造血干/祖细胞性疾病，其生物学特点是一系或多系外周血细胞减少，髓系细胞（粒、红系、巨核）发育异常和无效造血，可伴有原始细胞增多，易进展为急性髓系白血病或骨髓衰竭。血细胞三系病态造血是诊断 MDS 的基本依据，其中红系表现为类巨幼样变（以晚幼红为主）、双核、核间桥联，多核（尤其奇数核）、核出芽、核碎裂、胞质出现豪焦小体（H-J小体）、嗜碱性点彩、幼红细胞空泡变性、核浆发育不平衡、环形铁粒幼细胞。粒系表现为细胞颗粒过少、无颗粒或颗粒粗大、分叶过少、假性 Plge-Huët 畸形（＞0.05 为病态）或分叶过多，双核幼粒细胞、环形杆状核粒细胞、异常染色质聚集（呈菊花样）、巨幼样变、核浆发育不平衡、成熟障碍和空泡变性等。巨核系表现为小巨核细胞（或称微小巨核细胞）、多小核巨核细胞、多分叶巨核细胞、单圆核巨核细胞等。其中以幼红细胞奇数核、粒细胞核浆发育不平衡和畸形变、小巨核细胞、多小核巨核细胞诊断意义最大。该患者骨髓活检可见粒系前体细胞异常定位（ALIP），提示骨髓增生异常综合征。免疫分型主要表达 CD13、CD15、CD33、CD38、CD64、MPO，主要是髓系异常增殖。染色体核型存在 3、5、7、9、11、15、16、17、18、19、21 等多条染色体数目及结构的异常，从而形成获得性克隆性染色体异常。FISH 检测存在 p53 位点缺失，并可能存在 5q− 和 7q−。综合以上几点该患者考虑 MDS。基于 WHO 分类的预后评分系统（WPSS），该患者属于极高危组，极易转化成 AML。

（高杰 杨敏）

病例 15 骨髓增生异常综合征伴脾脏肿大

【病例介绍】

患者,男,60岁,既往高血压病史8年,口服降压药治疗,控制不详。无放射性物质等接触史,否认家族中有遗传倾向的疾病。主诉头晕乏力2周余,起病急,于3天前无明显诱因头晕并摔倒。自述反酸、胃灼热。门诊行颅脑CT检查示:左侧基底节及右侧额叶腔隙性脑梗死,以"脑梗死"收治于院内神经内科,体格检查未扪及肝脾淋巴结肿大。

【辅助检查】

血常规 WBC 2.62×10^9/L,RBC 1.76×10^{12}/L,HB 63g/L,PLT 137×10^9/L,MCV111.8fl,NE 46.2%,LY 43.4%,MO 8.3%,EO 1.8%,Ba 0.3%;人工复检:可见有核红细胞,建议骨髓穿刺检查。

其他检查 贫血四项:维生素 B_{12} 269.4pg/ml,叶酸21.79ng/ml,转铁蛋白2.43g/L,铁蛋白840.96ng/ml。腹部彩超示,脾肿大(脾脏厚5.05cm)。

骨髓常规 增生明显活跃,粒系(G)=23.5%,红系(E)=52%;粒、红、巨核三系均可见发育异常;原始细胞比例3%,粒系细胞可见体积大小不等、假性Pelger-Huët畸形、双核粒、巨幼样变、巨大多分叶、颗粒增多增粗及空泡变性等异常,发育异常细胞占粒系比例的32%;红系可见核出芽、不对称双核、H-J小体、花瓣核等发育异常,其比例约占红系的6%;全片巨核细胞387个,可见小单圆核巨核、大单圆核巨核、双圆核、多分叶核巨核细胞,其比例占巨核系细胞的18%。意见:考虑MDS-MLD(即2008年WHO的MDS-RCMD),请结合相关检查明确。

骨髓活检 骨髓增生极度活跃,髓系幼稚阶段细胞略增多伴巨核细胞形态异常,请结合临床除外骨髓增生异常综合征。

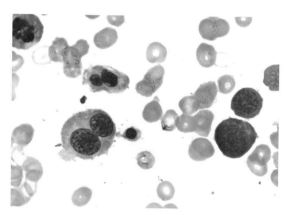

图 15-1 核出芽、(左下)巨幼样变幼红细胞

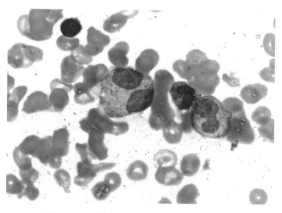

图 15-2 粒细胞大小不等、分叶不良

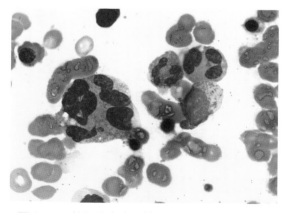

图 15-3 粒细胞大小不等、巨大多分叶 粒细胞

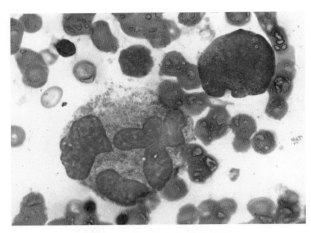

图 15-4 巨大多分叶粒细胞

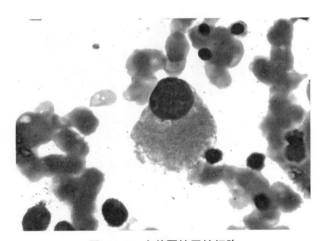

图 15-5 小单圆核巨核细胞

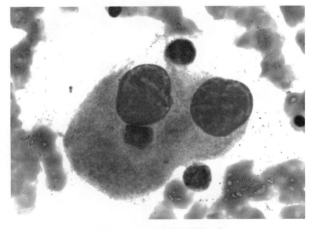

图 15-6 双圆核巨核细胞

染色体核型分析 核型描述:46,XY,del(20q)(q12)[19]/46,XY[1];结论:可见克隆性异常del(20q)。

融合基因检测 *JAK2V617F* 阴性。

巨核酶标染色(CD41a)示 正常巨核细胞

316 个,小单圆核巨核细胞 16 个,大单元核巨核细胞 44 个,双圆核巨核细胞 8 个,全片巨核细胞 384 个。

【综合诊断】

骨髓增生异常综合征伴多系发育异常(MDS-MLD)。

【解析】

骨髓增生异常综合征(myelodysplastic syndromes,MDS)是一组异质性后天性克隆性疾患,其基本病变是克隆性造血干、祖细胞发育异常,导致无效造血以及恶性转化危险性增高。表现为骨髓中各系造血细胞数量增多或正常,但有明显发育异常的形态改变;外周血中各系血细胞明显减少。MDS 主要见于老年人群,90% 的患者年龄 >60 岁,德国 Düsseldorf 城区 ≤49 岁人群的 MDS 年发病率仅为 0.22/10^5,50 岁至 69 岁人群为 4.9/10^5,而 ≥70 岁人群则为 22.8/10^5。儿童 MDS 的确切发病率尚不明确,其年发病率为 0.5/10^7~4.0/10^7。MDS 的病程大致有以下三种主要演变模式:第一种模式,患者病情稳定,骨髓中原始细胞不增多或轻微增多,但不超过 5%。随诊中从未发生白血病转变,仅靠一般支持治疗可存活数年甚至十多年。第二种模式,患者初期病情稳定,与第一种相似,骨髓中原始细胞不增多或轻度增多,但一般 <10%。经过一段时间以后,骨髓中原始细胞突然迅速增多,转变为 AML。第三种模式,患者骨髓中原始细胞缓慢地进行性增多,临床病情随之进展,直至转变为 AML。在 MDS 发病初期某些有原癌基因或抑癌基因变化的造血干细胞虽然伴自身增生分化功能的某种异常,但仍可长期处于相对稳定阶段,此时患者临床病情稳定,仅有轻度贫血,白细胞、血小板减少,但当这一异常克隆进一步进展恶化时,此克隆衍生而来的另一种伴有染色体畸变的亚克隆干细胞作为主要造血干细胞来代替造血,染色体畸变使这一干细胞有更明显的增殖分化异常,生成的各系不同阶段血细胞常常不能分化成熟,中途凋亡比例增加,使外周血三系血细胞进一步减少,反馈刺激骨髓异常的造血干细胞加强增生,形成骨髓过度增生伴有病态造血表现。过度增生的异常克隆造血干细胞常有两种演变途径:一种由过度增生逐渐演变为造血能力衰竭,骨髓可转为增生低下,临床表现为造血功

能衰竭，为半数以上 MDS 患者死亡原因；另一种则为急性白血病变，由 MDS 转变为急性白血病大多为急性髓系白血病，仅极少数转变为急性淋巴细胞白血病，化疗效果差，常不易缓解，即使缓解，缓解期也很短。

此例脾脏肿大（脾脏厚 5.05cm），骨穿结果增生明显活跃，病态造血明显，原始细胞小于 5%，红系形态发育异常比例为 6%，维生素 B_{12}、叶酸结果正常，融合基因（JAK2/V617F）阴性，骨髓活检等均支持骨髓增生异常综合征诊断，结合原始细胞数量及粒、红、巨三系发育异常综合诊断 MDS-MLD。

（李国英　曾强武）

病例 16　难治性贫血伴环形铁粒幼红细胞增多

【病例介绍】

患者，男，76岁，因乏力1月，加重10天入院。患者1月前出现乏力，一直未诊治，10天来情况逐渐加重，活动耐力显著下降，就诊院内风湿科，查血常规提示重度贫血，骨髓检查提示环形铁粒幼细胞18%，后转入院内血液科。患者曾有肝炎病史及高血压病史。

【辅助检查】

血常规　WBC 9.5×10^9/L，RBC 2.08×10^{12}/L，HGB 55.0g/L，PLT 442.0×10^9/L。

其他检查　BNP 115.7μg/L，β羟丁酸 1.23mmol/L，GLU 25.0mmol/L。

骨髓常规　增生明显活跃，粒系（G）=48.5%，红系（E）=42.0%；粒系比例正常，以中幼粒细胞以下增生为主；红系比例增高，以中晚幼红增生为主，部分细胞巨幼样变，可见大小核、核碎裂等发育异常，且此类发育异常的幼红细胞大于该系的10%，成熟红细胞大小不一；巨核系增生明显活跃，全片共见巨核细胞159个，产板功能良好。骨髓铁染色：细胞外铁（++++）；细胞内铁（+）55%，环形铁粒幼红细胞18%。意见：考虑MDS-RS，请结合骨髓活检、染色体、基因等检查进一步明确诊断。

骨髓活检　增生活跃，脂肪组织约占髓腔面积的40%，粒红比例明显缩小，红系增生占优势，红系主要为中晚幼红，粒细胞系以晚幼粒及杆状核、分叶核多见，巨核细胞散在。特殊染色：PAS（+）、铁染色（++）、网状纤维特殊染色（+）。

FISH及染色体检查　未见异常。

【综合诊断】

难治性贫血伴环形铁粒幼细胞增多（MDS-RS）。

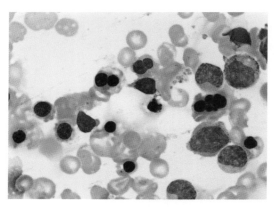

图 16-1　幼红细胞增多、核不规则

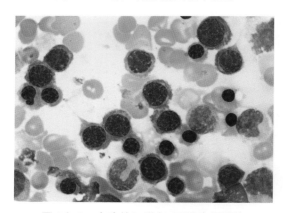

图 16-2　中晚幼红增多，可见胞间桥接

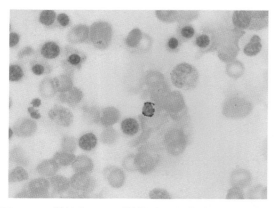

图 16-3　铁染色　环形铁粒幼红细胞，指幼红细胞胞质内蓝色铁颗粒在5颗以上且围绕核周1/3以上者

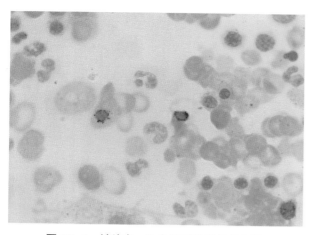

图 16-4　铁染色　2 个环形铁粒幼红细胞

【解析】

根据病史、体格检查及辅助检查,诊断 MDS-RS。依据:①患者老年男性,76 岁,是 MDS 比较高发的年龄。②血象:红细胞减少,有不同程度的贫血。血涂片中红细胞可有双相性贫血表现,多数为正色素性红细胞,少数为高色素性红细胞,可见豪焦小体(Howell-Jolly bodies)等异常结构。原始细胞少见。

骨髓常规:幼红细胞明显增生,发育异常,出现巨幼样变幼红细胞,即各阶段幼红细胞体积变大,核染色质疏松;细胞核可见核碎裂、核畸形、核出芽、核分叶、双核或多核幼红细胞,核质发育不平衡,胞质嗜碱着色不均,有数量不等的空泡形成等;粒系和巨核系无明显异常。本例仅红系出现发育异常,骨髓原始细胞 <5%,外周血未见原始细胞,骨髓内外铁增加,环形铁粒幼细胞增多 >15%,临床未查到引起继发性铁粒幼红细胞增多的原因,综合诊断为难治性贫血伴环形铁粒幼红细胞增多(MDS-RS)。

MDS-RS 的诊断标准　RS 是一种克隆性多潜能造血干细胞缺陷,红细胞无效造血,红细胞寿命缩短,其他系只有轻度成熟障碍,肝、脾可有轻度肿大、明显肿大不常见。骨髓中病理性环形铁粒幼细胞占有核红细胞比例 ≥15%(环形铁粒幼细胞是幼红细胞中含有铁颗粒 5 个以上并围绕核周 1/3 以上的有核红细胞);2/3 的患者粒细胞、血小板生成没有明显改变,1/3 的患者可有粒细胞和巨核细胞病态造血,原始细胞 <5%(ANC),外周血无原始细胞。环形铁粒幼细胞还可见于其他类型的 MDS。如有环形铁粒幼细胞的病例若外周血或骨髓中原始细胞过多则被归类为原始细胞过多的 MDS(EB)。若环形铁粒幼细胞在幼红细胞中 ≥15%,在任何非红系细胞中增生异常细胞 ≥10%,且外周血原始细胞 <1%,骨髓原始细胞 <5%,无 Auer 小体和单核细胞增多则被归类为伴多系发育异常的 MDS(MLD),此类患者较 RS 患者预后差。诊断 RS 时应排除引起环形铁粒幼细胞增多的其他继发因素。

(李　婷)

第三篇 骨髓增殖性肿瘤

病例17 儿童慢性粒细胞白血病

【病例介绍】

患者,男,12岁,入院前两周无诱因出现胸闷、气短伴乏力,偶有咽痛、咳嗽,无发热,就诊当地医院,查血常规示WBC 24.3×10^9/L,HGB 135g/L,PLT 917×10^9/L,为进一步明确诊断入院。查体:咽充血,右侧扁桃体 I° 肿大,心肺(−),腹软,肝脾肋下未及。

【辅助检查】

血常规 WBC 46.35×10^9/L,RBC 4.4×10^{12}/L,HGB 128g/L,PLT 930×10^9/L。外周血涂片分类计数,白细胞数增多,中性中幼粒细胞3%,中性晚幼粒细胞2%,中性杆状核粒细胞4%,中性分叶核粒细胞63%,嗜酸性粒细胞4%,嗜碱性粒细胞9%。

其他检查 肝肾功能正常。

骨髓常规 增生极度活跃,粒系(G)=96%,红系(E)=3%。原粒细胞1.5%,早幼粒细胞2%,中幼粒细胞12.5%,晚幼粒细胞12%,杆状核粒细胞30.5%,分叶核粒细胞34%,嗜酸性中幼粒细胞0.5%,嗜酸性杆状核粒细胞0.5%,嗜酸性分叶核粒细胞1.5%,嗜碱性粒细胞1%。巨核细胞全片共查见1865个,血小板呈堆分布。细胞化学染色:中性粒细胞碱性磷酸酶(NAP)阳性率2%,阳性指数4分。意见:符合慢性粒细胞白血病慢性期骨髓象。

骨髓活检 HE及PAS染色示骨髓增生极度活跃(>90%),粒系比例明显增大,粒系各阶段细胞可见,以中幼及以下阶段细胞为主,嗜酸性粒细胞轻度增多,少量各阶段红系细胞散在分布,巨核细胞易见,部分胞体小、分叶少。网状纤维染色(MF-0级)。结论:慢性粒细胞白血病。

染色体核型分析 46, XY, t(9;22)(q34;q11)[19]/46, XY[1]。

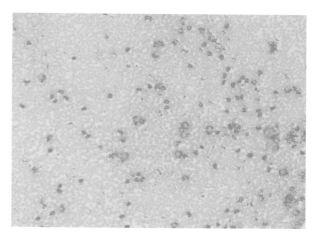

图17-1 血片 白细胞增多

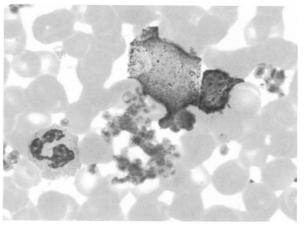

图17-2 血片 中幼粒,嗜碱性粒细胞

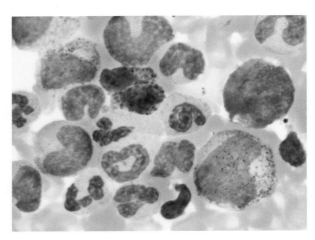

图 17-3 骨髓 粒细胞增生，
可见嗜酸、嗜碱性粒细胞

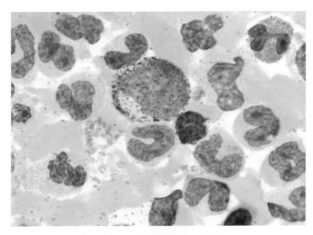

图 17-4 骨髓 粒细胞增生，
可见嗜酸、嗜碱性粒细胞

融合基因 *BCR-ABL P210* 定量结果为 27.0694%；*JAK2 V617F* 定量结果为 35.4%

【综合诊断】

慢性粒细胞白血病。

【解析】

2005 年在 Ph（−）的骨髓增殖性疾病（MPD）肿瘤中发现了 *JAK2 V617F* 突变，因此，2008 年造血与淋巴组织肿瘤 WHO 分类将 MPD 更改为 MPN（骨髓增殖性肿瘤）。新近颁布的 WHO（2016）分类中 MPN 包括：①慢性髓性白血病（CML），*BCR-ABL1*+；②慢性中性粒细胞白血病（CNL）；③真性红细胞增多症（PV）；④原发性骨髓纤维化（PMF）；⑤原发性血小板增多症（ET）；⑥慢性嗜酸性粒细胞白血病，非特定类型（NOS）和⑦骨髓增殖性肿瘤不能分类（MPN-U）等七个亚型。97.5% 的 Ph+ CML 具有典型 t（9，22）易位，其余为变异型，但一般总能检测到 *BCR-ABL* 融合基因。

JAK2 V617F 突变检出率在 PV 中为 95%、ET 及 PMF 中约为 50%。迄今，*BCR-ABL1* + 与 *JAK2 V617F* + 并存仅只有个案报道。本例患者外周血象以血小板计数增高为主，是否与 *JAK2 V617F* + 有关值得进一步探讨。

（蔡文宇）

病例 18　脾脏不肿大的慢性粒细胞白血病

【病例介绍】

患者，男，74岁，退休职员。患者11年前受凉后出现咳嗽、咳白色黏痰，无潮热盗汗，无咯血胸痛，自服消炎药后症状缓解（具体症状及用药不详）。此后每因受凉上症即反复发作，冬春季节多见，每年发作3个月以上；9年前在此基础上出现劳力性气促、胸闷，求治于多家医院；近期因反复咳嗽咳痰、气促加重求治入院，门诊以"慢性阻塞性肺气肿、肺心病"收治入院。体格检查未扪及肝脾淋巴结肿大，B超提示肝脏多发囊肿，胆囊、胰脏、脾脏未见明显异常。

【辅助检查】

血常规　WBC 19.59×10^9/L，RBC 5.01×10^{12}/L，HGB 143g/L，MCV 85.6fl，PLT 752×10^9/L，NE 59.2%，LY 28.9%，MO 2.3%，EO 5.0%，BA 7.1%；异常提示：原幼细胞 ++，大血小板 +++。人工复检：原幼细胞1%，中性中幼粒细胞1%，中性晚幼粒细胞1%，中性杆状核粒细胞3%，中性分叶核粒细胞45%，嗜酸性分叶粒细胞14%，嗜碱性粒细胞19%，淋巴细胞13%，单核细胞3%；血小板数量明显增多，易见大血小板，偶见巨大血小板；边沿和片尾可见疑似淋巴细胞样小巨核细胞，建议行骨髓检查。

骨髓常规　增生明显活跃，粒系（G）=67.0%，红系（E）=26.5%，原始粒细胞6%，早幼粒细胞1.5%，中性中幼粒细胞4%，中性晚幼粒细胞9%，中性杆状核粒细胞11.5%，中性分叶核粒细胞12.5%，嗜酸性粒细胞13.5%，嗜碱性粒细胞9%。原始粒细胞增多，中、晚、杆状阶段粒细胞比例减低，分叶核略多于杆状核，嗜酸、嗜碱性粒细胞明显增多，形态未见明显异常；巨核细胞

全片782个，分类25个巨核细胞，其中颗粒型巨核细胞14个，产血小板型巨核细胞10个，裸核型巨核细胞1个，片中易见小巨核及单圆核巨核细胞，血小板呈簇状分布。意见：三系增生伴嗜酸、嗜碱性粒细胞增多，不除外慢性粒细胞白血病骨髓象，建议作染色体核型分析及基因检测。

骨髓活检　考虑 MDS/MPN-aCML 骨髓活组织图像，请结合 Ph·染色体检查，不排除 CML。

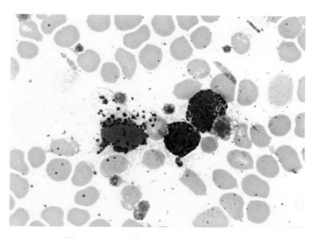

图 18-1　血片　三个嗜碱性粒细胞

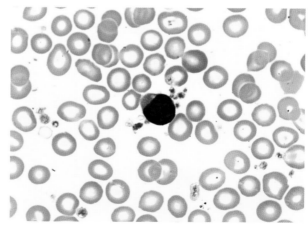

图 18-2　血片　淋巴样小巨核细胞

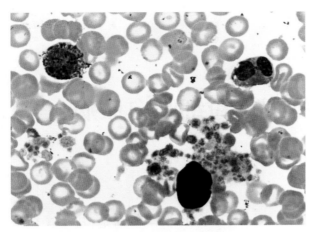

图 18-3 骨髓 嗜酸、嗜碱及裸巨核细胞

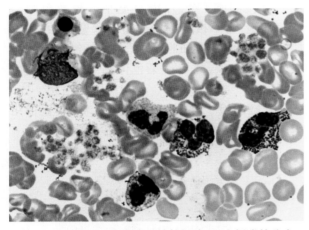

图 18-4 骨髓 三个嗜碱性粒细胞、血小板成簇分布

FISH 检测结果 nucish（*ABL*×3），（*BCR*×2），（*ABLconBCR*×1）［352/400］；实验诊断提示：检测范围内，此患者 *BCR-ABL* 易位探针可见非典型融合信号，提示存在 t（9；22），阳性率约为 88%，请结合其他检测结果和临床症状综合判断。

JAK2V617F 突变定性检测 阴性。

BCR-ABL1 融合基因（Major 断裂点）定性检测 *BCR-ABL1*（*P210*）阳性；*BCR-ABL1*（*P190*）阴性。

MPL W515L/K 基因突变定性检测 *W515L* 突变型及 *W515K* 突变型均为阴性。

染色体核型分析 46，XY，t（9；22）（q34；q11）［19］/46，XY［1］。实验诊断提示：此患者标本经培养后分析 20 个中期相细胞，其中 19 个细胞核型存在由 9 号和 22 号染色体易位产生的 Ph`染色体，请结合其他检测结果和临床症状综合判断。

【综合诊断】

慢性粒细胞白血病。

【解析】

慢性粒细胞白血病（chronic myelocytic leukemia，CML）是一种髓系增殖性肿瘤，起源于异常骨髓多能干细胞，且总是伴有定位于 Ph 染色体上的 *BCR-ABL1* 融合基因，除髓系细胞外，一部分淋系细胞和内皮细胞中均有此融合基因。自然病程根据骨髓中原始细胞及嗜碱性粒细胞比例分为慢性期（CP）、加速期（AP）和急变期（BP）。此例患者白细胞轻度增多，分类以中性分叶核粒细胞为主，嗜碱性粒细胞增多，嗜酸性粒细胞可见。典型慢性粒细胞白血病是以中性中幼粒细胞及其以下阶段细胞增生为主伴嗜酸、嗜碱性粒细胞增多为特点，临床上脾脏肿大或巨脾表现者≥95%，且多数患者胸骨压痛明显。此患者血象以血小板增高为特征，且无脾脏肿大，需注意与原发性血小板增多症相鉴别，染色体核型和 *BCR-ABL* 融合基因是重要手段。该病例在体征、血象及骨髓象的表现均不够典型，患者是否处于疾病早期还有待研究。对于不典型病例，完善检查、注重综合诊断尤其重要。

（曾强武 严雪梅 杨 华）

病例19　真性红细胞增多症伴缺铁性贫血

【病例介绍】

患者,女,48岁,发现血小板增多1年。入院前1年于当地医院体检时发现血小板增多,达"800×10⁹/L",无不适,未予诊治。2天前因头晕,就诊当地医院,查血常规示:WBC 16.77×10⁹/L,HGB 172g/l,PLT 564×10⁹/L。查体:全身皮肤黏膜无瘀点、瘀斑,浅表淋巴结未触及肿大,胸骨无压痛,肝肋下未及,脾肋下2cm可触及,表面光滑,质韧,边界清楚。

【辅助检查】

血常规　WBC $15.4×10^9$/L,RBC $7.08×10^{12}$/L,HGB 172g/l,HCT 0.54,MCV 76.1fl,MCH 24.3pg,MCHC 313g/l,PLT $633×10^9$/L。

其他检查　血清铁7.43μmol/L,铁蛋白15.67ng/ml;血清促红细胞生成素(EPO)水平低。

骨髓常规　增生活跃,粒系(G)=79.5%,红系(E)=12%。粒系比例增高,中性分叶核粒细胞比例增高,部分胞浆颗粒增多、增粗。红系比例略低,以中晚幼红为主,部分幼红细胞胞体偏小、胞浆量少、淡蓝色、边缘不整,胞核固缩,成熟红细胞堆积分布。全片共见巨核细胞56个,分类25个,其中颗粒型巨核细胞17个、产血小板型巨核细胞5个、裸巨核3个,血小板小堆、大堆易见。骨髓细胞内外铁染色均阴性。NAP染色阳性率68%,阳性指数125分(+31,++19,+++16,++++2);意见:红细胞增多症伴小红细胞低色素性贫血骨髓象,建议作基因检测。

骨髓活检　骨髓增生较活跃(约70%),糖原(PAS)染色示粒红比例大致正常,粒红系各阶段细胞可见,以中幼粒细胞及以下阶段细胞为主。巨核细胞易见,散在或簇状分布,以分叶核巨核细

胞为主。网状纤维染色(+)。结论:符合骨髓增殖性肿瘤。

融合基因　*JAK2 V617F* +,*BCR-ABL* -。

【综合诊断】

真性红细胞增多症伴缺铁性贫血。

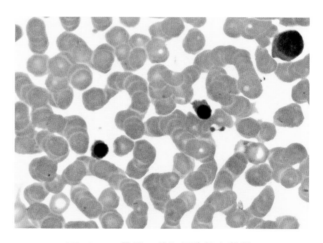

图19-1　骨髓　幼红细胞核老浆幼,成熟红细胞堆积分布

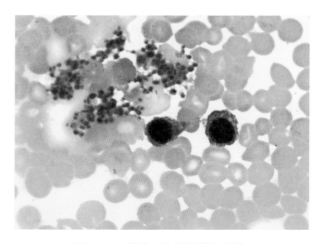

图19-2　骨髓　胞间桥幼红细胞,血小板成堆聚集

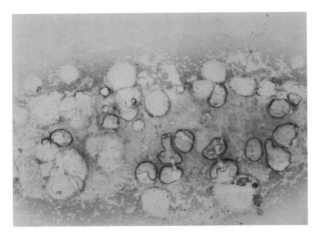

图 19-3　骨髓　铁染色　细胞外铁阴性

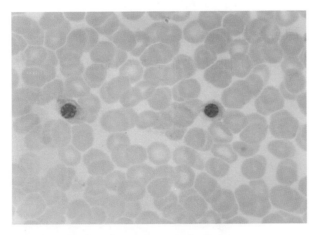

图 19-4　骨髓　铁染色　细胞内铁阴性

【解析】

真性红细胞增多症（polycythemia vera，PV）是一种造血干细胞的克隆性慢性骨髓增殖性疾病。临床表现包括头痛、虚弱、眩晕、疲乏、耳鸣、眼花、健忘等类似神经症症状；部分患者常有消化道不适，主要包括上腹不适，胃镜提示有胃十二指肠糜烂等，推测可能与血液黏度增高造成胃黏膜供血异常有关；部分患者有出血倾向，最常见于皮肤瘀斑、牙龈出血，有时可见创伤或手术后出血不止；伴有血小板增多时，有血栓形成和梗死风险，血栓形成最常见于四肢、肠系膜、脑及冠状血管，严重时出现瘫痪症状；髓外造血可见脾大。血常规：血红蛋白≥180g/L（男），≥170g/L（女）；红细胞计数≥6.5×10^{12}/L（男），≥6.0×10^{12}/L（女）；血细胞比容≥0.55（男），≥0.50（女）。网织红细胞计数正常。血涂片红细胞形态基本正常，也可呈轻度大小不均或小细胞低色素性（相对缺铁），嗜多色性及点彩红细胞可增多，偶见有核红细胞。白细胞增高，为（10~30）×10^9/L，常伴随核左移表现。血小板增高，为（330~1000）×10^9/L，可见巨型及畸形血小板。中性粒细胞碱性磷酸酶（NAP）积分增高（在发热及感染情况下通常 NAP 积分 >100 分）。骨髓象：增生活跃或明显活跃，粒、红及巨核细胞系均增生，以红系增生显著，成熟红细胞堆积分布，在晚期，网状纤维增生明显，可使骨髓"干抽"。实际工作中发现，以红系显著增生为主者不多见，通常粒系增生较明显，也有红系增生减低者，但不管骨髓增生如何，涂片上都有两个显著的特征：堆积分布的成熟红细胞和无明显的病态造血形态。95% 的 PV 病人 *JAK2 V617F* 基因阳性。

此例患者血常规提示明显小细胞低色素，血清铁、铁蛋白低、骨髓细胞内外铁均阴性，提示合并缺铁性贫血。可能由于血管充血、内膜损伤、血块回缩不良等原因出血导致。有少数 PV 的病人可出现类似血常规表现，有的铁蛋白可正常、骨髓内外铁减少（不完全阴性）。

（林　萍）

46

病例 20　原发性血小板增多症转变为慢性中性粒细胞白血病

【第一次病例介绍】

患者，女，62岁，入院前1周，受凉后出现发热，无咳嗽、咳痰，出现右下肢疼痛不适，活动时疼痛加重，伴有右下肢水肿。查体：肝、脾、淋巴结未触及肿大；下肢局部无静脉迂曲，皮肤颜色正常，腓肠肌压痛明显，局部皮温升高。给予抗生素消炎治疗、扩血管、抗凝、利尿及对症治疗后，患者症状基本消失，右下肢疼痛症状消失，血压稳定。患者要求出院，建议给予羟基脲口服治疗或行血小板单采术，并给予抗凝治疗，定期监测血常规及凝血功能。

【辅助检查】

血常规　WBC 19.5×10^9/L，RBC 6.37×10^{12}/L，HGB 154g/L，PLT 1414×10^9/L。

其他检查　凝血功能：PT 14.0s，APTT 33.9s，TT 19.5s，Fbg 3.57g/L。生化：K^+ 5.88mmol/L，UA 538.3μmol/L，TP 78.0g/L，Alb 36.3g/L，Glob 41.7g/L。超声检查：脾脏轻度肿大；下肢静脉超声检查示右侧胫后静脉血栓形成；心脏彩超示左房轻度增大，主动脉瓣钙化并轻度关闭不全，左、右室舒张功能减低，轻度肺动脉高压。

骨髓常规（髂前）　增生活跃–明显活跃，粒系（G）=55%，红系（E）=21%；粒系增生，各阶段粒系细胞形态无明显异常；红系增生正常，以中、晚幼红细胞为主；成熟红细胞大小、形态无明显异常；全片巨核细胞较易见，以胞体较大及多分叶核巨核细胞为主，巨核细胞产血小板量多；血小板大小不一，多成堆或成片分布。外周血示血小板数量明显增多，形态同骨髓。中性粒细胞碱性磷酸酶（NAP）染色：阳性率100%，阳性指数312分。意见：考虑原发性血小板增多症骨髓象，建议做骨髓活检及JAK2、CALR、MPL基因突变检测。

骨髓活检　有核细胞增生程度大致正常（50%），粒、红比例大致正常，未见典型前体细胞异常定位（ALIP）及热点现象；粒系各阶段细胞均可见，以成熟阶段细胞为主；红系各阶段细胞均可见，以中、晚幼红细胞为主；巨核细胞数量偏多，多为胞体增大、多分叶核巨核细胞，可见小簇/簇状分布；淋巴细胞散在可见；骨髓间质未见明显胶原纤维化。免疫组化示：CD34少量（+）；CD117散在（+）；CD61巨核细胞簇状（+）。意见：形态符合原发性血小板增多症，请结合临床、*JAK2*、*CALR* 及 *MPL* 基因突变检查诊断。

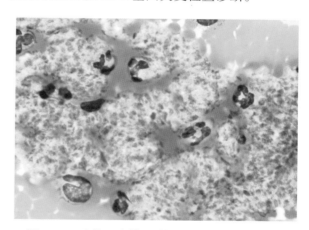

图 20-1　血片　中性分叶核粒细胞及片状血小板

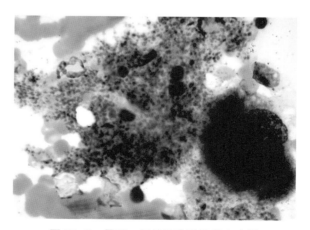

图 20-2　骨髓　巨核细胞及片状血小板

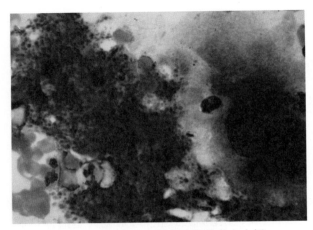

图20-3 骨髓 巨核细胞及片状血小板

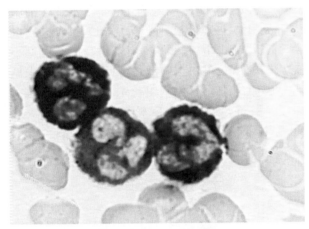

图20-4 血片 NAP染色，
中性粒细胞呈强阳性

基因检测 *JAK2 V617F*突变：阳性；*CALR*基因突变：阴性；*MPLW515*基因突变：阴性。

【综合诊断】

原发性血小板增多症。

【第二次病例介绍】

出院后患者坚持服用"羟基脲、华法林"治疗2年余，并定期复查血常规和凝血功能，病情稳定。入院前2月无明显诱因出现乏力、食欲缺乏、腹胀、恶心，偶有呃逆，自感消瘦，1周前自感上述症状进行性加重，腹泻3~4次/日，无黏液脓血便，无里急后重感。遂入院就诊，门诊B超检查示：胆结石并胆囊炎，脾脏肿大伴有低回声不均匀团块，腹水；胃镜检查示：轻度食管静脉曲张，重度胆汁反流性胃炎。遂收住院内消化内科。查体：全身皮肤黏膜无黄染、皮疹及出血点，全身浅表淋巴结未触及肿大，胸骨无压痛；心界叩诊向

左侧轻度扩大，心率92次/min；腹部膨隆，肝下界右肋下未触及，脾下界左肋下6cm可触及，腹水征阳性。

【辅助检查】

血常规 WBC $60.6 \times 10^9/L$，RBC $3.54 \times 10^{12}/L$，HGB 94g/L，PLT $478 \times 10^9/L$。

其他检查 凝血功能：PT 14.2s，APTT 48.1s，TT 18.9s，Fbg 3.49g/L，FDP 246.3mg/L，D-dimer 689μg/L；尿蛋白1+；血生化：BUN 16.7mmol/L，CRE 295.5μmol/L、UA 683.5μmol/L、CO_2-CP 4.30 mmol/L、ALP 315U/L、GGT 121U/L、TP 69.6g/L、Alb 26.5g/L、Glob 43.1g/L、β2-MG 20.57μg/ml。肾脏B超：双肾回声弥漫性改变；胸片：双肺间质性改变；主动脉型心脏改变、左心室增大，结合临床考虑高血压心脏病或冠心病；腹部CT：脾脏多发低密度影，考虑脾梗死；胆囊结石，腹腔积液，盆腔积液。

骨髓常规（髂后） 骨髓增生明显活跃，粒系明显增生，以成熟阶段中性粒细胞为主；红系增生减低，以中、晚幼红细胞为主；成熟红细胞大小、形态无明显异常；全片巨核细胞较易见，以胞体较大及多分叶核巨核细胞为主；血小板大小不一，多成堆分布。外周血示：白细胞数明显增多，粒细胞比例明显增高，以成熟中性粒细胞为主，可见核左移及胞浆颗粒增粗等现象；成熟红细胞大小、形态无明显异常，计数100个白细胞未见有核红细胞；血小板大小不一，多成堆分布。NAP染色：阳性率100%，积分206分。意见：考虑慢性中性粒细胞白血病骨髓象，建议做*CSF3R*基因检测。

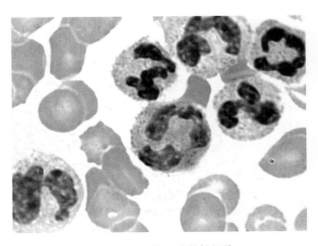

图20-5 血片 成熟粒细胞

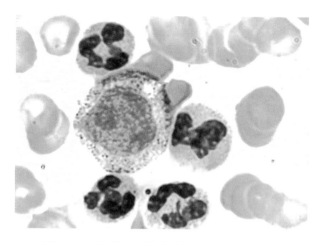

图 20-6　骨髓　中性中幼粒及分叶核粒细胞

融合基因　*CSF3R* 基因检测,阳性。

【综合诊断】

慢性中性粒细胞白血病。

【解析】

1951 年,Blood 杂志创始人 Dameshek 提出了一组有共性表现的血液疾患,称为骨髓增殖性疾病(myeloproliferative diseases,MPD),此组疾病以往包括慢性粒细胞白血病(chronic myelocytic leukemia,CML)、真性红细胞增多症(polycythemia vera,PV)、原发性血小板增多症(ET)及原发性骨髓纤维化(primary myelofibrosis,PMF)等 4 种疾病。本组疾病发病、临床表现、病情转归有某些共同特征:①病变发生在多能造血干细胞;②各种不同的疾病以骨髓某系细胞恶性增生为主,同时均有累及其他系造血细胞的表现;③各病症之间可共同存在或相互转变,如 PV 可转变为 MF;④细胞增生还可发生于肝、脾、淋巴结等骨髓以外

的组织,即髓外化生。

2008 年 WHO 将骨髓增殖性疾病(MPD)修订为骨髓增殖性肿瘤(myeloproliferative neoplasms,MPN),强调了其肿瘤性特征。MPN 是指分化相对成熟的一系或多系骨髓细胞不断地异常增生所导致的一组疾病的统称,临床有一种或多种血细胞质和量的异常,肝、脾或淋巴结肿大、出血倾向、血栓形成及髓外化生。MPN 除包括传统的 CML、ET、PV 及 PMF 等 4 种疾病外,WHO 还将慢性中性粒细胞白血病(chronic neutrophil leukemia,CNL)、非特定类型慢性嗜酸性粒细胞白血病(CEL,NOS)、肥大细胞增生症及不能分类型骨髓增殖性肿瘤(MPN-U)等疾病也归入 MPN。

原发性血小板增多症(ET)是一种少见的获得性慢性骨髓增殖性肿瘤(MPN),也称为出血性、真性或特发性血小板增多症,为多能造血干细胞克隆性疾病。特征为骨髓中巨核细胞过度增生,外周血中血小板计数持续升高且伴有血小板质量异常。起病缓慢,临床上主要表现为出血和血栓形成倾向。ET 病情发展缓慢,生存曲线与年龄相同的正常人群相似,一些病例可以转变为 CML、MF、PV,但 ET 转变为 CNL 则鲜见报道,许蕾等对 60 例确诊的 ET 患者进行疾病转归的随访,随访时间 12~48 个月,其中 3 例发展为 MF,1 例转变为 CNL,其余病情稳定。

该例患者初诊时骨髓象、血象特征、临床表现及 *JAK2* 基因 V617F 突变检测阳性,符合典型 ET 的诊断,坚持服用羟基脲和华法林治疗 2 年余后,外周血和骨髓象转变为典型 CNL 的特征,ET 转变为 CNL 的机制尚待进一步研究。

（窦心灵　余水花）

病例 21　原发性骨髓纤维化

【病例介绍】

患者,女,47岁,因发现腹部包块3年余,收住入院。患者三年前睡眠时于左上腹肋弓下缘扪及一鹅蛋大小的肿块,质地中等,无腹胀腹痛,无呕血黑便,无紫癜,无鼻出血牙龈出血,患者前往当地医院就诊后无明确诊断,后腹部包块逐渐增大,向下及向右侧蔓延,质地无改变,为进一步明确诊断入院。查体:左侧腹部可触及巨大脾脏,甲乙线27cm,甲丙线32cm,丁戊线11cm,肝脏肋下可触及,剑突下6cm,右侧锁骨中线肋下19cm。

【辅助检查】

血常规　WBC 12.98×10^9/L,RBC 3.33×10^{12}/L,HGB 96g/L,PLT 235×10^9/L,网织红细胞0.061%。人工复检:白细胞数增多,早幼粒细胞2%,中性中幼粒细胞11%,中性晚幼粒细胞8%,中性杆状核粒细胞25%,中性分叶核粒细胞35%,嗜酸性粒细胞1%,嗜碱性粒细胞1%,淋巴细胞15%,单核细胞2%;成熟红细胞大小不一,可见泪滴形红细胞,计数100个白细胞可见6个有核红细胞。

其他检查　肝代谢组合:LDH 934U/L,ALP 122U/L;直接Coombs实验及珠蛋白生成障碍性贫血基因突变检测:均阴性。腹部B超:肝大、脾大。腹部CT:肝大、脾大及门静脉、脾静脉明显增粗迂曲,未见明确布加综合征征象。

骨髓常规　增生减低,粒系(G)=72%,红系(E)=12;中性中幼粒细胞8%,中性晚幼粒细胞7%,中性杆状核粒细胞17%,中性分叶核粒细胞38.5%,嗜酸性粒细胞0.5%,嗜碱性粒细胞1%,中幼红细胞2%,晚幼红细胞10%,淋巴细胞13%,单核细胞3%,未见巨核细胞,血小板成堆分布。

结论:不除外骨髓纤维化,建议组织活检。

骨髓活检　骨髓腔内纤维组织增生,偏成熟阶段的粒、红系细胞散在分布,局部巨核细胞成簇分布,不除外骨髓纤维化可能,请结合临床分析。加做网状纤维染色(3+)。

融合基因　*JAK2 V617F* +,*BCR-ABL* -。

【综合诊断】

原发性骨髓纤维化。

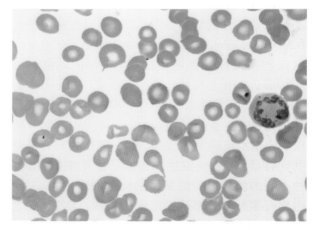

图21-1　血片　泪滴状红细胞

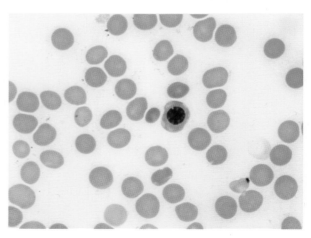

图21-2　血片　晚幼红细胞

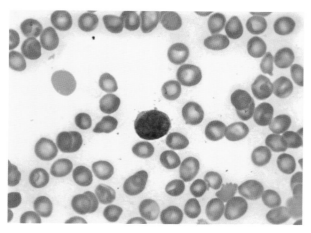

图 21-3　髓片　原始粒细胞

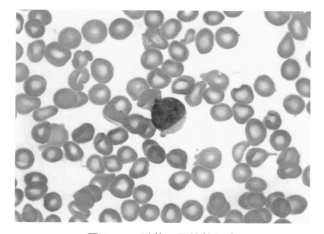

图 21-4　髓片　原始粒细胞

【解析】

原发性骨髓纤维化（primary myelofibrosis，PMF）是起源于多能造血干细胞的克隆性增殖性疾病，属于骨髓增殖性疾病范畴，临床表现以贫血、脾脏肿大、全身高代谢症状为特点，早期血常规可有白细胞、血小板增多，晚期骨髓衰竭可出现全血细胞减少，外周血中出现幼稚粒细胞、幼红细胞、泪滴状红细胞，骨髓可能出现干抽，骨髓活检早期增生活跃，晚期纤维化加重，造血组织减少，网状纤维染色阳性，融合基因 *JAK2V617F* 等突变阳性有助于诊断。原发性骨髓纤维化发病率低，有转变为急性白血病的风险，常需要和其他血液或非血液系统疾病导致的骨髓纤维化相鉴别。2016 年 WHO 对 PMF 的诊断标准如下，主要标准：①存在巨核细胞增殖和形态不典型，常伴有网状纤维和（或）胶原纤维增生；或无明显网状纤维增多，巨核细胞改变伴有骨髓粒系增生和红系造血减少（如纤维化前期）。②不满足 WHO 关于 CML、PV、ET、MDS 或其他髓系肿瘤的诊断；③存在 *JAK2*、*CALR* 或 *MPL* 突变，或者在没有这些突变的情况下，存在另一个克隆标记（如 *ASXL1*、*EZH2*、*TET2*、*IDH1/IDH2*、*SRSF2*、*SF3B1* 突变），或者不存在炎症、自身免疫性疾病或其他恶性肿瘤继发骨髓纤维化的证据。次要标准：①排除其他疾病导致的贫血；②白细胞总数大于 $11.0 \times 10^9/L$；③脾脏肿大；④血清乳酸脱氢酶水平增高。诊断 PMF 需要满足所有 3 个主要标准，并且至少有 1 个次要标准才可确诊。本例患者符合 3 个主要标准和 4 个次要标准，所以诊断为原发性骨髓纤维化。此患者一年后进行脾切除手术，脾组织病理提示慢性脾淤血，可见髓外造血现象。

（程　静）

第四篇 骨髓增生异常／骨髓增殖性肿瘤

病例 22 骨髓增生异常／骨髓增殖性肿瘤——不能分类伴 del（20q）

【病例介绍】

患者，男，39岁，患者于入院前1天无明显诱因出现乏力、头晕不适症状，外院就诊，血常规示：WBC 3.42×10^9/L，RBC 1.30×10^{12}/L，HGB 42g/L，PLT 685×10^9/L。为求进一步诊治，入院就诊，门诊以"重度贫血"收入血液科。查体：T 37.3℃，贫血貌，全身皮肤及黏膜无明显苍白，未见黄染、皮疹、紫癜。全身浅表淋巴结未触及肿大。口唇及甲床苍白。肝、脾肋下未触及。

【辅助检查】

血常规 WBC 2.52×10^9/L，RBC 1.24×10^{12}/L，HGB 39g/L，PLT 636×10^9/L，Ret 1.5%。人工复检，可见约3%的原始粒细胞及假性Pelger-Huët畸形等；成熟红细胞形态同骨髓，计数100个白细胞见有核红细胞1个；血小板成堆或成片分布，可见大血小板。

其他检查 ESR 60mm/h。贫血四项：血清铁34.34μmol/L，铁蛋白362.1ng/ml，叶酸10.69ng/ml，维生素B_{12} 141.0pg/ml。直接抗人球蛋白试验：阴性。腹部彩超示：肝、脾声像图未见异常。

骨髓常规 增生明显活跃，粒系（G）=13.0%，红系（E）=44.0%；粒系比例明显减低，可见部分粒系细胞核浆发育不平衡、胞浆颗粒减少、双核粒细胞、巨大多分叶核粒细胞及假性Pelger-Huët畸形等；红系比例明显增高，幼红细胞可见巨幼样变、双核、子母核、多核、核出芽及核间桥等

幼红细胞；成熟红细胞明显大小不一，可见椭圆形、泪滴形、口形、嗜多色性、H-J小体及巨大红细胞等；巨核细胞增生明显，可见大单圆核、双圆核、多圆核巨核细胞及小单圆核、淋巴样小巨核细胞，并可见小巨核细胞产血小板现象；血小板成堆或成片分布，可见大血小板。

铁染色 细胞外铁（+），铁粒幼红细胞55%，环形铁粒幼红细胞3%。意见：考虑MDS/MPN-U骨髓象，建议做骨髓活检、染色体核型分析及基因检测。

流式细胞免疫分型 送检标本中可见CD34+细胞约占有核细胞总数的2.5%，其免疫表型未见明显异常；粒细胞相对比例减少，免疫表型CD13、CD16、CD15、CD11b未见明显表达紊乱；提示送检标本中未检测到明显急性白血病和高危MDS相关免疫表型异常证据。

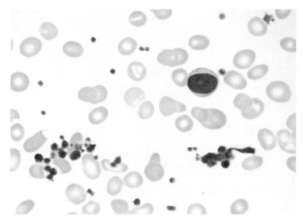

图 22-1 血片 成熟淋巴细胞与簇状血小板

53

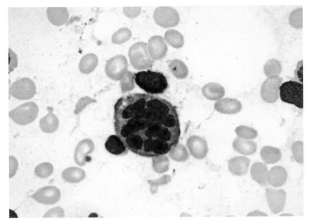

图22-2　骨髓　巨大多分叶粒细胞

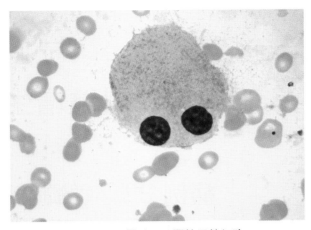

图22-5　骨髓　双圆核巨核细胞

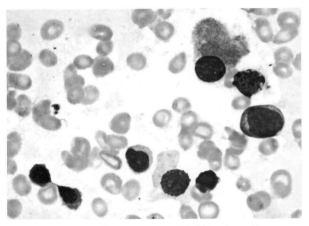

图22-3　骨髓　小单圆核巨核细胞、原始
粒细胞、幼红细胞核间桥接

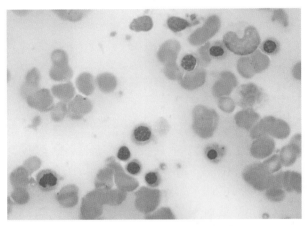

图22-6　铁染色　含铁颗粒的幼红细胞

【综合诊断】

MDS/MPN-U 伴 del（20q）。

【解析】

2016 年 WHO 髓系肿瘤分类标准关于 MDS/MPN-U 的诊断标准为：有 MDS 各型，如 MDS 伴单系病态造血（MDS-SLD）；MDS 伴多系病态造血（MDS-MLD）；MDS 伴单系病态造血和环形铁粒幼细胞（MDS-RS-SLD）；MDS 伴多系病态造血和环形铁粒幼细胞（MDS-RS-MLD）；MDS 伴原始细胞增多（MDS-EB1；MDS-EB2）之一的临床、实验室及形态学特点，且骨髓和外周血原始细胞<20%，同时具备：①有明显的骨髓增殖性表现，即血小板数≥450×10⁹/L，伴巨核细胞增多，或白细胞≥13.0×10⁹/L；伴有或不伴有明显的脾肿大；②无先前潜在的 MPN 或 MDS 病史，无近期可以导致骨髓增生异常或骨髓增殖表现的细胞毒药物或细胞因子治疗的病史，无 pH 染色体或 BCR-

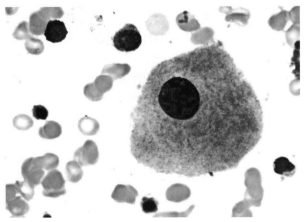

图22-4　骨髓　大单圆核巨核细胞

骨髓活检　结合免疫组化 CD34 散在（＋），CD117 散在（＋），CD42b 较多小巨核细胞簇状（＋），符合骨髓增生异常综合征（5q- 可能），请结合临床及骨髓染色体核型分析。

染色体核型分析　46，XY，del（20）（q11.2）[5]/46，XY[5]。

ABL 融 合 基 因、无 *PDGFRA*、*PDGFRB* 或 *FGFRl* 基因重排,无孤立性 del（5q）、t（3；3）（q21；q26）或 inv（3）（q21；q26）。如果患者有骨髓增殖和骨髓增生异常的双重表现,并且不能归入任何一种独立类型的 MDS、MPN 或其他 3 类 MDS/MPN 中,可以诊断为 MDS/MPN–U。

必须指出,2008 年 WHO 髓系肿瘤分类标准虽然强调 MDS/MPN–U 不能用于过去明确诊断为 MPN 而向更侵袭性病程转变伴有发育异常的病例,但实际上,MDS/MPN–U 很可能包括了少数初次就诊已属于 MPN 疾病进展阶段的患者,只是由于这些患者早期症状轻微或未及时就诊等原因,缺少 MPN 疾病稳定阶段的诊断依据,因此,也归入了 MDS/MPN–U 的诊断之中。

MDS/MPN–U 的发病率低,是一种罕见的疾病实体。多见于老年人,发病高峰年龄为 60~80 岁。MDS/MPN–U 通常累及外周血和骨髓,亦可累及脾脏、肝脏及其他髓外组织。

MDS/MPN–U 的骨髓细胞形态学特点为一系或多系髓系细胞具有 MDS 的无效造血和病态造血,同时又具有另一系或多系髓系细胞出现 MPN 的有效增殖,伴或不伴有发育异常。实验室检查的特点包括不同程度的贫血,外周血片中可见大红细胞增多并常有二形性红细胞。同时有一系或多系有效增殖表现,可以是血小板增多（$\geq 450 \times 10^9$/L）或白细胞增多（$\geq 13.0 \times 10^9$/L）。骨髓和外周血原始细胞 <20%。若骨髓和外周血原始细胞 >10%,提示疾病可能向更侵袭的阶段转变。骨髓活检提示增生极度活跃,同时至少一系细胞存在发育异常。细胞化学染色特点与 MDS 或 MPN 相似。

MDS/MPN–U 目前尚无特异性的细胞遗传学异常。MDS/MPN–U 的诊断必须除外 PH 染色体 或 *BCR–ABL*、*PDGFRA*、*PDGFRB* 或 *FGFRl* 融合基因、del（5q）、t（3；3）（q21；q26）或 inv（3）（q21；q26）存在。

综上所述,MDS/MPN–U 是一类罕见的克隆性造血干细胞疾病。MDS/MPN–U 的诊断需要综合临床特征和实验室的全面检查,后者包括细胞化学、免疫组化、细胞遗传学和分子生物学检测等。目前对于 MDS/MPN–U 的认识很有限,其临床特点、治疗策略及预后因素等需要更多病例积累和进一步研究。

（窦心灵　雷庚伟）

病例 23　不典型慢性粒细胞白血病二例

【病例介绍】

案例一，男，62 岁，于入院前半年无明显诱因出现全身乏困无力，且上述症状渐加重，遂到当地医院就诊，血常规示：WBC 24.03 × 10⁹/L, HGB 73g/L, PLT 45 × 10⁹/L，血涂片可见大量幼稚细胞，遂入院就诊，门诊以 "AML" 收住院内血液科。查体：T36.7℃，贫血貌，全身皮肤及黏膜无明显苍白，未见黄染、皮疹、紫癜、口唇及甲床苍白。全身浅表淋巴结未触及肿大，肝、脾肋下未触及。

【辅助检查】

血常规　WBC 25.32 × 10⁹/L, RBC 1.64 × 10¹²/L, HGB 55g/L, PLT 42 × 10⁹/L, NE 48.9%, LY 26.0%, MO 14.8%, Ret 6.2%。人工复检：白细胞数增多，可见原始及各阶段幼稚粒细胞，粒系细胞核染色质异常凝聚、分叶不良、双核粒细胞、假性 Pelger-Huët 畸形等；成熟红细胞大小不一，可见卵圆形、嗜多色性、H-J 小体、巨大红细胞及裂红细胞等；计数 100 个白细胞见有核红细胞 11 个；血小板散在少见。

其他检查　贫血四项：血清铁 34.58μmol/L，铁蛋白 306.2ng/ml，叶酸 7.74ng/ml，维生素 B₁₂ >1107.0pg/ml。直接抗人球蛋白试验：阴性。超敏 CRP: 7.19mg/dl。腹部彩超和 CT 检查：肝囊肿，脾脏不肿大。

骨髓常规　增生明显活跃，粒系（G）=41.5%，红系（E）=34.0%。粒系比例大致正常，部分粒系细胞核浆发育不平衡、胞浆颗粒减少及核染色质异常凝聚，可见假性 Pelger-Huët 畸形及双核粒细胞等；红系比例增高，以中、晚幼红细胞为主，可见轻度巨幼样变、双核、子母核、多核、核出芽、核碎裂、异形核及 H-J 小体幼红细胞等；成熟红细胞大小不一，可见卵圆形、嗜多色性、H-J 小体、巨大红细胞及裂红细胞等；全片巨核细胞较易见，

可见单圆核、双圆核及多圆核小巨核细胞等，血小板散在少见。意见：符合 MDS-MPN 骨髓象，考虑不典型慢性粒细胞白血病骨髓象，建议做染色体核型分析及融合基因检测。

流式细胞免疫分型　CD34+ 细胞约占有核细胞总数的 12.8%，其免疫表型为 CD34+，CD117+, CD33+, CD13+, HLA-DR+, CD14−,

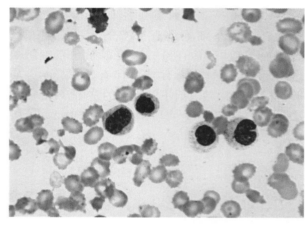

图 23-1　血片　红细胞形态异常，粒细胞分叶不良、染色质异常聚集

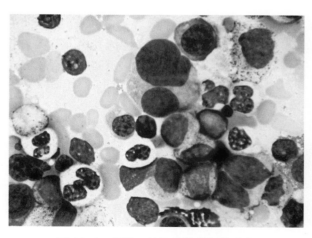

图 23-2　骨髓　粒细胞胞浆颗粒减少

56

CD64−，CD56−，CD4−，CD19−，CD7+ 少量，CD5−。粒细胞比例相对正常，免疫表型 CD16，CD13，CD15，CD11b 未见明显表达紊乱。提示送检标本中可见约 12.8% 的髓系原始细胞，且伴免疫表型异常，提示为肿瘤细胞来源。

骨髓活检　免疫组化 CD34 小簇及簇状（+），CD117 小簇及簇状（+），CD61（+），可见单圆核巨核细胞、MPO 弱（+），符合 MDS-MPN，请结合临床、骨髓形态学及骨髓染色体核型分析。

染色体核型分析　41–42，XY，−5，−6，del（7）（q11.2，q22），+8，−11，add（11）（p15），−12，−13，−14，−16，add（17）（p11.2），−18，−20，−22，+mar1−mar6［cp10］。

融合基因　*BCR-ABL*（p210）阴性。

【综合诊断】

BCR-ABL1 阴性的不典型慢性粒细胞白血病（aCML）。

【病例介绍】

案例二，男，67 岁，于入院前 10 天因视物模糊、全身乏力不适、不思饮食、头晕、心慌、胸闷、气短、活动后体力不支显著，家人发现其面色苍白，到当地医院就诊，血常规示：WBC 20.96×10⁹/L，RBC 2.31×10¹²/L，HGB 69g/L，PLT 80×10⁹/L。为进一步明确诊断，遂入院就诊，门诊以"贫血原因待查"收住院内血液科。查体：T36.2℃，贫血貌，全身皮肤及黏膜苍白，未见黄染、皮疹、紫癜，睑结膜、口唇及甲床苍白。全身浅表淋巴结未触及肿大，肝、脾肋下未触及。

【辅助检查】

血常规　WBC 18.05×10⁹/L，RBC 2.49×10¹²/L，HGB 63g/L，PLT 89×10⁹/L，NE 73.4%，LY 12.6%，MO 12.5%。人工复检：白细胞数偏多，粒细胞比例增高，以成熟阶段细胞为主，中性中幼粒、晚幼粒细胞约占 14%，可见部分粒系细胞胞浆颗粒减少等现象；成熟红细胞大小不一，可见椭圆形、靶形、泪滴形及嗜多色性红细胞等；计数 100 个白细胞未见有核红细胞；血小板散在或小簇分布。

其他检查　贫血四项：血清铁 27.34μmol/L，铁蛋白 521.9ng/ml，叶酸 >56.64ng/ml，维生素 B₁₂ 499.0pg/ml；超敏 CRP 0.14mg/L；腹部彩超示：脾脏肿大，脾脏厚 5.1cm，肋下 3.0cm。

骨髓常规　增生明显活跃，粒系（G）=90.5%，红系（E）=5.0%，G/E=18.1/1；粒系比例显著增高，以中性中幼粒以下各阶段粒系细胞为主，部分粒系细胞核浆发育不平衡、胞浆颗粒减少或缺如，可见胞浆空泡及双核粒细胞等；红系比例明显减低，偶见三核幼红细胞等；成熟红细胞大小不一，可见椭圆形、靶形、泪滴形及嗜多色性红细胞等；全片巨核细胞易见，可见单圆核及双圆核小巨核细胞等；血小板散在或小簇分布。NAP 染色：阳性率 3%，积分 3 分。意见：考虑 MDS/MPN 骨髓象，不排除不典型慢性粒细胞白血病骨髓象，建议做染色体核型分析及融合基因检测。

流式细胞免疫分型　CD117+ 细胞约占有核细胞总数的 2.5%，其免疫表型为 CD34+ 部分，CD117+，CD33+，HLA-DR+；粒细胞相对比例增多，免疫表型 CD16，CD13，CD15，CD11b 可见表达紊乱。提示送检标本中可见约 2.5% 的髓系原始细胞，其余主要为较成熟的粒系细胞；具体请结合 *BCR-ABL* 结果综合考虑。

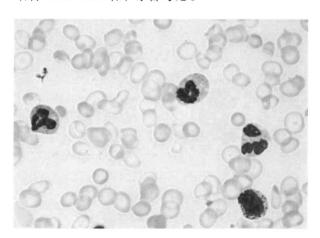

图 23-3　血片　中幼粒细胞及分叶核粒细胞

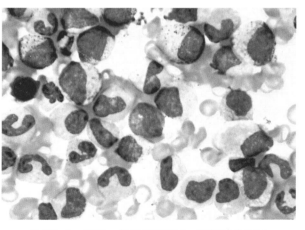

图 23-4　骨髓　粒系细胞增生，颗粒减少明显

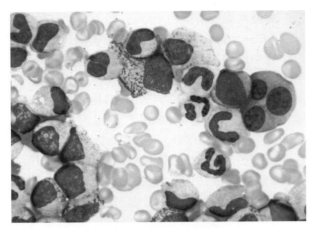

图23-5　骨髓　粒系细胞增生,颗粒减少明显

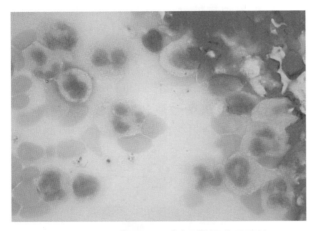

图23-6　血片　NAP染色,粒细胞呈阴性

骨髓活检　免疫组化CD34散在(+),CD117散在及小簇(+),CD14散在(+),CD68R散在(+),可见单圆核巨核细胞、MPO弱(+),符合MDS-MPN,请结合骨髓涂片分类综合诊断。

染色体核型分析　46,XY[20]。

融合基因　*BCR-ABL*(p210)阴性。

【综合诊断】

*BCR-ABL1*阴性的不典型慢性粒细胞白血病(aCML)。

【解析】

1994年FAB协作组提出aCML的形态学诊断标准,将其归类于CML。1996年Oscier等通过对10例aCML分析,发现本病骨髓具有病态造血与异常增殖的双重特性;2001年WHO造血与淋巴系统肿瘤分类中,将aCML归类于骨髓增生异常/骨髓增殖性疾病(MDS-MPD)中;而2008年WHO造血与淋巴系统肿瘤分类的修订版中,

将MDS-MPD改称为骨髓增生异常/骨髓增殖性肿瘤(MDS/MPN)。aCML字面含义似乎暗示其为CML的不典型变异,事实上,aCML不仅Ph染色体及*BCR-ABL1*融合基因定量阴性,还具有明显的多系细胞发育异常,尤以粒系病态造血为明显,且预后较CML明显为差,生存期短,与经典CML明显不同,因目前尚未为其找到合适的命名而暂且保留。aCML的典型特征为Ph染色体及*BCR-ABL1*融合基因阴性,具有骨髓和髓外增殖特征,伴有明显的病态造血,且多系病态造血是aCML造血干细胞起源的基础。aCML的病因和发病机制迄今未明,确切发生率不详,在2008年WHO分类中提到每100例*BCR-ABL1*阳性CML中仅有约1~2例aCML。

aCML患者的临床表现无特殊,多表现为与贫血、血小板减少和脾大相关的症状。如疲乏、无力、出血、左下腹胀满等。其主要的临床特征:①发病年龄大,中位年龄65~71岁。②就诊时多已有贫血及血小板减少。③白细胞计数较CML低,多在(10~70)×10⁹/L。④脾大不明显占60%左右,多为轻度大。⑤对治疗反应差,生存期短。中位生存期11~14个月。⑥部分患者有MDS前驱病史。⑦有向AML转变倾向。⑧外周血粒细胞病态明显,可见获得性Pelger-Huët畸形和其他核异常,如核染色质异常聚集成块及核叶形状异常,亦可见胞浆颗粒减少或缺如;红系亦有病态造血;血小板大多减少。骨髓细胞增生以粒系为主,病态造血现象明显;红系可减少、正常或增多,也有病态造血现象;巨核系可增生正常、减少或增多,有病态造血现象,有时骨髓活组织检查显示骨髓纤维化。

马燕等认为,aCML的本质属于MDS-MPN,就必须符合以下特征:①Ph(-)或*BCR-ABL*(-);②具有MDS贫血特征,外周血或骨髓中原始细胞<0.20;③具有MPN特征。其次,需要有显著粒系细胞形态发育异常和外周血白细胞增多。因此,认为符合上述5项特征是诊断aCML的必备条件。关于外周血嗜碱性粒细胞百分比和外周血单核细胞百分比的界值可能还需要更多病例进行研究,从而找到一个更合适的诊断界值。

aCML缺乏特征性细胞遗传学异常,且各研究中所报道的细胞核型异常所占比例不一,最常见的染色体异常为+8,占异常染色体的27%~33%,另外尚可见到20q-、+13、+14、t(12;

22）（p13；q11）、t（1；9）（p32；q34）、t（6；8）（p23；q22）、t（8；9）（p11；q32）及 5q-、13q-、17q-、12q-、11q- 等，但均无特异性，这些异常亦见于 MDS 及其他类型 MDS-MPN。

WHO 关于 aCML 的诊断标准：①外周血白细胞计数 $\geqslant 13 \times 10^9$/L（由成熟和幼稚中性粒细胞增多所致）；②粒系病态造血明显；③Ph 染色体和 *BCR-ABL1* 融合基因检测阴性，无 *PDGFRA* 或 *PDCFRB* 的基因重排；④中性粒细胞的前体细胞（早幼粒、中幼粒、晚幼粒细胞）$\geqslant$白细胞计数的 10%；⑤无或轻微嗜碱性粒细胞增多 <2%；⑥无或轻微单核细胞绝对数增多 <10%；⑦骨髓增生，粒系增生有病态造血，红系和巨核系有或无病态造血；⑧外周血和骨髓中原始细胞 <20%。

总之，形态学特征仍是 aCML 诊断的基础，外周血血红蛋白水平，白细胞、血小板、嗜酸性粒细胞、嗜碱性粒细胞、单核细胞绝对值及幼稚粒细胞比例；骨髓粒系病态造血，原始细胞、幼红细胞、单核细胞、嗜酸性及嗜碱性粒细胞比例均是 aCML 与其他疾病鉴别诊断的重要参数。但骨髓病态巨核细胞对 aCML 的诊断参考价值不明显。由于 aCML 形态谱广，生物学特性、临床表现和预后多样，与增殖性的 MDS 和细胞发育不良的 MPN 诊断标准部分重叠，不易鉴别。目前对 aCML 的病因、发病机制和发生、发展、演变规律尚缺乏足够认识，因此深入地将细胞形态和染色体特征与临床表现和生物学特性结合分析，有助于 aCML 的理解和诊断。

（窦心灵　余水花）

病例 24　慢性粒单细胞白血病

【病例介绍】

患者，女，52岁，主因"间断双下肢皮肤瘀斑、出血点40余天，加重1天。"入院。患者既往体健，40余天前无明显诱因出现双下肢皮肤散在瘀斑及出血点，平于皮下，压之不褪色，未重视。30天前出现周身乏力不适，持续约20余天，未予治疗。近日发现双下肢瘀斑入院就诊。体格检查：正常面容，结膜、口唇、甲床红润，双下肢皮肤散在瘀斑及出血点，平于皮下，压之不褪色；胸骨无压痛；腹软，无压痛，肝脾肋下未触及，双下肢无水肿。

【辅助检查】

血常规　WBC 11.28×10^9/L，RBC 2.69×10^{12}/L，HGB 102g/L，PLT 43×10^9/L；NE 44.8%，LY 36.0%，MO 19.2%。人工复检：原幼细胞占5%，中性粒细胞占51%，淋巴细胞占28%，单核细胞占15%，异型淋巴细胞占1%，未见有核红细胞，成熟红细胞明显大小不一，血小板散在少见。

骨髓常规　骨髓增生活跃+，粒系（G）=76%，红系（E）=10.5%；粒系比例增高，以早期细胞为主，原始细胞占16%，胞浆内颗粒明显增多增粗；红系比例减低，以中晚幼红细胞为主，成熟红细胞大小不一；淋巴细胞比例减低；全片可见巨核细胞18个，其中产血小板型巨核细胞5个，颗粒型巨核细胞13个，血小板散在分布。诊断意见：MDS-EB-II骨髓象，请结合流式细胞免疫分型、染色体及分子生物学检查综合分析。

流式细胞免疫分型　以CD45-SSC设门，分析10 000个细胞，粒细胞占67.7%，单核细胞占13.1%，淋巴细胞占7.3%，异常细胞占5.1%，有核红细胞占6.8%。结论：考虑为异常髓系幼稚细胞，不除外骨髓增生异常综合征，请结合细胞形态学、病理学、遗传学等其他检测结果和临床综合判断。

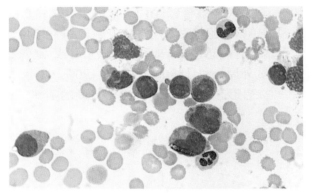

图 24-1　骨髓　粒、单细胞增生

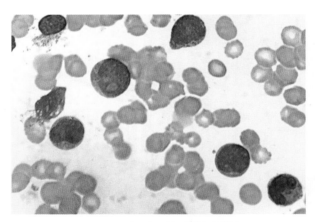

图 24-2　骨髓　粒、单细胞增生

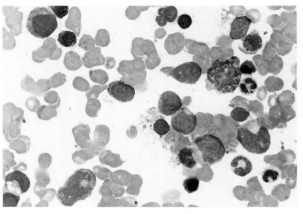

图 24-3　骨髓　原始、幼稚细胞增多

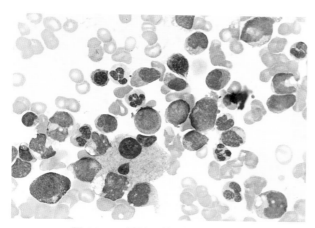

图 24-4　骨髓　粒、单细胞增生，
见一个发育异常的巨核细胞

骨髓活检　不除外造血细胞肿瘤，建议加做免疫组化进一步明确诊断。

染色体核型分析　46，XX，t（11；19）（q23；p13）［19］/46，XX［1］。

融合基因　未检测到 *JAK2 V617F* 突变型；*BCR-ABL1* 融合基因检测：阴性。

CMML 常见基因突变分析　检测到 *TET2*，*SRSF2* 和 *ASXL1* 基因变异。

【综合诊断】

慢性粒单细胞白血病（CMML）。

【解析】

慢性粒单细胞白血病（chronic myelomonocytic leukemia，CMML）是一种慢性髓系白血病，是兼有骨髓发育异常和骨髓增殖的特点，WHO 造血和淋巴组织肿瘤分类将 CMML 归属于骨髓增生异常 / 骨髓增殖性疾病（MDS/MPD）。其诊断标准为：①持续外周血单核细胞增多，>1.0 × 10⁹/L。②Ph（-），*BCR-ABL1* 阴性。③外周血或骨髓中原始细胞 <20%。④髓系中 1 个或 1 个以上细胞系别有发育异常，如无发育异常或极微，但其他条件符合，且有以下表现者，仍可诊断为 CMML，如骨髓细胞有获得性细胞遗传学异常，或单核细胞增多持续 3 个月以上，而且排除所有导致单核细胞增多的原因。原始细胞在外周血中 <5%，和骨髓中 <10% 者，诊断为 CMML-Ⅰ；当原始细胞在外周血中占 5%~19%，或骨髓中占 10%~19% 者，诊断为 CMML-Ⅱ；符合以上诊断标准且外周血中嗜酸性粒细胞 ≥1.5 × 10⁹/L 者，诊断为 CMML-Ⅰ 或 CMML-Ⅱ 伴有嗜酸性粒细胞增多。文献报道，约有 90% 的 CMML 患者存在 1 个或 1 个以上的基因突变，其中突变频率较高的基因分别为 *TET2*、*ASXL1* 和 *SRSF2*。在 MDS/MPN 这一类疾病中，*TET2* 和 *SRSF2* 同时突变主要见于 CMML 患者中，可以作为 CMML 临床辅助诊断的指标之一，同时 *ASXL1* 基因突变可作为预后评价指标。

（兰海波　刘辉）

病例 25　慢性粒单细胞白血病

【病例介绍】

患者,女,83岁,慢性病程。因乏力、食欲缺乏2月余入院。患者2月余前无明显诱因下出现乏力,食欲缺乏,当时未引起重视,未诊治。后上述症状反复出现,逐渐加重,遂入院就诊,因血常规提示白细胞增多,单核细胞比例及绝对计数增高,收治入院。查体:贫血貌,胸骨压痛阳性。

【辅助检查】

血常规　WBC 21×10^9/L, RBC 1.22×10^{12}/L, HGB 69.0g/L, PLT 41.0×10^9/L, NE 52%, LY 20%, MO 28%,单核细胞绝对值 5.88×10^9/L。

骨髓常规　增生明显活跃,粒系(G)=70%,红系(E)=6%;粒系以中幼粒以下阶段增生为主;红系增生受抑制,成熟红细胞大小不一。单核系细胞比例增高(原始单核细胞2%,幼稚单核细胞13%,成熟单核细胞5%)。巨核系增生明显活跃,全片247个。分类50个巨核细胞,颗粒型巨核细胞45个,产血小板型巨核细胞3个,裸巨2个。意见:考虑慢性粒单细胞白血病,请结合流式细胞免疫分型、染色体、融合基因等检查进一步明确诊断。

流式细胞免疫分型　粒细胞群SSC信号减低,与幼稚细胞群分界不清,共占66.9%,主要表达CD13、MPO、CD16、CD11b,部分细胞表达CD33,少量细胞表达CD117(5.1%)、HLA-DR、CD34(1%);单核细胞群占20.5%。结论:单核细胞比例增高,结合骨髓形态学原始细胞比例除外CMML或M4/M5。

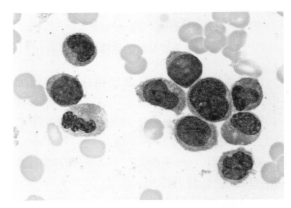

图 25-1　骨髓　髓系前体细胞及成熟阶段粒、单细胞

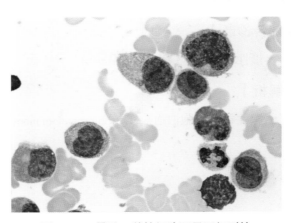

图 25-2　骨髓　单核细胞可见不规则核

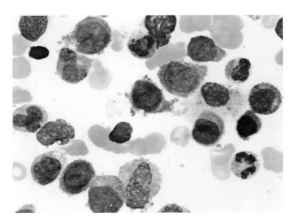

图 25-3　骨髓　粒、单细胞增多

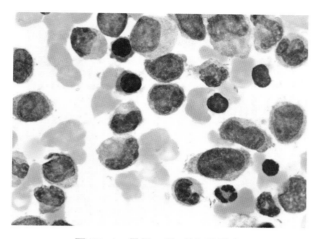

图 25-4　骨髓　粒、单细胞增多

【综合诊断】

慢性粒单细胞白血病Ⅱ型（CMML-Ⅱ）。

【解析】

根据病史和体格检查及辅助检查，综合诊断慢性粒单细胞白血病（chronic myelomonocytic leukemia，CMML）。依据：患者老年女性，83 岁。贫血貌，查体胸骨压痛阳性。骨髓象：骨髓增生明显活跃，粒系比例增高，以中幼粒以下阶段增生为主；单核系细胞比例增高，以原始、幼稚单核细胞及成熟单核细胞增生为主。流式细胞免疫分型：粒细胞群 SSC 信号减低，与幼稚细胞群分界不清，单核细胞群占 20.5%，综合形态，考虑 CMML。结论：单核细胞比例增高，结合骨髓形态学原始细胞比例考虑 CMML-Ⅱ。

慢性粒-单核细胞白血病（CMML）是一种克隆性造血组织恶性肿瘤，其特征为同时具有骨髓增殖性肿瘤和骨髓增生异常综合征的特点。①外周血单核细胞持续性增多 $>1.0 \times 10^9/L$；②无 Ph 染色体及 BCR-ABL1 融合基因；③无 PDGFRA 或 PDGFRB 重排（在有嗜酸粒细胞增多的病例要特别加以排除）；④外周血和骨髓中原始细胞 <20%（幼单核细胞等同于原始细胞）；⑤一个或多个髓系细胞存在发育异常。但如无肯定的骨髓增生异常，且符合 CMML 的其他条件，即骨髓细胞有获得性克隆性细胞遗传学或分子生物学异常，或单核细胞增多持续至少 3 个月并能除外导致单核细胞增多的其他原因，如恶性肿瘤、感染或炎症，仍可诊断为 CMML。CMML 的临床血液学和形态学特点是异质性的，其表现变动于从以骨髓增生异常为主至以骨髓增殖为主的病谱之间。与 BCR-ABL1 阴性的骨髓增殖性肿瘤不同，CMML 中 JAK2 V617F 突变不常见。

根据外周血和骨髓中原始细胞数量，CMML 分为 CMML-Ⅰ 和 CMML-Ⅱ。CMML-Ⅰ：外周血中原始细胞（包括幼稚单核细胞）<5%，骨髓中原始细胞（包括幼稚单核细胞）<10%；CMML-Ⅱ：外周血中原始细胞（包括幼稚单核细胞）在 5%~19% 之间，骨髓中原始细胞细胞（包括幼稚单核细胞）占 10%~19%，或出现 Auer 小体。原始细胞包括原始粒细胞、原始单核细胞和幼单核细胞。血象：白细胞数增多，其中单核细胞百分比常 >10%，单核细胞绝对计数 $>1.0 \times 10^9/L$，通常 $(2~5) \times 10^9/L$，但也可能超过 $80 \times 10^9/L$。大多数单核细胞是成熟的，形态大致正常，可见原始或幼稚单核细胞。中性粒细胞数量常增多伴发育异常，原始或幼稚粒细胞通常 <10%。CMML 多为正细胞性贫血，偶见大细胞性贫血，血小板数量常有减少。

骨髓常规：骨髓增生明显活跃或极度活跃，偶见增生减低的病例。粒系和单核系细胞显著增生，粒系以中幼粒及以下阶段细胞为主，可见分叶不良，胞质中异常颗粒、空泡变性。单核系以异常单核细胞和成熟单核细胞增生为主。异常单核细胞属于未成熟单核细胞，但比幼稚单核细胞的染色质更致密，核扭曲折叠更明显、胞质灰蓝色更明显。嗜酸性粒细胞数量通常正常或轻度增加，但某些病例嗜酸性粒细胞数量可明显增高，应通过检查 PDGFRA 或 PDGFRB 基因重排，与伴嗜酸性粒细胞增多的髓系肿瘤相鉴别。

（李　婷　罗晓成）

病例 26　幼年型粒单细胞白血病

【病例介绍】

患儿,男,2岁1个月,因全身皮肤皮疹3个月,加重5天入院,皮疹高出皮面,压之不褪色,伴瘙痒,伴有发热,体温最高达40.0℃。入院查体:双颌下及颏下可扪及数个淋巴结,最大直径约0.8cm,质中,活动度可,肝肋下6cm可扪及,质中,脾肋下6cm可扪及,质中,皮肤黏膜可见出血点。

【辅助检查】

血常规　WBC 38.71×10⁹/L,HGB 93g/L,PLT 9×10⁹/L,MO 10.31×10⁹/L。人工复检:中性中幼粒细胞1%,中性晚幼粒细胞2%,中性杆状核粒细胞11%,中性分叶核粒细胞33%,淋巴细胞18%,原始单核细胞3%,幼稚单核细胞6%,成熟单核细胞26%,计数100个白细胞可见15个有核红细胞。

骨髓常规　增生明显活跃,粒系(G)粒系(G)=35%,红系(E)=23%;粒系细胞部分可见颗粒减少现象,幼红细胞形态大致正常;原始、幼稚单核细胞占14%;巨核细胞22个,血小板明显减少。

染色体核型分析　46,XY[20]。

融合基因　*BCR-ABL1*阴性,*PTPN11*和*NF1*基因突变阳性。

血红蛋白电泳　HbF 34.9%,HbA₂ 1.2%,HbA 58.7%,HbH未发现,HbS未发现。

【综合诊断】

幼年型粒-单细胞白血病(JMML)。

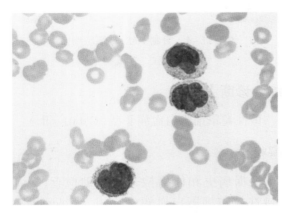

图 26-1　血片　脑回样扭曲折叠的单核细胞

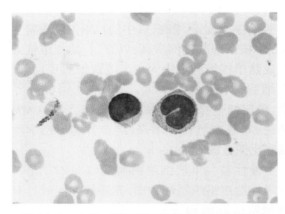

图 26-2　血片　髓系原始细胞和成熟单核细胞

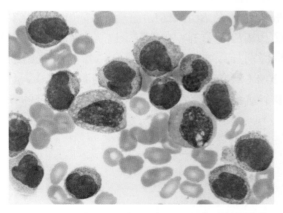

图 26-3　髓片　少许粒细胞,幼稚、成熟单核细胞

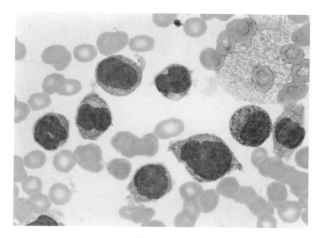

图 26-4 髓片 单核细胞和 1 个早期粒细胞

【解析】

幼年型粒单细胞白血病（juvenile myelomonocytic leukemia，JMML）是幼儿白血病的一种罕见、严重的形式，其特征是骨髓单核细胞异常增生，进行性贫血，血小板减少症，肝脾肿大和高胎儿血红蛋白水平的儿童侵袭性白血病，WHO 造血和淋巴组织肿瘤分类中 JMML 属骨髓增生异常综合征/骨髓增殖性肿瘤（myelodysplastic-myeloproliferative neoplasms，MDS/MPN）的范畴。JMML 的预后较差，迄今为止唯一的治愈方法是异基因造血干细胞移植（HSCT）。

幼年型粒单细胞白血病（JMML）是以粒单两系细胞异常增殖为特征的婴幼儿侵袭性克隆性造血肿瘤。血常规白细胞数常增高，单核细胞计数增高，多伴有血红蛋白、血小板计数减低。RAS/ERK 途径基因如 PTPN11，NRAS，KRAS，CBL 或 NF1 中的互斥突变在约 90% 的案件中被发现。这些突变至少部分通过磷酸化激活 STAT5 和促进细胞生长而导致疾病，但 JAK2 常见于成人慢性粒单细胞白血病的基因，在 JMML 尚未见报道。

WHO 的 JMML 中将分子遗传学异常列为确诊指标之一，在外周血单核细胞计数 $>1.0 \times 10^9$/L、脾大、骨髓幼稚细胞比例 <20%、BCR-ABL 融合基因阴性这些基本临床特征基础上，只要发现 RAS、NF1、PTPN11、CBL 中任意一种基因突变即可确诊为 JMML。PTPN11 突变是明确预后不良的因素。CBL 突变的患儿表现比较特殊，部分 CBL 纯合突变的患儿可自发缓解，另一部分表现出较强侵袭性的患儿则预后不佳。NF1 及 JAK3、SETPT1、FLT3 等少见基因突变的患儿预后差，对于预后差的患儿治疗均首选造血干细胞移植。

JMML 相关基因检测不仅有助于明确疑诊 JMML 患儿的诊断，且对已确诊 JMML 患儿的治疗方案选择有着积极指导作用。加强对 JMML 相关基因检测有助于进一步提高 JMML 的临床诊治水平。

大多数 JMML 患儿病情进展迅速，出现恶病质，肝脾肿大，骨髓衰竭死亡，多数生存期低于 2 年。发病年龄可能是影响预后的主要因素，小于 2 岁的患儿存活期较长，血小板计数 $>40 \times 10^9$/L、缺乏克隆性遗传学异常者预后好。外周血原始细胞和幼红细胞多者预后差。因此，加强对本病的认识，早期诊断，防治感染，及早行造血干细胞移植联合化疗及运用信号通路突变基因抑制剂靶向治疗可能改善预后。

表 26-1 为 WHO 幼年型粒单细胞白血病（JMML）诊断标准。

表 26-1 WHO 幼年型粒单细胞白血病（JMML）诊断标准

临床和血液学特征 （需要满足全部 4 项）	遗传学特征 （满足其中 1 项即可）	无遗传学特征患者，除了需要符合临床和血液学特征外，还需要满足下列的标准
1. 外周血单核细胞计数 $\geq 1 \times 10^9$/L 2. 外周血和骨髓原始细胞比例 <20% 3. 脾肿大 4. Ph 染色体（BCR-ABL1）阴性	1. PTPN11*，或 KRAS*，或 NRAS* 体细胞突变 2. 临床诊断为 I 型神经纤维瘤或 NF1 基因突变 3. CBL 基因胚系突变和 CBL 基因杂合性缺失 **	染色体 7 或任何其他染色体异常，或者至少符合以下标准中的两条： a. 血红蛋白 F 随年龄增长 b. 外周血涂片发现髓系或红系前体细胞 c. 克隆分析发现 GM-CSF 超敏性 d. STAT5 高度磷酸化

注：* 需要排除胚系突变（指努南综合征）；** 偶有杂合子剪接位点突变病例

（程 静 李洪文）

第 **五** 篇 白血病

病例 27 混合表型急性白血病
（T- 单核细胞双系列型）

【病例介绍】

患者，男，35 岁。因反复腹痛 2 周入院。查体：轻度贫血貌，皮肤黏膜未见瘀点瘀斑，浅表淋巴结未扪及，心律齐，各瓣膜区未闻及明确病理性杂音，双肺呼吸音清晰，未闻及明显干湿啰音，腹部查无特殊，双下肢无水肿，神经系统病理征阴性。

【辅助检查】

血常规 WBC 183×10^9/L，RBC 4.2×10^{12}/L，HGB 125g/L，PLT 45×10^9/L。人工复检：单核细胞比例增高，可见原幼细胞，有核红细胞 2 个 /100 个白细胞。

骨髓常规 增生极度活跃（-），粒、红二系增生受抑制。骨髓涂片中原幼细胞异常增生，可见两类不同形态的原始细胞，一类胞体较大，占有核细胞的 21%，其核大，扭曲、折叠明显，核染色质纤细或疏松呈网状，核仁 1~2 个或隐约，胞浆多少较丰富，胞浆中少许嗜天青颗粒，MPO 染色呈散在颗粒状阳性，考虑为原始幼稚的单核细胞；另一类胞体小，占有核细胞的 62%，其胞浆量少，核质较疏松，核仁 1~2 个或隐约，MPO 染色呈阴性，考虑为原始幼稚的淋巴细胞，红系明显受抑，全片见巨核细胞 63 个，成熟巨核细胞产血小板欠佳，血小板减少。意见：不除外混合性白血病，请结合流式细胞免疫分型、骨髓活检、染色体等检查明确诊断。

流式细胞免疫分型 可见两群异常细胞：①约占全部有核细胞的 65.10% 细胞，SSC 小，表达 cTDT、CD99bri、CD2、CD7、cCD3，伴随表达 CD13，

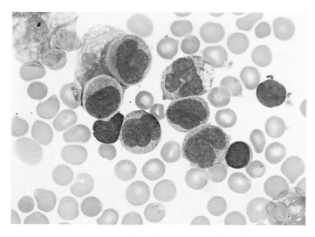

图 27-1 血片 单核细胞与淋巴细胞

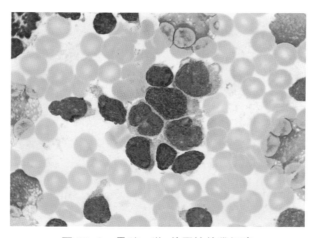

图 27-2 骨髓 淋、单原始幼稚细胞

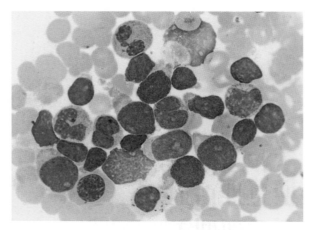

图27-3　骨髓　淋、单原始幼稚细胞

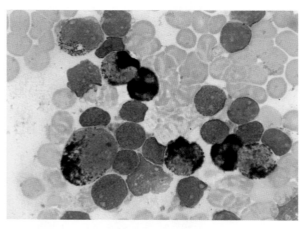

图27-4　骨髓　MPO染色,阴性、阳性均可见

不表达HLA-DR、CD34、CD3、CD8、CD4、CD5、CD10、CD19、CD20、CD33、CD117、CD15、CD14、cCD79a、cMPO。考虑为恶性幼稚T系淋巴细胞伴髓系表达。②约占全部有核细胞的19.95%细胞,SS稍大,45/SSC向单核区域延伸,表达cMPO、CD13、CD33、CD14、CD64、CD4dim,不表达HLA-DR、CD34、CD3、CD8、CD5、CD10、CD19、CD20、CD117、CD15、cCD79a、cCD3。考虑为异常单核系细胞。考虑为急性混合细胞白血病(T-单核双系列型)。

骨髓活检　骨髓造血组织增生极度活跃,脂肪组织几乎消失,前体细胞极度增生,原幼细胞呈弥漫性分布,其胞体大小不一,部分核有凹陷、折叠、扭曲,核染色质较细致,核仁清晰可见,1~3个,单核样细胞可见,红细胞系增生极度低下,纤维组织增生。

FISH检测　TEL/AML1、BCR-ABL、MLL、GLP4、GLP10、GLP17均呈阴性。

【综合诊断】

混合表型急性白血病(T-单核细胞双系列型)。

【解析】

混合表型急性白血病(mixed phenotype acute leukemia, MPAL)是近几年在细胞形态学基础上结合免疫分型、分子生物学、遗传学技术而逐渐被认识、相继确立的一种罕见白血病,诊断大多建立在流式细胞术分析的基础上。混合表型急性白血病可进一步分成双表型、双系列型和克隆型,区别依据主要为白血病细胞抗原表达特性以及细胞的来源差异。根据欧洲白血病免疫分型协作组(european group for the immunological classification of leukemia, EGIL)提出的积分系统,2个或2个以上的细胞系单独评分超过2分,则可以诊断双表型白血病。另外一些病例拥有不止一种母细胞群,每一种母细胞群呈明确的、特异的某种细胞系分化,则称为双系列型白血病,提示其两种不同的母细胞成分。

形态学上双系列型白血病常常表现出两种形态的原始细胞,从细胞形态学结合化学染色能够证实是粒细胞或单核细胞分化,一般胞体大的细胞为髓系来源,胞体小的为淋系来源。

目前没有发现单一的混合表型急性白血病相关的独特染色体异常。Ph染色体(BCR-ABL1)和11q23重排(MLL)在B-髓系混合表型急性白血病中最常见。

(杨再林)

病例 28　混合表型急性白血病（双表型）

【病例介绍】

患者,男,57 岁,9 月余前无明显诱因出现全身乏力,伴咳嗽,干咳为主,左侧肢体乏力,间断有头晕头痛,收治于院内血液科。

【辅助检查】

血常规　WBC 13.1×10^9/L, RBC 2.81×10^{12}/L, HGB 95g/L, PLT 149×10^9/L。分类示：NE 19.8%, YL 57.0%, MO 22.4%, EO 0.1%, BA 0.7%, 人工复检示：原始幼稚细胞约占 70%。

骨髓常规　增生极度活跃,单核系细胞占有核细胞 39.0%,其中原始、幼稚单核细胞占38.6%,细胞呈类圆形,细胞核类圆或有折叠,核染色质纤细,核仁明显可见,胞浆呈灰蓝色。淋巴系细胞占有核细胞 57.0%,其中原始、幼稚淋巴细胞占 26.0%,细胞呈圆形或类圆形,核圆形或类圆形,染色质粗粒状,核仁明显,胞浆量少呈蓝色,无颗粒,涂抹细胞多见。细胞化学染色：原始、幼稚单核细胞 MPO 部分细胞弱阳性;原始、幼稚淋巴细胞 MPO 阴性。原始、幼稚单核细胞 ANAE,阳性,被 NaF 抑制;原始、幼稚淋巴细胞 ANAE,阴性。

流式细胞免疫分型　以 CD45/SSC 设门分析,异常细胞占有核细胞 89%。表达：CD13、CD33、CD36、CD64、CD19、CD22、CD34、HLA-DR 及胞浆 CD79a。

【综合诊断】

急性双表型白血病。

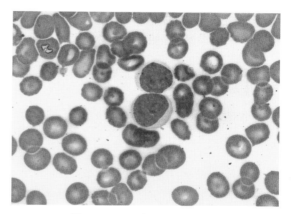

图 28-1　血片　原始血细胞

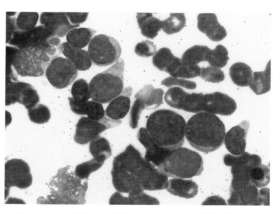

图 28-2　骨髓　原始血细胞,可见拖尾状细胞

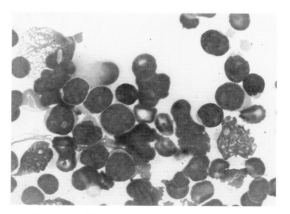

图 28-3　骨髓　原始血细胞,核仁大而明显

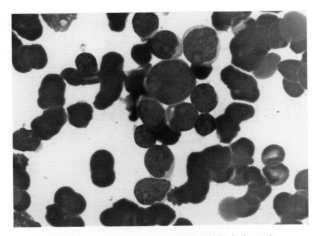

图28-4　骨髓　原始血细胞,体积大小不均

白血病细胞同时表达2个细胞系列特异性免疫标记的急性白血病。可表现为髓系与淋系(B细胞系或T细胞系)、B细胞系与T细胞系双表型,少数病例可同时表达髓系、B细胞系、T细胞系免疫标记。根据欧洲白血病免疫分型协作组(european group for the immunological classification of leukemia, EGIL)首先提出的积分系统,2个或2个以上的细胞系单独评分超过2分,则可以诊断双表型白血病。混合表型急性白血病(双表型)易伴有高白细胞数,而且缓解率低,预后差。单纯依靠细胞形态学不能明确诊断,需完善MICM系列检查综合诊断。

（李海彬）

【解析】

混合表型急性白血病(双表型)是指单个

病例 29 急性髓系白血病微分化型

【病例介绍】

患者,女,17岁,学生。因全身皮下瘀斑10余天伴头晕、乏力就诊。体检:体温正常,神清,精神可,巩膜无黄染,无头痛,无恶心呕吐,无胸闷心悸,无腹痛腹泻。浅表淋巴结不肿大,胸骨下压痛(+),心肺正常,脾轻度增大,以紫癜待查收住入院。体温37.1℃,脉搏8次/分,呼吸20次/分,血压125/68mmHg。

【辅助检查】

院内检查

血常规 WBC 24.17×10^9/L, RBC 4.36×10^{12}/L, HGB 129g/L, PLT 25×10^9/L。人工复检:原始幼稚细胞约60%。

其他检查 肝功能:ALT 131U/L, AST 43U/L, ALP 138U/L, PA 111.8mg/L, GGT 98U/L;肾功能:CREA 40μmol/L, Urea 1.97mmol/L, β2-MG 4.51mg/L。凝血功能:PT 17.7S, Fbg 0.65g/L, APTT 37.0S, TT 22.8S, FDP>20μg/ml, D-二聚体 2565ng/ml。

骨髓常规 增生极度活跃。粒、红二系增生受抑制;分类幼稚淋巴细胞占93.6%,该类细胞核呈圆形或不规则形,核染色质稍粗糙,部分可见核仁,胞质少,无颗粒,无Auer小体。红细胞系统、巨核系统均受抑,血小板散在少见。血片中白细胞总数偏高,分类幼稚淋巴细胞占60%,形态与骨髓相似。成熟红细胞大小不一,血小板散在少见。组织化学染色:MPO、AS-DNCE、α-NBE 双酯酶染色均阴性。意见:急性淋巴细胞白血病可能性大,请结合流式细胞免疫分型等检查。

流式细胞免疫分型 CD33+、CD64+、CD15+、HLA-DR+、CD56+ 细胞30.6%、CD36+ 细胞7.6%, CD2、CD3、CD5、CD7、CD10、CD19、CD20、CD22、CD34、CD117、cCD3、cCD79a、MPO、TdT 均阴性。意见:单核细胞白血病可能性大。

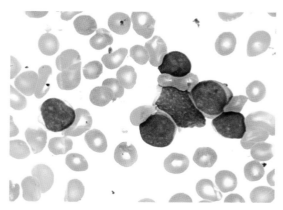

图 29-1 骨髓 原始血细胞

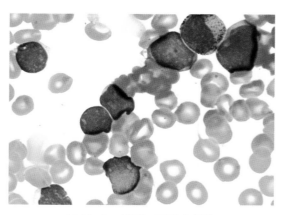

图 29-2 骨髓 原始血细胞

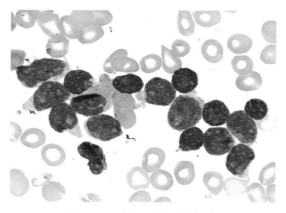

图 29-3 骨髓 原始血细胞

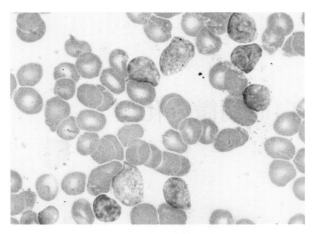

图 29-4 骨髓 MPO 染色 阴性

备注：因形态与流式检查结果存在不一致，患者选择到香港进一步检查。

香港医院检查结果

骨髓常规 急性淋巴细胞白血病 ALL-L2，后来更改为急性髓系白血病。

流式细胞免疫表型 原始细胞表达 CD33、CD38、CD123。47% 原始细胞弱表达 CD56，CD13、CD117、MPO、CD11c、CD14、CD64、CD19、CD20、CD79a、CD22、cCD22、cμ 链、CD2、CD7、CD3、cCD3、CD41、CD61、CD42b、GlyA、CD4、CD303、TCL-1、CD16、CD57、CD94、CD11b、CD138、CD34、TdT、CD36、CD10 均为阴性。结论：急性微分化型髓系白血病（AML-M0）。

骨髓活检 急性白血病。

基因检查 *BCR-ABL*（P190）、*BCR-ABL*（P210）融合基因均阴性。

【综合诊断】

急性髓细胞性白血病微分化型（AML-M0）。

【解析】

1. 定义 急性髓系白血病微分化型（相当于 FAB 分型 AML-M0）是一种通过形态学及光镜细胞化学无法识别髓系分化特征的急性白血病。原始细胞髓系性质须通过免疫标记和（或）超微结构研究（包括超微结构细胞化学）来确定。通过免疫组化鉴别本组疾病与急性淋巴细胞白血病，对于所有病例都是必要的。

2. 诊断标准 WHO 关于 AML 分类中，急性髓系白血病微分化型主要特征为：①细胞形态学，原始细胞大小不等，胞质嗜碱、无颗粒及 Auer

小体，核圆或稍凹陷，核仁 1~2 个；或细胞较少，胞质稀少，核染色质凝聚，核仁不明显。MPO 阳性率 <3%，NSE 阴性或弱阳性。电镜 MPO+。②免疫表型，至少表达 CD13、CD33、CD117 之一，B 淋巴细胞系和 T 淋巴细胞系特异标志 cCD22、cCD79a、cCD3 均阴性，少数原始细胞抗 MPO+，造血干细胞相关抗原 CD34、CD38、HLA-DR 多数阳性，但粒单核细胞相关抗原 CD11b、CD15、CD14 和 CD65 常阴性。③遗传学：无特异染色体异常，但常见复杂核型和 +13、+8、+4、-7，多数病例 IgH、TCR 链基因呈种系构型。

3. 临床症状 本例患者为急性髓系白血病微分化型早期，因此临床症状不明显，只有血小板减少、紫癜、胸骨下压痛、脾轻度肿大、凝血功能异常等症状和体征。

4. 形态学诊断 急性髓系白血病微分化型白细胞增多伴原始细胞显著增多，骨髓增生较活跃，细胞形态类似 ALL-L2。原始细胞体积较大，胞质较少，嗜碱性，无颗粒，核圆形或稍不规则，染色质细致、弥散，核仁清晰，无 Auer 小体。单纯形态学无法分型。第三方检测机构及香港某医院骨髓涂片检查均误诊为急性淋巴细胞白血病。急性原始单核细胞白血病以原始单核细胞为主，形态较规则，也很难与该病相鉴别。

5. 细胞化学染色 髓过氧化物酶（MPO）、苏丹黑 B（SBB）、氯乙酸 ASD 萘酚酯酶均为（-）（阳性原始细胞 <3%）。α- 萘酚醋酸及丁酸酯酶均为阴性或出现非特异性弱阳性，与单核细胞不同。本例 MPO 及苏丹黑 B、双酯酶染色为阴性，但没做过碘酸 -Schiff 反应（PAS 染色）。因而出现"急性淋巴细胞白血病可能性大"的错误诊断。ALL-L2 患者的 PAS 阳性率偏高，该病患者的 PAS 阳性率很低。前者 PAS 染色多见紫红色大颗粒样块状阳性，分布在细胞的胞浆、胞核或边缘。而后者 PAS 染色可见粉红色或紫红色极细小的颗粒分布于细胞的胞浆内，且近核处。PAS 染色是该病诊断鉴别的重要依据，因此形态学不能确定的急性白血病应该加做 PAS 染色。

6. 流式细胞免疫表型 在形态学和细胞化学无法分类时需进行免疫分型。流式细胞术（FCM）检测免疫表型在急性髓细胞白血病微分化型的诊断中至关重要。最常用的髓系相关抗原是 CD13 和 CD33，也是诊断该病的关键性单克隆抗体。淋系抗原阴性是急性髓系白血病微分化型的主要标准之一。

7. 原始细胞表达一种但通常为多种全髓细胞抗原，包括 CD13、CD33、CD117 之一，B 与 T 淋巴细胞限制性抗体，如 cCD3、cCD22、cCD79a 为（－）。少数原始细胞 MPO 抗体（＋），但常为阴性。大多数表达原始的造血细胞相关抗原如 CD34、CD38、HLA-DR，一般成熟粒 - 单核系细胞相关抗原如 CD11b、CD15、CD14、CD65 通常为（－）。大于等于 1/3 的病例 TdT 可（＋），常常表达一些淋系抗原但并不特异的抗原 CD2、CD7 或 CD19，但比淋巴细胞白血病的表达弱。借助 MPO 检查仍可诊断急性髓系白血病微分化型。

8. 本例两次免疫表型结果完全相同的是：CD33＋、CD2－、CD7－、CD10－、CD19－、CD20－、CD34－、CD117－、MPO－、TdT－、cCD3－、cCD79a－；结果不完全相同的是：CD56 阳性细胞分别为 30.6% 和 47%；结果完全不同的是：CD64 部分阳性和 CD64 阴性，CD36 小部分阳性和 CD36 阴性。第一次免疫表型分析支持急性单核细胞白血病，不支持该病，亦说明免疫表型分析受试剂、人员操作及患者自身等各种因素影响不可完全依赖，尚需多方面结合并综合分析以免误诊。

9. 遗传学和分子生物学检验　大多有染色体异常，无独特的染色体异常，无 Ph 染色体、t（15；17）、inv/del（16）和 t（8；21）。最常见的染色体异常为复杂核型，13 号、8 号、4 号染色体三体及 7 号染色体单体，大多数病例 IgH 及 TCR 基因重排为胚系构型。本例 Ph 染色体、BCR-ABL 阴性。

10. 骨髓病理组织学　骨髓增生极度活跃，分化不良的幼稚细胞单一性增生，光镜下不能区别髓系与淋系细胞，可识别的粒、红系及巨核系细胞缺乏。透射电镜下髓过氧化物酶（MPO）（＋）小颗粒位于内质网、高尔基体和（或）核膜处，Venditti 等对 25 例 AML-M0 进行分析，均显示 anti-MPO（aMPO）为阳性。由于该病原始细胞是十分早期的髓系细胞，MPO 颗粒少而小，使普通 MPO 染色呈阴性，故光镜下形态学和细胞化学染色不能诊断该病。因此，在形态学不能分类的急性白血病患者尽量能进行电镜 MPO 检查，以便于与急性未分化型白血病（AUL）区分分型。

11. 鉴别诊断　急性髓系白血病微分化型是一种少见类型白血病，细胞形态学和细胞化学不能对其进行分型，但免疫分型和电镜组化证明属于急性髓系白血病。主要根据免疫表型、电镜 MPO 与急性淋巴细胞白血病、急性巨核细胞白血病、急性未分化型白血病相鉴别。

综上所述：各种实验室诊断方法各有利弊，应取长补短，综合分析。形态学不能完全确认的急性白血病应该加做糖原（PAS）染色。流式细胞术（FCM）检测免疫表型在急性髓系白血病微分化型的诊断中至关重要，但有其局限性，不可完全依赖。电镜 MPO 阳性为金标准，MPO 是髓系细胞的专有酶，应作为识别髓细胞的首选。对该病的诊断是一种敏感和可靠的反应，在诊断时髓系特异性的反应是主要标准。有条件都应该检测电镜组化，以降低误诊的概率，提高实验室诊断的准确性。

（孙宏华　曾强武）

病例 30　伴原始细胞噬血现象的 AML

【病例介绍】

患者,女,8 岁,以皮肤黏膜出血点,血小板减少为主要临床表现,起病急,病史两周。查体贫血貌,前胸及四肢可见出血点,瘀斑,无发热,肝脾不肿大,全身浅表淋巴结未触及肿大,神清,精神可。血常规示贫血和血小板减少,门诊以二系减低原因待查收治入院。

【辅助检查】

血常规　WBC 6.73×10^9/L,RBC 2.91×10^{12}/L,HGB 92.0g/L,PLT 12.0×10^9/L,NE 6.7%,LY 80.1%,MO 7.7%,EO 1.0%,BA 4.5%。

骨髓常规　增生活跃,原始粒细胞明显增高,占 55.0%,早幼粒增高占 11.0%,部分细胞可见伪足及空泡,可见 Auer 小体;髓过氧化物酶染色原始细胞呈弱阳性,阳性率为 49%。根据 FAB 分型诊断为 AML-M2 型。值得注意的是该例全片易见原始细胞吞噬现象。

流式细胞免疫分型　主要表达抗原 D33,CD34,HLA-DR,CD117,CD123,CD38,MPO。

染色体核型分析　染色体未见异常。

融合基因　*CEBPA* 突变阳性。

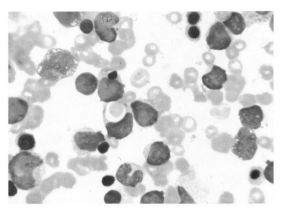

图 30-2　骨髓　原始细胞吞噬成熟红细胞

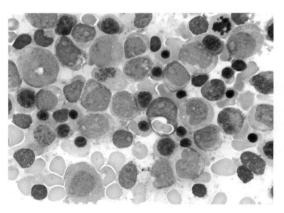

图 30-3　MPO 染色　原始细胞吞噬红细胞

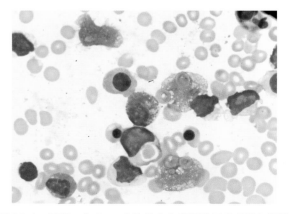

图 30-1　骨髓　含 Auer 小体的白血病细胞吞噬成熟红细胞

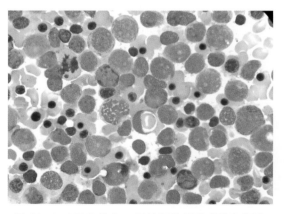

图 30-4　MPO 染色　原始细胞吞噬成熟红细胞

【综合诊断】

急性髓系白血病伴成熟型（AML-M2）。

【解析】

原始粒细胞吞噬血细胞现象较为少见，白血病细胞吞噬血细胞多为成熟红细胞，少数为有核红细胞等，吞噬形态多样，有的呈"鱼嘴状"；有的把红细胞包裹进胞浆里，被吞噬的红细胞周围有透亮区，呈现"鹰眼"样白血病细胞；有的白血病细胞将红细胞吞噬一半时，呈现"杯状"白血病细胞。文献报道急性髓系白血病易见噬血现象，常提示有 t（8；16）（p11.2；p13.3）染色体异常，但该病例遗传学检查为正常染色体核型。本例患者化疗 28 天后复查骨髓为完全缓解骨髓象，化疗后骨髓涂片未再见到此类吞噬血细胞现象。

（米乐园　曾强武）

病例 31　外周血诊断 AML 伴成熟型

【病例介绍】

患者,男,62 岁,发现贫血、血小板减少 2 天,发热 1 天,于 2017 年 11 月 25 收住血液内科。患者诉:2 天前因头痛至某县人民医院就诊,血常规示贫血、血小板减少。体检:T 38.5℃,中度贫血貌,全身皮肤、黏膜无黄染及皮下出血点,肝脾淋巴结未触及。

【辅助检查】

血常规　WBC 10.17×10^9/L,RBC 1.86×10^{12}/L,HGB 63g/L,PLT 32×10^9/L,MCV 102.7fl,RET 1.56%,NE 61.6%,LY 22.7%,MO 15.3%。人工复检见原始、幼稚细胞,建议骨髓检查。

骨髓常规　增生极度活跃,粒系(G)=89.5%,红系(E)=7.0%,粒系极为增多,原始粒细胞占15.4%,细胞大小不一,多呈圆形、椭圆形或不规则形;核圆形,部分可见凹陷;染色质较细;核仁清晰,多为 1~2 个;浆染蓝色透明,部分可见细小紫红色颗粒;可见双核晚幼、杆状核粒细胞,P-H 异常等现象。红系比例减低;巨核细胞增生,血小板散在少见。血涂片:原始粒细胞 24%,早幼粒细胞 33%,中幼粒 8%,晚幼粒 2%,杆状核 9%,分叶核 2%,淋巴细胞 15%,单核 7%。细胞化学染色:MPO 阳性率 40%,积分为 48 分;CE 阳性率为 43%,积分:55 分。意见:外周血伴成熟型急性髓细胞白血病(AML-M2)可能性大,建议流式细胞免疫分型进一步确诊。

流式细胞免疫分型　异常细胞群约占有核细胞的 21%,主要表达 HLA-DR、CD33、CD34、CD38、CD117、CD123。髓系细胞约占有核细胞的 66%,部分细胞存在发育异常。淋系增殖明显受抑。结论:急性髓系白血病,结合鉴别 AML-M2 亚型。

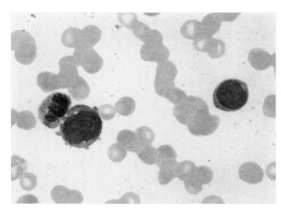

图 31-1　血片　原始粒细胞(右),早幼粒(左)

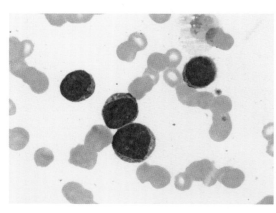

图 31-2　血片　早幼粒细胞

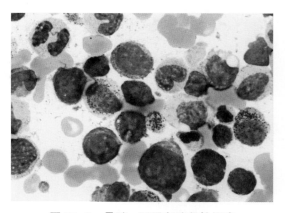

图 31-3　骨髓　可见各阶段粒细胞

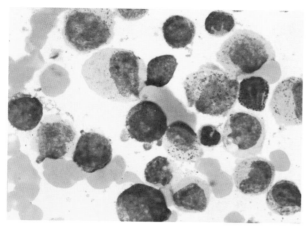

图 31-4　骨髓　可见各阶段粒细胞

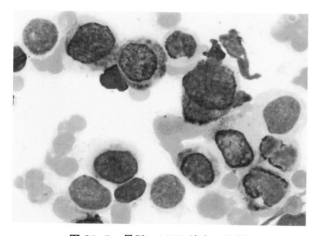

图 31-5　骨髓　MPO 染色　阳性

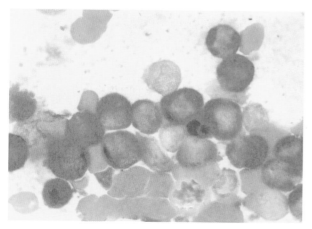

图 31-6　骨髓　CE 染色　强阳性

染色体核型分析　39~42 XY，-3，-5，del（6）（p21），+8，-9，-12，-13，-17，-17，add（19），（p13），-20，-21，+3-4nar，inc［cp15］/46，XY［5］。

【综合诊断】

外周血 AML 伴成熟型（AML-M2a）。

【解析】

　　临床上，少数急性白血病病例骨髓原始细胞 <20%，而外周血 >20%。这是一种由外周血定义的急性白血病，常有以下一些特征：①外周血常见白细胞数增多，原始细胞比例较高，成熟细胞多；②骨髓中原始细胞数量较少（<20%），细胞成熟明显，嗜酸和嗜碱性粒细胞可见；③临床易见脾脏肿大，可能与慢性骨髓增殖性肿瘤（MPN）或其髓外造血有关。因此，在白血病的形态学诊断中，血象分析很重要！其主要意义有以下三个方面：①当外周血原始细胞 >20% 时可直接确诊为急性白血病，此时，可不考虑白细胞的高低，也不需要骨髓原始细胞的多寡；②外周血原始细胞往往比骨髓成熟，易于鉴别原始细胞系列特性；③当外周血中原始细胞 >3%~5%，原始 + 早幼粒 >10% 时，除了脾脏切除术后，少见的骨髓纤维化，罕见的类白血病反应外，可大体认定为急性白血病血象。外周血白血病需要与 MPN 或 MDS 以及类白血病反应相鉴别，MPN 或 MDS 在疾病进展中可出现原始细胞增高，但当原始细胞 >20% 时，即可明确诊断转变型（MPN 或 MDS 转变的）急性白血病。外周血白血病多由 MPN 转变而来，但初诊时，可无 MPN 或 MDS 病史。

（白志瑶　尹春琼）

病例32 急性髓系白血病原始细胞颗粒增多

【病例介绍】

患者,男,74岁,退休职员。2008年5月因头痛、胸闷2+周来本院门诊就诊。患者2+周前渐感头晕、胸闷、活动能力减退,无畏寒发热,无出血表现,大小便尚可,于外院行影像学和骨髓形态学检查,原始粒细胞占35%,诊断为"AML-M2a",为进一步诊治入院就诊。

【辅助检查】

血常规 WBC 4.6×10^9/L, RBC 2.69×10^{12}/L, HGB 96g/L, PLT 205×10^9/L, Ret 2.03%。人工复检:分叶核粒细胞11%,淋巴细胞40%,单核细胞3%,原幼细胞38%。计数100个白细胞见有核红细胞3个。

骨髓常规 增生明显活跃,G=8%,E=6%;粒系比例减低,原始粒细胞比例约占2%,红系比例减低,形态无明显异常,成熟红细胞形态无明显异常。淋巴细胞约占2%,为成熟淋巴细胞。单核细胞比例增高,约占82.5%,以原始幼稚单核细胞为主。全片未见巨核细胞。血小板散在分布,易见。细胞化学染色:MPO染色阳性率100%,SBB染色阳性率100%,CE染色弱阳性,阳性率74%,PAS染色,细颗粒弥散状弱阳性,阳性率100%,提示原始及早幼粒细胞比例增多。意见:AML-M5?

流式细胞免疫分型 符合AML表型,异常细胞比例约为77.72%,表达CD117、CD13、CD33、HLA-DR。

染色体核型分析 46,XY[20]。

融合基因 *PML-RARA*(-)。

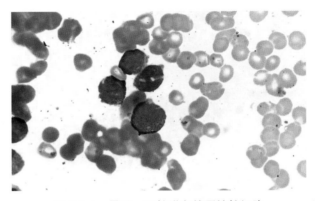

图32-1 骨髓 颗粒增多的原始粒细胞

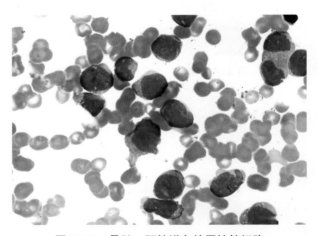

图32-2 骨髓 颗粒增多的原始粒细胞

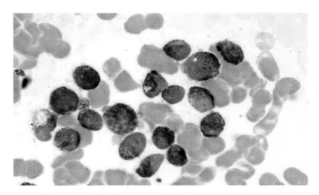

图32-3 骨髓 MPO染色 团块样阳性反应

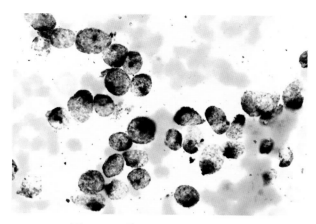

图 32-4　骨髓　SBB 染色　阳性

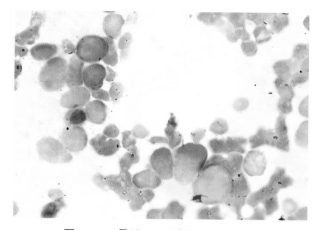

图 32-5　骨髓　CE 染色弱阳性反应

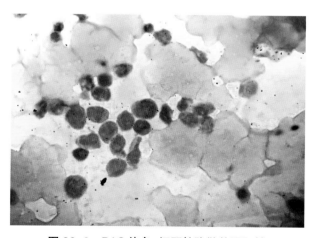

图 32-6　PAS 染色，细颗粒弥散状弱阳性

【综合诊断】

急性髓系白血病原始细胞颗粒增多（AML-M2a）。

【解析】

本病例经过细胞形态学、细胞化学、流式细胞学、分子生物学和细胞遗传学的综合检查，诊断为 AML-M2a。骨髓中的原始细胞颗粒增多且伴核畸形变明显，形态与异形早幼粒细胞相似，需注意与 APL 进行鉴别，分子生物学的融合基因检测必不可少。该病例中的原始细胞特点为胞质嗜天青颗粒较多，且细小，着色较浅，核旁高尔基区因颗粒增多而变得不明显。但这种颗粒较多的原始细胞，常常是细胞核与细胞质发育不同步或有异形性改变的细胞。此类细胞可能由于分化程度比原始细胞好，多不表达或弱表达 CD34。当细胞形态学鉴别粒系与单核系困难时，细胞化学能够有效辅助判定。该例原始细胞 MPO 染色呈强阳性，且为粗颗粒聚集分布，为粒系的酶型，支持 AML-M2a 的诊断。

（宋　鸽　蔡文宇　肖继刚）

病例 33　胞浆含空泡的 AML 伴成熟型

【病例介绍】

患者,男,42岁,自述30年前即患有银屑病。因近期自觉乏力,食欲减退,同时发现舌部左侧及上肢出现出血点,无鼻出血、牙龈出血,无血尿、黑便,无头晕头疼,无发热,就诊于院内体检科,血常规示白细胞明显增高伴重度血小板减少,于院内门诊血液科行骨髓穿刺检查,涂片中可见大量原始幼稚细胞,考虑:①急性白血病? ②银屑病?为进一步诊治收入血液科。

【辅助检查】

血常规　WBC 129.0×10^9/L, RBC 2.65×10^{12}/L, HGB 84g/L, PLT 10.0×10^9/L, NE 6.0%, LY 82.0%, MO 2.0%, EO 0.5%, BA 0.5%。

其他检查　腹部彩超:脾大(肋下刚及),肝、肾、淋巴结不大。凝血检查:D-二聚体,纤维蛋白原升高,其余正常。

骨髓常规　增生极度活跃,粒系(G)=67%,红系(E)=10%;可见各阶段粒细胞,原始粒细胞明显增多,约占49%,其胞体大小不一,呈圆形或椭圆形,胞浆量丰富,嗜碱性,浆中易见大小不一的空泡,部分可见 Auer 小体;红系比例减低,形态未见明显异常。细胞化学染色:原始细胞 MPO 染色呈阳性,PAS 染色少部分呈细颗粒状阳性反应;a-NAE 染色呈弱阳性,NaF 试验不抑制。意见:符合 AML-M2a 骨髓象,请结合流式细胞免疫分型。

流式细胞免疫分型　未成熟细胞占50.5%,表达 cMPO、CD38、CD34、HLA-DR、CD7、CD117,考虑 AML-M2a。

染色体核型分析　46,XY[20]。

FISH　*PML-RARA* 阴性。

分子检测　43种白血病融合基因均为阴性。

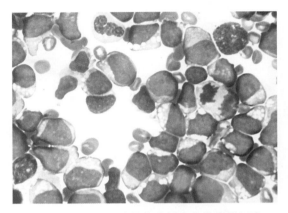

图 33-1　骨髓　胞浆含大量空泡的原始细胞

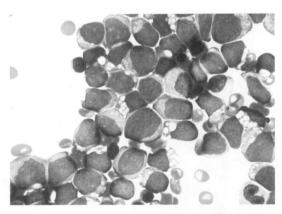

图 33-2　骨髓　胞浆含大量空泡的原始细胞

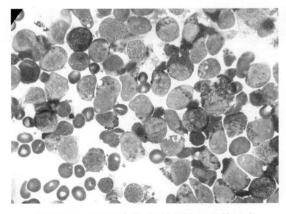

图 33-3　MPO 染色,原始细胞呈阳性反应

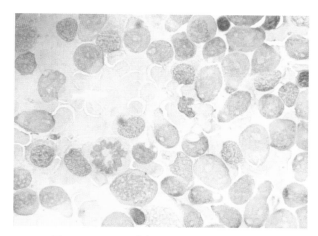

图 33-4　PAS 染色,原始细胞呈阳性反应

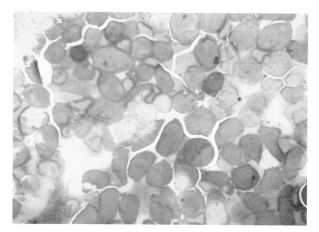

图 33-5　a-NAE 染色,呈弱阳性

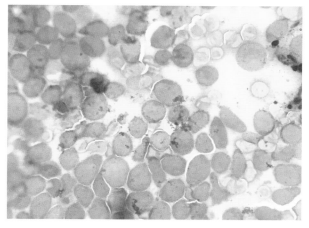

图 33-6　NaF 染色,不被抑制

【综合诊断】

急性髓系白血病伴成熟型（AML-M2a）。

【解析】

骨髓涂片中显示以一类细胞增生为主,细胞大小较一致,胞浆量丰富,浆中易见大小不一空泡改变,是此例骨髓细胞的一大特点;胞浆呈嗜碱性灰蓝色,浆中易见空泡,偶见 Auer 小体;细胞核呈圆形或类圆形,染紫红色;染色质较细,核仁明显,1 至数个不等;符合原始粒细胞形态。组织化学染色显示髓过氧化物酶（MPO）强阳性;过碘酸 – 雪夫（PAS）呈弱阳性反应（细颗粒弥散状阳性见图 8）;a- 醋酸萘酚酯酶染色（a-NAE）呈弱阳性,且阳性细胞不被 NaF 抑制,支持原始粒细胞诊断。

实际工作中在初阅片时因为细胞中存在大量空泡,易误诊为急性淋巴细胞白血病 -L3 型（Burkitt 淋巴瘤）,且部分细胞核有扭曲折叠状也容易误认为是原始单核细胞。细胞化学染色及流式细胞术能够有效弥补细胞形态学这一缺陷,因此在急性白血病的诊断中,MICM 的综合诊断模式必不可少。

（柳　娟　曾强武）

病例 34 与 APL 易混淆的 AML 成熟型(髓系肉瘤)

【病例介绍】

患者,女,46岁,确诊腹膜髓细胞肉瘤,行骨穿检查是否侵及骨髓。

【辅助检查】

血常规 WBC 13.99×10^9/L,HGB 95g/L,PLT 36×10^9/L。人工复检:白细胞数增多,原粒70%,早幼粒16%,中性杆状核3%,中性分叶核1%,成熟淋巴细胞10%。粒细胞比例增高,以原始粒细胞为主,多颗粒的早幼粒细胞易见,血小板单个分布,少见。

骨髓常规 增生极度活跃,粒系(G)=96%,红系(E)=0.5%;原始粒细胞74%,早幼粒细胞19.5%,中性晚幼粒细胞0.5%,中性杆状核粒细胞1.0%,中性分叶核粒细胞1.0%。粒系比例增高,以原始粒细胞为主,多颗粒早幼粒细胞易见。红系增生受抑制。全片查见巨核细胞4个,均为颗粒型巨核细胞,血小板少见。意见:急性髓系白血病,M2a可能性大,易见多颗粒早幼粒细胞,需结合FISH排除APL。

流式细胞免疫分型 异常细胞群占有核细胞80.76%;表达CD34、CD33、CD13、CD123、MPO,部分表达CD117,弱表达TDT,不表达HLA-DR、CD38、CD64、CD7、CD15、CD11b、CD56、CD19、CD14、cCD79a、CD5、CD9、cCD3。结论:符合AML表型,粒系以不成熟粒细胞为主,AML-M2,请结合遗传学检查。

染色体核型分析 46,XX[20],未见克隆性异常。

分子检测 43种白血病融合基因均为阴性。

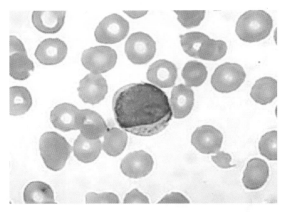

图 34-1 血片 原始粒细胞

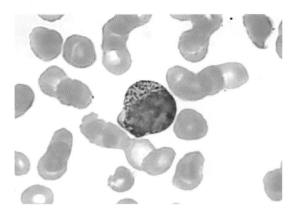

图 34-2 血片 早幼粒细胞

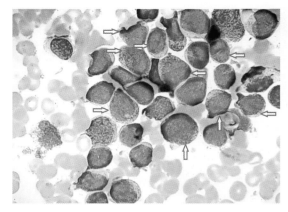

图 34-3 骨髓 早幼粒细胞

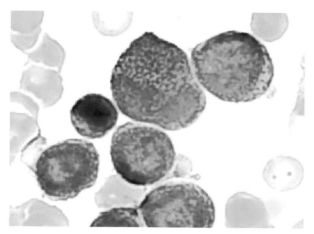

图 34-4　骨髓　早幼粒细胞

【综合诊断】

急性髓系白血病伴髓系肉瘤。

【解析】

髓系肉瘤（MS）是发生在骨髓以外解剖部位由伴有或者不伴有成熟迹象的髓系原始细胞构成的肿块。MS 见于以下五种情况：①MS 与 AML 同时发生；②CML 骨髓外形成髓系肿块（骨髓外急性髓细胞变）；③原发性或孤立性 MS；④与 PMF 和 PV 伴发；⑤发生于 AML 化疗后缓解期的骨髓外 MS（又称骨髓外复发）。髓系肉瘤可为原发性，它的检出应视为等同于 AML 的诊断，它可先于 AML 或与 AML 同时发生，或代表 MDS、MPN 或 MDS/MPN 的急性原始细胞转变。

此患者首先确诊为腹膜髓细胞肉瘤，行骨穿发现原始细胞比例明显增高，易见颗粒增多的早幼粒细胞，且部分早幼粒细胞可见内外浆，单纯形态学不能完全除外急性早幼粒细胞白血病（APL），但与常见 APL 不同的是，原始粒细胞比例明显增高，APL 则一般以异常早幼粒细胞为主，原始粒细胞极少见。由此可见此患者 APL 可能性较小。在流式细胞学中 APL 表现为 MPO、CD33 表达较强，CD13、CD117、CD123、CD9 阳性，部分病例表达 CD64、CD34、HLA-DR 阴性，大部分 SSC 偏大，结合遗传学检查 46，XX［20］及分子生物学检查 PML-RARA 阴性可除外 APL。查阅资料显示，MS 肿瘤最常见的是粒细胞肉瘤，其次为单核细胞肉瘤，红细胞肉瘤和巨核细胞肉瘤偶有报道。APL 伴髓系肉瘤较少见。遗传学方面，在 AML 的 FAB 分型中，伴有 t（8；21）易位的 AML-M2 以及伴有 inv（16）的 AML-M4Eo 型发生髓系肉瘤的风险性较高，伴有 t（9；11）易位的急性原始单核细胞白血病也易发生髓系肉瘤。

（田　欣　王占龙）

病例 35　急性髓系白血病伴 t（8;21）（q22;q22）;*RUNX1-RUNX1T1*

【病例介绍】

患者，男，62岁，以"贫血、血小板减少待查"入院就诊。患者于入院10天前，无明显诱因间断出现活动后心前区不适，具体描述不详，伴乏力，休息后可缓解，无胸痛、压榨感。无大汗、头痛、头晕，无恶心、呕吐、腹痛、腹泻，无尿频、尿急、尿痛，下肢皮肤散在出血点、瘀斑，体温正常。

【辅助检查】

血常规　WBC 6.91×10^9/L，RBC 1.85×10^{12}/L，HGB 66g/L，PLT 21×10^9/L。人工复检：粒细胞比例增高，原始及幼稚粒细胞易见，原始粒细胞占41%。

其他检查　总蛋白74.00g/L，白蛋白44.00g/L，球蛋白30.00g/L，肌酐55.10μmol/L。

骨髓检查　增生明显活跃，粒系（G）=87%，红系（E）=2%；粒系以原始及异常中性中幼粒细胞为主。原始粒细胞占28.5%，部分细胞可见明显细胞核凹陷、Auer小体；异常中性中幼粒细胞占39%，表现为核浆发育不平衡、核分叶不良、空泡等。全片未见巨核细胞。细胞化学染色：髓过氧化物酶（MPO）阳性率100%、特异性酯酶（CE）阳性率80%、过碘酸-雪夫（PAS）阳性率92%、苏丹黑B（SBB）阳性率100%、非特异性酯酶（NAE）阳性率88%、非特异性酯酶+氟化钠阳性率70%。意见：急性髓系白血病，考虑AML-M2b，请结合流式细胞免疫分型、细胞遗传学及分子生物学检查明确诊断。

流式细胞免疫分型　表达CD34、CD117、HLA-DR、CD38、CD33、CD13、CD123、CD56，部分表达CD19，弱表达MPO，不表达CD7、CD64、CD10、cCD79a、TDT、CD9、cCD3。符合AML表型，粒系表达CD56，请结合形态及遗传学除外t（8;21）AML。

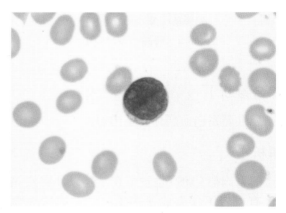

图 35-1　血片　原始粒细胞

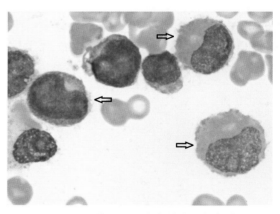

图 35-2　骨髓　异常中性中幼粒细胞

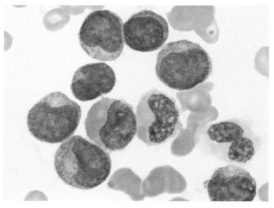

图 35-3　骨髓　异常中性中幼粒细胞

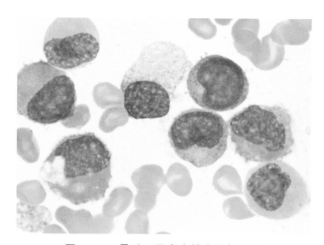

图 35-4　骨髓　异常中性中幼粒细胞

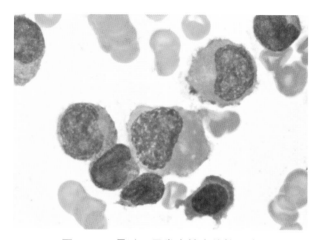

图 35-5　骨髓　异常中性中幼粒细胞

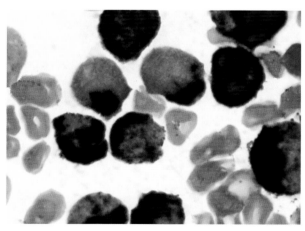

图 35-6　骨髓　MPO 染色强阳性

染色体核型分析　45，X，-Y，t（8；21）（q22；q22）[18]/46，XY[2]。

分子检测　*AML1-ETO* 融合基因阳性，其余 *BCR-ABL*、*PML-RARA*、*TEL-AML1*、*CBFβ-MYH11* 等 40 种白血病常见的融合基因筛查均为阴性。*AML1-ETO* 融合基因定量检测结果为

181.91%。

【综合诊断】

急性髓系白血病伴 t（8；21）（q22；q22）；*RUNX1-RUNX1T1*。

【解析】

急性髓系白血病伴 t（8；21）（q22；q22）；*RUNX1-RUNX1T1*（又称 *AML1/ETO*）是 AML 伴重现性遗传学异常中的一个分型。易位使染色体 8q22 上的 *RUNX1* 与 21q22 上的 *RUNX1T1* 发生交互重排，形成 *RUNX1-RUNX1T1* 融合基因。70% 以上的患者伴有 -Y、9q- 等额外染色体异常。AML 伴 t（8；21）、t（15；17）和 inv（16）或 t（16；16）这几种疾病有独特的形态和免疫表型，原始细胞 <20% 时亦可诊断。

AML 伴 t（8；21）（q22；q22）常有特征性的形态学改变。外周血分类计数可见各阶段幼稚粒细胞，以原始粒细胞增多为主。骨髓增生明显活跃或极度活跃，以原始粒细胞和（或）异常中性中幼粒细胞增多为主。原始粒细胞大小不等，大细胞易见，常见核凹陷及核周淡染，胞质中易见 Auer 小体及大量嗜天青颗粒，部分病例原始细胞中含有较大包涵体（假性 Chediak-Higashi 颗粒）。可见不同程度发育异常的幼稚及成熟阶段中性粒细胞，尤以异常中性中幼粒细胞为主。这些细胞表现为核分叶不良（假性 Pelger-Huët 畸形）、核浆发育不同步、空泡及胞质染色异常（黄沙洋改变）。嗜酸性粒细胞常增多，有时嗜碱性粒细胞和（或）肥大细胞亦增多，单核细胞通常很少或缺如。细胞化学染色髓过氧化物酶（MPO）原始细胞呈阳性反应，核凹陷处常呈"团块样"酶型，具有一定的特异性。中国医学科学院血液病医院、血液学研究所杨崇礼教授最早发现该病具有独特的形态学改变，提出了 AML-M2b 的理念，得到了国内医学界的广泛认可，并最终通过遗传学加以证实。这里需要指出的是，AML 伴 t（8；21）（q22；q22）与 AML-M2b 并不是完全等同的概念。t（8；21）（q22；q22）可以见于 FAB 分型中的 M2、M4，甚至极少数的 M5。

大多数伴有 t（8；21）（q22；q22）的 AML 免疫表型为部分原始细胞高表达 CD34、HLA-DR、MPO 和 CD13，但 CD33 表达相对较弱。部分原始

细胞表达 CD15 和 CD65 等粒系分化抗原。有时原始细胞组群显示成熟不同步现象,如 CD34 和 CD15 共表达。部分病例表达 CD56,常提示预后不良。

AML 伴 t(8;21)(q22;q22)常有典型的形态学特征,结合流式细胞术、遗传学及分子生物学检查,诊断并不困难。该病通常对化疗反应好,完全缓解率高。

(肖继刚)

病例 36　异常早幼粒细胞小于 20% 的 APL

【病例介绍】

患者,女,21岁,2013年2月无诱因出现双手皮肤发紧、双手手指活动受限,双膝关节疼痛、活动受限、无关节红肿发热,手接触冷水变紫变冷,伴乏力,无发热、畏寒、盗汗,无咳嗽、憋气,无皮疹、皮下瘀斑。于当地医院查血常规示白细胞、血红蛋白减低(未见报告单),其余检查结果不详,当地医院考虑为"硬皮病",予泼尼松40mg qd治疗,规律减量。双膝疼痛较前缓解,仍觉皮肤发紧。5月22日因左下肢水肿于当地超声发现左下肢深静脉血栓,遂将泼尼松加量至50mg qd,后规律减量,其余治疗不详。2013年7月数次复查血常规提示 WBC(0.97~1.4)×10⁹/L, HGB(75~80)g/L, PLT(97~135)×10⁹/L,期间予"地榆升白片"及其他熬制中药治疗,效果不佳。2013年7月22日就诊入院。患者自2月份发病以来,曾两次发热,体温最高(39~40)℃,持续约一天,退烧药可缓解。手发紧,曾有双膝关节疼痛,现已好转,手碰冷水后变紫,有脱发表现。无牙齿片状脱落、无反复口腔溃疡及光过敏。二便正常。体重下降约5kg。查体:双手皮肤增厚紧绷发亮,不能提起,指尖可见凹陷性瘢痕。胸骨无压痛,腹软无压痛及反跳痛,肝脾肋下未触及,左下肢轻度凹陷性水肿,左小腿周径32cm,右小腿周径29cm,肌肉无压痛。

【辅助检查】

血常规　WBC 1.48×10⁹/L, HGB 83g/L, PLT 114×10⁹/L。

其他检查　肝肾功:正常。凝血指标:PT 13.1s, APTT 24.8s, Fbg 2.72g/L, D-Dimer 2.32mg/L;免疫指标:ANA 1:1280(+),抗 SSA(++),抗 Scl-70(+++),抗 ACA(-), ACL(-), RPR(-), β2-GP1(-), LA(-)。影像学检查:胸部 HRCT,双下肺近胸膜处磨玻璃密度影,请结合临床;双肺多发小结节,建议随诊;纵隔内多发小淋巴结。考虑患者血细胞减少不能用硬皮病完全解释。

8月8日骨髓检查　发现异常早幼粒细胞,大约占8%,并可见柴束状 Auer 小体。

8月14日换部位复查骨髓　提示异常早幼粒细胞增多,占13%,可见 Auer 小体, MPO 染色阳性率100%。

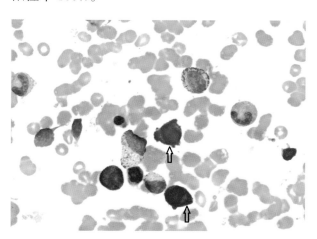

图 36-1　骨髓　异常早幼粒细胞　600×

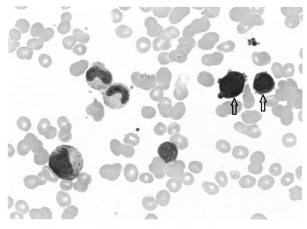

图 36-2　骨髓　异常早幼粒细胞　600×

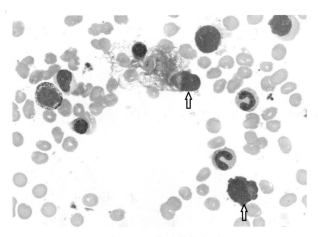

图 36-3　骨髓　异常早幼粒细胞　600×

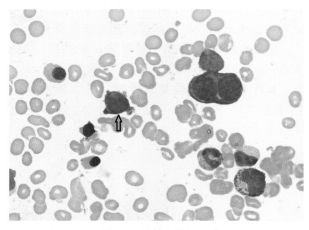

图 36-4　骨髓　异常早幼粒细胞　600×

流式细胞免疫分型　未见异常表型亚群。

骨髓活检　提示造血组织中晚幼红比例增高，局灶可见早幼粒细胞聚集。

FISH 检查　*PML-RARA*：200 个间期细胞核中，9 个细胞中可见 3 个 *PML*，3 个 *RARA* 杂交信号，其中 2 个发生融合，异常比例 4.5%。

【综合诊断】

急性早幼粒细胞白血病伴 *PML-RARA*。

【解析】

患者青年女性，慢性病程。主要表现为皮肤发紧、雷诺现象、乏力，白细胞及血色素减少，曾诊断硬皮病，予激素治疗。治疗过程中始终乏力，白细胞及血红蛋白减少无改善，予升白治疗无效。骨髓检查提示异常早幼粒细胞增多约占 8%，并可见柴束状 Auer 小体。MPO 染色呈强阳性。FISH 检查提示 *PML-RARA* 可见融合基因。免疫分型无明显异常。综合上述病例特点，患者 AML-M3 诊断明确。

急性早幼粒细胞白血病（APL）是一种以异常早幼粒细胞增生为主的 AML，2016 年 WHO 把急性早幼粒细胞白血病伴 *PML-RARA* 分类于 AML 伴重现性遗传学异常目录下，即使早幼粒细胞比例小于 20%，存在 *PML-RARA* 融合基因亦可诊断急性早幼粒细胞白血病伴 *PML-RARA*。APL 的遗传学改变包括 t（15；17）（q22；q21）易位，形成 *PML-RARA* 融合基因；其他易位与 *RARA* 融合的基因分别为：t（11；17）（q23；q21），t（11；17）（q13；q21），t（5；17）（q35；q21），der17（17q21）分别与 *PLZF*、*NuMA*、*NPM*、*STAT5B* 基因融合，这些变异型的患者应诊断为 AML 伴变异型 *RARA* 易位。

急性早幼粒细胞白血病（APL）的形态学特点可分为粗颗粒型或经典型 APL 与细颗粒型 APL，粗颗粒型细胞核常为圆形、肾形或双叶，胞浆充满粗大甚至融合的嗜天青颗粒。细颗粒型：核形主要为双叶，颗粒明显减少或无颗粒，嗜天青颗粒存在，只是小于肉眼的分辨能力而致无法观察。有时无颗粒且嗜碱性很强，易误认为 M7，但过氧化物酶染色强阳性可排除诊断。此例患者，发现似 APL 的异常早幼粒细胞，且可见柴束样 Auer 小体，但比例太低，此时应提示临床，完善相关染色体及基因检查，从而得到确诊。

（葛昌文　蒋显勇）

病例 37　APL 治疗缓解后复发细胞形态改变伴 MPO 活性减低

【病例介绍】

患者,女,33 岁,患急性早幼粒细胞白血病 4 年 3 个月。当年初诊时患者以乏力、发热、皮下出血为主症。血常规 WBC 1.0×10^9/L, RBC 1.76×10^{12}/L, HGB 57g/L, PLT 11×10^9/L。骨髓细胞形态学:增生明显活跃,典型的多颗粒早幼粒细胞约占 91%,见大量柴捆样细胞。MPO 染色 100% 强阳性。*PML-RARA* 基因阳性。诊断为 APL。经全反式维 A 酸(ATRA)方案治疗,一直完全缓解。近日因头晕、乏力就诊,入院复查。

【辅助检查】

血常规　WBC 3.05×10^9/L, RBC 3.98×10^{12}/L, HGB 110g/L, PLT 105×10^9/L。

骨髓常规　增生明显活跃,髓系原始细胞: 57.5%,其形态相对规则,浆灰蓝,部分有颗粒,可见空泡,核质比较大,染色质较疏松,可见核仁 1~3 个。MPO 染色,阳性率 92%,阳性指数 104 分 (−8, +80, ++12)。考虑 AML-M3 治疗后髓系白血病,建议结合 *PML-RARA* 基因检查。

初诊骨髓细胞形态如下:

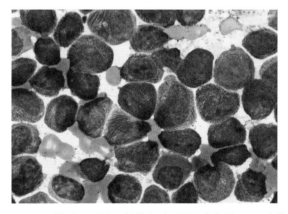

图 37-1　骨髓　异常早幼粒细胞,易见成束状 Auer 小体

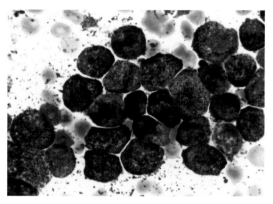

图 37-2　骨髓　MPO 染色　强阳性

复发后骨髓细胞形态如下图:

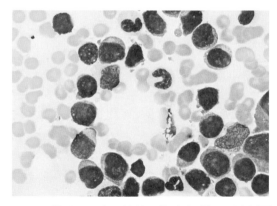

图 37-3　骨髓　异常早幼粒颗粒减少、核圆形或椭圆形

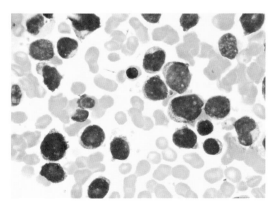

图 37-4　骨髓　异常早幼粒颗粒减少、核圆形或椭圆形

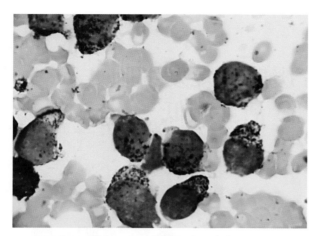

图 37-5 骨髓 MPO 染色 粗颗粒状弥散阳性

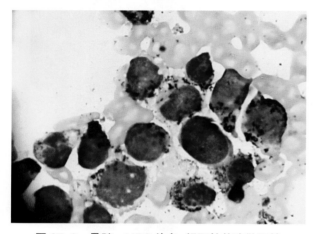

图 37-6 骨髓 MPO 染色,粗颗粒状弥散阳性

流式细胞免疫分型 部分表达 CD34、CD117、CD33+，HLA-DR-，CD9+Dim，CD123+Dim。

融合基因 *PML-RARA* 阳性。

【综合诊断】

APL 治疗缓解后复发（异常早幼粒细胞形态变异）。

【解析】

急性早幼粒细胞白血病伴 *PML-RARA*（相当于 FAB 分型中的 AML-M3），骨髓中以异常早幼粒细胞增生为主，此类细胞与正常的早幼粒细胞不同，胞体大小不一，形态不规则呈花蕾样、降落伞样、龟甲样表现；核不规则常偏于一侧，可见蝴蝶样核型，内浆着浅灰蓝色充满异常紫红色颗粒，颗粒粗大或细小，可见柴捆状 Auer 小体，外浆着深蓝色无颗粒，结合细胞遗传学及分子生物学检查不难诊断。此例 4 年前初诊时为典型的 APL 形态，且经全反式维 A 酸（ATRA）方案治疗一直未完全缓解。复发后细胞形态与细胞内过氧化物酶的强度与前相比有了较大的变化，形态相对规则，浆灰蓝，多数无颗粒或颗粒较少，可见空泡，核质比较大，细胞核圆形或椭圆形，染色质较疏松，MPO 染色阳性程度减低，这使得诊断困难，容易误诊为 M2、M4 或 M5，因此阅片时一定要详细了解病史，提高细胞形态诊断的准确性。国内有急性早幼粒细胞白血病颗粒稀少且髓系过氧化物酶染色缺乏的报道，也有 M3b 治疗缓解后变异为 M3v 的报道，但其 MPO 仍呈强阳性反应。本例初诊 APL 形态典型，治疗缓解多年再次复发后细胞形态高度变异，且 MPO 染色阳性程度较初诊时大幅度减低，单纯细胞形态加细胞化学极容易误诊！居于患者初诊病史，临床加做了 *PML-RARA* 融合基因检测，结果仍然是阳性，故而排除了其他髓系白血病可能。由此可见，血液病诊断除了需要结合形态学、免疫分型、染色体及分子生物学等综合分析以外，还需要详细的了解病史，结合相关检查，克服细胞形态诊断的局限性，用综合诊断的思维提高诊断的准确性。

（刘英华 曾强武）

病例 38　先天性急性早幼粒细胞白血病自然缓解后又复发

【病例介绍】

患儿，男，38 天，因发现皮肤出血点 10 天，伴肛周红肿 1 周入院。患儿系第二胎第二产，足月顺产娩出，家长诉患儿产前产后一般状况良好，Apgar 评分不详，出生时体重 3600g，无明显青紫、窒息及产伤史。患儿 10 天前无明显诱因于头面部及躯干部出现出血点，且日趋增多，1 周前出现肛周局部皮肤红肿。患儿父母体健，非近亲结婚，否认家族遗传病史，母亲否认孕期有药物服用史及放射线、化学毒物等接触史。查体：T 37℃、P 130 次 /min、R 37 次 /min、体重 4.5kg。贫血貌，结膜、口唇、甲床苍白，全身皮肤无明显黄染、浮肿及皮下结节，头颅、面部及躯干可见暗红色大小不等的出血点，浅表淋巴结未触及肿大，肝肋下 5.5cm，脾肋下 5.5cm，边缘锐利，质地中等，无结节。肛周左侧见一约 3cm×4cm 大小的肿块，局部发红，皮温略高，触诊边界清，压痛明显。

【辅助检查】

血常规　WBC 76.0×10^9/L，RBC 3.61×10^{12}/L，HGB 107g/L，PLT 39×10^9/L。

其他检查　凝血常规：凝血酶原时间 16.5s、部分凝血活酶时间 40.6s、纤维蛋白原 0.435g/L、D- 二聚体 246μg/L、抗凝血酶活性 7.6%。C 反应蛋白：>80μg/ml。

骨髓常规　增生极度活跃，粒系（G）=88.5%，红系（E）=5.0%；原始粒细胞 5.0%，异常早幼粒细胞 71.5%。外周血白细胞分类：原始粒细胞 2%，异常早幼粒细胞 74%；细胞化学染色：MPO 染色呈强阳性。意见：考虑 AML-M3 骨髓象，建议做染色体核型分析及融合基因检测。

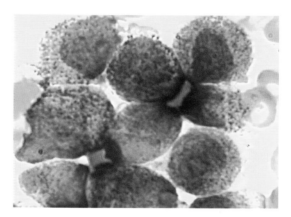

图 38-1　骨髓　多颗粒异常早幼粒细胞

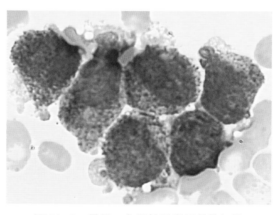

图 38-2　骨髓　多颗粒异常早幼粒细胞

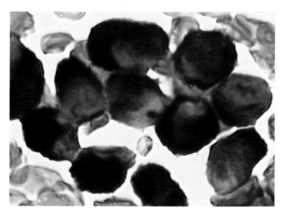

图 38-3　骨髓　MPO 染色　强阳性

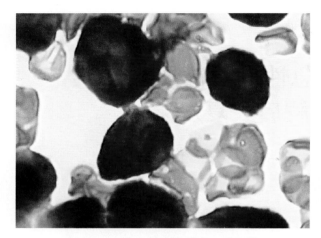

图38-4 骨髓 MPO染色 强阳性

流式细胞免疫分型 CD117+ 的细胞占有核细胞总数的76.3%,其免疫表型为CD34-,CD117+,CD33+,CD13+,HLA-DR+ 少量,CD64+,CD15+,CD14-,CD56-,CD19-,CD20-,CD7-,符合急性早幼粒细胞白血病(APL)免疫表型,请结合FISH *PML-RARA* 检查结果综合考虑。

染色体核型分析 46,XY,del(7)(q31),t(15;17)(q22;q21)[11]。

融合基因 *PML-RARA*(+)。

【综合诊断】

急性早幼粒细胞白血病(APL)。

诊疗经过 临床确诊为APL合并肛周脓肿后,给予止血、抗炎等治疗3天,患儿病情无明显好转,家长放弃治疗,自动出院,建议定期随诊。出院后家长曾对患儿肛周脓肿部位用红霉素软膏等进行过局部涂擦和口服抗生素治疗2周,肛周脓肿治愈。患儿自发病至今从未进行任何抗白血病治疗。3个月后复查血常规:WBC 8.7×10⁹/L,HGB 129g/L,PLT 114×10⁹/L,分类:中性分叶核粒细胞12%,淋巴细胞84%,单核细胞2%,嗜酸性粒细胞2%,未见幼稚细胞;骨髓常规:有核细胞增生活跃,粒系(G)=56.0%,红系(E)=21.0%;原始粒细胞2.0%,早幼粒细胞4.0%;提示:APL完全缓解骨髓象。骨髓细胞形态如图所示:

14个月后复查血常规示:WBC 68.5×10⁹/L,HGB 65g/L,PLT 211×10⁹/L,人工复检:原始粒细胞6%,异常早幼粒细胞69%;骨髓常规:有核

细胞增生明显活跃,粒系(G)=73.5%,红系(E)=3.5%;原粒细胞12.0%,异常早幼粒细胞59.0%;提示:APL复发骨髓象。患儿被确诊为APL复发后,家长放弃治疗,自动出院。随访得知,患儿于出院1周后死亡。

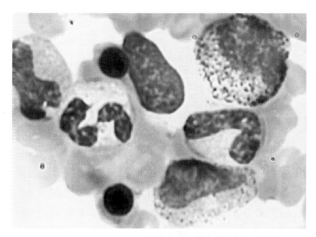

图38-5 骨髓 缓解后骨髓中成熟阶段粒细胞

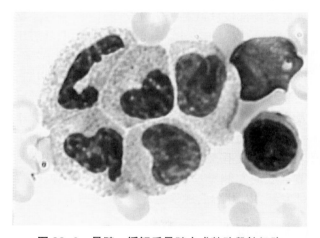

图38-6 骨髓 缓解后骨髓中成熟阶段粒细胞

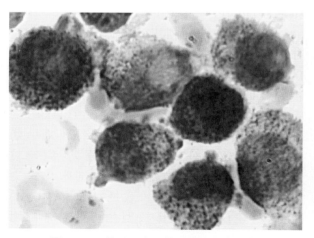

图38-7 骨髓 多颗粒异常早幼粒细胞

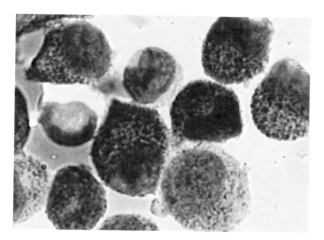

图 38-8　骨髓　多颗粒异常早幼粒细胞

【解析】

先天性白血病,一般是指出生时到生后 6 周内在临床和检验中发现的新生儿急性白血病,多在出生时即有白血病浸润体征,肝、脾肿大,皮肤浸润性结节以及贫血等临床及血液学表现。肖娟等总结和分析了国内外文献报道的 17 例先天性白血病自然缓解的病例后认为,先天性白血病有自然缓解的趋势和可能,但多数患儿自然缓解后有远期复发的潜在危险,故对先天性白血病自然缓解的患儿,仍应长期随诊。先天性白血病自然缓解的机制目前尚不完全明了,有以下几种可能:①自然缓解的白血病并非真正的白血病,而是一种暂时的骨髓增生异常状态;②恶性细胞的肿瘤负荷可能较低,能够被患儿的免疫监视功能所识别和清除;③初发时观察到的白血病细胞可能并非完全恶性的多能干细胞生成的髓系克隆,该克隆并不具备无限的自我更新和复制的能力,最终逐渐死亡和消失,而异常的多能干细胞仍存在于骨髓中,当体内出现促使其恶化的因素或因子时,即可复发。该例患儿的发病年龄、临床表现、实验室检查结果均支持先天性急性早幼粒细胞白血病诊断。自初诊为先天性白血病至今,从未行任何抗白血病治疗,于诊断 3 个月后逐渐自然缓解,此时临床和血液学均已达完全缓解;但于自然缓解 14 个月后又复发,复发后因家长放弃治疗而于短期内死亡。因此,对于确诊为先天性白血病的患儿,因其有自然缓解的可能,预后不一定很差,若病情较稳定,应首选保守治疗;对于自然缓解者,因其有远期复发的潜在危险,仍需长期随诊。

(窦心灵　柴凤霞)

病例 39　伴 *FLT3* 突变的异常早幼粒细胞白血病

【病例介绍】

患者,男,30岁,山东安丘人。2016年1月10日无明显诱因出现发热,最高39.9℃,无寒战,晚间发热加重,夜间盗汗,无四肢骨关节疼痛,无咽痛,无咳嗽咳痰,无胸痛,有轻度胸闷感,无腹痛腹泻,于当地卫生所就诊,给予"头孢类抗生素",剂量不详,发热无缓解,后就诊入院。

【辅助检查】

血常规　WBC 3.26×10^9/L, RBC 3.02×10^{12}/L, HGB 102g/L, PLT 32×10^9/L。

其他检查　凝血检测:PT 14.8s;APTT 25.7s;TT 20.7s;FIB 0.806g/L;D- 二聚体:4.02mg/L。

骨髓常规　增生活跃;粒系(G)=86.0%,红系(E)=1.5%;白血病细胞约占60%,胞体大,不规则,部分胞浆内可见细小颗粒,核呈凹陷、扭曲、折叠等畸形,可见双核、大小核等畸形变;红系、巨核系增生受抑,血小板少见。MPO染色:约40%呈强阳性,40%呈阳性;20%呈阴性-弱阳性。意见:不除外急性髓系白血病M3型,建议作流式细胞免疫分型、染色体、融合基因等检查。

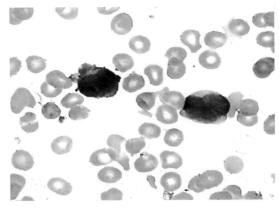

图 39-2　骨髓　异常早幼粒细胞

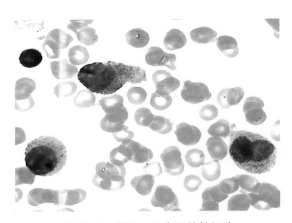

图 39-3　骨髓　异常早幼粒细胞

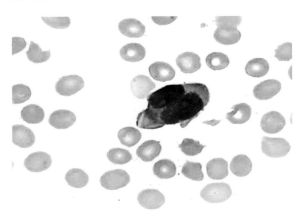

图 39-1　血片　异常早幼粒细胞

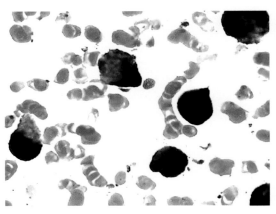

图 39-4　MPO 染色　强阳性

流式细胞免疫分型　异常细胞群比例约为44.7%；该群细胞表达 CD13、CD33；部分表达CD34（37%）、CD117（71%）；基本不表达 CD5、CD7、CD11b、CD14、CD64、HLA-DR。粒细胞群比例约为8.6%，该群细胞 CD45 表达偏低；约有63.5%的细胞不表达粒细胞标志 CD33。

染色体核型分析　46,XY[20]。

AML 常见基因突变检测　*FLT3* 基因：检测到 *ITD* 突变；*NPM1* 基因突变、*CEBPA* 基因 N-端转录激活结构域、*CEBPA* 基因 C- 端 bZIP 结构域、KIT 基因 Exon8、KIT 基因 Exon17：未检测突变。*PML-RARA*（*BCR3*）基因低拷贝（拷贝数180copies），*PML-RARA/ABL* 值为6.383%。

【综合诊断】

伴 FLT3 突变的急性早幼粒细胞白血病。

【解析】

急性早幼粒细胞白血病（APL）占所有 AML的10%，因其形态学改变特殊、染色体变化特异、伴有明显出凝血异常及对全反式维 A 酸（ATRA）良好的治疗反应等明确特点而与其他急性髓系白血病分开。APL 的典型特征是具有染色体易位 t（15；17）（q22；q12），导致位于 17q12 的 *RARA* 基因与 *PML* 编码序列相连，产生 *PML-RARA* 融合蛋白。本例病人白血病细胞胞浆丰富且富含颗粒，内外浆明显，核扭曲、折叠等病理样畸形明显，*PML-RARA* 融合基因检测低拷贝，部分特征符合 APL，但免疫分型示部分细胞表达 CD34，且染色体核型分析未见明显异常，鉴于此，临床行 DA 方案化疗（柔红霉素 60mg，每日一次，1~3 天；阿糖胞苷，200mg，每日一次，1~4 天），两周后复查骨髓，发现细胞较初诊时有明显分化，表现为细胞胞浆量增多，浆内颗粒增多增粗，MPO 染色呈强阳性，一个月后复查外周血基本正常，骨髓完全缓解。但由于该病人 FLT3 突变阳性，此基因突变常被认为预后不良，随访半年后复发。

（杜秀敏　曾强武）

病例40 寻常型银屑病继发急性早幼粒细胞白血病

【病例介绍】

患者,男,67岁,躯干及四肢反复起鳞屑性红斑10余年,于入院前3月余,无明显诱因出现头晕、乏力、心慌、气短,活动后明显加重,不思饮食,并伴有膝关节酸困不适,无发热、寒战,无明显咳嗽、咳痰,无鼻出血、牙龈出血、皮肤紫癜。患者未予重视,近日自觉上述症状进行性加重,为求进一步系统诊治,前来医院就诊。院内急救中心查血常规示:WBC 0.91×10^9/L, RBC 1.11×10^{12}/L, HGB 47g/L, PLT 12×10^9/L。遂以"全血细胞减少原因待查"收住院内血液科。查体:贫血貌,全身皮肤及黏膜苍白,睑结膜苍白,口唇及四肢末梢甲床苍白,全身浅表淋巴结未触及肿大,肝脾肋下未触及。皮肤科情况:躯干及四肢躯干及四肢伸侧皮肤可见大小不等红斑和鳞屑性损害,部分为浸润性斑块,表面覆银白色鳞屑。患者于10余年前确诊为寻常型银屑病后,曾尝试过多种药物治疗,具体药物不详,近2年长期口服氨甲蝶呤片治疗。

【辅助检查】

血常规 WBC 0.91×10^9/L, RBC 1.11×10^{12}/L, HGB 47g/L, PLT 12×10^9/L, NE 6.6%, LY 90.1%, MO 3.3%。人工复检:查见疑似异常早幼粒细胞。

其他检查 凝血功能:PT 14.0s, APTT 26.7s, Fbg 1.08g/L, FDP 64.5mg/L, D-dimer 7700μg/L。贫血三项:铁蛋白425.7ng/ml,叶酸3.70ng/ml,维生素B_{12} 237.0pg/ml。直接抗人球蛋白试验:阴性。自身抗体全套:均为阴性。传染病四项:HBsAg(-),抗-HBs(+),抗-HBc(+),HBsAg(-),抗-HBe(+),抗-HCV(-),抗-TP(-),抗-HIV(-)。

骨髓常规 增生明显-极度活跃,粒系(G)=86.0%,红系(E)=3.5%;原始粒细胞4.0%,异常早幼粒细胞80.5%;红系增生受抑;全片巨核细胞5个,血小板少见。血片分类计数:异常早幼粒2%,淋巴细胞98%。意见:形态支持AML-M3骨髓象,建议做染色体核型分析及融合基因检测。

流式细胞免疫分型 异常细胞群占有核细胞总数的76.3%,其免疫表型为CD34-、CD117+、CD33+、CD13+、HLA-DR-、CD64+、CD14-、CD56-、CD19-、CD20-、CD7-,符合急性早幼粒细胞白血病(APL)免疫表型,请结合*FISH-PML-RARA*检查结果综合考虑。

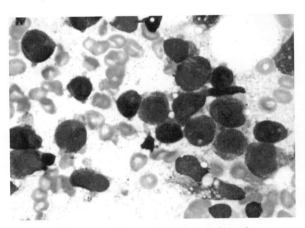

图40-1 骨髓 大量异常早幼粒细胞

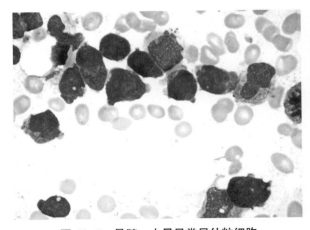

图40-2 骨髓 大量异常早幼粒细胞

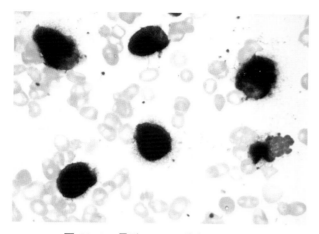

图 40-3　骨髓　MPO 染色　强阳性

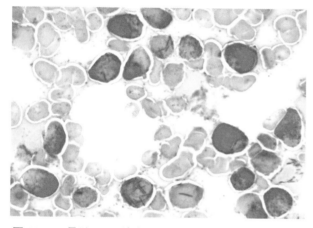

图 40-4　骨髓　CE 染色　强阳性,可见成堆 Auer 小体

染色体核型分析　46, XY, del(7)(q31), t(15;
17)(q22; 21)[10]。

融合基因　*PML-RARA*(+)。

【综合诊断】

急性早幼粒细胞白血病(APL)。

【解析】

骨髓涂片中显示以颗粒增多的异常早幼粒细胞增生为主,该类细胞大小不一,外形不规则,胞质量丰富,蓝色外胞质呈伪足样突出,其中布满粗大、深染、密集或融合的紫红色嗜天青颗粒,部分可见柴捆状 Auer 小体,胞核不规则且偏位,胞核常被颗粒遮盖而轮廓不清。细胞化学染色显示髓过氧化物酶(MPO)呈强阳性、氯乙酸 AS-D 萘酚酯酶(NAS-DCE)染色均呈强阳性,且 NAS-DCE染色阳性细胞中 Auer 小体被染成了红色;注重综合诊断,尽可能做到细胞形态学(morphology)、免疫学(immunology)、细胞遗传学(cytogenetics)和

分子生物学(molecular biology)等检查,提高诊断的阳性率和准确性,减少误诊和漏诊。

急性白血病和银屑病的关系一直为国内外学者所关注。最早的认识是给予细胞毒药物(诱变剂)治疗银屑病后出现急性白血病。最常见的是乙亚胺及其衍生物乙双吗啉。亦有在给予雷佐生治疗银屑病后诱发白血病的报道。急性髓细胞白血病(AML)是造血干细胞克隆性疾病,是一组高度异质性的恶性血液病,经常伴有染色体重现性异常。而银屑病是遗传和环境等多种因素相互作用的多基因遗传性疾病,确切机制不清。AML 与银屑病的关系近年来受到国内学者关注,国外研究相对较少。有研究认为是药物诱发染色体畸变导致白血病,也有研究报道银屑病患者本身存在易患白血病的倾向,伴银屑病的 AML 患者更容易出现染色体非重现性结构异常。

银屑病是一种慢性复发性炎症性皮肤病,具体发病机制不明,但一般认为 T 细胞的活化及其导致的后续免疫炎症反应是银屑病发生和发展的关键环节。乙双吗啉及其衍生物作为免疫抑制剂,其作用机制为抑制 DNA 的生物合成并对体液免疫有抑制作用,早期因不良反应小而应用于银屑病的治疗,但随后出现了大量银屑病合并白血病的报告。有关研究证明,乙双吗啉为 DNA 拓扑异构酶Ⅱ抑制剂,可以导致染色体断裂和易位,诱发治疗相关性白血病,特别是伴有(15; 17)易位的急性早幼粒细胞白血病(AML-M3)多见,因此 1984 年国际上将其列为禁用药物。国家食品药品监督管理局于 2002 年 10 月发出停止生产和销售此种药。但在临床中发现从未服用乙双吗啉甚或未服用任何治疗银屑病药物的患者亦有发生白血病的情况,进一步研究发现,乙双吗啉治疗相关性白血病最常见的是 AML-M3,其次是 AML-M2b,而既往大规模的白血病流行病学调查显示,AML-M2a 和 M5 是 AML 中最常见的,其次才是 AML-M3,以上结果提示,银屑病患者发生白血病的类型与无银屑病的白血病患者的类型存在差异,银屑病并发白血病最常见的类型是 AML-M3,其特点是异常早幼粒细胞无限增殖伴分化受阻,95% 以上的患者具有 t(15; 17)染色体异常使 15号染色体上的早幼粒细胞白血病基因(PML)与17 号染色体上的维 A 酸受体(RARA)基因融合,表达 *PML-RARA* 融合蛋白。AML-M3 是白血病中可以用全反式维 A 酸(ATRA)治疗达到完全缓解

的疾病。同 ATRA 一样，砷剂也仅用于 AML-M3 的治疗。而对于银屑病的治疗，无论是 ATRA 还是砷剂，也都是有效的，二者在治疗上存在共同点。

国内外均有大量有关银屑病合并白血病的报道，且部分患者与治疗并无相关性。以下报道则更能引人注意，2004 年高源香等报道了姐弟同一年先后患银屑病合并急性粒细胞白血病 2 例，且弟弟患银屑病未经治疗，此报告表明，银屑病不仅与遗传有关，推测银屑病与白血病间有着某种联系。有文献报道，患有严重银屑病的患者，在并发白血病并进行同种异基因骨髓移植后，其银屑病也随之痊愈，并且随访多年未复发。国内有学者采用免疫组化方法和原位杂交法研究发现，在银屑病患者进行期斑块状皮损中，PML 蛋白表达高于相邻非皮损区及恢复期皮损，而正常表皮基本不表达 PML 蛋白，并且 PML 蛋白表达强的部位角质形成细胞凋亡明显，推测 PML 蛋白表达增加所致的诱导凋亡增加可能是角质形成细胞过度增殖的自稳机制，而长时间的过度表达可能增加 PML 基因的突变。应用他扎罗汀（主要成分是维 A 酸）治疗银屑病，PML 表达降低非常显著。提示他扎罗汀可能通过某种机制来调节表皮 PML 的基因表达，从而抑制银屑病表皮细胞增殖，并诱导其正常分化。

既往认为，银屑病继发的白血病是某些药物（诱变剂）导致的治疗相关性白血病。目前很多学者则认为，银屑病患者基因组存在不稳定性及 DNA 修复能力的缺陷，存在易患白血病的倾向，且以 AML-M3 多见，而 PML 基因是参与 AML-M3 的关键基因。PML 基因的功能及其在银屑病皮损中表达增高可知其在银屑病发生发展过程中起重要作用，而银屑病患者的 PML 基因是否存在致病性突变及其在银屑病患者血液系统中的表达情况尚待研究。

（窦心灵　余水花）

病例 41　急性髓系白血病伴 *CBFB-MYH11* 阳性

【病例介绍】

　　患者,男,58岁,主因乏力,心悸半月余,间断鼻出血 1 周入院,查体:重度贫血貌,双肺呼吸音粗,未闻及干、湿性啰音;既往史冠心病病史 3 年余,肺气肿病史 1 年余,未予以治疗;半年前因摔伤至右前臂骨折,行手术治疗,现遗留右前臂外旋受限。

【辅助检查】

　　血常规　WBC 11.3×10⁹/L, RBC 2.25×10¹²/L, HGB 55g/L, PLT 58×10⁹/L;人工复检:幼稚细胞 19%。

　　骨髓检查　增生明显活跃,原始细胞 25.5%,该细胞大小不一,形态不规则,核呈圆形或椭圆形,部分细胞可见扭曲、折叠,核染色质细致,可见核仁 1~3 个,胞质量丰富,呈蓝色,部分细胞可见细小紫红色颗粒;粒系早幼粒细胞易见,嗜酸性粒细胞高达 18%,红系幼红细胞少见,幼稚单核细胞 14%,巨核细胞全片共 2 只,血小板少见。细胞化学染色:MPO 强阳性;NSE 少许细胞弱阳性;意见:不除外 AML-M4Eo,建议作流式细胞免疫分型、染色体及融合基因等检查。

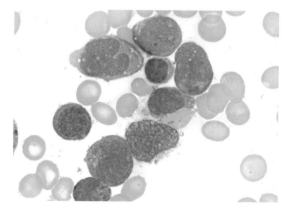

图 41-2　骨髓　粒、单系原始及幼稚细胞

图 41-3　骨髓　MPO 染色　强阳性

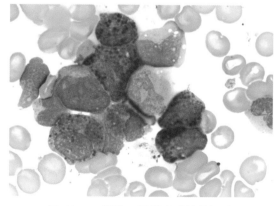

图 41-1　骨髓　异常嗜酸性粒细胞

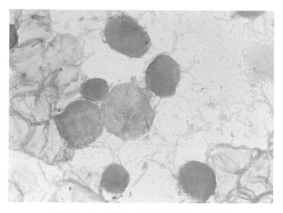

图 41-4　骨髓　NSE 染色　阳性

流式细胞免疫分型 原始细胞群占 47.5%，表达 CD38、CD34、HLA-DR、CD123、CD117、CD13、CD33、CD14、CD64、CD11b，不表达 CyCD3、CD2、CD5、CD7、CD19、CD10、CD20、CyCD22、CyCD79a。

染色体核型分析 检测结果 46,XY [20]。

PCR 提示 *CBFβ-MYH11* 融合基因：阳性。

FISH 检测到 *CBFβ* 基因断裂重组。

***TP53* 基因突变检测** 检测到的变异为 *TP53* 基因的单核苷酸多态性。

***CEBPA* 基因突变监测** *CEBPA* 基因突变、*NPM1* 基因突变、*c-kit/D816V* 基因突变及 *FLT3-ITD* 基因突变均阴性。

骨髓活检 增生极度活跃，多见原幼细胞，粒系各阶段均可见，易见嗜酸性粒细胞，可见单核细胞，纤维组织增生，银染色（++）。

【综合诊断】

急性髓系白血病伴 *CBFB-MYH11*。

【解析】

本例患者经骨髓形态、免疫表型及融合基因检查，按 WHO 分类应诊断为急性髓系白血病伴 *CBFB-MYH11*（相当于 FAB 分型 AML-M4Eo）。细胞形态学主要表现为急性粒细胞单细胞白血病伴异常嗜酸性粒细胞增多，其嗜酸性粒细胞颗粒较粗大，部分颗粒呈紫红色或紫蓝色（嗜碱性），大部分细胞含有嗜酸及嗜碱两种颗粒，部分细胞嗜酸性颗粒较密集，可覆盖于细胞核上。本例单纯从细胞形态学来看符合 AML-M4Eo，但细胞化学染色 MPO 强阳性，未见到弥散点状的单核细胞的酶型特点，这一特性较为少见，可能反映出单核细胞在 MPO 表达上的不确定性以及 AML-M4 病例中粒、单系的形态特征与组化特征的不一致性。故 MPO 强阳性的 AML-M4Eo 易与急性髓系白血病成熟型（AML-M2）伴嗜酸性粒细胞增多混淆。*CBFB-MYH11* 融合基因及荧光原位杂交（FISH）检查有助于鉴别诊断。AML-M4Eo 常伴有 inv（16）（p13.1q22）或 t（16；16）（p13.1；q22）染色体异常；*CBFB-MYH11* 融合基因阳性等表现。但此例患者染色体核型正常，FISH 检测到 *CBFB* 基因断裂重组，从而明确了疾病的诊断，突显 FISH 检查在血液病诊断中的重要性。提倡多种检测方法联合运用，有利于疾病的诊断、治疗和预后。

（刘 梅）

病例 42　急性单核细胞白血病

【病例介绍】

患者,女,55岁,主因"咽部疼痛1月,发热1天"入院。1月前无明显诱因出现口干、咽部疼痛,进食时疼痛明显。根据当地血常规检查予间断皮下注射人粒细胞集落刺激因子不缓解,1天前发热38.9℃,无咳嗽咳痰,无流涕,无腹痛腹泻;查体轻度贫血貌,颈部及双侧腋下可触及数个直径约2cm淋巴结肿大,双侧扁桃体Ⅱ度肿大,牙龈肿胀,肝脾肋下未触及。患者乳腺癌病史3年,行左侧乳腺癌根治术,术后化疗6个疗程。糖尿病病史1年,间断口服二甲双胍降糖治疗。

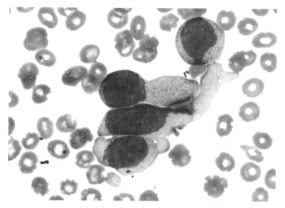

图 42-1　骨髓　胞浆拖尾的原幼单核细胞

【辅助检查】

血常规　WBC 0.94×10^9/L, RBC 2.24×10^{12}/L, HGB 79g/L, PLT 87×10^9/L, NE 5.3%, LY 90.4%, MO 3.2%, EO 1.1%, BA 0%, RET 1.71%。人工复检:可见原幼细胞。

骨髓常规　增生明显活跃,粒系、红系增生受抑;片中以一类细胞增生为主,约占70%。该类细胞体积偏大,细胞形状极不规则,胞浆拖尾现象明显。胞浆蓝,量丰富,胞浆内可见细小紫红色颗粒;细胞核染色质细致,核仁明显,1到数个不等。细胞化学染色:MPO染色呈阴性,CE染色呈阴性,PAS染色呈细颗粒弥散状阳性,NAE染色呈强阳性且被NaF抑制。意见:急性髓系白血病M5型,请结合流式细胞免疫分型等检查。

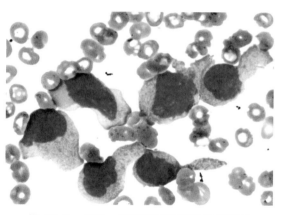

图 42-2　骨髓　胞浆拖尾的原幼单核细胞

流式细胞免疫分型　原始向髓系细胞延伸的区域可见异常细胞群体,约占有核细胞的89.9%,表达HLA-DR、CD33、CD38、CD64,部分表达CD4、CD15、CD34、CD56、CD117,少数细胞表达CD13,考虑为急性髓系白血病(AML-M2或M4/M5可能),请结合 *AML1/ETO* 融合基因、WT1基因检测、醋酸萘酚酯酶染色和氟化钠抑制试验等其他检测结果和临床判断。

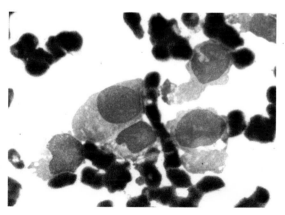

图 42-3　MPO 染色　阴性

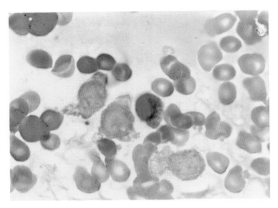

图 42-4　CE 染色　阴性

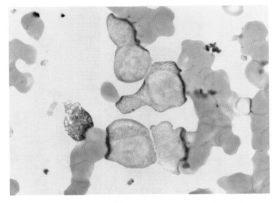

图 42-5　PAS 染色　细颗粒弥散状阳性

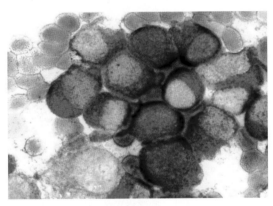

图 42-6　NAE 染色　强阳性

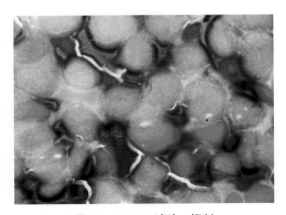

图 42-7　NaF 试验　抑制

【综合诊断】

急性单核细胞白血病。

【解析】

急性单核细胞白血病（FAB 分型 AML-M5b）是髓系白血病,可发生于任何年龄,常见于年轻人。出血是常见表现,也常见髓外肿块,皮肤、牙龈以及中枢神经系统浸润。原单核细胞体大,胞浆丰富,可有伪足,浆中可见散在的细小嗜天青颗粒和空泡;细胞核通常为圆形或椭圆形;染色质纤维丝网状,有一个或多个大而显著的核仁。幼单核细胞核较不规则,呈轻微扭曲形态,胞质弱嗜碱性,有时可见明显的颗粒。典型的原单核细胞髓过氧化物酶阴性,幼单核细胞可见散在的阳性。大多数病例原幼单核细胞非特异性酯酶强阳性,且能被 NaF 抑制。除单核细胞外,巨核细胞、血小板及淋巴细胞（部分）非特异性酯酶均可呈阳性反应,且不被 NaF 抑制,可借此对单核细胞进行鉴别。这类白血病细胞不同程度的表达 CD13 和 CD33（相对更强）,CD15、CD65。一般至少表达两个单核细胞分化特征标志,如 CD14、CD4、CD11b、CD11c、CD64、CD68 和 CD36。MPO 可表达于急性单核细胞白血病（弱）,但不常表达于急性原始单核细胞白血病。

该病例患者为乳腺癌根治术后化疗患者,肿瘤指标正常,骨髓涂片未查见转移癌细胞。骨髓涂片中细胞形态尽管有别于常见的单核细胞形态,但组织化学染色及流式细胞学检查结果均支持单核细胞白血病诊断。患者乳腺癌治疗后转急性白血病,且白血病细胞形态变异较大,推测与乳腺癌化疗药物使用有关,有待收集更多的数据证实。

（张爱爱　曾强武）

病例 43　浆质体增多的急性单核细胞白血病

【病例介绍】

患者,男,59 岁,既往有糖尿病史。主诉口渴多饮 3+ 年,伴肢端麻木、冰冷,加重 2 天。门诊以 2 型糖尿病并周围神经病变收治于内分泌科。体格检查未扪及肝脾淋巴结肿大,胸骨无压痛。

【辅助检查】

血常规　WBC 31.84×10^9/L,RBC 3.13×10^{12}/L,HGB 100.0g/L,PLT 47.0×10^9/L,NE 23.5%,LY 5.5%,MO 5.7%,EO 0.5%,BA 4.4%,大未染色细胞(LUC)64.9%,变异淋巴细胞 +++。人工复检:易见原始及幼稚细胞,建议骨髓检查。

其他检查　乳酸脱氢酶 3301.70U/L,尿酸 685.80μmol/L,血糖 7.49mmol/L。

骨髓常规　增生极度活跃,粒系(G)=3.5%,红系(E)=5.0%;粒系、红系增生受抑制;全片巨核 18 个,均为颗粒型巨核细胞;分类不明细胞占 81.5%,胞体大小不均,胞浆量多,嗜碱性,无颗粒或有少许粉红色细颗粒,胞浆易见不规则伪足,少数细胞可见空泡;核大,圆形、椭圆形或不规则形,染色质呈细颗粒状或网状;部分核仁大而明显;片中易见密集分布的浆质体。细胞化学染色:MPO 染色,阳性率 <3%;糖原(PAS)染色呈阴性,少许呈细颗粒状弥散弱阳性;甲苯胺蓝染色:阴性;巨核酶标试验(CD41a)阳性率约 4%。意见:AML-M5 骨髓象,请结合流式免疫分型等检查。

流式细胞免疫分型　异常细胞群约占外周血有核细胞的 65.6%,表达 CD34、HLA-DR、CD33、CD13、CD4、CD36,伴随表达 CD7,不表达 cMPO、cCD3、cCD79、CD117、CD19、CD56 考虑急性髓系白血病(M4/M5)可能性较大。

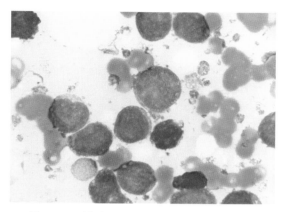

图 43-1　骨髓　原始单核细胞,大量浆质体

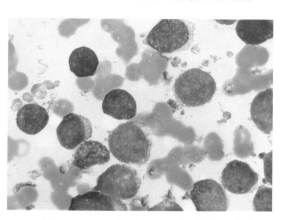

图 43-2　骨髓　原始单核细胞,大量浆质体

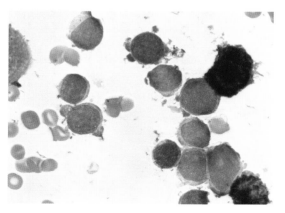

图 43-3　MPO 染色　阴性

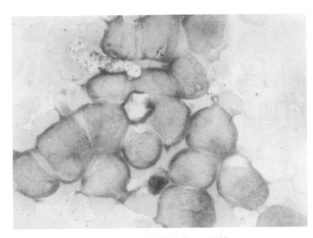

图 43-4 糖原染色 阴性

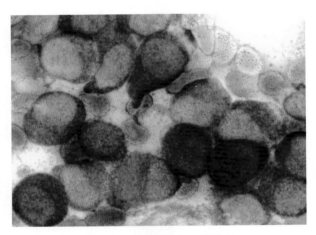

图 43-5 NAE 染色 强阳性

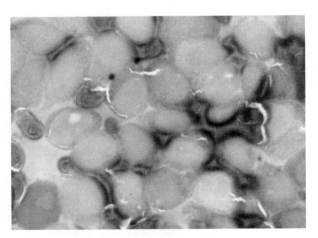

图 43-6 NaF 试验 抑制

【综合诊断】

急性单核细胞白血病。

【解析】

此例细胞形态的特点：胞体大小不均，胞浆嗜碱性无 Auer 小体，无颗粒或仅见少许粉红色细颗粒，易见多态性伪足；细胞核圆形或椭圆形；染色质颗粒状，少许呈网状；核仁大；涂片中遍布大小不一的浆质体等。组化染色：MPO 染色呈阴性（阳性 <3%）。原始细胞 MPO 染色呈阴性，可见于 M0、急淋、M6 的原幼红细胞、M7 的原始巨核细胞、M5 的原始单核细胞等。CD41a（巨核酶标）染色阳性，可见于原始巨核细胞、幼稚巨核细胞、成熟巨核细胞及血小板等，此例原幼细胞阳性率 4%，可排除急性巨核细胞白血病（M7）；甲苯胺蓝试验阳性对嗜碱性粒细胞白血病和肥大细胞白血病的诊断较特异；非特异性酯酶 NAE 及 NaF 抑制试验对粒系、单核系和淋巴系等白血病有一定鉴别意义。而单核系可被 NaF 抑制，理论上原始粒、原幼单、原幼淋等原始细胞 NAE 染色均可呈阳性，除单核系细胞可被 NaF 抑制试验抑制外，其他原始幼稚细胞则不被 NaF 抑制试验抑制，可借此把单核系细胞区分开来。此例原幼细胞 NAE 呈明显阳性反应，且被 NaF 抑制；流式细胞术检测表达 CD34，提示为原始细胞，结合 CD3、cCD3、cCD79a、CD19 阴性则排除了淋髓混合的可能，CD33、CD13、CD4、CD36 阳性表达，cMPO 阴性表达，支持单核系原始细胞白血病的诊断。

此患者临床按髓系方案化疗两个疗程后复查骨髓达部分缓解，后主动放弃治疗出院。

（曾强武 张爱爱 杜秀敏）

病例 44　纯红系细胞白血病

【病例介绍】

患者,女,11 岁,因发热、伴颈肩部、腰部疼痛 9 天入院。

【辅助检查】

血常规　WBC 2.77×10^9/L,RBC 3.16×10^{12}/L,HGB 94 g/L,PLT 60×10^9/L,NE 66.0%,LY 24%;人工复检:可见幼稚粒细胞、幼稚红细胞。

其他检查　乳酸脱氢酶(LDH)5688U/L。

骨髓常规　增生极度活跃,粒系(G)=5%,红系(E)=88.0%;未见原始粒细胞;红系极度增生,其中原始红细胞占 76.5%,胞体轻度大小不均,呈圆形或类圆形,较规则,核染色质较细致,核圆形或椭圆形,核仁隐显不一,胞浆量较丰富,染色深蓝,可见瘤状突起及伪足,核周淡染带明显。MPO 染色阴性,PAS 染色可见细颗粒状阳性,a–NAE 染色阴性。外周血涂片可见中晚幼粒细胞,中性分叶核粒细胞比例减低。幼红细胞 6 个/100 个白细胞,偶见原红。意见:纯红系细胞白血病。

流式细胞免疫分型　不表达 CD45,SSC 稍大的细胞群占有核细胞的 65.90%,阳性表达 CD117、CD235a、CD71、CD105、CD36,部分表达 CD11c,不表达 MPO、CD3、cCD3、CD7、CD19、CD34、HLA–DR、CD13、CD33、CD64、CD56、CD10、CD20、CD41a、CD42b、CD61、CD38、CD138,免疫表型分析符合纯红系细胞白血病。

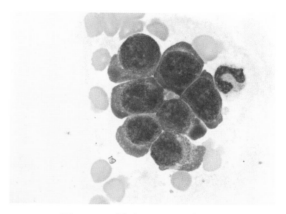

图 44-1　骨髓　红系前体细胞

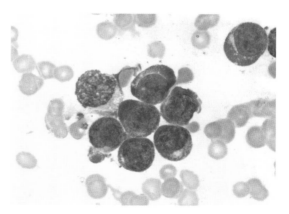

图 44-2　骨髓　红系前体细胞

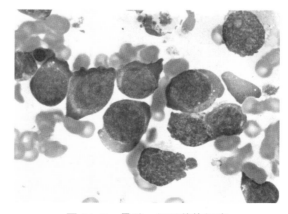

图 44-3　骨髓　红系前体细胞

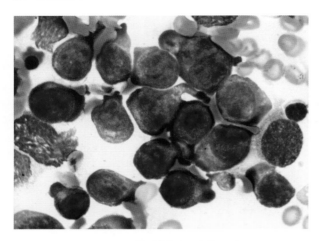

图44-4　骨髓　红系前体细胞

【综合诊断】

纯红系细胞白血病。

【解析】

在2016版WHO诊断标准中,急性红系细胞白血病(纯红系细胞型)诊断标准为:骨髓有核红细胞>80%,其中原始红细胞≥30%,骨髓(或血液)中原始(粒)细胞<20%,既往无化疗、放疗,无重现性遗传学异常。纯红系细胞白血病仍然作为AML、NOS的类型之一,为2016版WHO修订后急性红系细胞白血病中的唯一类型。

当有核红细胞≥50%,且原始粒细胞≥20%,若符合AML伴骨髓增生异常相关改变,应诊断AML伴骨髓增生异常相关改变;原始粒细胞≥20%,但不符合AML伴骨髓增生异常相关改变或AML伴重现性遗传学异常等标准者,应归类为AML、NOS的其他类型。对于在2008版WHO中诊断为急性红白血病中的原始粒细胞<20%(ANC),但占非红系细胞≥20%的情况,在新分类中则被诊断为MDS(通常为MDS伴原始细胞增多类型)。

纯红系细胞白血病罕见,红系细胞是这种急性白血病的唯一成分,肿瘤细胞主要由原始红和早幼红细胞组成。流式分析原始红细胞通常不表达CD34、HLA-DR,不表达髓系相关抗原,稍成熟的红系前体细胞表达血红蛋白A和糖蛋白,较不成熟的红系前体细胞可表达CD36。在某些病例中也可能出现原始细胞共表达巨核细胞相关标记,无法区别是红系还是巨核细胞系,这可能提示原始细胞来源于巨核系-红系祖细胞(可向巨核和红系分化)。

纯红系细胞白血病必须与其他几种有明显红系增生的非肿瘤性疾病相鉴别,如叶酸 VB_{12} 或叶酸缺乏所致的巨幼细胞性贫血,砷等重金属中毒、药物反应以及先天性异常红系造血。

(冉隆荣　温振兴)

病例45　急性红白血病合并骨髓坏死及弥散性血管内凝血

【病例介绍】

患者,女,18岁。因皮肤瘀斑伴腰骶部及四肢骨骼疼痛1周,神志不清3小时入院。患者于1周前发现右下肢皮肤瘀斑,伴腰骶部及四肢骨骼疼痛,无发热、牙龈及鼻腔出血。在当地医院查血常规:WBC 9.9×10^9/L, RBC 3.65×10^{12}/L, HGB 112g/L, PLT 30×10^9/L;凝血功能检验:PT、APTT、TT均明显延长。予"氨甲苯酸、维生素K_3、卡巴克洛"等药物治疗,3天后出现恶心、呕吐咖啡色胃内容物、间断性黑便,予对症处理后症状消失。1天前家属发现患者嗜睡,临床考虑脑出血,予脱水、降颅压、止血等处理,行髂后上棘骨髓穿刺,骨髓液为暗红色稀薄液体,送骨髓片和外周血片到院内会诊,骨髓象示:骨髓坏死,建议多部位骨髓穿刺。3小时前患者出现昏迷,行头颅CT检查示:左侧额、颞、枕、顶部硬膜下血肿,蛛网膜下腔积血,转入院内重症医学科。查体:T 36.6℃,神志不清,浅昏迷,右下肢小腿皮肤可见2cm×3cm的瘀斑,余皮肤黏膜未见黄染、皮疹及出血点。全身浅表淋巴结未触及肿大,肝、脾未触及。为明确诊断,遂行髂前上棘骨髓穿刺,提示:AML-M6骨髓象。临床诊断:① AML-M6合并骨髓坏死;② DIC;③脑出血。给予对症治疗2天,病情无明显好转,家属放弃治疗,患者于次日凌晨死亡。

【辅助检查】

血常规　WBC 18.0×10^9/L, RBC 2.48×10^{12}/L, HGB 79g/L, PLT 59×10^9/L。

其他检查　凝血功能:PT 29.14s, APTT 46.96s, TT 22.57s, Fbg 0.68g/L, FDP 58.5mg/L, D-dimer 1285μg/L, 3P试验阳性。外院髂后上棘骨髓象:有核细胞胞浆模糊,外形不整,胞核深紫黑色,模糊不清,坏死细胞之间及成熟红细胞边缘可见粉红色无定形物质。

骨髓常规(髂前)　增生明显活跃,粒系(G)=15.0%,红系(E)=83.5%;粒系比例明显减低,其中原粒6.0%;红系比例极为增高,其中原红8.0%,早幼红12.0%;全片共见巨核细胞115个,未见产板型巨核细胞,血小板散在分布。外周血片可见原始和幼稚粒细胞,计数100个白细胞见有核红细胞18个。PAS染色:幼红细胞可见粗颗粒状及块状强阳性。髂后细胞形态学意见:此部位骨髓坏死,建议多部位骨髓穿刺。髂前骨髓细胞形态学意见:急性红白血病骨髓象。

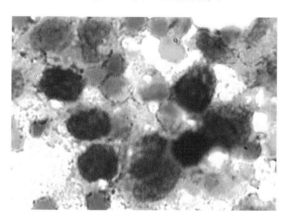

图45-1　髂后骨髓　骨髓坏死

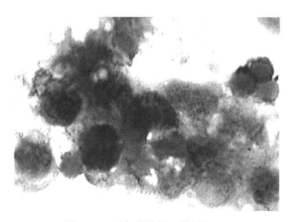

图45-2　髂后骨髓　骨髓坏死

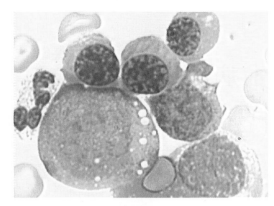

图 45-3　髂前骨髓　红系原幼细胞

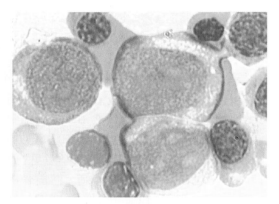

图 45-4　髂前骨髓　红系原幼细胞

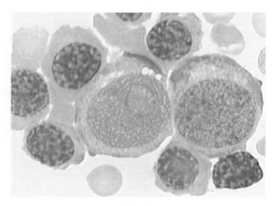

图 45-5　髂前骨髓　红系原幼细胞

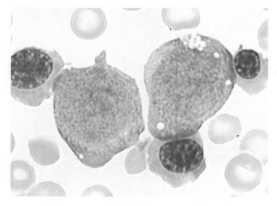

图 45-6　髂前骨髓　红系原幼细胞

【综合诊断】

急性红白血病合并骨髓坏死及弥散性血管内凝血。

【解析】

急性红白血病（AEL）为少见类型白血病，即FAB分型的AML-M6，该病包括红血病和红白血病。典型的红白血病可依次经过以下三个连续阶段：红血病期，红白血病期，白血病期。该患者骨髓象红系比例达83.5%，原粒细胞6.0%，提示其可能尚处于红血病期，或红血病期向红白血病期的转变阶段。

该患者骨髓象红系比例达83.5%，虽然原粒细胞仅占6.0%（ANC），但已达到NEC的20%以上，外周血片亦可见原粒细胞，按WHO（2001）AML分型诊断标准，应该诊断为急性红白血病（AEL），即FAB分型的AML-M6a。但根据新修订的WHO（2016）AML与相关肿瘤类型，虽然该患者有核红细胞比例＞80%，但原始红细胞比例仅占8%，并未达到新标准要求的30%，所以不能诊断为纯红系细胞白血病（PEL），而应诊断为MDS-EB-1更为合适。

骨髓坏死是指造血细胞和骨髓基质发生面积不等的坏死，主要临床表现为发热、骨痛等。白血病导致骨髓坏死的机制，是由于髓内白血病细胞的过度增生，压迫血窦致血窦扭曲、破裂，髓内血供减少，造成骨髓组织变性和坏死。对于疑有骨髓坏死的病例在骨髓穿刺时应特别注意抽出液的外观。其外观可呈棕红色碘酒样、果酱样或暗红色稀薄液体。涂片染色后镜下可见有核细胞轮廓不清晰，胞膜及胞核结构模糊，成熟红细胞呈溶解状，细胞之间常有均匀分布的粉红色嗜酸性物质，可能系有核细胞胞质溶解后所释放的蛋白质成分。可大片或局灶性坏死。骨髓坏死常见于白血病、恶性肿瘤及镰状细胞贫血。Rose提出也可能与DIC有关，该患者合并骨髓坏死可能是由白血病和DIC两种因素共同所致。

急性红白血病临床上出血程度一般较轻，多为鼻腔及牙龈出血，内脏出血少见。白血病并发DIC者主要见于急性早幼粒细胞白血病，合并其他类型白血病者则极少见，该患者PLT＜50×10⁹/L、PT延长3s以上、APTT延长10s以上、Fbg明显减低、3P试验阳性、FDP＞40mg/L、D-dimer明显增高,符合 1999 年第七届中华医学会全国血栓与止血会议制定的白血病并发 DIC 的诊断标准。出现皮肤瘀斑、消化道及颅内多部位出血等严重并发症的主要原因,是由于白血病细胞大量增殖,使巨核细胞生成受抑及成熟障碍致血小板生成减少,同时因存在 DIC,导致血小板和凝血因子大量消耗所致。该患者最终因合并 DIC、消化道及颅内出血、脑疝形成及中枢性呼吸衰竭而死亡。因此,对于临床有发热及骨痛症状,骨髓穿刺提示骨髓坏死的患者,应考虑有白血病及恶性肿瘤等的可能,应进行多部位骨髓穿刺,以便及时确诊,以防漏诊和误诊。

（窦心灵　夏万宝）

病例 46　伴巨核细胞造血岛增多的 AML-M7

【病例介绍】

患者,男,2 岁。一个月前因"发热、下肢紫癜"于当地医院查血常规,提示血小板减少,PLT 21×10^9/L,住院骨髓检查示:分类不明细胞约 6.4%,提示"ITP"。予"丙种球蛋白"冲击治疗,无明显缓解出院。出院后第三天,患者因"高热痰多"就诊入院。

【辅助检查】

血常规　WBC 7.95×10^9/L,RBC 3.03×10^{12}/L,HGB 109.0g/L,PLT 20.0×10^9/L,人工复检见原幼细胞,建议骨髓检查。

骨髓常规　增生明显活跃,粒系(G)=23.0%,红系(E)=24.5%。片中易见原幼细胞,约占 39.0%,此类细胞胞体大小不均,部分胞体小、胞浆量少,嗜碱性,边缘不整齐,可见云雾状胞浆及多态性伪足突起;部分胞浆中可见红色小颗粒;染色质聚集,可见深蓝色核仁;以单个核细胞为主,可见双核及多核者;易见成堆分布现象。意见:倾向于原始巨核细胞白血病(AML-M7)骨髓象,建议作骨髓流式细胞免疫分型及小巨核酶标染色(CD41)进一步明确诊断。

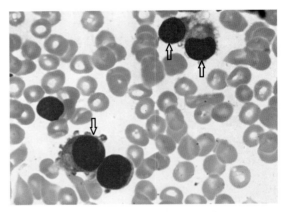

图 46-2　骨髓　原始巨核细胞

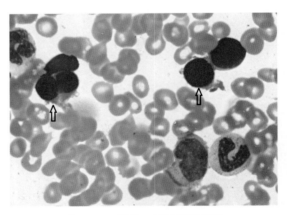

图 46-3　骨髓　原始巨核细胞

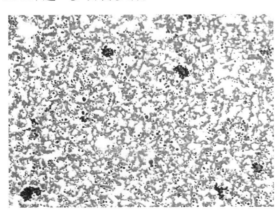

图 46-1　骨髓　增生明显活跃　100×

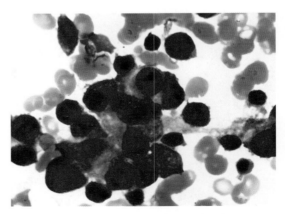

图 46-4　骨髓　巨核细胞造血岛

110

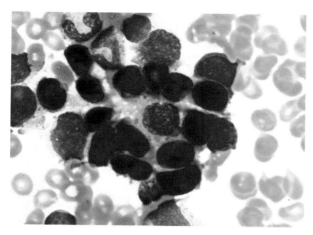

图 46-5　骨髓　巨核细胞造血岛

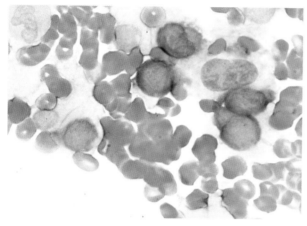

图 46-6　小巨核酶标染色　巨核细胞呈阳性

流式细胞免疫分型　异常细胞群占有核细胞 26%，强表达 CD34、CD117、CD56、CD23；表达 CD41、CD61、CD123；部分表达 CD13、CD19；不表达 HLA-DR、CD7、CD64、cCD79a、CD38、CD10、CD45、CD42b、TDT、MPO、GD2、cCD3；符合 AML 表型，AML-M7，请结合临床、细胞化学及病理活检综合诊断。

小巨核酶标染色（CD41）　阳性细胞较多，计数 100 个有核细胞 CD41 阳性 28 个。

染色体核型分析　53，XY，+2，+6，+7，+8，+10，+14，+19［6］/46，XY［3］。

【综合诊断】

急性巨核细胞白血病（AML-M7）。

【解析】

急性巨核细胞白血病是一种原始细胞 ≥20%，其中至少 50% 为巨核系细胞的急性白血病。但此种类型须排除 AML 伴骨髓增生异常相关改变，AML 伴 t（1；22）（p13；q13），inv（3）（q21q26.2），t（3；3）（q21；q26.2）和 Down 综合征相关病例。

原始巨核细胞通常呈中等大小（12~18μm），胞核圆形或稍不规则，或有切迹，染色质纤细网状，1~3 个核仁。胞质嗜碱性，常无颗粒，可有多态性伪足（如瘤状、云雾状等）。部分病例主要为小原始巨核细胞增生，核质比高，类似原始淋巴细胞。大、小原始巨核细胞可存在于同一病例中。偶见原始巨核细胞呈小簇状聚集。外周血可见小巨核细胞、巨核细胞碎片、发育异常的大血小板等。小巨核细胞体小，有 1~2 个圆形胞核，染色质致密，胞浆呈粉色，为成熟的小巨核细胞，不应将其当做原始细胞计数。部分患者由于广泛骨髓纤维化导致骨髓抽吸困难而"干抽"，此时，评估骨髓原始细胞的百分比可依赖骨髓活检或骨髓印片。原始巨核细胞化学染色 SBB、CE 和 MPO 均呈阴性；但 PAS 和酸性磷酸酶呈阳性；非特异性酯酶呈点状或灶性阳性；小巨核酶标染色（CD41a）呈强阳性反应。

有关于造血岛方面的认识和研究，多侧重于幼红细胞造血岛方面。一些研究认为造血岛巨噬细胞对幼红细胞的增殖、分化、去核，最后发育为网织红细胞的过程中起到"哺育"作用。巨噬细胞具有吞噬衰老退变或破坏的红细胞，回收其中的铁元素，再次供给幼红细胞合成血红蛋白使用，所以在骨髓中容易见到幼红细胞围绕巨噬细胞形成造血岛的现象。而对于骨髓中原始巨核细胞出现的少见造血岛现象，缺少相应案例报道，是否与幼红细胞造血岛一样存在某种供需关系，还有待进一步研究。

（张春梅　曾强武）

病例 47　急性巨核细胞白血病

【病例介绍】

患儿男,5岁,因"间断鼻出血2月,伴面色苍白1月,发热1天入院"。

【辅助检查】

血常规　WBC 5.67×10^9/L, RBC 3.31×10^{12}/L, HGB 91g/L, PLT 73×10^9/L, NE 15.0%, LY 70.0%, MO 12.0%, EO 3.0%。

骨髓常规　增生明显活跃,粒系(G)=23%,红系(E)=24.5%,G/E=0.94/1,分类:计数200个有核细胞,原始血细胞23%,原粒0.5%,早幼粒0.5%,中性中幼粒3.5%,中性晚幼粒4.5%,中性杆状粒5.5%,中性分叶粒4.0%,嗜酸分叶粒1.5%,早幼红0.5%,中幼红13.0%,晚幼红11.0%,淋巴细胞27.0%,单核细胞4.5%。原始血细胞大小显著不一,胞浆边缘不规则,可见溅水样或乌龟足样伪足,有的伪足似飘逸的毛发或火焰,胞浆灰蓝或深蓝,浆内无颗粒或可见粗细不一、染色不一的颗粒,总体感觉污浊不清;单个核、双核、三核、多核均可见,染色质粗颗粒状、索条状、厚实感。

巨核酶标染色　计数100个有核细胞,其中CD41阳性细胞占31.0%。

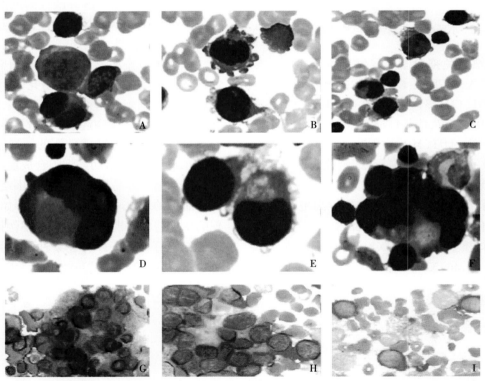

图 47-1　长相各异的巨核细胞　A.双核小巨核细胞,胞浆边缘可见絮状伪足。B.巨核细胞龟足样伪足。C.小巨核细胞易见。D.三核巨核细胞,可见核仁,胞浆显粉色,略显出成熟迹象。E.巨核细胞云雾状伪足。F.多核病态巨核细胞

骨髓细胞免疫分型　异常细胞约占有核细胞的 26.5%，表达 CD33、CD38、CD123、CD41a、CD61，部分细胞表达 HLA-DR、CD7；弱表达 CD13、CD11b；不表达 cCD3。AML-M7，请结合临床！

【综合诊断】

急性巨核细胞白血病。

【解析】

急性巨核细胞白血病（acute megakaryoblastic leukemia，AMKL）是一种罕见的白血病，占所有急性髓系白血病的 3%~5%，在大型协作研究中，AMKL 占小儿 AML 病例的 4.1%~15.3%。形态学诊断标准：骨髓原始细胞≥20%（ANC），其中 50% 是原始巨核细胞。

M7 的原始巨核细胞形态学变化大，光镜下较难识别，形态不易与其他类型白血病区别，特别是与原淋、原红及原单核细胞相混淆。识别原始巨核细胞的 6 个技巧：

1. 注意溅水样伪足或乌龟足（近端窄，末端宽）胞浆，其他急性白血病虽然也可出现这些形态特征，但比例一般 <10%。小的原始巨核细胞可有胞质小泡，形似体积中等或较大的原始淋巴细胞。

2. 胞质无颗粒、血小板样结构的集簇或胞质小泡脱落，有时布满整个背景。

3. 寻找细胞近缘关系：白血病时尽管某一系列细胞异常增殖，但其或多或少会伴有一些成熟或接近成熟迹象，由此进行反推。

4. 看细胞化学染色反应：常规染色三阴一阳，即 MPO、NBE、α- 丁酸萘酚酯酶呈阴性、PAS 呈阳性。

5. 血小板糖蛋白 Ib（CD42）、IIb/IIIa（CD41）、IIIa（CD61）等巨核酶标染色，主要在原始巨核细胞表达，是血小板糖蛋白的一种，位于血小板表面的黏附蛋白受体，可介导广泛的细胞 - 细胞或细胞 - 基质黏附反应，是诊断 AMLK 的特异性标记。

6. 常合并明显的骨髓纤维化。

巨核细胞白血病需要与以下疾病进行鉴别：

1. 纯红系细胞白血病　是一种少见的急性白血病，新的诊断标准要求有核红细胞 >80%，其中原始红细胞≥30%，其他系列原始细胞 <20%。

M6b 胞浆可以出现钝伪足、油布蓝、厚感，且染色质较粗，可见双核以上的病态核分裂，且原始红细胞 MPO 和 SBB 染色阴性，PAS 染色阳性和 M7 相似，必须加以区别。电镜检测具有典型的有核红细胞特点，如胞浆内可见游离铁蛋白和铁蛋白体等，PPO 可阳性，有核红细胞分化较好时免疫表型的特点为血型糖蛋白 A 和血红蛋白 A 阳性，分化差时血型糖蛋白 A 也常为阴性或弱阳性，CD36、碳脱水酶 1（carbonic anhydrase 1）和 Gero 抗原等常为阳性。CD41 和 CD61 一般阴性，CD71 强阳性。

2. 朗格汉斯细胞组织细胞增生症（langerhans cell histiocytosis，LCH），LCH 以前称组织细胞增生症 X（histiocytosis X），是一组病因不明、临床表现多样、多发于小儿的疾病，男多于女，影像学上最常见头颅溶骨性破坏。过去根据临床主要表现将本症分为三型：勒 - 雪病（Letterer-Siwe disease，LS）、韩 - 薛 - 柯病（Hand-Schuller-Christian disease，HSC）和骨嗜酸细胞肉芽肿（eosinophilic granuloma of bone，EGB）细胞特征：细胞胞体较大，30μm~40μm，胞核圆形或椭圆形，核仁不明显或易见，胞浆丰富，周围伸出几个较粗的突起，这些突起又分出多个树枝状的细突起，呈云雾状，与病态巨核细胞有相似的地方。HE 染色下的 LCH 细胞显示经典的具有核沟的"咖啡豆"样核和丰富的嗜酸性胞浆的大体积的组织细胞。LHC 是朗格汉斯细胞克隆性增殖，表达 CD1a、S100 蛋白，CD1a、S100 免疫组化染色可以鉴别。

3. 神经母细胞瘤骨髓转移（neuroblastoma，NB），神经母细胞瘤是起源于胚胎期的神经嵴细胞的恶性度极高的肿瘤，多见于 1~5 岁的儿童，重要特征之一是早转移，骨髓的转移率极高。瘤细胞形态呈多样性，单个核、双核、三核及三核以上均可见，胞核可见切迹，核仁不定，与病态巨核细胞有相似的地方，应予以鉴别。NB 最大的特点是细胞之间可见粉红色嗜酸性纤维状物质。骨髓中可见到各种形态的瘤细胞，呈典型的菊花状、镶嵌样排列，可见"八"字型双核、"品"字形三核，低倍镜下往往可见成簇状排列的细胞团块。胞浆灰蓝或蓝色，胞浆周边整齐或如撕纸状，胞浆中无颗粒或可见粉红色细小颗粒，染色质粗颗粒状。影像学及相关实验室检查对诊断有重要意义。

（李洪文　曾强武）

病例 48　急性嗜酸性粒细胞白血病

【病例介绍】

患者,男,36岁,于入院前1月余因感冒出现发热、咳嗽、咳白色黏痰,体温不详,乏力、头晕、食欲减退、心悸、气短,因上述症状加重,遂入院就诊。门诊查血常规示:WBC 88.2×10⁹/L,RBC 2.00×10¹²/L,HGB 76g/L,PLT 15×10⁹/L;B超检查示:肝、脾肿大。遂以"急性白血病?"收住院内血液科。查体:T 36.4℃,贫血貌,精神差,全身皮肤及黏膜未见黄染,可见皮下出血;全身浅表淋巴结未触及肿大,睑结膜及口唇苍白;腹部平坦,肝脏肋下未触及,脾脏肋下约三指,无压痛。遂行髂后上棘骨髓穿刺。

【辅助检查】

血常规　WBC 70.5×10⁹/L,RBC 1.42×10¹²/L,HGB 56g/L,PLT 7×10⁹/L。人工复检:可见原始幼稚细胞及未成熟嗜酸性粒细胞。

骨髓常规　有核细胞增生极度活跃,粒系(G)95.0%,红系(E)0.5%,G∶E=190∶1。粒系比例极为增高,原粒细胞23.0%,早幼粒细胞1.5%,嗜酸性中幼粒细胞31.0%,嗜酸性晚幼粒细胞29.5%,嗜酸性杆状核细胞3.5%,嗜酸性分叶核细胞5.5%;红系比例极为减低,晚幼红细胞0.5%;全片巨核细胞少见,血小板偶见。外周血片:原粒细胞56%,早幼粒细胞4%,嗜酸性中幼粒细胞9%,嗜酸性晚幼粒细胞6%,嗜酸性分叶核细胞3%;计数100个白细胞见有核红细胞18个。MPO染色:阳性率92%,原始粒细胞呈局灶性阳性,嗜酸性粒细胞呈强阳性。意见:考虑急性嗜酸性粒细胞白血病(AEL)骨髓象,建议做*FPILl-PDGFRa*融合基因检测。

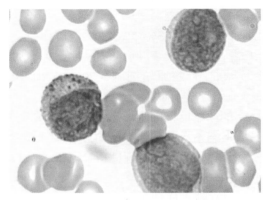

图 48-1　血片　原始粒细胞及中幼嗜酸性粒细胞

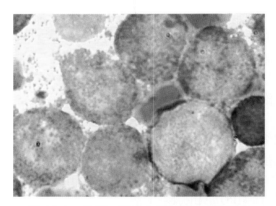

图 48-2　骨髓　可见未成熟嗜酸性粒细胞

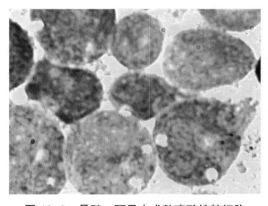

图 48-3　骨髓　可见未成熟嗜酸性粒细胞

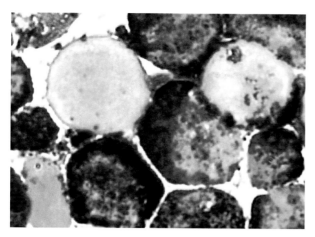

图 48-4　骨髓　MPO 染色　强阳性

【综合诊断】

急性嗜酸性粒细胞白血病（AEL）。

【解析】

嗜酸性粒细胞白血病（eosinophilic leukemia，EL）在临床上为罕见白血病类型，在国内外也仅见为个案报道，缺乏大宗临床病例诊治的观察。认为其一般临床表现与其他类型白血病相似，但也有其独特的临床表现，主要为各脏器如心、肺、中枢神经系统、皮肤的嗜酸性粒细胞浸润。既往将之分为原粒细胞型、幼稚细胞型和成熟细胞型，现临床上一般分急性和慢性两型。原粒细胞型和幼稚细胞型即急性嗜酸性粒细胞白血病（AEL），成熟细胞型即慢性嗜酸性粒细胞白血病（CEL）。

AEL 的诊断标准为：①患者有白血病的临床表现；②外周血嗜酸性粒细胞持续明显增多。并常有幼稚嗜酸性粒细胞；③骨髓嗜酸性粒细胞增多，有形态异常、核左移，可见各阶段幼稚嗜酸性粒细胞，甚至早幼粒细胞可有粗大的嗜酸性颗粒，原粒 >5%；④脏器有嗜酸性粒细胞浸润；⑤能除外其他原因所致的嗜酸性粒细胞增多。该患者病程短，有贫血、发热及肝、脾肿大的临床表现；外周血象和骨髓象原始粒细胞及嗜酸性粒细胞增多且以幼稚阶段嗜酸性粒细胞为主，伴嗜酸性粒细胞形态异常，骨髓嗜酸性粒细胞占 69.5%，原粒 23.0%，外周血象嗜酸性粒细胞占 18%，原粒 56%，故要考虑 AEL。有报告原始细胞耐氰化物过氧化酶染色阳性预示其将向嗜酸性粒细胞分化，但临床常不开展此项组化检查。

由于 AEL 罕见，诊断需慎重，要排除其他原因导致的嗜酸性粒细胞增多症如寄生虫感染、过敏性疾病、结缔组织病、高嗜酸性粒细胞综合征、慢性嗜酸性粒细胞白血病等。文献病例报道的嗜酸性粒细胞白血病也常为慢性型。该患者无寄生虫感染、过敏性疾病及自身免疫性疾病的依据。近年来 WHO 已将 CEL/HES 作为一个疾病实体归入慢性骨髓增殖性肿瘤（MPN）。*FPIL1-PDGFRa* 融合基因阳性是与 CEL 有关的最常见的重现性分子遗传学异常，其嗜酸性粒细胞形态正常，外周血无幼稚的嗜酸性粒细胞，骨髓中原始细胞比例多在正常范围内，而 AEL 血液学检查除嗜酸性粒细胞增多外，还有形态异常，外周血中出现幼稚的嗜酸性粒细胞，骨髓原始细胞大于 5% 亦是诊断的必需标准。该患者以上条件均符合，且骨髓未见原、幼单核细胞亦排除了 AML-M4EO，患者年轻，且骨髓未见两系以上病态造血排除伴嗜酸性粒细胞增多的 MDS，故 AEL 诊断成立。

（窦心灵　闫霞）

病例 49 急性嗜碱性粒细胞白血病

【病例介绍】

患者,女,36岁。1月前无明显诱因下出现左下肢疼痛,持续性锐痛,以膝关节附近为主,疼痛剧烈难忍,持续至次日早晨,疼痛自行缓解,无放射痛,无畏寒发热,无头晕,无呕血黑便,无胸痛,无憋闷气踹,偶伴咳嗽,咳白色黏液痰。7天前无明显诱因下夜间再次出现左下肢疼痛,放射至左肩部,持续至次日早晨又可自行缓解。曾在当地医院就诊,诊断不明。近2天再发时疼痛加重,且持续时间较长,近1天双足水肿。门诊血常规:WBC 14.6×10⁹/L,HGB 92g/L,PLT 91×10⁹/L,成熟中性粒细胞比例33%,血涂片可见幼稚细胞,疑诊APL收住入院。查体:体温37.3℃,心率72次/min,呼吸21次/min,血压132/83mmHg。神清,精神软,面色苍白,全身皮肤黏膜无黄染、发绀及出血点。左侧下颌可触及绿豆大小淋巴结,质中,活动度好,无压痛。双肺呼吸音清,未闻及干湿罗音。心律齐,未闻及病理性杂音。腹平软,无压痛及反跳痛,肝脾肋下未及肿大,移动性浊音阴性。

【辅助检查】

血常规 WBC 12.4×10⁹/L,RBC 2.62×10¹²/L,HGB 77g/L,PLT 69×10⁹/L。人工复检:异常早、中幼粒细胞31%,中性分叶核粒细胞39%,中性杆状核粒细胞22%,淋巴细胞6%,单核细胞1%,晚幼粒细胞3%。"异常"早、中幼粒细胞颗粒增多,颗粒有粗有细,有的松散有的密集,被染成浅紫色至深紫红色不等(图49-1、图49-2),涂片尾部细胞较丰富,并可见胞质大空泡样改变。

骨髓常规 "异常"早、中幼粒细胞显著增生,占有核细胞的74%。这些异常细胞大小不一,但胞体普遍比外周血中的大,核形变化也较为明显,胞质丰富,颗粒多少不一,有的密集有的松

散,易见破碎状胞质和大小不一空泡(样)形态,以及胞质含有红细胞样包涵体成分(图49-3~图49-6)。细胞化学及免疫细胞化学染色:白血病细胞MPO染色阴性,抗MPO阴性(图49-7),SBB染色弱阳性反应(图49-8),氯乙酸AS-D萘酚酯酶染色(CE)呈强度不一的阳性反应,α-丁酸萘酚酯酶染色(NBE)阴性,甲苯胺蓝染色则阳性(图49-9),细胞免疫化学CD14阴性,NAP阳性6%,积分14分。

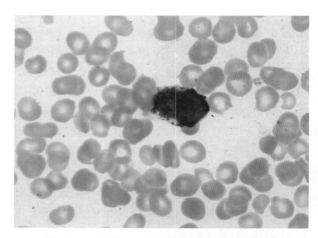

图 49-1 血片 一个颗粒过多早幼粒样细胞

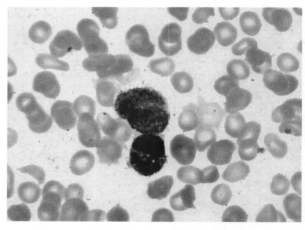

图 49-2 血片 似APL颗粒过多早幼粒细胞

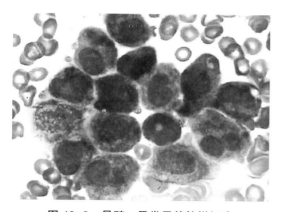

图 49-3　骨髓　异常早幼粒样细胞

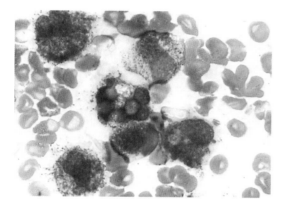

图 49-4　骨髓　颗粒过多早幼粒样细胞

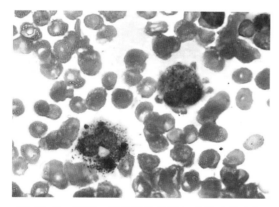

图 49-5　骨髓　异常早幼粒样细胞伴胞浆突起

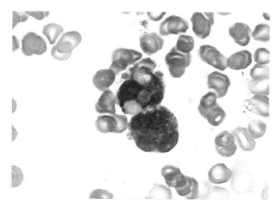

图 49-6　骨髓　异常早幼粒样细胞伴吞噬成熟红细胞

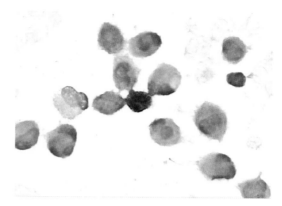

图 49-7　抗 MPO 染色　白血病细胞阴性

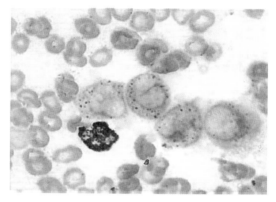

图 49-8　SBB 染色　4 个白血病细胞颗粒状弱阳性

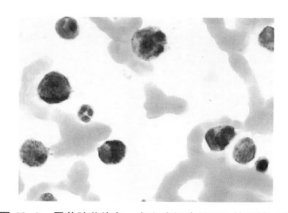

图 49-9　甲苯胺蓝染色　白血病细胞呈明显的阳性反应

流式细胞免疫分型　髓系标记 CD13 78.58%，MPO 44.56%，CD14 0.67%，CD15 0.43%；B 系标记 CD10 17.77%，CD19 1.83%，CD20 2.24%，CD22 2.08%，CyCD22 3.14%；T 系标记 CD7 1.26%，CD2 2.34%，CD3 2.67%；NK 细胞标记 CD56 2.75%；巨核细胞标记 CD61 0.62%；非系列免疫标记 CD117 98.97%，CD34 2.03%，HLA-DR 2.36%。

染色体核型分析　核型正常（46，XY［20］）。

融合基因　*PML-RARA* 基因两次检测结果全为阴性。

【综合诊断】

急性嗜碱性粒细胞白血病。

【解析】

该病例起初根据常规细胞形态学、流式免疫表型分析报告的 APL，外院会诊血液和骨髓涂片回报的 AML-M3，临床认为诊断基本明确（APL），予以维 A 酸口服诱导治疗，无效果。诱导治疗结束复查血象、骨髓象均无改善。治疗前送检的细胞遗传学与分子生物学检测结果也否定了 APL 诊断。随后根据仔细复查形态学特征以及甲苯胺蓝染色则阳性等结果，纠正为急性嗜碱性粒细胞白血病（ABL）。

2017 年 WHO 修订版亦未提出明确的 ABL 诊断标准，只归纳了一些特征。ABL 不到全部 AML 的 1%，可有皮肤累及、器官肿大、细胞溶解性病损，以及因组氨分泌过多导致的症状。ABL 原始细胞为中等大小，高核质比；核呈椭圆形、圆形或不规则形，可见 1~3 个核仁。胞质轻度嗜碱性，含有不同数量的具有异染性的粗嗜碱颗粒，可伴有空泡生成。ABL 细胞 SBB、MPO 常为阴性（电镜化学可见阳性），CE 及非特异性酯酶染色光镜下检查也可阴性，而甲苯胺蓝染色则为阳性（有助于诊断和鉴别诊断）。ABL 细胞髓系标记（CD13、CD33、CD123、CD11b）阳性，单核细胞标记多阴性；非系列免疫标记 CD34 和 HLA-DR 常为阴性（取决于原始细胞的高低）。ABL 缺乏特征性细胞遗传学标记物。我们认为 ABL 常类似

APL 或伴有细胞成熟的形态特征，也最易与 APL 相混淆，而当前与之鉴别的最具有意义的指标是甲苯胺蓝染色，它可以鉴定异常细胞中的颗粒是否为异染性。本例外周血和骨髓涂片均出现颗粒丰富的早、中幼阶段粒细胞，部分细胞颗粒密集与 APL 的颗粒过多早幼粒细胞一样，也可见内外胞质，常规的形态学检查都考虑为 APL。但仔细复查外周血和骨髓细胞形态，可见这些异常早、中幼粒细胞与 APL 颗粒过多早幼粒细胞有些不同之处：①细胞颗粒既不像 APL 细胞的粗颗粒又不像细颗粒；②虽有些细胞颗粒密集但总体上不显著；③这些细胞易见的空泡（样）胞质似乎不是 APL 细胞的特征；④易见的松散较为粗大的紫黑色颗粒似乎也不是 APL 所见的特征；⑤几乎所有细胞都含有较明显的颗粒，但 POX 阴性、SBB 弱阳性则也不是 APL 所可见的。相反，这些形态特点在嗜碱性粒细胞中倒有不少的相符性。重要的甲苯胺蓝染色，本例外周血和骨髓异常细胞都呈明显的阳性反应，细胞遗传学检查和 *PML-RARA* 融合基因检查均为阴性，临床用维 A 酸无效。综合分析本例应考虑 ABL 而不是 APL。我们认为，当异常细胞中可见明显的或疑似的嗜碱性颗粒时，或仔细观察在原始细胞中易见散在性或点缀样的嗜碱颗粒时，均应疑似本型白血病。此外，本病还需与肥大细胞白血病相鉴别。后者肥大细胞免疫表型表达类胰蛋白酶、KIT、CD25，分子学可检出 *KIT* 基因的 D816V 或其他密码子 816 突变。

（邵水儿　叶向军　卢兴国）

病例 50　ET 诊断 1 年转 AML 伴成熟型

【病例介绍】

患者,男,57 岁,自诉 2 天前体检发现全血细胞减少,于 2017 年 11 月 6 日,以"全血细胞减少原因待查"收入血液内科。半年来体重无诱因减少 2 公斤。1 年前因右下肢疼痛入住"曲靖市某医院",住院期间发现血小板增多,经相关检查后诊断"原发性血小板增多",予口服"羟基脲片"治疗,服用 10 天后血小板计数正常出院。出院后继续口服"羟基脲片",1 周后复查血常规提示血小板减少到 6.0×10^9/L,后予"重组人血小板生成素"治疗,血小板有所回升,但未正常,后一直口服"人参健脾丸"治疗。

【辅助检查】

血常规　WBC 1.76×10^9/L,RBC 1.92×10^{12}/L,HGB 68.0g/L,PLT 84.0×10^9/L,NE 18.3%,LY 51.1%,MO 29.5%。人工复检:可见原始、幼稚细胞,建议骨髓检查。

骨髓常规　增生明显活跃,粒系(G)=6.0%,红系(E)=54.0%,分类原始血细胞增多,约占 33.8%,可见两型,其中一型胞体较小,外形规则,胞浆量少,染色质粗颗粒状,偶见核仁;另一型胞体较大,不规则,浆量多染灰蓝色,部分可见伪足,核型可见凹陷、切迹、扭曲、折叠,Auer 小体偶见。幼红细胞比例增高,以中、晚幼红细胞为主,部分可见巨幼变及巨幼样变,可见双核、三核、五核红细胞,成熟红细胞大小不一。细胞化学染色:MPO 染色:阴性;CE 染色:阴性;PAS 染色:阴性;a-NBE 染色:阴性。意见:急性白血病骨髓象,类型待定,原始血细胞占 33.8%,形态学可见两型,建议流式细胞免疫分型进一步确诊。

流式细胞免疫分型　异常细胞群体约占有核细胞的 27%,主要表达 HLA-DR、CD13、CD34、

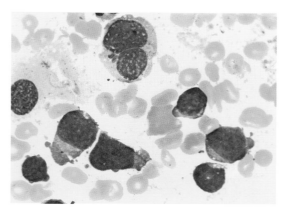

图 50-1　骨髓　髓系前体细胞及双核幼红细胞

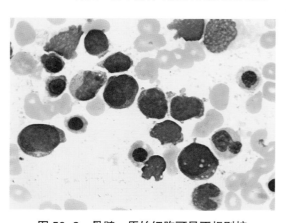

图 50-2　骨髓　原始细胞可见不规则核

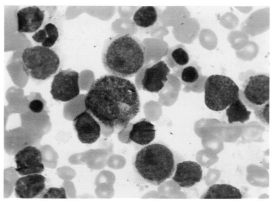

图 50-3　骨髓　MPO 染色　双核粒细胞呈阳性

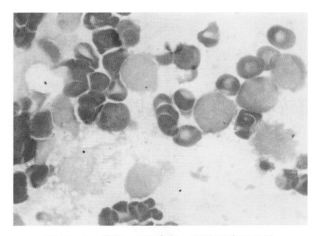

图 50-4 骨髓 CE 染色 原始细胞呈阴性

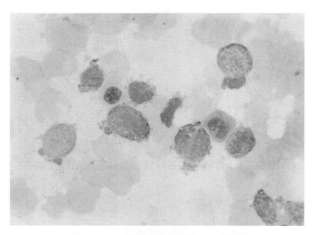

图 50-5 骨髓 PAS 染色 阴性

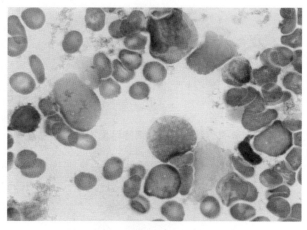

图 50-6 骨髓 a-NBE 染色 阴性

CD38、CD117、CD123、TDT，部分表达 CD33。有核红细胞约占有核细胞的 56%，主要表达 CD36、CD58、CD71。结论：急性髓系白血病（AML），结

合鉴别 AML-M2 亚型。

染色体核型分析 47, XY, +21, [10]/46, XY [10]。

基因突变检查 *JAK2V617F* 基因突变阳性。

融合基因 *MLL/AF6、MLL/AF9、MLL/AF10、MLL/AF17、MLL/ELL、AML1/ETO、dupMLL、TLE/ERG、EV11、DEK/CAN、PML/RARA、PLZF/RARA、NPM/RARA、NPM/MFL1、BCR/ABL1（P190）、BCR/ABL1（P210）、CBFβ/MYH11、HOX11* 阴性。

【综合诊断】

ET 转急性髓系白血病伴成熟型（AML-M2）。

【解析】

原发现血小板增多症（ET）是累及以巨核细胞系异常增殖为主的克隆性 MPN。以外周血血小板持续增高，骨髓中成熟巨核细胞大量增殖并伴有巨核细胞数量增多和胞体增大，易并发血栓和（或）出血为特征。ET 为惰性疾病，进展缓慢，较长时间可无症状，偶尔因危及生命的血栓或出血事件而被发现，本病发病率为（1~2.5）/10 万人口，好发于 40 岁以上，无明显性别差异。第二个发病年龄高峰在 30 岁左右，女性患者明显多于男性。由于 ET 好发于中老年人，许多患者可以期待近于正常的生存期，<5% 的患者转变为急性白血病或 MDS，少数病人许多年后可发展成骨髓纤维化，本例患者确诊 ET 一年后转变为 AML-M2 属临床罕见病例。笔者随访多年的 1 例 ET 患者，至今已存活 17 年，亦未见转变为白血病。

AML-M2 是骨髓中或外周血中原始细胞 ≥20%，并有中性粒细胞成熟的证据（不同成熟阶段中性粒细胞 ≥10%）和骨髓中单核系细胞 <20% 的 AML，约占 AML 的 30%~45%，可发生于任何年龄组，临床上常见贫血、血小板减少和中性粒细胞减少所致的骨髓衰竭，口腔溃疡和感染症状较常见，而脾肿大较少。患者生存期不定，t（8；21）异位者预后良好，t（6；9）异位者预后不良。本例染色体核型 47, XY, +21, [10]/46, XY [10]，确诊 1 月余后死亡。

（白志瑶 尹春琼）

病例 51　Down 综合征相关骨髓增殖症伴嗜碱、嗜酸性粒细胞增多

【病例介绍】

患儿,男,1 月 3 天,"血象异常"两天入院,黄疸,无发热,吃奶可。查体:反应可,精神可,尿便无异常。哭声有力,面部可见少许皮损及出血点、环形红斑。两肺呼吸音粗,未闻及干湿啰音,心率156 次 / 分,心律整,各瓣膜听诊未闻及杂音。腹软,肝肋下 8cm,质韧,边缘钝,脾肋下 8cm,质硬。初步诊断:血象异常原因待查:AL ?

【辅助检查】

血常规　WBC 112.86×10^9/L, HGB 55g/L, PLT 17×10^9/L,人工分类计数:白细胞数增多,原始细胞 64%,中性中幼粒 1%,中性晚幼粒 1%,中性杆状核粒细胞 1%,中性分叶核粒细胞 2%,嗜酸性中幼粒细胞 1%,嗜酸性晚幼粒细胞 2%,嗜酸性杆状核粒细胞 1%,嗜酸性分叶核粒细胞 3%,嗜碱性中幼粒细胞 7%,嗜碱性晚幼粒细胞 5%,嗜碱性杆状核粒细胞 3%,嗜碱性分叶核粒细胞3%。

骨髓常规　增生明显活跃,粒系(G)=60%,红系(E)=1.5%;原始细胞 35%,早幼粒 1.0%,中性中幼粒 1.5%,中性晚幼粒 1.0%,中性杆状核

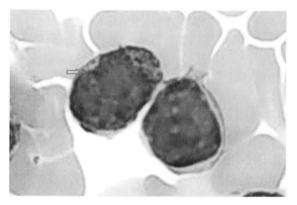

图 51-2　血片　幼稚嗜碱性粒细胞

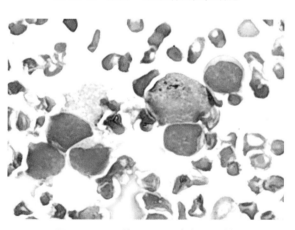

图 51-3　血片　MPO 染色　阴性

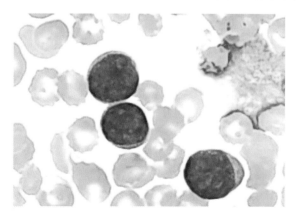

图 51-1　血片　髓系原始细胞

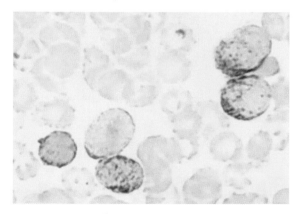

图 51-4　甲苯胺蓝染色　部分原始细胞阳性

粒细胞 4.5%，中性分叶核粒细胞 3.5%，嗜酸性中幼粒细胞 3.0%，嗜酸性晚幼粒细胞 7.0%，嗜酸性杆状核粒细胞 5.0%，嗜酸性分叶核粒细胞 3.5%，嗜碱性中幼粒细胞 20.5%，嗜碱性晚幼粒细胞 3.0%，嗜碱性杆状核粒细胞 3.0%，嗜碱性分叶核粒细胞 3.5%。粒系比例正常，嗜酸、嗜碱粒明显增多，嗜碱粒多以早期阶段为主。红系比例减低，偶见花瓣核，成熟红细胞大小不一；淋巴细胞比例减低。全片未见巨核细胞。血小板单个分布，少见。髓系原始细胞比例增高。意见：急性髓系白血病，考虑 AML 伴嗜酸、嗜碱性粒细胞增多骨髓象，请结合流式细胞学及染色体等检查。

流式细胞免疫分型 异常细胞群占有核细胞 28.66%；表达 CD34、CD117、HLA-DR、CD38、CD7、CD33、CD13、CD123，弱表达 CD36，不表达 CD15、CD64、CD11b、CD56、CD19、CD4、CD14、MPO、TdT、cCD3、cCD79a。结论：急性髓系白血病，骨髓标本中可见异常髓系原始细胞，占有核细胞 28.66%，符合 AML 表型；嗜碱性粒细胞占有核细胞的 34.20%，比例明显增高；请结合形态及遗传学检查。

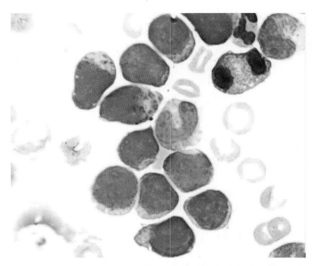

图 51-7　骨髓　含嗜碱颗粒的原始及幼稚嗜碱性粒细胞

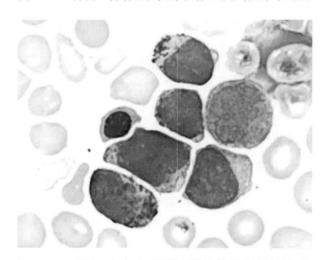

图 51-8　骨髓　含嗜碱颗粒的原始及幼稚嗜碱性粒细胞

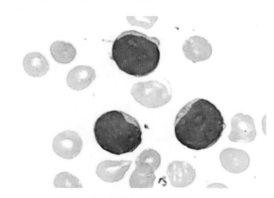

图 51-5　骨髓　原始细胞

染色体核型分析 47，XY，+21［15］/46，XY［5］。实验诊断提示：可见克隆性异常 +21。此患者标本经培养后分析 20 个中期相细胞，其中 15 个细胞核型存在 +21，5 个正常细胞核型。常见于 AL 及 MDS 等疾病，请结合临床及其他检查。

FISH 检测结果：

检测 *MYC* 基因未见异常；

检测 *PDGFRB* 基因未见异常；

检测 *TEL/AML1* 融合基因阴性，可见 *AML1* 基因信号扩增；

检测 *BCR-ABL* 融合基因阴性，*ASS1* 基因未见异常；

检测 *MLL* 基因未见异常。

临床基因扩增结果 白血病融合基因分型 *EVI1* 定量：0.04（参考值：>0.1 即为高表达，*EVI1* 高表达对 AML 患者预后不良）。

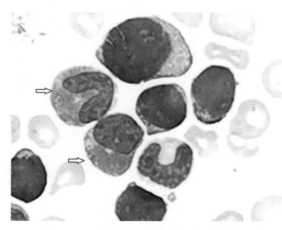

图 51-6　骨髓　原始细胞及嗜酸性粒细胞

【综合诊断】

Down 综合征相关骨髓增殖症。

【解析】

此病例从细胞形态诊断思路需考虑以下三点：①原始细胞增多（>20%），部分胞浆无颗粒（MPO 阴性），部分胞浆可见嗜碱颗粒（甲苯胺蓝染色阳性，MPO 阴性），嗜酸、嗜碱性粒细胞明显增多，结合流式结果，首先考虑 AML 伴嗜碱、嗜酸性粒细胞增多。另外结合染色体 +21 检查结果，应考虑 Down 综合征相关骨髓增殖症。Down 综合征（myeloid proliferations related to down syndrome，DS）患者发生白血病的风险远高于非 DS 患者。DS 相关骨髓增殖症分类包括：短暂性异常骨髓造血（TAM）、DS 相关髓系白血病（包括 MDS 和 AML）。大约 10% 的 DS 新生儿发生 TAM，TAM 是一种 DS 新生儿的独特疾病，其临床及形态学表现与 AML 不能区别，外周血和骨髓的原始细胞胞质常为嗜碱性，含粗大嗜碱颗粒和胞质泡状突起提示为原始巨核细胞，有特征性免疫表型。在免疫组化中，CD41 和 CD61 对确认巨核系有特别作用。有些患者外周血嗜碱性粒细胞增多。TAM 经过数周至 3 个月的期间自发消退，20%~30% 的 TAM 患儿在随后的 1~3 年内发生不自发缓解的急性巨核细胞白血病。小于 4 岁的 DS 儿童的 AML 病例 70% 是急性巨核细胞白血病。因此需鉴别原始细胞是否为原始巨核细胞，遗憾的是此病例未做巨核酶标检查，只能确定其髓系来源，不能确定是否为急性巨核细胞白血病。结合病史及临床实验室其他检查符合 Down 综合征相关骨髓增殖症，因月龄较小，不能除外短暂性异常骨髓造血，需随访，与 DS 相关髓系白血病鉴别。②幼稚嗜酸性粒细胞易见，幼稚嗜碱性粒细胞比例明显增高，部分原始、早期粒细胞可见嗜碱颗粒；是否可考虑急性嗜碱性粒细胞白血病（ABL）？ ABL 原始细胞表达髓系抗原 CD13 和（或）CD33，有研究表明，CD123+、CD203+、CD117+ 有助于 ABL 的诊断，临床表现不易区分 ABL 及其他类型 AML，结合流式细胞学检查暂不考虑 ABL。③嗜酸、嗜碱粒增多，是否可以考虑 CML 急髓变，一般婴幼儿 CML 极少见，出生短期内急变的概率更是大大降低，而且 BCR/ABL 融合基因阴性，不再考虑 CML 急变。Down 综合征相关骨髓增殖症是少见病例，含一过性骨髓造血功能异常和相关髓系白血病，两者鉴别较为困难，做多基因筛查有助于诊断，临床观察原始细胞是否自行缓解也是重要的鉴别手段之一。

（田　欣　王占龙）

病例52　AML伴骨髓增生异常相关改变

【病例介绍】

患者,女,83岁,以"间断发热、咳嗽1月"之主诉入院。1月前受凉后出现发热,T37.8℃,伴咳嗽、咳痰,痰液黏稠,不易咳出,在当地医院给予重要治疗(具体不详)后,症状有所好转。4天前,感恶心、头晕,遂至呼吸科进一步治疗,经给予亚胺培南西司他丁钠经验抗感染治疗未再发热。住院期间检测血常规发现全血细胞减少,请血液科会诊完善骨穿明确诊断。辅助检查:胸部CT示双肺外带间质性改变,纵隔小淋巴结部分钙化。

【辅助检查】

血常规　WBC 0.96×10^9/L,RBC 1.82×10^{12}/L,HGB 66g/L,PLT 70×10^9/L,人工复检:分类以成熟淋巴细胞为主,可见幼稚粒细胞,成熟红细胞大小不均,血小板散在可见。

骨髓常规　增生活跃,粒系(G)=71.5%、红系(E)=8.0%;粒系以原粒细胞为主(22.0%),胞体大小不一,边缘多不规则,核染色质细致,核仁明显,胞浆淡蓝色或灰蓝色,可见伪足、颗粒减少、空泡变性、类巨幼变、核浆发育失衡、不规则核、双核粒、环形核粒细胞等;红系比例减低,各期幼红细胞可见,胞体大小不等、巨幼样变、核畸形、双核、多核幼红等改变,成熟红细胞大小不均;全片共查见巨核细胞18个,均为成熟巨核细胞,可见小巨核,血小板散在可见。意见:AML-MRC,请结合相关检查。

流式细胞免疫分型　异常髓系细胞占骨髓细胞总数25.39%,表达CD117、CD33、CD34、CD15、CD64st、CD13st、CD38、HLA-DR;弱表达CD14、CD56、CD16、CD11b,不表达:CD7、CD10、CD19、CD123、CD9。

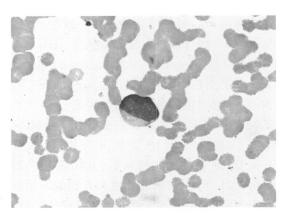

图52-1　血片　原始粒细胞

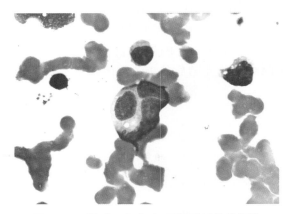

图52-2　骨髓　多分叶、不规则核幼稚细胞

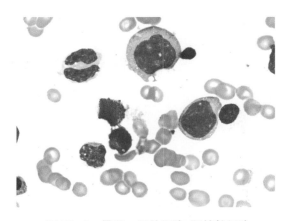

图52-3　骨髓　原幼细胞,双核粒细胞

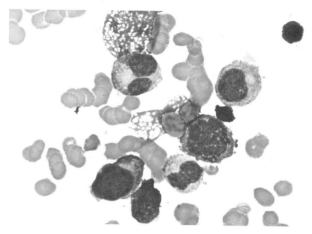

图 52-4　骨髓　幼红细胞类巨幼样变、双核幼红

骨髓活检　骨髓有核细胞增生程度大致正常（40%）；粒/红比例大致正常；粒系核左移，幼稚前体细胞增多，胞体较大，成簇易见；红系前体细胞易见；巨核细胞可见（看有无核分叶少，或不分叶或多核巨核细胞）；骨髓间质未见纤维细胞增生。

FISH 检测　AML1/ETO（－），CBFB-MYH11（－）。

分子生物学检测　PML-RARA（－），CBFB-MYH11（－），AML1/ETO（－），BCR-ABL（－），MLL-AF9（－），DEK-CAN（－），WT1（－）。

【综合诊断】

AML 伴骨髓增生异常相关改变（MRC）。

【解析】

AML 伴骨髓增生异常相关改变（AML with myelodysplasiarelatedchanges，AML-MRC），是指急性白血病外周血或骨髓原始细胞≥20%，伴有骨髓增生异常的形态学特征或此前有 MDS 或 MDS/MPN 的病史，或有 MDS 相关的细胞遗传学异常且没有 AML 伴重现性细胞遗传学异常的特异性遗传学异常。此型是 2008 年世界卫生组织（WHO）对急性髓细胞白血病分型进行修订时新增的。患者此前必须没有因为其他无关疾病而接受细胞毒药物治疗和放射治疗史。因此，有三种可能的原因将患者归入这一亚型：AML 是由以前的 MDS 或 MDS/MPN 演化而来；AML 伴 MDS 相关细胞遗传学异常；AML 伴多系发育异常。一个具体病例可能由于上述的一种、二种或所有三种原因而归入这一亚型。本病例中患者为老年女性，血常规发现全血细胞减少，白细胞分类可见幼稚细胞，似髓系来源。骨髓穿刺原始粒细胞明显增高（>20%），粒系、红系、巨核系均可见明显发育异常，且此前无接受细胞毒药物治疗史，也没有 AML 伴重现性遗传学异常中所述的重现性细胞遗传学异常，故归为 AML 伴多系发育异常。

（陈连连　曾强武）

病例 53　急性淋巴细胞白血病化疗后转急性单核细胞白血病

【病例介绍】

患者,女,7岁。因"皮肤瘀点、瘀斑1月,发热伴咳嗽1周"入院。体格检查:体温37.1℃,轻度贫血貌,全身皮肤可见散在瘀点、瘀斑,颈部、腋窝、腹股沟可扪及浅表淋巴结肿大,肝肋下8cm、脾肋下6cm、无压痛,四肢关节无红肿、触痛。

【辅助检查】

2014 年 11 月 24 日

血常规　WBC 105×10^9/L, HGB 103g/L, PLT 37×10^9/L, NE 6%, LY 12%, 人工复检: 幼稚细胞82%。

骨髓常规　增生极度活跃,粒系、红系增生受抑制。原幼淋巴细胞比例明显增高;细胞化学染色:髓过氧化物酶(MPO)染色呈阴性;糖原(PAS)染色呈中粗颗粒状阳性。意见:急性淋巴细胞白血病,建议行骨髓流式细胞免疫分型。

流式细胞免疫分型　CD10、CD19、HLA-DR阳性,CD2、CD3、CD5、CD20、CD13、CD33、CD14、CD15、CD117、CD34 阴性。

融合基因　常见 31 种融合基因阴性。

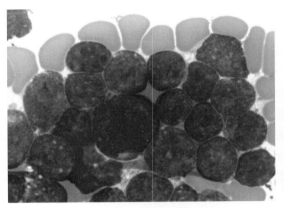

图 53-2　骨髓　原始幼稚淋巴细胞

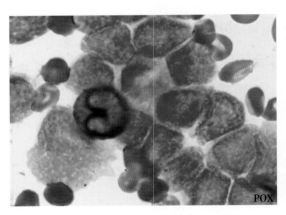

图 53-3　骨髓　MPO 染色　阴性

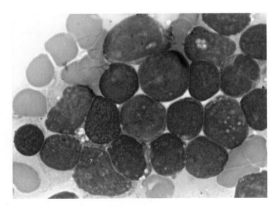

图 53-1　骨髓　原始幼稚淋巴细胞

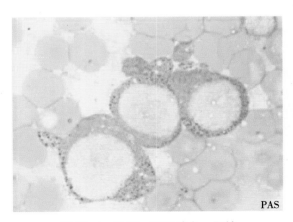

图 53-4　骨髓　PAS 染色　阳性

【综合诊断】

急性淋巴细胞白血病（2014年11月24日）

病程时间节点见图53-5：

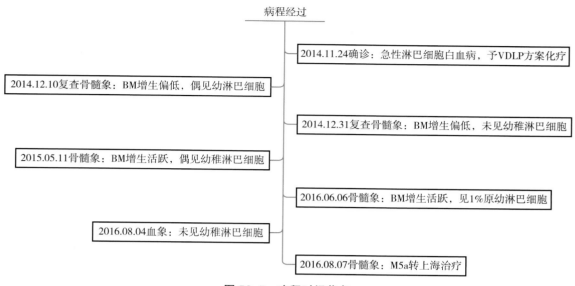

病程经过

2014.11.24确诊：急性淋巴细胞白血病，予VDLP方案化疗

2014.12.10复查骨髓象：BM增生偏低，偶见幼淋巴细胞

2014.12.31复查骨髓象：BM增生偏低，未见幼稚淋巴细胞

2015.05.11骨髓象：BM增生活跃，偶见幼稚淋巴细胞

2016.06.06骨髓象：BM增生活跃，见1%原幼淋巴细胞

2016.08.04血象：未见幼稚淋巴细胞

2016.08.07骨髓象：M5a转上海治疗

图53-5　病程时间节点

2016年8月7日

骨髓常规　增生明显-极度活跃，粒系、红系增生受抑制；片中以一类细胞增生为主，此类细胞胞体较大，胞浆量多，呈灰蓝色，多数可见紫红色粉尘样颗粒，胞浆易见空泡；细胞核大，呈圆形、椭圆形，偶见不规则形；染色质细颗粒状，核仁大而明显。细胞化学染色：髓过氧化物酶（MPO）染色呈颗粒太散在阳性；糖原（PAS）染色呈颗粒状阳性；NAE染色阳性，被NaF抑制。意见：结合病史，不除外急性淋巴细胞白血病治疗后转为急性单核细胞白血病可能，建议做流式细胞免疫分型、融合基因等检查综合考虑。

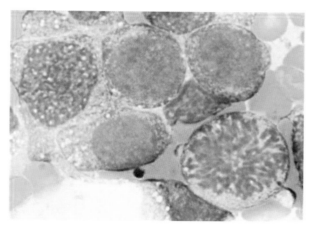

图53-7　骨髓　原始、幼稚单核细胞

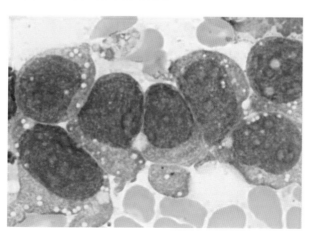

图53-6　骨髓　原始、幼稚单核细胞

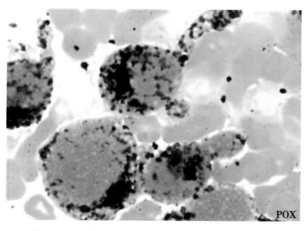

POX

图53-8　骨髓　MPO染色　颗粒状散在阳性

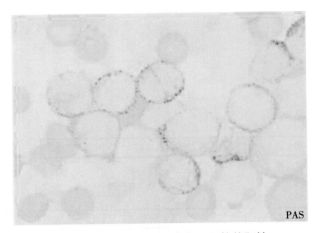

图 53-9 骨髓 PAS 染色 颗粒状阳性

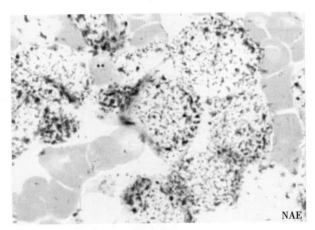

图 53-10 骨髓 NAE 染色 阳性

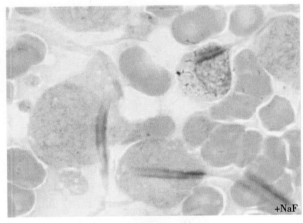

图 53-11 骨髓 NaF 抑制试验 被抑制

流式细胞免疫分型 CD33、CD11b、CD64、CD36、CD15、CD65、HLADR、cMPO 阳 性；CD7、CD14、CD34、CD13、CD10、CD19、CD4、CD117、cCD79a 阴性。

融合基因 ALL 相关融合基因（*TEL-AML1*、*E2A-PBX1*、*m-BCR-ABL*、*inf-MLL-AF4*）均阴性；CML 相关：*M-BCR-ABL* 阴性，AML 相关：*AML/ETO*、*L-PML-RARA*、*V-PML-RARA*、*S-PML-RARA*、*A-CBF-MYH11*、*D-CBF-MYH11*、*E-CBF-MYH11* 均阴性，未见初筛各相关融合基因。

【最终诊断】

急性 B 淋巴细胞白血病治疗后转急性单核细胞白血病（M5）。

【解析】

本例患者初诊 ALL，诊断明确，后经治疗转型为 AML-M5。克隆演化是指已经重排的基因模式在疾病过程中发生的改变或再重排。因初筛时 31 种融合基因阴性，转型为 M5 后，相关融合基因检测仍为阴性，由于患者在疾病的两个阶段均未做白血病突变基因的筛查，无法获取基因表达谱，故不能证明白血病存在克隆演化。化疗药物的长期使用可能诱发白血病，初步考虑本例存在继发 t-AML 的可能。其机制如图 53-12：

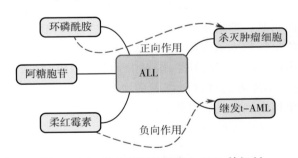

图 53-12 抗癌药导致继发 t-AML 的机制

（陈 慧）

128

病例 54　原发性骨髓纤维化 13 年后急性白血病变

【病例介绍】

患者,男,79 岁,主因"确诊为骨髓纤维化 13 年,乏力食欲缺乏 10 余天"入院。13 年前就诊鄂尔多斯市某医院确诊为"骨髓纤维化"。13 年来口服羟基脲控制病情,根据血常规调整羟基脲的剂量。患者复查时间间隔较长,血象控制不理想。本次因 10 余天前开始出现乏力、食欲缺乏、不思饮食就诊入院。查体:肝肋下未触及,脾中度肿大,平脐水平可触及脾脏。

【辅助检查】

血常规　WBC 28.06×10^9/L, RBC 1.65×10^{12}/L, HGB 75g/L, PLT 92×10^9/L。外周血复检示:原始细胞约占 12%,部分似原始粒细胞,部分形态似小体积原始巨核细胞;红细胞明显大小不一,嗜碱点彩、嗜多色性红易见,高色素巨大红、泪滴红、红细胞碎片易见。计数 100 个白细胞见到晚幼红 6 个。淋巴、单核细胞比例减低,形态大致正常。血小板散在分布、可见。小巨核细胞及涂抹细胞易见。

骨髓常规　增生活跃,粒系(G)=占 44.0%,红系(E)=占 48.5%。原始细胞占 25.0%,其胞体较小,核染色质平坦、沙粒感,胞浆量少,淡蓝染,胞浆边沿整齐,形态似小体积原始粒细胞。红系比例增高,可见核出芽、巨幼(样)变幼红、核碎裂幼红等,成熟红细胞明显大小不一,嗜碱点彩、嗜多色性红及高色素巨大红细胞易见。淋巴细胞比例减低,形态大致正常。单核细胞少见。全片见巨核细胞 10 个,其中颗粒巨核细胞 3 个,裸巨核细胞 7 个,易见小巨核细胞。血小板散在分布、可见。涂抹细胞极易见。综合临床考虑骨髓纤维化急性白血病转变。

流式细胞免疫分型　在 CD45/SSC 散点图上设门分析,原始向髓系细胞延伸分布区域可见异常细胞群体,约占有核细胞的 30.8%,表达 HAL-DR、CD33、CD34、CD117,部分表达 CD13,考虑急性髓系白血病 M2,请结合 *AML1/ETO*、*WT1* 基因检测综合判定。

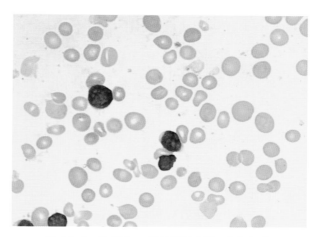

图 54-1　外周血　易见原始细胞、大红细胞

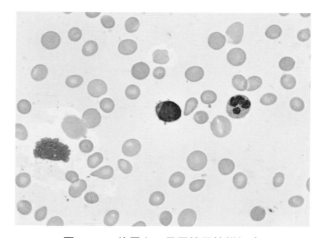

图 54-2　外周血　见原始巨核样细胞

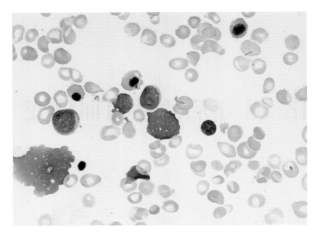

图 54-3 骨髓 易见原始细胞及涂抹细胞

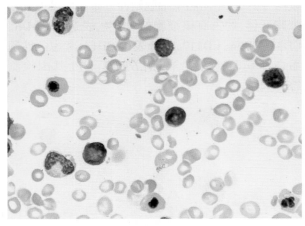

图 54-4 骨髓 易见原始细胞

【综合诊断】

结合病史诊断为 PMF 急性白血病（AML-M2）转变。

【解析】

原发性骨髓纤维化（primary myelofibrosis，PMF）是一种慢性克隆性骨髓增殖性肿瘤（MPN），特征为骨髓中以巨核细胞和粒系细胞增殖为主，至病情充分发展期伴有反应性纤维组织沉积和髓外造血。疾病的进展呈阶段性，纤维化前期，没有或仅有少量网状纤维、无或轻度贫血、白细胞增多，血小板增多极常见，骨髓增生、巨核细胞增多、畸形巨核细胞及巨核细胞成簇出现，脾肿大少见、成熟红细胞无异型性或轻度异型性。进展为骨髓网状纤维或胶原纤维显著增生的纤维化期，常伴骨硬化，外周血涂片出现幼稚粒细胞、幼稚红细胞及泪滴形红细胞（几乎每个油镜视野均可见泪滴红细胞，外周血 CD34+ 细胞增加、巨大血小板，并有

肝、脾肿大，巨核细胞总数增加，成簇出现形态高度异常的巨核细胞及裸核巨核细胞。多达 30% 的患者诊断时无症状，而是在常规体检时发现脾脏肿大或常规血细胞计数时发现贫血、白细胞增多和（或）血小板增多而发现本病。较少情况下，外周血中因发现不明原因的幼稚粒细胞、幼稚红细胞增多或乳酸脱氢酶（LDH）增高而确诊。在 PMF 的初始纤维化前期，可仅有显著的血小板增多，类似于 ET。因此持续性血小板增多本身不能区分 PMF 纤维化前期与 ET。高达 90% 的患者有不同程度的脾脏肿大，可以为巨脾。约 50% 的患者有肝脏肿大。约 50% 的纤维化期患者有 *JAK2V617F* 突变，纤维化前期该突变的发生率未明。尽管有助于 PMF 与可以导致骨髓纤维化的反应性情形相鉴别，但该突变对于 PMF 并非特异性，PV 及 ET 中也可见到。

纤维化前期和早期 PMF 骨髓特点：有核细胞过度增多，中性粒细胞和不典型巨核细胞数量增多。粒系造血可见轻度"左移"，但通常以晚幼粒、杆状核及分叶核粒细胞为主。原粒细胞百分率不增高，看不到明显的原始细胞或 CD34+ 祖细胞簇。多数病例红系造血数量减少，但某些病例早期红系细胞显著。巨核细胞明显异常，其组织学局部分布和形态是识别 PMF 纤维化前期的关键。巨核细胞常形成大小不一的密集丛簇，分布于骨髓血窦和骨小梁近旁。多数巨核细胞胞体增大，但也可见到微小巨核细胞。巨核细胞的核/质比例失调（成熟缺陷的表现），异常的染色质粗块状聚集，核呈球形、"云朵样"或"气球形"以及常见到的巨核细胞裸核都是典型表现。总体上 PMF 的巨核细胞比任何其他类型 MPN 更加不典型。

纤维化期骨髓特点：多数 PMF 初诊时为明显的纤维化期，此期骨髓活检有明确的网状纤维或胶原纤维。仍可见骨髓灶性增生活跃，但增生正常或增生减低更为常见，斑片状分布、增生活跃的造血组织与增生低下的疏松结缔组织和（或）脂肪组织交替分布，虽然骨髓原粒细胞 <10%，但幼稚细胞灶可较显著。不典型的巨核细胞通常最为显著，呈大的簇状或片状分布，常位于扩张的血窦内。骨髓硬化期可形成宽而不规则的骨小梁，骨髓纤维化的程度与疾病的发展明显相关。已诊断为 PMF 的病例，外周血和（或）骨髓中原始细胞占 10%~19% 及骨髓中免疫组化染色示 CD34+ 细

胞增多,成簇分布和(或)正常的骨内膜细胞分布表明为加速期,原始细胞≥20%则为急性变。PMF 患者也可最初表现为加速期或急变期,对于就诊时外周血和(或)骨髓中原始细胞≥20%,而其他表现提示 PMF 的病例,在诊断为急性白血病时应注明可能由 PMF 转变而来。本例为明确诊断原发性骨髓纤维化 13 年后转为急性白血病。

鉴别诊断

1. 慢性粒细胞白细胞:两者均有巨脾、巨核细胞计数增高,周围血出现中、晚幼等粒细胞增生表现。但 CML 患者白细胞计数常大于 100×10^9/L,红细胞形态正常,骨髓纤维化程度轻,有 Ph 染色体或 *BCR-ABL1* 融合基因阳性等。

2. 骨髓转移癌:常伴幼红、幼粒细胞血象,可有贫血,一般病程短,脾大较轻,骨髓可找到癌细胞。部分患者可找到原发灶。有时癌细胞转移后可产生继发性骨髓纤维化,但纤维化往往较局限。

3. 低增生性急性白血病:外周血可出现幼稚细胞,可伴全血细胞减少,骨髓增生减低。但通常起病较急,肝脾大不显著。骨髓穿刺和骨髓活检可发现大量幼稚细胞。

4. 真性红细胞增多症,血片中无明显大小不均的异形红细胞、有核红细胞、未成熟髓系细胞,且原发性骨髓纤维化的脾肿大及巨核细胞增生更显著。

预后: PMF 患者生存期为数月至数十年。总体预后取决于初诊时的疾病分期。在纤维化期诊断者,中位生存期约 3~7 年,而在纤维化前期诊断者,10 年与 15 年相对生存率分别为 72% 与 59%。初诊时预后不良因素包括年龄 >70 岁、

HGB<100g/L、PLT<100×10^9/L 及异常核型。主要致病及致死原因为骨髓衰竭(感染,出血)、血栓栓塞、门脉高压、心力衰竭和急性白血病(AML)。AML 发生率为 5%~30%。虽然有些 AML 与此前细胞毒药物治疗有关,但很多病例从未接受过治疗,证明 AML 是 PMF 自然病程的一个部分。

附:原发性骨髓纤维化的诊断标准:诊断需要符合全部 3 个主要标准和 2 个次要标准。

主要标准

1. 存在巨核细胞的增殖及不典型性,常伴有网状纤维和(或)胶原纤维增生或如无显著的网状纤维增生,巨核细胞的改变必须伴有以粒系增殖为特征的骨髓有核细胞增多,红系造血常减少(即纤维化前期)。

2. 不符合 WHO 真性红细胞增多症、*BCR-ABL1* 阳性慢性粒细胞白血病、骨髓增生异常综合征或其他髓系肿瘤的诊断标准。

3. 有 *JAK2V617F* 或其他克隆性标志(例如 *MPL W515K/L*),或如无克隆性标志,须没有证据证明骨髓纤维增生或其他改变是继发于感染,自身免疫性疾病或其他慢性炎症、毛细胞白血病或其他淋系肿瘤、转移性恶性肿瘤,或中毒性(慢性)骨髓病变。

次要标准

1. 幼稚粒系、红系细胞增多;
2. 血清乳酸脱氢酶水平升高;
3. 贫血;
4. 脾脏肿大。

(李洪文　安仕刚)

病例 55　原发性血小板增多症转变为急性单核细胞白血病

【病例介绍】

患者,男,60岁,"发现血小板增多5年余,血细胞异常1天"。2011年无明显诱因出现头晕,就诊院内查血常规提示血小板增多(具体不详),行骨髓细胞＋病理检查,确诊为"原发性血小板增多症",曾予"干扰素"抑制骨髓造血等治疗(具体不详),治疗中出现全身皮疹等过敏症状,后改为"羟基脲",出院后长期口服羟基脲0.5g tid,别嘌醇片0.1g qd,碳酸氢钠片1.0g qd,阿司匹林0.1g qn(每晚一次),定期门诊随访,病情控制尚可,2016年院内门诊随访查血常规:WBC 7.1×10^9/L,RBC 3.74×10^{12}/L,HGB 127g/L,PLT 84×10^9/L,幼稚细胞26%。查体:全身皮肤黏膜无出血点,全身浅表淋巴结未触及肿大,胸骨无压痛,肝脾肋下未触及。

【辅助检查】

血常规　WBC 7.1×10^9/L,RBC 3.74×10^{12}/L,HGB 127g/L,PLT 84×10^9/L,手工分类:中性分叶20%,嗜酸5%,嗜碱3%,淋巴31%,单核3%,幼稚细胞26%。

骨髓常规　增生活跃(－),粒系(G)=8%,红系(E)=5%;粒系、红系增生明显减低,巨核细胞全片见7个,均为颗粒性巨核细胞。原始细胞67%,其胞体大、圆形、类圆形或不规则,胞浆量较多、蓝色、部分可见空泡、部分可见细小紫红色颗粒,胞核异形性明显:多数扭曲、折叠、凹陷、切迹或花瓣样、分叶状、双核、多核等,染色质粗颗粒或粗块状,可见1~4个核仁。细胞化学染色:MPO染色原始细胞阳性率4%。PAS:多数原始细胞胞浆淡染,少数见细颗粒弥散阳性。意见:结合病史,考虑为ET急性单核细胞白血病转变,建议作相关检查明确诊断。

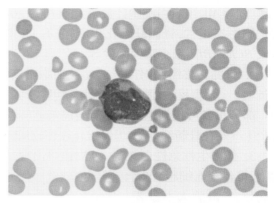

图 55-1　血片　原始单核细胞

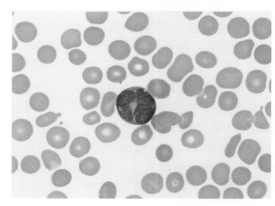

图 55-2　血片　原始单核细胞

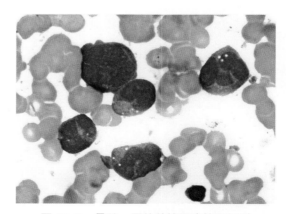

图 55-3　骨髓　原幼单核细胞核不规则

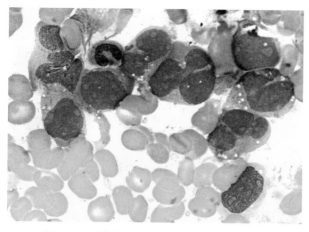

图 55-4　骨髓　原幼单核细胞可见花瓣核

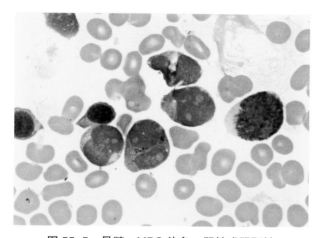

图 55-5　骨髓　MPO 染色　阴性或弱阳性

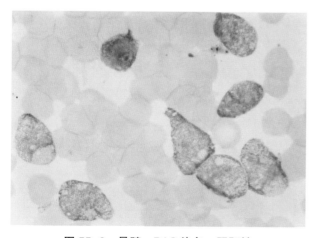

图 55-6　骨髓　PAS 染色　弱阳性

流式细胞免疫分型　在 CD45/SSC 点图上设门分析,原始细胞分布区域可见异常细胞群体,约占有核细胞的 57%,主要表达 HLA-DR、CD4、CD13、CD33、CD34、CD38、CD117、CD123。

基因检查　*JAK2V617F* 突变型:阳性。*BCR-ABL* 融合基因:阴性。白血病融合基因筛查:阴性。

C-kit/D816V 基因突变:阴性。*FLT3/ITD* 基因突变型:阴性。

染色体核型分析　47,XY,+1,der(1;7)(q10;p10),+8,add(14)(q32)[20]。

【综合诊断】

原发性血小板增多症转变为急性单核细胞白血病(AML-M5)。

【解析】

2016 年 WHO 诊断原发性血小板增多症(ET)的标准为,主要标准:①血小板持续性增多(≥450×10⁹/L);②骨髓活检发现以大而多分叶的成熟巨核细胞增生为主,未见中性粒细胞增生或核左移,或红细胞增生和网状蛋白轻度增多(1 度);③不符合 WHO 关于 *BCR-ABL1*+CML、PV、PMF、骨髓增生异常综合征或其他骨髓肿瘤的诊断标准;④*JAK2*、*CALR* 或 *MPL* 突变阳性。次要标准:克隆标志物阳性或反应性血小板增多阴性。诊断时需满足全部 4 项主要标准或前 3 项主要标准 +1 项次要标准。

ET 是一种主要累及骨髓巨核细胞系统的克隆性骨髓增殖性疾病,部分可进展为真性红细胞增多症(PV)及骨髓纤维化(MF)。文献统计仅有 0.6%~6.1% 的患者发生白血病转变,大多转变为急性髓系白血病,也有少数转变为急性淋巴细胞白血病,此时 *JAK2V617F* 检测多为阴性。本例 ET 转变为 AML-M5,但 *JAK2V617F* 检测为阳性,说明该突变不是转变为白血病的直接原因。有学者认为,ET 转变为白血病的机制中可能有额外的遗传学事件参与。也有学者认为这种变化可能与使用细胞毒性药物治疗有关,一般认为,化学治疗如烷化剂、羟基脲、³²P 均可以加速本病向白血病的转变,其原因为这些药物颗粒导致染色体细胞遗传学改变,从而更易导致白血病的发生。但也有报道,未经治疗的患者也可转变为此,故也有学者认为转变白血病是疾病的自然发展过程。本例患者 5 年前疾病初发时未行细胞遗传学检查、长期服用"羟基脲"、现 *JAK2V617F* 检测为阳性,转变为急性髓系白血病的原因是染色体畸变还是与服用药物有关或自发转变尚难确定。

(林　萍　曾强武)

病例 56　慢性粒细胞白血病急变为嗜碱性粒细胞白血病

【病例介绍】

患者,男,64岁。有慢性支气管炎病史。因"确诊白血病3年余,左腹痛1周"入院。患者3+年前(2013年5月21日)因"左上腹胀3月余,发热1天"就诊入院,确诊为"慢性粒细胞性白血病",予"羟基脲片降白细胞,白细胞单采术等治疗",好转后出院;遵医嘱服用羟基脲片治疗,定期复查血常规,白细胞渐降至正常,脾脏较前缩小,口服羟基脲片2个月后停用,改为伊马替尼胶囊4粒qd治疗,门诊监测白细胞基本维持在正常范围,之后未规律服用伊马替尼,具体不详。1周前患者无明显诱因在家出现低热、盗汗,伴有左上腹阵发性隐痛,自行服用药物(具体不详)后症状无明显改善。3天前至当地县人民医院复查血常规示"WBC 34.9×10^9/L,HGB 132g/L,PLT 143×10^9/L",B超提示巨脾,1天前无明显诱因出现左上腹疼痛加剧,持续时间延长,影响睡眠,今为进一步诊治就诊入院。查体:浅表淋巴结未及肿大,口腔黏膜未见溃疡及出血,胸骨无压痛,肝肋下未触及;脾脏肿大,甲乙线13cm,甲丙线15cm。

【辅助检查】

血常规　WBC 37.2×10^9/L,RBC 4.44×10^{12}/L,HGB 122g/L,PLT 76×10^9/L,NE 25%,LY 25%,MO 2%,EO 0.0%,人工复检:Baso 56%,原始细胞8%。

骨髓常规　增生明显活跃,粒系(G)=82.0%,红系(E)=1.5%;原始细胞比例增高,占17%,嗜碱性粒细胞比例明显增高占41%,以幼稚嗜碱性粒细胞为主。骨髓细胞化学染色:MPO染色,原始细胞及嗜碱性粒细胞呈阴性;CE染色,原始及嗜碱性粒细胞呈弱阳性。外周血嗜碱性粒细胞比例明显增高占56%,以幼稚嗜碱性粒细胞为主,原始细胞比例占8%,部分原始细胞胞浆可见紫黑色嗜碱性颗粒。

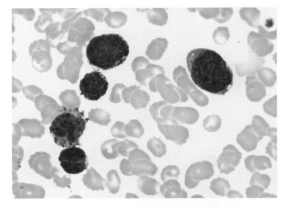

图56-1　血片　嗜碱性粒细胞增多

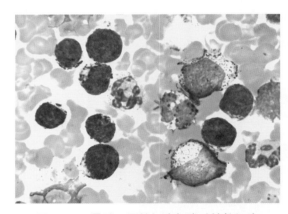

图56-2　骨髓　原始细胞与嗜碱性粒细胞

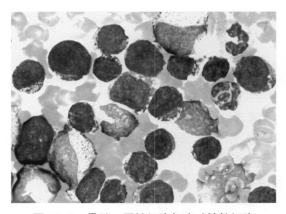

图56-3　骨髓　原始细胞与嗜碱性粒细胞

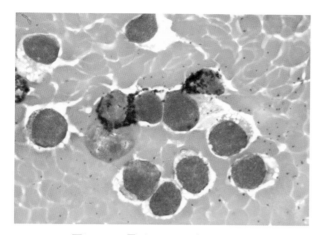

图 56-4　骨髓　MPO 染色　阴性

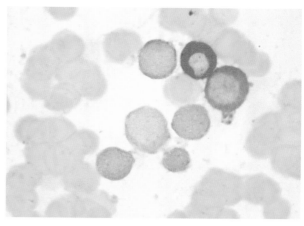

图 56-5　骨髓 CE 染色　原始及嗜碱性粒细胞呈弱阳性

免疫学分型:

免疫学分型部分散点图: 图 56-6, CD45/SSC 散点图, 原始细胞区域显示两群细胞, 绿色散点(P3)代表嗜碱性粒细胞, 红色散点(P2)对应原始细胞; 图 56-7, CD33、CD13 在原始细胞及嗜碱性粒细胞上的表达; 图 56-8, 嗜碱性粒细胞表达 CD123, 不表达 HLA-DR; 嗜碱性粒细胞大部分表达 CD34。

流式细胞免疫分型　原始细胞(26.0%): 表达 CD34, CD117, CD33, CD4, CD13; 部分表达: CD38, CD123, CD15, CD36, CD7; 不表达: CD56, HLA-DR, CD64, CD14, CD11b; 嗜碱性粒细胞(36.6%): 表达 CD34, CD38, CD117, CD123, CD33 及 CD4; 部分表达 CD13, CD7; 不表达 CD56, HLA-DR, CD64, CD14, CD11B, CD36 及 CD15。

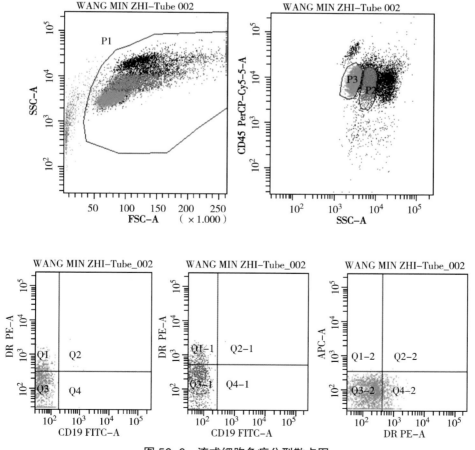

图 56-6　流式细胞免疫分型散点图

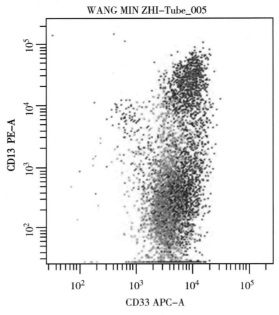

图 56-7　流式细胞免疫分型散点图

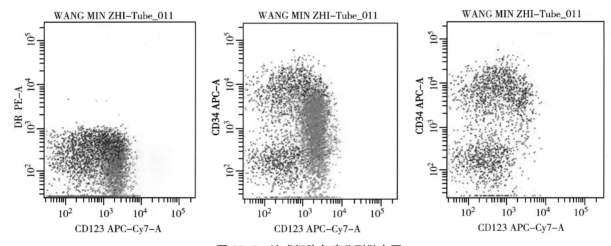

图 56-8　流式细胞免疫分型散点图

染色体核型分析　50, XY, +8, t（9；22）（q34；q11.2）, +10, i（17）（q10）, +19, +der（22）, t（9；22）（q34；q11.2）［20］。

融合基因　*BCR-ABL*（相对比例）为 87.39%。

【综合诊断】

慢性粒细胞白血病急变急性嗜碱性粒细胞白血病。

【解析】

患者为老年男性，3 年前曾确诊慢性粒细胞白血病（CML），后有不规律应用"羟基脲片"及"伊马替尼"治疗史，今出现巨脾、发热症状及外周高白细胞特点，外周血及骨髓涂片均提示 CML 急变为急性白血病，形态学及流式细胞术均支持嗜碱性粒细胞白血病（BL）的诊断。虽然目前缺少统一的 BL 诊断标准，但本例患者不仅从骨髓、外周血及免疫学分型看，嗜碱性粒细胞均已超过 30%，且以幼稚阶段细胞为主，临床出现巨脾及高白细胞特点，根据《血液病诊断及疗效标准》，符合急性 BL 的诊断。目前 BL 主要分为 3 种类型：①急性 BL，此种类型较罕见；②其他恶性血液系统肿瘤继发的急性 BL，常继发于 CML 或其他急变期、急性髓细胞白血病伴 t（6；9）（p23；q14）或 12p 异常、急性早幼粒细胞嗜碱性分化等；③慢性 BL，是指一种伴有嗜碱性粒细胞增多的骨髓增殖性疾病。总之 BL 是罕见类型白血病,要与其他类型白血病鉴别,如肥大细胞白血病、急性粒细胞白血病等鉴别。形态学 BL 原始及早幼阶段细胞有明显嗜碱性分化特点,胞浆有特异的粗大紫黑色嗜碱性颗粒出现,组织化学染色,甲苯胺蓝染色呈强阳性,为 BL 特异性染色,很遗憾本例患者未做甲苯胺蓝染色。通常髓过氧化物酶染色呈阴性,氯醋酸酯酶染色呈弱阳性,本例组化染色符合此两项染色特点。流式细胞学诊断 BL 有其独特优势,如图 56-6 在 CD45/SSC 散点图中,可见一群分布在幼稚细胞区域 CD45 弱于成熟淋巴细胞,SSC 值较原始细胞略小的细胞群(P3),强表达 CD123,不表达 HLA-DR(如图 56-7),符合嗜碱性粒细胞抗原表达特点。此外,该群细胞强表达 CD117 及 CD34(如图 56-8),不表达 CD15 及 CD11b,提示此类嗜碱性粒细胞抗原分化较差,表型较幼稚。细胞遗传学分析显示,本例患者除原发病 CML 特有的 t(9;22)(q34;q11.2)外,还伴有其他附加染色体异常,相应 *BCR-ABL* 融合基因高拷贝。

表 56-1　急性嗜碱性粒细胞白血病(Acute basophilic leukaemia)特点小结

临床特点	骨髓涂片特点	细胞化学特点	流式及相关实验室检查特点	电镜特点
常伴肝脏和(或)脾脏肿大,常有皮疹、头痛及胃肠道症状	原始细胞 >20%,并向嗜碱性粒细胞分化。幼稚嗜碱性粒细胞常含大小不一的嗜碱性颗粒	MPO、SBB、CE 非特异性酯酶阴性;PAS、ACP 染色阳性;甲苯胺蓝染色强阳性	CD9、CD11b、CD25、CD123 阳性;高组胺血症和高组胺尿症;细胞类胰蛋白酶阴性,但组氨酸脱羧酶阳性	电子显微镜观察到含有直径为 300~700nm 的未成熟嗜碱性致密颗粒

(郑　瑞　苏　莉)

病例 57　慢性粒细胞白血病急性淋巴细胞白血病转变

【病例介绍】

患者女性,45 岁,发现白细胞升高 4 年,皮肤瘀斑 2 天。入院前 4 年因"腹胀"求诊入院,查血常规提示白细胞升高,外周血 NAP 积分 0 分,骨髓细胞学提示慢性粒细胞性白血病及骨髓 BCR/ABL 融合基因阳性,查腹部 CT 示脾大,诊断为"慢性粒细胞性白血病",予"羟基脲"化疗,后予"羟基脲 + 干扰素"维持化疗,监测血象提示白细胞数逐渐下降至正常范围,脾脏明显缩小,出院后继续予"羟基脲 + 干扰素"维持化疗,监测血常规提示血象基本平稳在正常范围。2 天前出现双小腿皮肤瘀斑,查体:轻度贫血貌,全身浅表淋巴结未触及明显肿大,胸骨无压痛,肝脾肋下未触及。查血常规提示白细胞明显增多,分类提示原幼细胞增多再次入院。

【辅助检查】

血常规　WBC 75×10^9/L,HGB 95g/L,PLT 15×10^9/L,NE4.7×10^9/L,EO 0.2×10^9/L,BA 0.1×10^9/L,人工复检:中幼粒细胞 1%,晚幼粒细胞 1%,杆状核细胞 2%,分叶核细胞 6%,淋巴细胞 20%,单核细胞 2%,原始幼稚细胞 68%。

其他检查　α-羟丁酸脱氢酶 308U/L,乳酸脱氢酶 387U/L,肌酸激酶 22U/L,葡萄糖 4.84mmol/L,谷丙转氨酶 42IU/L。腹部彩超示:①脾轻度肿大,②肝、胆、胰腺未见明显异常。

骨髓常规　增生明显-极度活跃,粒系(G)=8.5%,红系(E)=2%。粒系比例明显减低,早中晚偶见,嗜酸性粒细胞偶见(0.5%)。红系受抑制、巨核细胞全片 2 个。淋巴系比例明显增高,以原始及幼稚淋巴细胞为主,比例约 83%,其 MPO 染色呈阴性,PAS 染色多数呈中、粗颗粒阳性。意见:考虑慢性粒细胞白血病急性淋巴细胞白血病转变。

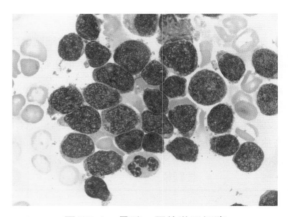

图 57-1　骨髓　原幼淋巴细胞

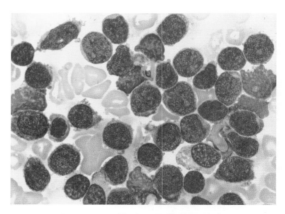

图 57-2　骨髓　原幼淋巴细胞

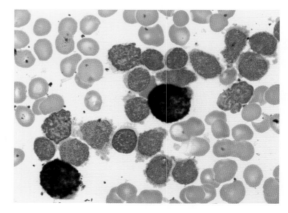

图 57-3　骨髓　MPO 染色　阴性

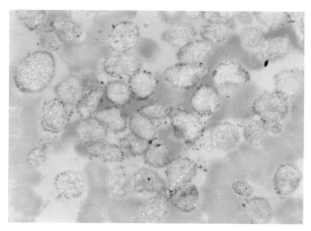

图 57-4　PAS 染色　中、粗颗粒阳性

流式细胞免疫分型　在 CD45/SSC 点图上设门分析,原始细胞分布区域可见异常细胞群体,约占有核细胞 81%,主要表达 HLA-DR、CD10、CD13、CD19、CD33、CD34、CD38、CD123、TdT。髓系增殖明显受抑。提示:急性 B 淋巴细胞白血病(B-ALL),伴髓系抗原表达。

骨髓病理　后髂骨骨髓增生极度活跃,幼稚细胞广泛增生,胞体中到大,胞核不规则,可见核仁,免疫组化:CD34(+);CD19(+);CD79α(+);CD20(-);CD3(-);TDT(+);CD117(-);MPO(-);CD42b(巨核细胞 +)。

染色体核型分析　46,XX,t(9;22)(q34;q11)[20]。

基因检测　BCR-ABL 融合基因阳性,拷贝数 1.01×10^5/L。ABL1 激酶突变检测提示 T351I 突变阴性,P-LOOP 突变阴性,A-LOOP 突变阴性。

【综合诊断】

慢性粒细胞白血病急性淋巴细胞白血病转变。

【解析】

慢性粒细胞白血病是起源于骨髓异常的多潜能造血干细胞并伴有一致的 Ph 染色体和(或)*BCR-ABL* 融合基因形成的骨髓增殖性疾病。其特点是持续性、进行性外周血白细胞总数增高,骨髓和外周血中各阶段粒细胞增多,尤以中晚幼粒细胞增多为主,并伴有嗜酸、嗜碱性粒细胞增多。临床主要表现为贫血、反复感染且不容易治好、出血倾向、脾大、不明原因的消瘦及盗汗等。大约有 90% 的病人出现 Ph 染色体或 BCR-ABL 融合基因。该病进展缓慢,根据骨髓中原始细胞的数量和症状的严重程度,分为三个期:慢性期、加速期和急变期。

表 57-1　WHO 的慢粒分期

分期	临床表现
慢性期	(1)无明显症状
	(2)无加速期或急变期特点
加速期	(1)骨髓或外周血中原始粒细胞占 10%~19%
	(2)外周血中嗜碱性粒细胞≥20
	(3)与治疗无关的持续性血小板减少(<100×10⁹/L)或治疗无效的持续性血小板增高(>100×10⁹/L)
	(4)治疗无效的进行性白细胞数量增多和脾大
	(5)附加染色体异常(出现新的克隆)
急变期	(1)原始粒细胞(Ⅰ型 + Ⅱ型)或原单 + 幼单或原始淋巴细胞 + 幼稚淋巴细胞在外周血或骨髓中≥20%
	(2)外周血中原始细胞 + 早幼粒细胞 >30%
	(3)骨髓中原始细胞 + 早幼粒细胞 >50%
	(4)有髓外原始细胞浸润

急变期是慢粒的终末期,慢粒急变时可转变为任何类型的白血病,常见的为急粒变,约占 50%~60%,其次为急淋变,约占 20%~30%,偶有原始红细胞型、原始巨核细胞型和嗜碱性粒细胞型等的急性变。文献报道,慢粒急淋变类型以 B 系急淋多见,主要表达 CD10、CD19 并多伴有髓系抗原 CD13、CD33 表达(占 5/7),且慢粒急淋变骨髓原始细胞比例大于外周血、骨髓和外周血中嗜酸、嗜碱性粒细胞少见,除 PH 染色体阳性外,其他畸形很少见于急淋变。另有学者统计,急淋变患者骨髓原始细胞比例高于急粒变患者,但两者的总生存率无明显差异。本例慢粒急淋变即为 B 系急淋并伴髓系抗原 CD13、CD33 表达。

(林　萍　韦美萍)

病例 58　慢性粒细胞白血病原始巨核细胞变

【病例介绍】

患者,男,68岁,确诊慢性粒细胞白血病（CML）一年,全身骨痛十天入院。体检全身浅表淋巴结未及肿大,胸骨下段有压痛,肝脾肿大。

【辅助检查】

血常规　WBC 40.2×10^9/L, HGB 118g/L, PLT 51×10^9/L。人工复检:原始细胞6%（图58-1）,早幼粒细胞4%,中幼粒细胞9%,晚幼粒细胞4%,成熟中性粒细胞73%,淋巴细胞4%。

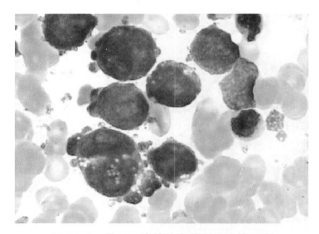

图58-2　骨髓　成簇分布的原始巨核细胞

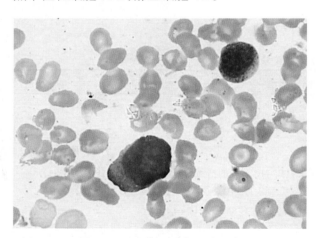

图58-1　血片　一个原始细胞

骨髓常规　有核细胞增生明显活跃,粒系造血受抑,红系造血明显受抑;嗜碱性粒细胞1.5%。不规则的原始细胞明显增多,占有核细胞60%,该细胞大小不一,胞核呈圆形,少数为不规则偏位,核染色质紫红色呈粗颗粒状。胞质较丰富,嗜碱性无颗粒,呈空泡状、花瓣状、棉球样、龟甲状、分离状,并有云雾状、层状感和胞质的一部分呈脱离状（图58-2）。细胞化学和免疫组化:细胞化学 PMO、SBB、CE、NBE 均为阴性。免疫组化 CD41 阳性41%（图58-3）。

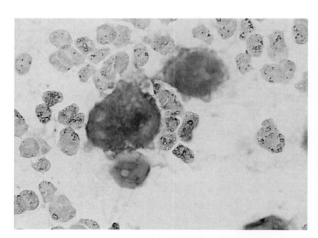

图58-3　CD41 染色　原始巨核细胞阳性

骨髓印片　原始细胞生成显著,并易见嗜碱性粒细胞（图58-4）。骨髓切片,原始细胞异常增生,呈弥散性浸润,细胞不规则具有巨核系形态特点（图58-5）。

流式细胞免疫分型　阳性细胞分别为 CD45 95.39%, CD33 93.69%, CD34 76.35%, CD41a 92.10%, CD13 83.21%, CD117 64.98%, CD38 90.01%, MPO 82.80%, CD61 70.30%。提示 AML-M7。

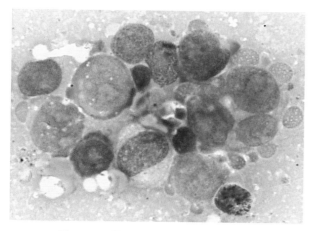

图 58-4 　骨髓印片　原始巨核细胞多

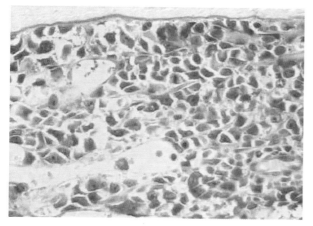

图 58-5 　骨髓切片　原始细胞弥散性浸润

【综合诊断】

慢性粒细胞白血病原始巨核细胞变。

【解析】

CML 按病期分为慢性期（CML-CP）、加速期（CML-AP）和急变期（CML-BP）。在 WHO 修订的分类中 CML-AP 已不太常见，诊断的标准包括血液学、形态学和细胞遗传学参数，通常是由于遗传演变增加和 TKI 抗性出现所致。CML 急变时可转变为任何系列原始细胞，常见的为原粒（单核）细胞型，少见的有原始淋巴细胞型、原始红

细胞型、巨核细胞型和嗜碱性粒细胞型等。本例 CML 原始巨核细胞变即为少见类型。在这几型急变中，除了嗜碱性粒细胞型外，有一共同的形态学表现——或多或少残余慢性期的形态特点，易见嗜碱性粒细胞和（或）嗜酸性粒细胞。巨核细胞急变时除原始巨核细胞外，还可出现以淋巴样微巨核细胞为主的急变。WHO 描述的原始巨核细胞形态：大小不一，胞核卵圆形、圆形、染色较致密，核仁常不明显；胞质嗜碱性，多无颗粒，胞质伪足突起明显，有时胞质分层呈束带状（颗粒区和无颗粒的清晰胞质区）。一般，骨髓中原始巨核细胞形态比外周血片为典型，与其他原始细胞不易区分时可从以下几个方面进行鉴别。①有形态特征原始巨核细胞的数量，其他急性白血病时，可见与原始巨核细胞相似的形态，但其比例一般不会超过 5%~10%。②仔细观察细胞形态，原始巨核细胞有上述的一些明显的特征，而其他白血病原始细胞大多无此特点，即使胞质有突起，但其胞质量常少、或突起不典型或缺乏分离状云雾状等（如原始淋巴细胞），有的细胞胞体虽大胞质亦丰富，但有较明显的胞体和胞核的异形（如 M5）。③找细胞近缘关系，白血病时尽管某一细胞高度生成，但其或多或少伴有一些成熟迹象。④分析细胞化学反应，常规项目中"四阴一阳（MPO、SBB、CE 和 NBE 阴性，PAS 阳性）"可基本排除 AML 的其他亚型。⑤骨髓中成熟的巨核细胞，原始巨核细胞急变时成熟巨核细胞虽可见，但其量往往不多，且无骨髓增生异常综合征和 AML-M6 或 AML-M5b 易见的多小巨核细胞。原始巨核细胞的形态与不典型的原始红细胞形态具有相似之处，需进一步用抗血型糖蛋白 A 或 CD41 细胞免疫化学染色进行鉴别。原始红细胞抗血型糖蛋白 A 阳性，CD41 和 CD42 阴性，而 M7 原始巨核细胞 CD41 和 CD42 阳性，抗血型糖蛋白 A 阴性。

（朱蕾　卢兴国）

病例 59　多发性骨髓瘤治疗后继发急性淋巴细胞白血病

【病例介绍】

患者,女,48岁,主因"颈部疼痛、盗汗2月余。"于2012年7月20日入院。患者2月余前无明显诱因出现颈部疼痛,劳累及活动后加重,休息时稍减轻,伴双上肢疼痛,且伴夜间盗汗症状明显,无上肢麻木感,无皮肤感觉功能障碍,无发热、头晕、头痛、眩晕、恶心、呕吐等,于当地医院行颈部X线检查考虑"颈椎骨质增生",予口服中药治疗,具体成分不详,自诉治疗后颈部疼痛症状稍好转,但盗汗症状无明显改善。

【辅助检查】

2012年7月6日外院检查　外院考虑多发性骨髓瘤,未予治疗。

2012年7月9日门诊检查　WBC $3.71×10^9$/L, HGB 122g/L, PLT $248×10^9$/L; 血清 Ca^{2+} 2.49mmol/L, TP 80.1g/L, ALB 51.8g/L, BUN 2.9mmol/L, β_2 微球蛋白1304.20μg/L; IgA 36.1g/L, IgM 0.29g/L, IgG 6.83g/L。

2012月7月10日门诊检查

骨髓常规　骨髓增生活跃,红系比例减低,浆细胞占13%,伴形态异常,不除外多发性骨髓瘤。

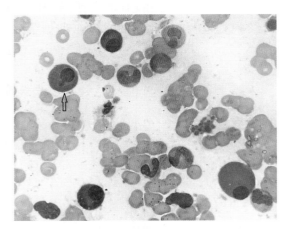

图 59-1　骨髓　浆细胞增多,左上一个可见核出芽

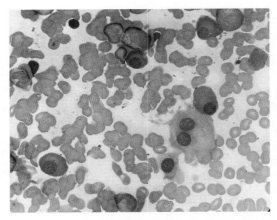

图 59-2　骨髓　浆细胞增多,见一个双核浆细胞

血清免疫固定电泳　提示单克隆免疫球蛋白IgA-κ型。

流式细胞免疫分型　异常细胞群 CD38++ CD45dim/-,为异常浆细胞,比例约为3.7%,抗原表达如下: CD56 99.5%, CD54 98.1%, CD138 44.0%, CD19 1.6%, CD20 2.7%, CD49e 4.7%, 胞浆 IgM 1.7%, 胞浆 IgD 0.1%, 胞浆 IgG 5.9%, 胞浆 κ 99.6%, 胞浆 λ 0.3%。

全身扁骨X线示　a.胸、腰椎轻度骨质增生; b.右侧骶髂关节改变,不除外炎症病变, c.头颅、双侧肋骨、双股骨、胫骨、腓骨、尺桡骨、右肱骨骨质正侧位片未见异常。综合以上检查结果和临床表现诊断多发性骨髓瘤(IgA-k, ⅡA期)明确。

治疗经过　此患者予VAD(长春新碱、吡柔比星、地塞米松)方案化疗1个疗程,PAD(万珂、里葆多、地塞米松)方案化疗2个疗程。疗效评价为nCR。2013年1月9日行大剂量CTX+G-CSF方案动员,2013年2月23日予美法仑预处理,2013年2月26日回输自体外周血造血干细胞。术后予反应停200mg qn维持治疗,期间复查疗效均为CR。

2015 年 4 月 3 日复诊：

骨髓常规　骨髓增生极度活跃,淋巴系统比例增高,以原始和幼稚淋巴细胞为主,占 67%。意见:结合病史考虑为多发性骨髓瘤治疗后继发急性淋巴细胞白血病可能,建议结合流式细胞免疫分型明确诊断。

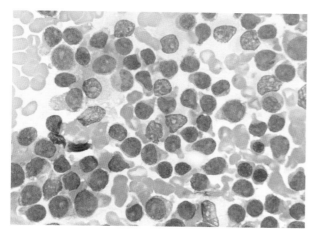

图 59-3　骨髓　原幼淋巴细胞

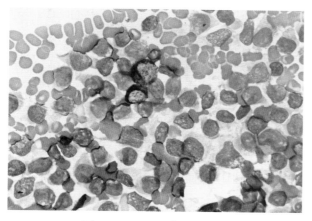

图 59-4　MPO 染色　阴性

流式细胞学检查　异常细胞群比例约为 92.7%,表达 CD22、CD19、CD34、HLA-DR、CD79a;部分表达:CD10、CD33;不表达 CD20、CD15、CD2、CD7、CD5、sCD3、cCD3、CD117、CD14、CD56、CD13、MPO。

其他检查　*BCR-ABL*、*MLL*、MDS 相关 FISH 检查(5q-、7q-、+8、20q-)均阴性。

【综合诊断】

多发性骨髓瘤治疗后继发急性淋巴细胞白血病。

【解析】

多发性骨髓瘤(multiple myeloma, MM)是一种克隆性浆细胞异常增殖的恶性疾病,是血液系统第二位常见恶性肿瘤,多发于老年人,目前仍无法治愈。随着新药不断问世及检测手段的提高,MM 的诊断和治疗得以不断改进和完善,MM 常见症状包括骨髓瘤相关器官功能损害的表现,即"CRAB"症状(血钙增高、肾功能损害、贫血、骨病),以及淀粉样变性等靶器官损害相关表现。相关报道称,85% 继发性白血病患者接受过烷化剂治疗,化疗所致的白血病中约 65% 为美法仑、苯丁酸氮芥、环磷酰胺导致,发病率在用药 2 年后开始增高,5~10 年达高峰。MM 患者继发性白血病实际发生率为 0.7%~25%,较正常人群高 100~200 倍。国外 Lau 等报道 1 例 MM(IgG 型)患者在自体干细胞移植后 3 年转为早前 B-ALL(移植前使用大剂量的美法仑 140mg/m^2),IgH 基因重排提示二者来源于不同的克隆,作者认为烷化剂可能是导致骨髓瘤细胞或淋巴细胞基因不稳定从而引发急性白血病的原因。本病例患者同样在移植前使用过环磷酰胺和美法仑,继发急性淋巴细胞白血病可能与这些烷化剂的使用有关,具体机制还不是很清楚。

(程　静　曾强武)

病例 60　多发性骨髓瘤移植后继发 AUL

【病例介绍】

患者,女,55 岁,2006 年主因腰痛 1 个月,尿常规示尿蛋白阳性,入院检查确诊为多发性骨髓瘤;治疗后病情好转出院。于 2008 年行自体造血干细胞移植术,移植过程顺利。移植后血常规逐渐恢复正常;期间复查过一次骨髓,三系增生较满意。2009 年主因皮肤散在瘀斑入院,检查确诊为再生障碍性贫血,后一直对症支持治疗,病情好转出院,门诊随诊。2016 年无明显诱因出现咳嗽咳痰,查血常规示白细胞增高,入院后完善相关检查,最终确诊为急性未分化白血病。

【辅助检查】

2006 年血常规　WBC 8.24×10^9/L, RBC 5.0×10^{12}/L, HGB 162g/L, PLT 379×10^9/L。

骨髓常规　骨髓增生活跃,浆细胞占 12.5%,其胞体大小不一,可见多核、奇数核浆细胞,核仁隐显不一;成熟红细胞缗钱状排列不明显。

骨髓常规　造血组织增生明显活跃,可见浆细胞呈大簇分布。

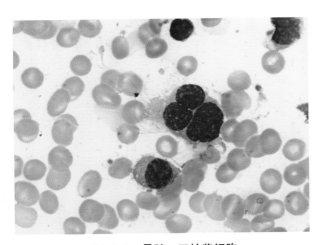

图 60-1　骨髓　三核浆细胞

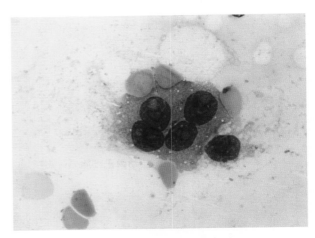

图 60-2　骨髓　多核浆细胞

其他检查　总蛋白 57.7g/L,白蛋白 26.8g/L,球蛋白 30.9g/L,肌酐 136.0μmol/L。

尿常规　潜血 ++,蛋白质 +++,白细胞计数 94.1/μl;尿本周氏蛋白:阳性。X 线检查:颅骨局限性骨质破坏。血清蛋白电泳:发现疑似 M 蛋白条带。

流式细胞免疫分型　浆细胞占有核细胞总数约 10.5%,表达 CD38、CD229、CD81、cLambda,部分表达 CD138,不表达 CD56、CD117、CD27、CD19、CD20、CD28、Ki67、CD79b、cIgM、cCD79a、cKappa、kappa、lambda,为恶性单克隆浆细胞。B 细胞占有核细胞 0.44%,未见明显单克隆细胞。未见明显非造血细胞。

2009 年血常规　WBC 2.9×10^9/L, HGB 77g/L, PLT 44×10^9/L。

其他检查　CT 示:头颅、骨盆未见异常;血清蛋白电泳:正常;尿本周氏蛋白:阴性。

骨髓常规　骨髓增生低下,粒系增生减低;红系增生减低;可见 72.5% 淋巴细胞;巨核细胞全片未见,血小板少见;可见约 5% 浆细胞,以成熟浆细胞为主,形态未见明显异常。

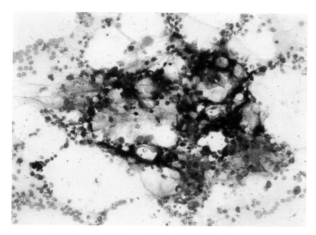

图 60-3　骨髓　骨髓小粒网状纤维增多，
非造血细胞为主

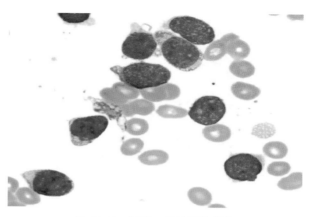

图 60-5　骨髓　原始细胞增多

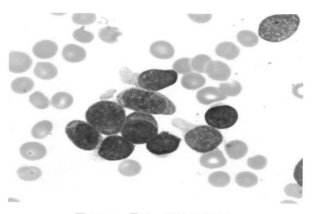

图 60-6　骨髓　原始细胞增多

流式细胞免疫分型　原始幼稚细胞占 74%，表达 CD34、HLA-DR，不表达 cCD3、CD3、CD2、CD7、MPO、CD117、CD13、CD33、CD14、CD64、CD56、CD123、cCD79a、CD19、CD20、CD22、CD38、CD138，考虑为 AUL。

融合基因　*BCR-ABL* 阴性。

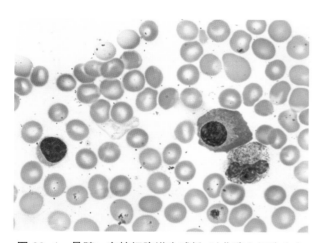

图 60-4　骨髓　有核细胞增生减低，以非造血细胞为主

骨髓活检　骨髓增生低下，各系造血细胞严重减少，造血面积约 10%。网状纤维染色:(++)，符合再生障碍性贫血表现。

流式细胞免疫分型　浆细胞占有核细胞总数约 4.5%，未见明显异常克隆，未见明显异常发育细胞。

2016 年血常规　WBC 59.64×10⁹/L，HGB 82g/L，PLT 16×10⁹/L。

骨髓常规　增生活跃，粒系（G）=10.5%，红系（E）=4%；粒、红二系细胞较少，成熟红细胞大小不一。原幼细胞明显增多，占 74%，该细胞大小不一，形态较规则，核圆形或椭圆形，可见切迹，核染色质较细致，核仁 1~3 个，胞浆量中等，呈蓝色。MPO 染色阴性；PAS 染色部分颗粒状阳性。巨核细胞全片计数 12 个，为颗粒型，血小板少见。

【综合诊断】

2006 年：多发性骨髓瘤。

2009 年：再生障碍性贫血。

2016 年：急性未分化白血病。

【解析】

多发性骨髓瘤是一种以骨髓中单克隆浆细胞大量增生为特征的恶性疾病。再生障碍性贫血是多种病因导致的造血功能衰竭性疾病，骨髓中无恶性细胞浸润，无网硬蛋白增生，临床上以全血细胞减少为主要表现。白血病是起源于造血干细胞的恶性克隆性疾病，受累细胞出现增殖失控、分化障碍、凋亡受阻,大量蓄积于骨髓和其他造血组织,从而抑制骨髓正常造血并浸润淋巴结、肝、脾等组织器官。

此患者明确诊断为多发性骨髓瘤,经治疗缓解后进行了自体移植,不到一年时间又诊断为再生障碍性贫血,可能与自体移植有关。据报道造血干细胞移植预处理时,含 TBI 的方案副作用大,并发症多,骨髓造血恢复慢。一旦骨髓造血无法恢复,其会表现出造血功能衰竭进而引发再障。此患者继发急性淋巴细胞白血病,可能与治疗相关。大多数研究表明,治疗因素是多发性骨髓瘤继发第二肿瘤的主要因素。如美法仑的应用使患者生存期延长,但是其发生 AL 的概率是正常人群的 45.6 倍。其机制可能是:①导致骨髓抑制和再生反复出现,使干细胞增生易发生克隆性改变。②重创骨髓造血干细胞,使其遗传基因畸变或重组,白血病细胞的原始克隆得以扩增。③触发潜在的白血病启动因子。④削弱患者的免疫监视系统功能。⑤异常增殖的白血病细胞反馈性抑制 MM 的分化增殖。

本病例中多发性骨髓瘤移植经造血干细胞移植 8 年后再患急性未分化白血病,其急性未分化白血病与原发疾病 MM 是否存在相关性有待进一步研究。

(耿瑞丽 曾强武)

病例 61　颗粒状急性 B 淋巴细胞白血病

【病例介绍】

患者,女性,42岁,鞋厂工人。因"面色苍白伴头晕乏力半月"。查体:T 36.2℃,重度贫血貌,胸骨无压痛,浅表淋巴结未及肿大,牙龈增生不明显,右前臂针扎处可见 2cm×2cm 瘀斑,肝脾肋下未及。

【辅助检查】

血常规　WBC 4.86×10⁹/L, HGB 76g/L, PLT 205×10⁹/L, NE 79%, LY 18%, MO 3%;人工复检:未找到幼稚细胞。

骨髓常规　骨髓有核细胞增生活跃,淋巴细胞明显增多,部分原幼淋巴细胞或成熟淋巴细胞浆内均可见粗大颗粒,涂抹细胞易见。意见:颗粒状急性淋巴细胞白血病。

流式细胞免疫分型　CD10、CD19、CD13、HLA-DR、CD34 阳性,CD2、CD3、CD5、CD7、CD20、CD14、CD15、CD33、CD117、MPO阴性。

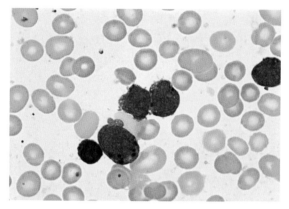

图 61-2　骨髓　含粗颗粒的淋巴细胞

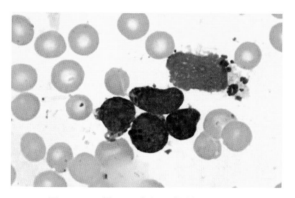

图 61-3　骨髓　含粗颗粒的淋巴细胞

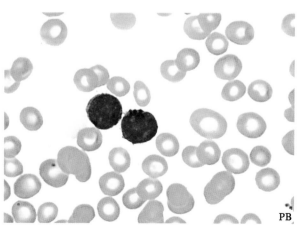

图 61-1　血片　含粗颗粒的淋巴细胞

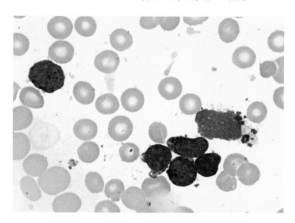

图 61-4　骨髓　含粗颗粒的淋巴细胞

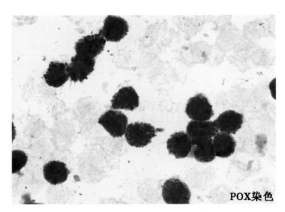

图 61-5 MPO 染色 阴性

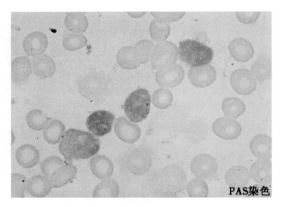

图 61-6 PAS 染色 阳性

【综合诊断】

颗粒状急性 B 淋巴细胞白血病。

【解析】

颗粒状急性淋巴细胞白血病诊断条件：①原幼淋巴细胞浆内含有粉红色或紫红色的颗粒或包涵体；②颗粒直径在 0.5μm 以上；③含有颗粒的原幼淋巴细胞≥10%。形成机制可能与发育不良的细胞器形成、融合、变性所致；预后说法不一，在儿童 ALL 中，出现颗粒状包涵体与免疫分型的 common B-ALL 有关。

（杨军军）

病例 62　颗粒性急性淋巴细胞白血病

【病例介绍】

患者,男,12岁,以"腰痛两月,加重三天"为主诉入院。专科情况:T 36.5℃,P 84 次/分,R 21 次/分,BP 138/79mmHg。无贫血貌,周身皮肤无皮疹、黄染、出血点,浅表淋巴结无肿大。咽部无充血,扁桃体无肿大。胸骨无压痛,双肺呼吸音清,未闻及干湿啰音。心率 84 次/分,律齐,各瓣膜听诊区未闻及病理性杂音。腹部平坦,无压痛及反跳痛,肝肋下未触及,脾肋下未触及。双下肢无水肿。

【辅助检查】

血常规　WBC 50.17×10^9/L,RBC 3.44×10^{12}/L,HGB 115g/L,PLT 153×10^9/L。外周血涂片检查:白细胞数增多,可见约 86% 原始细胞。

其他检查　总蛋白 70.70g/L,白蛋白 46.70g/L,球蛋白 24.00g/L,肌酐 66.20mg/dl。

骨髓检查　增生明显活跃,粒系(G)=3.0%,红系(E)=3.5%,粒、红二系比例减低,全片共查见 19 个巨核细胞。淋巴细胞比例增高,以原始、幼稚淋巴细胞为主,约占 90%。该类细胞胞体大小不一,胞浆量中等或较多,呈淡蓝色,有透亮感;细胞核大,圆形或近圆形,染色质细颗粒状偏聚集,偶见核仁。其特征性表现是:大多数细胞的胞质中可以见到较多的粗大紫红色颗粒。细胞化学染色:髓过氧化物酶染色(MPO)阴性;特异性酯酶(CE)阴性;糖原染色(PAS)病理细胞呈阳性,胞质中颗粒呈细颗粒弥散状,部分细胞可见中粗颗粒及珠状紫红色颗粒。意见:急性白血病,考虑 ALL,请结合流式细胞免疫分型等检查明确诊断。

流式细胞免疫分型　表达 CD123、CD19、CD10、cCD79a、TDT,部分表达 CD36、CD33,弱表达 CD34、HLA-DR、CD22,不表达 MPO、cIgM、sIgM、CD20、CD38。符合 Common B-ALL 表型。

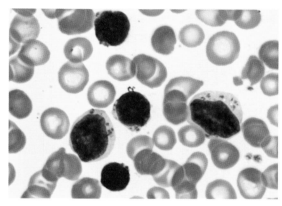

图 62-1　骨髓　颗粒淋巴细胞

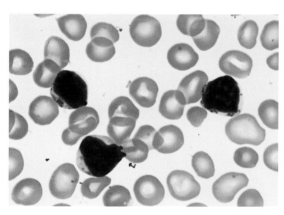

图 62-2　骨髓　颗粒淋巴细胞

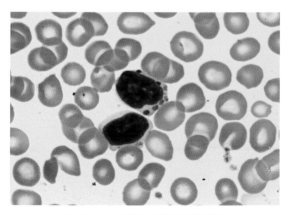

图 62-3　骨髓　颗粒淋巴细胞

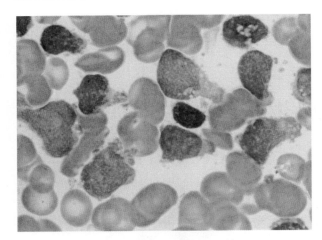

图 62-4 MPO 染色 阴性

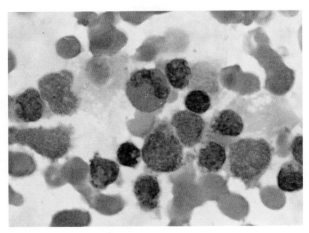

图 62-5 CE 染色 阴性

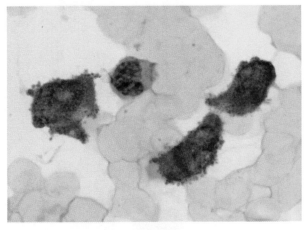

图 62-6 PAS 染色 阳性

染色体核型分析 46，XY［6］。

分子生物学检测 BCR-ABL、AML-ETO、PML-RARA、TEL-AML1、CBFβ-MYH11 等 40 种白血病常见的融合基因筛查均为阴性。

【综合诊断】

急性淋巴细胞白血病（Common B）。

【解析】

颗粒性急性淋巴细胞白血病（granular acute lymphoblastic leukemia，G-ALL）是一种少见的 ALL 形态学亚型，其特点为细胞质中可见较多的粗大颗粒。形态上极易与部分急性髓系白血病（acute myeloblastic leukemia，AML）及大颗粒淋巴细胞白血病（large granular lymphocytic leukemia，LGLL）相混淆。Stein 等最早注意到这一特殊形态的 ALL，将其视为 ALL 的一个新亚型，于 1983 年命名为 G-ALL。诊断标准为 5% 以上的原始细胞中存在直径 >0.5μm 的一个或多个嗜天青颗粒或包涵体。关于这类颗粒的确切性质，目前尚未有明确定论，可能是起源于线粒体或溶酶体的颗粒，也有可能是发育异常的细胞器生成、融合或退化的结果。电子显微镜超微结构显示这些细胞质颗粒类似多泡体（吉姆萨染色为嗜苯胺颗粒）或高尔基体。正常成熟淋巴细胞常可见嗜苯胺蓝溶酶体颗粒，但这些颗粒明显小于颗粒性 ALL 细胞的微管型颗粒。

G-ALL 约占儿童 ALL 的 2%~7%，研究发现可能与 Down 综合征有一定的相关性；在成人 ALL 中占 1.5%~7.6%，但目前国内外相关的文献报道仅 100 余例左右。与典型的 ALL 不同，G-ALL 的细胞质中可见较多的粗大颗粒，因此极易与原始粒细胞 II 型的初级颗粒、大颗粒淋巴细胞白血病（LGLL）的嗜天青颗粒、幼稚嗜碱性粒细胞的嗜碱性颗粒相混淆，从而造成误诊。细胞化学染色在区分急性髓系白血病（AML）与 ALL 上有很大帮助。PAS 染色在 AML 中多呈细颗粒弥散状、中粗颗粒，而 ALL 中多见珠状、块状颗粒。一般认为，G-ALL 内的异常颗粒不含 MPO 活性，而 AML 中的髓系原始细胞颗粒常含有较强的 MPO 活性，有助于鉴别诊断。需要强调的是，部分 AML 中的 MPO 也可表现为完全阴性，因此需尽量结合免疫表型等明确诊断。LGLL 的形态学特点为胞体较大，胞质丰富、浅蓝色，胞质中含数个粗细不等的嗜天青颗粒。按免疫表型可分为两类，T-LGLL：CD3+、CD4-/+、CD8+/-、CD16+、CD56-、CD57+；NK-LGLL：CD3-、CD4-、CD8-、CD16+、CD56+、CD57-/+，其中 T-LGLL 约占 85%，T-LGLL *TCRβ/γ* 基因重排阳性是 T 细胞克隆性标志。流式细胞术 *TCR Vβ* 基因谱型分析和 PCR 扩增 *TCRβ/γ* 基因重排检测有助于诊断。新近研究发现，*STAT3* 和 *STAT5b* 突变是 T-LGLL 的高度特异性分子标志。可以看出，在临床及形态学上鉴别 G-ALL 与 LGLL 比较困难时，免疫表型及分子生物学可作为重要的依据。

总而言之，G-ALL 作为一个特殊的 ALL 形态亚型，单纯依靠形态学诊断，极易误诊为 AML、LGLL 等疾病。因此，诊断时细胞化学染色、免疫表型显得尤为重要。有条件时可结合细胞遗传学、分子生物学做出 MICM 综合诊断，以提高诊断准确率。

（肖继刚）

病例 63　*BCR-ABL+* 颗粒性急性 B 淋巴细胞白血病

【病例介绍】

患者,女,因乏力半月,齿龈出血 7 天,发热 2 天,于 2012 年 4 月入院。患者半月前自觉乏力,近一周出现间断牙龈出血,未予重视。2 天前在当地医院就诊,查血常规:WBC 77.81×10⁹/L,HGB 122.1g/L,PLT 23.1×10⁹/L,经骨髓穿刺后诊断为急性髓系白血病(AML),给予羟基脲 1.0g,2 次/天口服。入院查体:周身皮肤散在陈旧瘀点、淤斑,胸骨压痛(+),肝脾肋缘下未及。

【辅助检查】

血常规　WBC 69.45×10⁹/L,HGB 117g/L,PLT 37.0×10⁹/L,外周血涂片分类计数,原始细胞 32%,大部分细胞胞质中可见清晰的嗜天青颗粒。

骨髓常规　骨髓增生活跃,原始细胞 78.6%,可见该类细胞胞质中含有数量较多的嗜天青颗粒。细胞化学染色:髓过氧化物酶 MPO 染色(−),PAS 染色可见珠状、见块状阳性。意见:考虑颗粒增多的淋巴细胞白血病,建议做相关检查明确诊断。

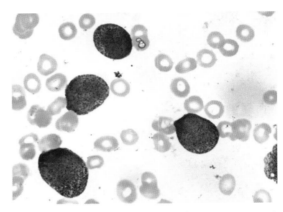

图 63-2　血片　含大量嗜天青颗粒的原幼淋巴细胞

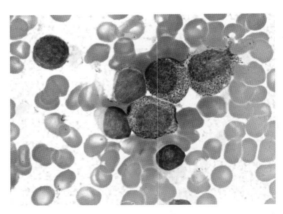

图 63-3　骨髓　含大量嗜天青颗粒的原幼淋巴细胞

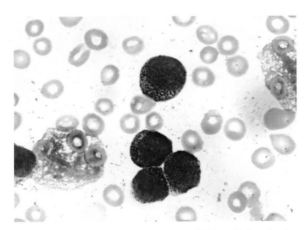

图 63-1　血片　含大量嗜天青颗粒的原幼淋巴细胞

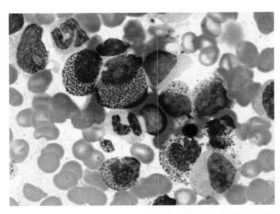

图 63-4　骨髓　含大量嗜天青颗粒的原幼淋巴细胞

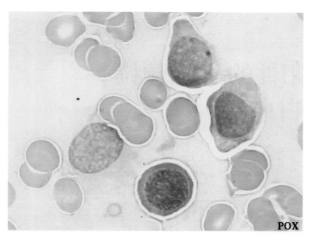

图 63-5　MPO 染色　阴性

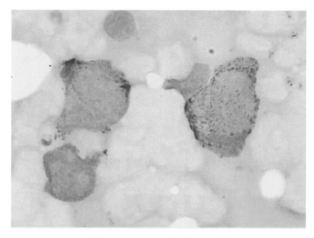

图 63-6　PAS 染色　阳性

流式细胞免疫分型　异常细胞群约占有核细胞 61.6%，表达 CD34、CD123、CD10、CD19、TDT、cCD79a，部分表达 CD33，弱表达 CD38、CD15、CD9，不表达 CD117、HLA-DR、CD7、CD13、CD56、CD20、MPO 和 cCD3。结论：符合 B-ALL 表型。

染色体核型分析　49，XX，+4+5，t（9，22）（q34；q11），+ph［9］/48，XX，+4，t（9，22）（q34；q11），+ph［7］/49-50，XX，+4，+13，+13，t（9，22）（q34；q11），+ph［cp3］/49，XX，t（9，22）（q34；q11）。

融合基因　*BCR–ABL* p210（+），*BCR–ABL* p190（+）。

【综合诊断】

BCR–ABL + 颗粒性急性 B 淋巴细胞白血病（G-ABLL）。

【解析】

Stein 等最早注意到这一特殊形态的 ALL，于 1983 年将其命名为颗粒急性淋巴细胞白血病（G-ABLL），视为 ALL 的一个新亚型，约占儿童急性淋巴细胞白血病的 2%~8%，迄今成年人的 G-ABLL 仅文献报道的 11 例。单纯根据形态学极易误诊为急性髓系白血病。G-ABLL 的诊断需有 3 个或 3 个以上清晰可辨的嗜天青颗粒的原始淋巴细胞比例占原始淋巴细胞 1% 以上方可确诊，但大部分患者比例在 5% 以上。G-ABLL 颗粒形成的机制可能是细胞器形成、发育、退化异常所致，电子显微镜超微结构分析显示这些胞质颗粒似多泡体（瑞氏染色为嗜苯胺颗粒）或高尔基体。

当 G-ABLL 细胞颗粒较丰富时，则易与颗粒原始粒细胞和不成熟嗜碱性粒细胞混淆。G-ABLL 与 AML 的鉴别主要依靠细胞组织化学染色和免疫表型分析。G-ABLL 白血病细胞化学染色 MPO、SB 为阴性，PAS 阳性。尽管文献报道有 2 例 T 细胞 G-ALL，但按现有诊断标准应为双表型白血病，其他免疫表型均为 B 细胞 G-ALL。

（蔡文宇）

病例 64　TCRγδ 阳性的 T 大颗粒淋巴细胞白血病

【病例介绍】

患者,女,64岁,主因"活动后气促、乏力10天"于2016年10月23日入院。查体:生命体征平稳,全身浅表淋巴结无肿大,心率80次/分,律齐,未闻及病理性杂音。腹部平软,肝脾肋下未及,全腹无压痛及反跳痛。左下肢轻度凹陷性水肿,右下肢无水肿,双下肢可见浅表静脉曲张。

【辅助检查】

血常规　WBC 4.95×10^9/L, RBC 2.08×10^{12}/L, HGB 62g/L, PLT 563×10^9/L, NE 6.0%, LY 86.7%, Ret 0.35%。人工复检:见大量异常淋巴细胞,建议骨髓检查。

其他检查　抗核抗体 ANA 12.02U/ml,抗双链 DNA 抗体 16.31IU/ml,抗核小体抗体 AnuA 14.70U/ml; 总 T4 164.409nmol/L; P-ANCA(抗中性细胞胞质抗体 - 核周)阳性(+); 阵发性睡眠性血红蛋白尿组合阴性; Fbg 1.46g/L。直接抗人球蛋白试验(Coombs):阴性;贫血四项:维生素 B_{12} 689.12ng/L,叶酸(FOLATE)7.94μg/L,铁蛋白(FERR)937.22μg/L,促红细胞生成素(EPO)>769.00IU/L。

骨髓常规　增生明显活跃,粒系(G)=55.0%,红系(E)=1.0%,淋巴细胞占 41%,其中约 21% 为异常淋巴细胞,其胞体偏小,胞浆量少至中等,偏蓝色,胞浆可见较多嗜天青颗粒,胞核类圆,染色质致密,核仁不清晰;外周血白细胞数量正常,分类 91% 淋巴细胞,其中约 65% 为异常淋巴细胞,形态如骨髓涂片所示。意见:①淋巴细胞比例增高伴颗粒淋巴细胞增多,不除外大颗粒淋巴细胞白血病。②单纯红细胞再生障碍性贫血。

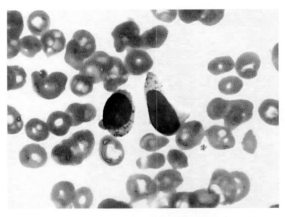

图 64-1　血片　大颗粒淋巴细胞

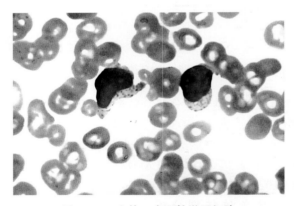

图 64-2　血片　大颗粒淋巴细胞

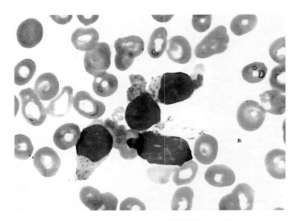

图 64-3　骨髓　大颗粒淋巴细胞

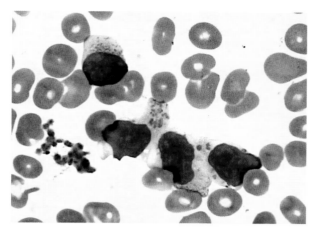

图 64-4　骨髓　大颗粒淋巴细胞

流式细胞免疫分型　P1 为淋巴细胞,比例偏高,约为 41.7%(其中 T 细胞比例约为 94.3%,B 细胞约为 4.5%,NK 细胞几近缺如),P2 为单核细胞,比例约为 4.9%;P3 为粒细胞,比例约为 47.0%;P4 为幼稚髓系细胞及嗜碱性粒细胞,比例约为 1.4%;P5 为有核红细胞及细胞碎片,比例约为 3.4%;进一步分析 P6 为 sCD3+CD5dim/− 异常 T 细胞,其比例约占淋巴细胞的 73.7%、占有核细胞的 30.8%,CD5、CD7 表达减弱,高表达 CD8,均一表达 TCRγδ。另可见 P7 为 sCD3+TCRαβ+ 正常 T 细胞,其比例约占淋巴细胞的 20.6%,占有核细胞的 8.6%,CD4:CD8=1.8:1。

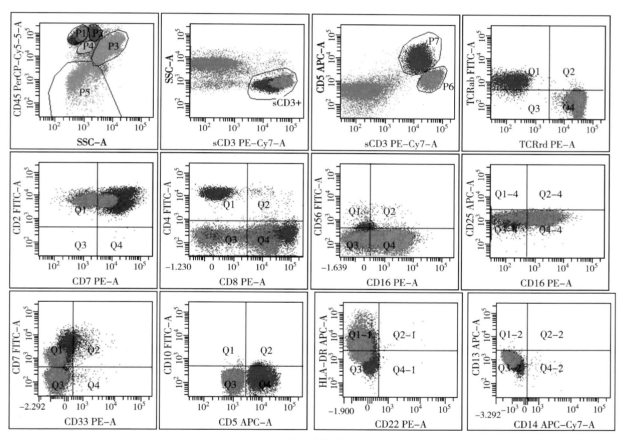

图 64-5　流式细胞免疫分型散点图

【综合诊断】

TCRγδ 阳性的 T 大颗粒淋巴细胞白血病。

【解析】

大颗粒淋巴细胞白血病(large granular lymphocytic leukemia, LGLL)是一组以胞浆中含有嗜苯胺蓝颗粒的淋巴细胞克隆性增殖为特征的疾病,其肿瘤细胞起源于 CD3+ 的 CTL 和 CD3− 的 NK 细胞,属于成熟 T/NK 细胞肿瘤范畴。T-LGL 占 LGLL 的 85%,临床过程呈惰性,进展缓慢,中位生存期约 10 年。老年多见,中位诊断年龄约 60 岁,无性别差异。约 1/3 患者在疾病诊断时无症状,多因其他原因查血常规发现血象异常而诊断。血象表现为 LGL 细胞持续增多,并可伴有贫血、中性粒细胞减少(西方国家多见)及血小板减少。约 2/3 的患者在疾病过程中出现症状，如反复的感染、贫血等，并常伴有自身免疫现象，我国以纯红细胞再生障碍性贫血（pure red-cell anemia, PRCA）多见，西方国家以类风湿关节炎为多见，干燥综合征、系统性红斑狼疮亦有报道，血清学检查类风湿因子、抗核抗体可呈阳性，可有脾脏及肝脏肿大，淋巴结肿大罕见。T-LGLL 侵袭性亚型罕见。

T-LGLL 主要的诊断标准有：

（1）外周血 T-LGL 持续增多，淋巴细胞总数常在（2~20）× 10^9/L，但 25%~30% 的 T-LGLL 患者外周血 T-LGL<0.5 × 10^9/L。

（2）具备特征性的免疫表型：CD3 + CD8 + CD57 + CD16 + TCRαβ + CD4-CD56-，少数患者为变异亚型，如 CD3 + CD4 + CD8-CD57 + TCRαβ + 或 CD3 + CD4 + CD8 + CD57+TCRαβ + 或 CD3 + CD4-CD8-CD57 + TCRγδ。

（3）用 PCR 或 Southern Blot 检测到 TCR 基因重排，或用流式细胞术检测到 TCRVβ 区的限制性。

（4）临床表现有外周血细胞减少，脾肿大、PRCA 及类风湿关节炎等。前 3 条标准对于诊断 T-LGLL 是必需的。对没有临床症状且外周血中 LGL<0.5 × 10^9/L 者，建议骨髓检查，若骨髓中有克隆性 LGL，则支持 LGLL 诊断。虽外周血 LGL<0.5 × 10^9/L，若有症状亦可诊断 LGLL。

T-LGLL 治疗指征：

该病进展缓慢，生存期长，对于无症状的患者，可进行定期随访观察，无需用药干预。该病的治疗指征为：与中性粒细胞减少相关的反复感染，中性粒细胞缺乏（<0.5 × 10^9/L），症状性贫血或输血依赖，严重的血小板减少（<50 × 10^9/L），全身症状或脾肿大，伴有需要治疗的自身免疫性疾病。

T-LGLL 治疗方案：

T-LGLL 的一线治疗以免疫抑制为主，而非标准化疗，常用的方案有下述 3 种：小剂量氨甲蝶呤（MTX）每周 10mg/m^2 体表面积，分上、下午 2 次口服；或环磷酰胺（CTX）50~100mg/ 天口服；或环孢素 A（CsA）5~10mg/kg/ 日，分 2 次口服。选其中 1 种方案，连用 4 个月，有报道有效率在 50% 以上。若有效则继续应用，若无效则换用剩余 1 种方案继续治疗。用药过程中需监测血常规、肝肾功能及 CsA 血药浓度等，以防用药毒副反应。CsA 特别适合于伴有单纯红细胞再生障碍性贫血的患者，长期应用，毒副反应相对较大，尤其是老年患者，因此当达到良好治疗效果后，CsA 需逐渐减量至最小维持量。糖皮质激素单独用药效果不佳，可作为辅助用药与免疫抑制剂合用，可改善患者 B 症状和血细胞减少，用量为泼尼松 1mg/kg/ 日，口服 1 个月后逐渐减量。造血细胞生长因子，如粒细胞集落刺激因子（G-CSF）和促红细胞生成素（EPO），与免疫抑制剂合用，可促进血细胞恢复，但对于合并单纯红细胞再生障碍性贫血者不主张用 EPO 治疗。若一线治疗失败，可选用克拉屈滨、氟达拉滨或喷司他汀等嘌呤类似物，少量病例临床研究发现，其与 MTX 及 CsA 相比，具有毒性小、治疗时间短、治疗反应性高等特点，还具有一定的恶性克隆清除作用，目前推荐用于难治性的 T-LGLL。由于 T-LGLL 细胞表达 CD52 和 CD2 分子，抗 CD52 的单抗（阿伦单抗）和抗 CD2 的单抗（希普利珠单抗）可试用于难治复发的 T-LGLL 患者。CD122 分子是白介素 IL-2 受体和 IL-15 受体的共同 β 亚单位，而 IL-2 和 IL-15 在 LGL 的生存、增殖及活化中发挥着重要作用，针对 CD122 分子的人源化单抗 Mik-β-1 也在临床评估当中，疗效有待于进一步验证。有报道显示，抗胸腺细胞球蛋白联合 CsA、泼尼松对 T-LGLL 难治性血细胞减少有效。目前此患者予"环孢素 100~125mg bid"治疗，症状减轻。血清铁高，予"去铁胺"去铁治疗；左下肢深静脉血栓形成，予华法林 5mg qd，新环孢素 100mg bid 治疗。定期复查出凝血常规及环孢素浓度。

（程　静）

156

病例 65　罕见儿童型大颗粒淋巴细胞白血病

【病例介绍】

患者,男,1岁9个月,因"反复发热、口腔疱疹"入院。查体:体温38.0℃左右,无寒战,精神稍差,全身皮肤未见皮疹及出血点,颈软,咽充血,口咽部散在疱疹。

【辅助检查】

血常规　WBC 26.9×10^9/L, RBC 3.94×10^{12}/L, HGB 105g/L, PLT 48×10^9/L, NE 2.2%, LY 97.6%。

其他检查　生化:总蛋白51.6g/L,白蛋白20.8g/L,谷草转氨酶515U/L,谷丙转氨酶287U/L,谷氨酰转酞酶433U/L,乳酸脱氢酶4115U/L,铁蛋白6519ng/ml,葡萄糖6.66mmol/L;EBV-DNA:阳性。彩超:肝脾肿大明显,腹腔腹膜多发肿大淋巴结。

骨髓常规　增生活跃,见大量异常细胞,胞体偏大,圆形或不规则形;细胞核体积较大,核型不规则,染色质细,未见核仁;胞浆量丰富,浅蓝色,可有伪足;胞质丰富,微嗜碱性,内含有粗细不等的嗜甲苯胺蓝颗粒,比例45%,MPO(-),PAS(14%,粗颗粒型),CE(-),NSE(-)。意见:淋巴细胞增殖性疾病,建议免疫分型排除大颗粒淋巴细胞白血病(LGLL)。

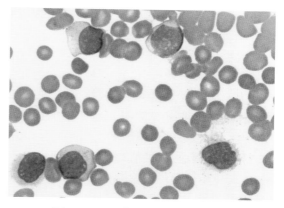

图 65-2　血片　大颗粒淋巴细胞

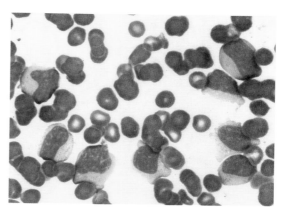

图 65-3　骨髓　大颗粒淋巴细胞

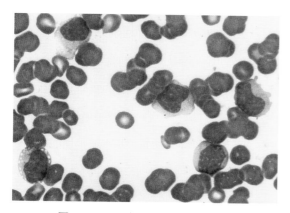

图 65-1　血片　大颗粒淋巴细胞

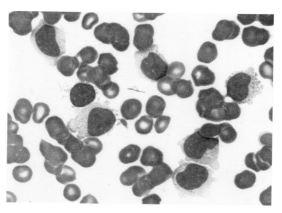

图 65-4　骨髓　大颗粒淋巴细胞

流式细胞免疫分型　主要表现为：CD2＋，cCD3＋，CD8＋，CD5−，CD19−，cyCD79a−，CD56−，cyCD22−，CD7部分表达。髓系标志无表达。为T−LGLL表型。

流式细胞术提示　TCRVβ存在单克隆。

【综合诊断】

大颗粒淋巴细胞白血病（LGLL）。

【解析】

该病例入院血常规淋巴细胞数量显著增多，血涂片示淋巴细胞比例增高，形态异常。骨髓同样查见大量异常细胞，该类细胞胞体偏大，圆形或不规则形；核体积较大，核型不规则，染色质细，未见核仁；胞浆量丰富，微嗜碱性，浅蓝色，可有伪足；内含有粗细不等的嗜苯胺蓝颗粒，分化程度较均一。形态不同于原始淋巴细胞和异型淋巴细胞。依据外周血及骨髓诊断为淋巴细胞增殖性疾病，依据免疫分型最终诊断为T−LGLL。

LGLL为涉及血液、骨髓和脾脏的克隆性疾病，为异质性的淋巴细胞恶性疾病，分为T−LGLL和NK−LGLL。73%患者发病年龄在45~75岁之间，25岁前发病罕见（<3%），该病例为19月幼儿，诊断为大颗粒淋巴细胞白血病（LGLL），属罕见病例。诊断该疾病需与急性淋巴细胞白血病和传染性单个核细胞增多症鉴别。临床上，LGLL外周血大颗粒淋巴细胞持续增多（>6月），而反应性大颗粒淋巴细胞为多克隆性，可经治疗或自发回复到正常（<6月）。

LGLL常起病潜隐，进展缓慢，一直被认为是临床易忽略的疾病，患者常因中性粒细胞减少反复感染或合并血液学和自身免疫性疾病等因素就诊。然而近几年随着人们健康意识的提高，以及医疗技术的高速发展，对该病的报道日益增多。因此，为了提高对LGLL的认识，遇到疑似患者，推荐做流式细胞术免疫表型分析及TCRVβ基因谱型分析、TCR基因重排等检测，以明确诊断，减少误诊、漏诊。

（王海洋）

病例66 T-急性淋巴细胞白血病伴小巨核细胞增多

【病例介绍】

患者,女,28岁,1+月前无明显诱因逐渐出现全身乏力,尤以爬坡及上楼时明显,伴出汗,就诊当地医院,未予治疗;10天前受凉后乏力症状加重,并出现发热;5天前无明显诱因出现阴道流血,可见血凝块,流血量逐渐减少,再次出现发热,体温最高为39.5℃,当地医院查血常规提示贫血(具体不详),并输注红细胞2U。体查:贫血貌,右眼角膜出血,左颈部可扪及米粒大小淋巴结,无触痛,胸骨压痛,起病以来体重减轻约3kg。今为进一步诊治就诊入院。

【辅助检查】

血常规 WBC 0.45×10^9/L, RBC 1.92×10^{12}/L, HGB 57.0g/L, PLT 1.0×10^9/L, NE 13%, LY 28.9%, MO 26%, EO 0%, BA 6.7%。人工复检:可见原幼细胞,建议骨髓及相关检查。

其他检查 ALT 6.56U/L, AST 9.14U/L, TP 64.57g/L, LDH 703.47U/L, GLU 9.22mmol/L, 未饱和铁结合力(UIBC)19.42μmol/L, 总铁结合力(TIBC)39.22μmol/L。

骨髓常规 增生极度活跃,粒系(G)=2.0%,红系(E)=0%;片中可见大量原始细胞,胞体大小不等,以大细胞为主,形态不规则,胞浆量中等,呈蓝色,部分可见少许颗粒;胞核大,核膜浓厚,核形不规则,可见扭曲、折叠,核染色质粗颗粒状,可见核仁;全片共查见巨核细胞165个,小巨核细胞占100个。所见小巨核细胞核形较规则,多呈圆形或椭圆形,核染色质聚集,核膜清晰,形似成熟淋巴细胞。小巨核细胞可见少许胞浆和血小板附着;血小板散在可见。细胞化学染色:MPO染色,原始细胞100%阴性;PAS染色,原始细胞阳性占35%,阳性呈粗颗粒反应;CE染色,原始细胞100%阴性;NAE染色,原始细胞阳性占11%;NAE-NaF染色,原始细胞阳性占10%。意见:①急性淋巴系白血病;②混合性白血病,请结合流式及相关检查确诊。

流式细胞免疫分型 在CD45、SSC点图上设门分析,原始细胞分布区域可见异常细胞群体,约占有核细胞的78%,主要表达HLA-DR、CD7、CD33、CD34、CD38、CD56、CD71、CD117、cCD3(dim),部分表达CD123(提示T-ALL伴髓系抗原表达)。

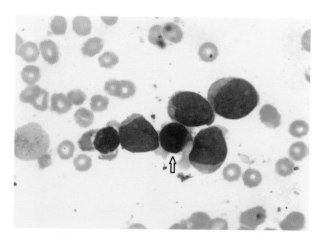

图66-1 原始细胞,居中为小巨核细胞

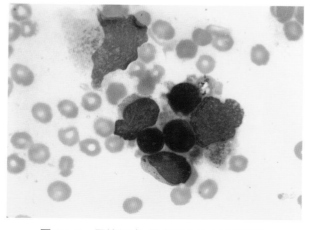

图66-2 原始细胞,居中三个为小巨核细胞

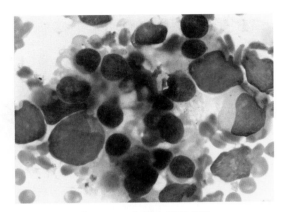

图 66-3　大量小巨核细胞

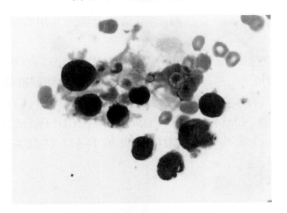

图 66-4　MPO 染色　阴性

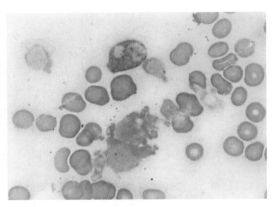

图 66-5　CE 染色　阴性

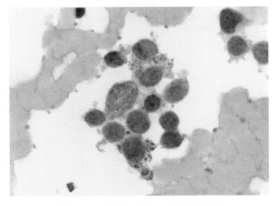

图 66-6　PAS 染色　颗粒状阳性

骨髓活检　造血组织增生明显活跃,粒、红、巨核三系增生低下,幼稚细胞增生,可见成片分布,纤维增生明显;免疫组化:DTD-;MPO 散在少数 +,CD117+;CD34 散在少数+;CD45RO;CD61-;CD42b 散在或小灶性 +(倾向于 T- 淋巴细胞白血病)。

【综合诊断】

急性 T- 淋巴细胞白血病。

【解析】

T- 急性淋巴细胞白血病(T-ALL)是一类预后不良的恶性淋巴细胞增殖性疾病。本病例较之以往 ALL 患者骨髓象有所不同,患者外周血象显示三系减少,血涂片中可见原始幼稚淋巴细胞,骨髓中原始幼稚淋巴细胞增高,具有明显异形性;本病例的另一特点是巨核细胞系统明显增生,以异常的小巨核细胞增多为主,全片共查见小巨核细胞 100 个,给形态学诊断带来了困扰,易误诊为混合性白血病,临床结合骨髓象特点及免疫学检查,最终诊断为 T- 急性淋巴细胞白血病。

一般认为急性白血病及其亚型是独立的类型,本质上为 1 种细胞克隆的恶变,但有报告同时存在两种或两种以上白血病细胞同时呈现的混合型白血病的报道。其发病原因推测为受累的多能干细胞在一定条件的诱导下,向多个细胞克隆分化,使患者骨髓中同时出现 T 淋巴细胞、B 淋巴细胞、髓系细胞的病变;或者患者有 MDS 病史,随病情发展为 ALL。本例患者,骨髓细胞学检查中提示存在巨核细胞及淋巴细胞两种系列形态异常细胞群,单纯依靠形态学,易诊断为混合细胞白血病,但结合免疫分型检查仅提示 T- 淋巴细胞系列表达,而无巨核细胞异常表达,最终诊断 T-ALL。因此,当一种疾病发生时,患者临床表现及相关实验检查结果往往不是单一的,所以,血液病诊断需要多学科协作、综合分析。

(杨 芳　曾强武)

病例67 伴有空泡的急性淋巴细胞白血病

【病例介绍】

患者,女,62岁,5天前发现四肢有出血点,头晕、偶有乏力。无牙齿出血,无鼻出血,无发热,无恶心呕吐,偶有心悸。当地血常规 WBC 4.38×10⁹/L, HGB 107.4g/L, PLT 166×10⁹/L,为求进一步治疗入院就诊。

【辅助检查】

血常规 WBC 3.96×10⁹/L, HGB 104g/L, PLT 17×10⁹/L, NE 39.8%, LY 48%, MO 7.1%, EO 2.8%, BA 2.3%;人工复检:可见幼稚粒细胞,成熟红细胞形态未见明显异常,计数100个白细胞可见4个有核红细胞。血小板单个分布,少见;可见少量分类不明细胞。

其他检查 凝血功能:PT 12.4s, APTT 25.0, TT16.8s, Fbg 2.91g/L, AT-III 活性92.8%, FDP 5.5μg/ml, D-二聚体 1.72mg/L。

骨髓常规 增生极度活跃,粒系(G)=1.5%,红系(E)=0%。粒系、红系增生受抑制。计数200个有核细胞未见幼红细胞,成熟红细胞形态未见明显异常。淋巴细胞比例减低,为成熟淋巴细胞。全片共查见2个巨核细胞,均为裸核巨核细胞,血小板单个分布,少见。可见一类分类不明细胞,胞体中等大小,胞浆强嗜碱性,易见空泡;胞核圆形、椭圆形,可见空泡,染色质较细致,少许细胞可见核仁,数目不等。细胞化学染色:CE(−), MPO(−), PAS阳性率22%(细颗粒弥散状)。意见:急性淋巴细胞白血病,建议行流式细胞免疫分型检查。

流式细胞免疫分型 表达 HLA-DR、CD38、CD20、CD19、CD10、cCD79a、CD22、CD9;不表达 CD117、CD34、CD33、CD13、CD123、CD56、TDT、MPO、sIgM、cIgM、CD5、Kappa、Lamda。结论:符合 Common B-ALL 表型,请结合形态及细胞遗传学检查。

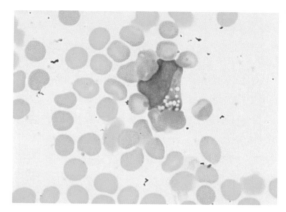

图67-1 血片 胞浆有空泡的原幼淋巴细胞

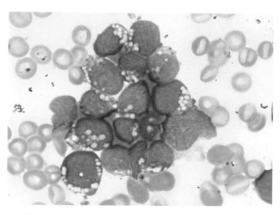

图67-2 骨髓 胞浆有空泡的原幼淋巴细胞

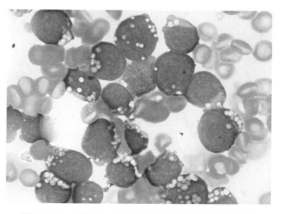

图67-3 骨髓 胞浆有空泡的原幼淋巴细胞

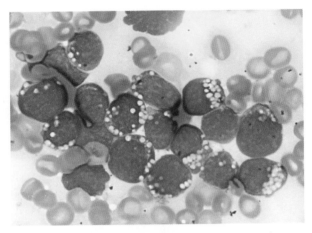

图 67-4 骨髓 胞浆有空泡的原幼淋巴细胞

染色体核型分析 47, XX, +12［20］。

分子检测 40 种融合基因阴性。

骨髓活检 HE 及 PAS 染色示骨髓增生极度活跃（80%~90%），淋巴细胞比例增高，胞体小至中等大，胞浆量少，胞核圆形或略不规则，核染色质偏细，偏成熟阶段粒红细胞散在分布，巨核细胞少见。网状纤维染色（MF-0 至 1 级）。诊断结果：淋巴瘤骨髓侵犯，请结合流式细胞学进一步分型。

【综合诊断】

急性淋巴细胞白血病，非特殊型（B-ALL, NOS）。

【解析】

本例骨髓涂片显示增生极度活跃，形态学表现为胞浆强嗜碱性，最明显的形态学特征是胞浆和胞核中易见空泡，且细胞核膜较厚，整体特征偏向淋巴细胞系。流式细胞学表达幼稚 B 淋巴细胞表面标记 HLA-DR、CD38、CD20、CD19、CD10、cCD79a、CD22、CD9，不表达 Kappa、Lamda，提示 Common B-ALL，分子生物学未发现重现性细胞遗传学异常。因此按照 WHO 分类诊断为 B-ALL、NOS。

形态学上这种带有空泡的细胞既可以出现在 ALL 中，也可以出现的淋巴瘤中，其中 Burkitt 淋巴瘤中胞浆及胞核中最易见"穿凿样"空泡，因此需要完善分子生物学、遗传学及流式细胞学各项检查来明确诊断。

Burkitt 淋巴瘤（BL）是起源于生发中心或生发中心后的成熟 B 淋巴细胞肿瘤，在临床上 BL 分为 3 型：①地方性 BL：主要发生在非洲儿童，高风险年龄 4~7 岁，常累及颌骨和其他面骨；②散发性 BL：见于世界各地，好发于儿童和青年，最常累及回盲部；③免疫缺陷相关 BL：大多为 HIV 感染患者，最常累及淋巴结。以上三型均可累及中枢神经系统。

由于 BL 没有任何单一参数（如细胞形态学、遗传学、分子生物学或免疫表型）可以成为 BL 诊断的金标准，联合应用这几种诊断技术是必不可少的。

形态学：BL 由形态单一、中等大小的细胞组成，肿瘤细胞核圆形，染色质稍粗或分散，可有多个嗜酸性的小核仁，胞质强嗜碱性，常含脂质空泡，瘤细胞常常聚集成堆分布，分裂象易见。在组织活检切片上，BL 呈弥漫生长，肿瘤细胞可围绕核浸润其他没有受累的淋巴结，由于肿瘤增殖指数高，凋亡细胞多，易呈现"星空"现象。

免疫表型：CD38++，CD20+，CD19+，CD22+，CD10+，BCL-6+，BCL-2-，TdT-，sIgM+，Ki67+（常 >95%）。

遗传学：IgH 和 IgL 基因重排，t（8；14）（q24；q32）、t（2；8）（p12；q24）和 t（8；22）（q24；q11），地方性 BL 常常 EBV 阳性。

分子检测：MYC 基因常有突变。

Burkitt 淋巴瘤与胞浆有空泡 ALL 的鉴别：

胞浆空泡是 BL 典型的形态特点，这与脂质代谢异常有关。由于 BL 存在高增殖，机体脂质合成增加，以满足细胞分裂过程中用于细胞膜组装及蛋白质和核酸等生物大分子合成所需的脂质。脂质代谢的增加导致细胞浆内出现大量脂肪，行瑞氏染色时，脂肪被甲醇溶解而呈现大量空泡。

由于 BL 以白血病形式起病，FAB 中曾称为 ALL-L3，目前临床已经废除这一分型，但在形态上，确实很难与 ALL 鉴别。在免疫表型上 BL 与 B-ALL 最大的区别在于，前者不表达原始细胞标记 CD34 和 TdT，通常具有极高的增殖指数，Ki67 通常 >95%。

综上所述，胞浆中带有空泡的不仅仅见于 Burkitt 淋巴瘤，ALL 中也可见空泡，DCBCL、AML-M6、AML-M2、AML-M5、治疗后及重度感染的病例中均可见到，因此，针对这类疾病，还需综合形态、遗传、分子生物学及免疫学各项检查予以诊断，不能盲目按照形态学的特点，就给予肯定性诊断。

（路旭琳）

病例 68　ETP 急性淋巴细胞白血病

【病例介绍】

患者,女,24 岁,因"乏力咳嗽一周",门诊拟"血常规三系异常待查"收治入院。发病以来神志清、精神软,胃纳不佳,T37.4 ℃,无咳嗽咳痰,无流涕,乏力明显伴腹胀;查体:轻度贫血貌,巩膜无黄染,皮肤黏膜散在瘀点瘀斑;双侧颈部、锁骨上可及多发肿大淋巴结,最大约 1cm×1cm,质韧,无压痛;胸骨压痛阳性。

【辅助检查】

血常规　WBC 17.5×10^9/L,RBC 3.12×10^{12}/L,HGB 89g/L,PLT 47.0×10^9/L,人工复检:见幼稚细胞占 63%。

其他检查　TBIL 19.1μmol/L,TP 59.2g/L,ALB 30.6g/L,ALT 60U/L,AST 31U/L,LDH 1464U/L,CR 50μmol/L,UREA 3.2mmol/L。

骨髓常规　有核细胞增生明显活跃,粒系、红系增生受抑制。片中以一类细胞增生为主,胞体大小不等,胞浆量偏少,嗜碱性,无颗粒,可见伪足和拖尾,个别细胞可见少许细小空泡;细胞核较大,呈圆型或椭圆形,染色质细颗粒点状,厚实感;核仁明显,1 至数个不等。意见:急性白血病,形态学考虑 ALL-L2。

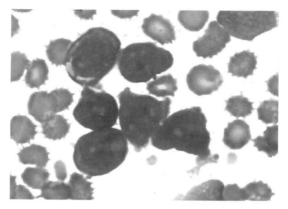

图 68-2　骨髓　淋巴细胞系前体细胞

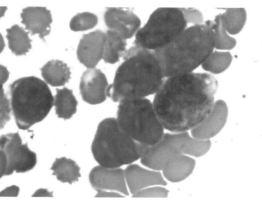

图 68-3　骨髓　淋巴细胞系前体细胞

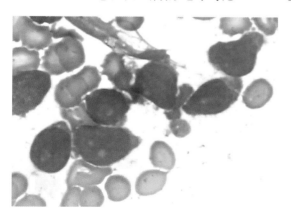

图 68-1　骨髓　淋巴细胞系前体细胞

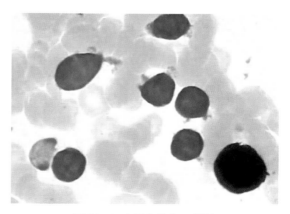

图 68-4　MPO 染色　阴性

流式细胞免疫分型 主要表达 CD10、CD38、CD7、CD71、CYCD3、CD13、CD58，考虑前体 T 细胞肿瘤，符合 ETP 表型。

染色体核型分析 45,XX,-9,der（16）t（9；16）（q13；q24），add（19）（p13）[12]/46,XX[8]。

分子检测 ALL 常见的融合基因未检出（*BCR-ABL*、*MLL* 及 *ERG* 重排等）。

【综合诊断】

ETP-ALL。

【解析】

研究认为 ETP（early t-cell precursor）-ALL 的肿瘤细胞是一种从骨髓初入胸腺，同时具有淋巴和髓系细胞分化能力的早期细胞，其具有特定的免疫表型可以帮助鉴别（一般 ProT 或 PreT）：

1. 不表达 CD1a 和 CD8；

2. 弱表达或不表达 CD5；

3. 至少表达一种干祖细胞或髓系标记；

4. 诊断达不到 WHO 的双表型标准。

同时，ETP-ALL 的基因表达较一般的 ALL 更不稳定，易出现基因突变，其中最多见的是 *LYL1* 和 *ERG*，遗传学结果常提示复杂核型。一组多中心的研究认为 ETP-ALL 相对于其他 ALL 预后差，甚至比 *BCR-ABL* 阳性或伴有 *MLL* 基因重排的 ALL 更差。

该病例骨髓涂片中显示增生以一类细胞增生为主，细胞体积大小不等，胞浆量少，胞体规则；胞浆呈嗜碱性深蓝色，浆中未见明显颗粒；细胞核规则，染色质细颗粒点状；核仁明显，1 至数个不等；组织化学染色显示髓过氧化物酶（MPO）阴性，符合原幼淋巴细胞形态特点。流式细胞免疫分型结果显示 CD5、CD1a、CD8、MPO 阴性，同时 CD13 阳性，符合 ETP-ALL 的免疫表型。

（金 鑫）

病例 69　原发肩部肿块的母细胞性浆细胞样树突细胞肿瘤

【病例介绍】

患者,男,88 岁,自诉于 6 天前无明显原因及诱因的出现低热、食欲缺乏、乏力等症状,咳嗽、咳痰不明显,发热,体温最高体温可达 37.6℃,在当地门诊给予静滴药物(具体不详)治疗,效果欠佳,近 4 天来出现憋气。今为求系统诊治入院就诊,门诊以"憋气原因待查"收入院。患者自起病以来,饮食差,睡眠可,大便、小便正常。既往有 10 年高血压病史,脑梗死病史 1 年。贫血病史 1 年,原因未明。查体,腹部平坦,剑突处可见大面积皮肤瘀斑;肝区轻度叩痛;双下肢轻度水肿;右肩部可见肿块。

【辅助检查】

血常规　WBC 40.31×10^9/L,RBC 3.63×10^{12}/L,HGB 58g/L,PLT 88×10^9/L;人工复检:血涂片中可见一类幼稚细胞比例达 50%,该细胞染色质细致,胞浆丰富呈泡沫状,部分细胞核仁明显。

骨髓常规　取材涂片染色良好,粒 ++ 油 +。骨髓增生明显活跃 +,粒系(G)= 7%,红系(E)= 8%。粒系、红系增生受抑。可见一类分类不明细胞极度增生,占 82%,该类细胞胞体大不规则,细胞核大,核形多为圆形类圆形,染色质浓厚细颗粒状,部分细胞核仁明显,胞浆丰富灰蓝色,泡沫状,有伪足状突起。巨核细胞 25 个。意见:考虑淋巴瘤白血病。

流式细胞免疫分型　异常细胞群占有核细胞的 61%,强表达 CD123,表达 HLA-DR、CD36、CD4、TCL1、CD304,弱表达 CD33、CD9,不表达 CD117、CD34、CD38、CD13、CD56、CD7、CD15、CD11b、cCD3、MPO、cCD79a、CD11c、CD141、CD1c、CD303,提示为浆细胞样树突细胞表型,BPDCN? 请结合临床以及相关检查。

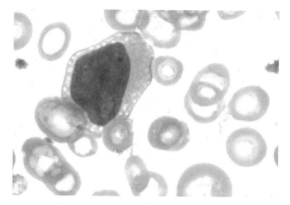

图 69-1　血片　浆细胞样树突细胞

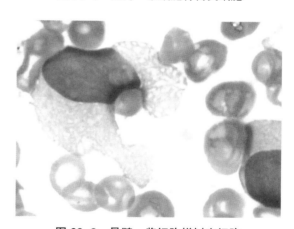

图 69-2　骨髓　浆细胞样树突细胞

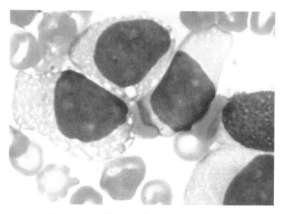

图 69-3　骨髓　浆细胞样树突细胞

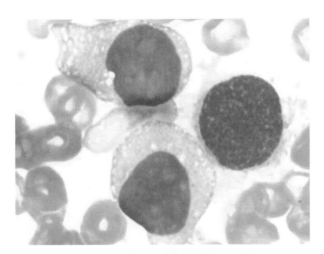

图 69-4　骨髓　浆细胞样树突细胞

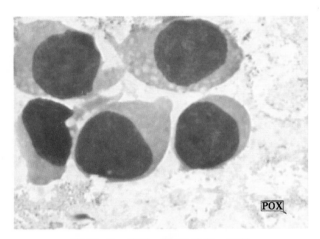

POX

图 69-5　骨髓　MPO 染色　阴性

【综合诊断】

　　母细胞性浆细胞样树突细胞肿瘤（BPDCN）。

【解析】

　　母细胞性浆细胞样树突细胞瘤（blastic plasmacytoid dendritic cell neoplasm，BPDCN）

是一种罕见的临床上呈侵袭性的肿瘤，瘤细胞来自浆细胞样树突细胞的前体细胞，好发于老年人。本病倾向于多部位侵犯，偏嗜皮肤（几乎 100%），其次嗜骨髓和外周血（60%~90%）以及淋巴结（40%~50%）。本病例为老年男性，以低热、乏力就诊，骨髓穿刺显示均一性浆细胞样原始淋巴细胞浸润，经上级医院会诊结合免疫表型确诊为 BPDCN，回顾性查体，发现被忽略的病人右肩部皮损，见图 69-6。

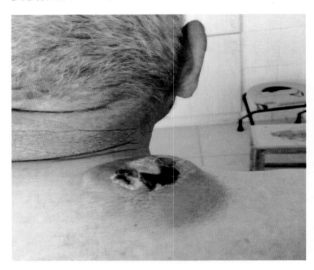

图 69-6　右肩部皮损

　　诊断本病的要点：①皮肤浸润。②骨髓细胞学检查，可见一类原始细胞浸润，染色质细致，胞浆灰蓝色泡沫状，有伪足样突起。形态学类似浆样淋巴细胞。③流式细胞学检查是关键，表达 CD123、CD303、CD304、CD4、CD43、CD45RA、CD56、TCL1，CD56 罕见阴性，部分表达 CD2、CD36、CD38，不表达 CD3、CD5、CD13、CD16、CD19、CD20、CD79a、MPO。

（魏可林　曾强武）

病例70 形态与急性淋巴细胞相似的母细胞性浆细胞样树突细胞肿瘤

【病例介绍】

患者男，47岁，汉族，入院前因"感冒"出现颈部淋巴结肿大，质韧，活动度可，无压痛，伴咳嗽、咳痰，后逐渐波及腋下、腹股沟淋巴结，伴面色苍白、发热、盗汗，无头晕、头痛，无恶心、呕吐，无鼻出血、牙龈出血，无皮疹、关节痛，无口腔破溃，就诊于当地医院，予抗炎治疗（具体不详）后咳嗽、咳痰好转，淋巴结肿大无明显消退，为进一步治疗，就诊入院，门诊拟"淋巴结肿大原因待查"收入住院。

【辅助检查】

血常规 WBC 3.00×10^9/L，RBC 3.06×10^{12}/L，HGB 102g/L，PLT 51×10^9/L，NE 21.6%，LY 67.9%，MO 0.9%，EO 2.9%，BA 0.0%，LUC（大未染色细胞）6.7%，Blasts ++，异淋 ++。人工复检：可见分类不明细胞占26%，细胞胞体大小不均、形态不规则，浆较少，核染色质较粗，可见核仁。建议骨髓检查确诊。

骨髓常规 有核细胞增生极度活跃，粒细胞系增生受抑，红细胞系统增生大致正常，骨髓涂片中幼稚细胞占67.5%，胞体大小不均、形态不规则，浆较少，核染色质较粗，可见核仁。组化染色：MPO 阴性；PAS 94% 阳性，积分287。形态拟诊"急性淋巴细胞白血病（L2）"。

染色体核型分析 46，XY［3］，所分析细胞未见染色体异常。

第一次流式细胞免疫分型 CD45 弱阳性细胞占有核细胞总数的69.1%，其免疫表型为 CD34-，CD117+ 部分，CD33+，CD13-，HLA-DR+，CD14-，CD64-，CD36+ 部分，CD56+，CD4+ 部分，CD19-，CD7+ 少量。胞内 MPO-，胞内 CD3-。符合急性髓系白血病（AML，非 M3）免疫表型，目前

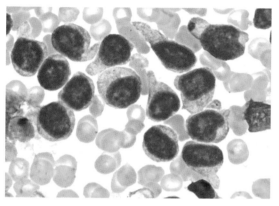

图70-1 骨髓 浆细胞样树突细胞

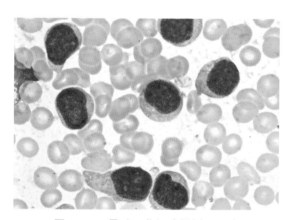

图70-2 骨髓 浆细胞样树突细胞

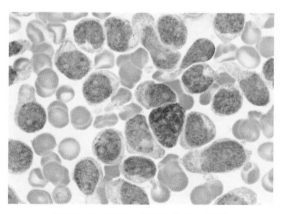

图70-3 骨髓 MPO 染色 阴性

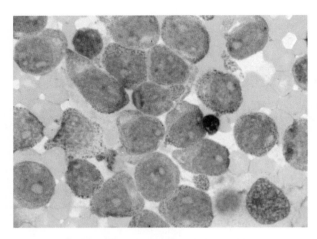

图 70-4　骨髓　PAS 染色　阳性

表型信息提示未见明显的单核/红系/巨核系列分化标志物表达，具体分型需结合形态学和化学染色结果综合考虑。

由于流式结果与形态结果不一致，且其细胞形态确实与典型的 ALL-L2 细胞形态略有区别，结合其形态特点及流式表达 CD4、CD56 等，综合考虑不能排除母细胞性浆细胞样树突细胞肿瘤（BPDCN），建议临床再检测 CD123 等 BPDCN 较为特异的抗原。

第二次流式细胞免疫分型　所送骨髓中可见约 66.0% 的原始细胞，伴 CD43+、CD123+、CD303-、CD304-。

【综合诊断】

母细胞性浆细胞样树突细胞肿瘤（BPDCN）。

【解析】

母细胞性浆细胞样树突细胞肿瘤（blastic plasmacytoid dendritic cell neoplasm，BPDCN）是 2008 年世界卫生组织（WHO）新命名的一类淋巴瘤。依据该肿瘤起源研究的进展，曾做过多次命名。基于肿瘤细胞的母细胞形态和 CD56 表达，2001 版 WHO 造血和淋巴组织肿瘤病理学和遗传学中将这类肿瘤命名为"母细胞性 NK 细胞淋巴瘤"。新近证据表明该肿瘤来源于浆细胞样树突细胞（PDC）前体，因此 2008 年 WHO 造血与淋巴组织肿瘤分类标准将"母细胞性 NK 细胞淋巴瘤"更名为"母细胞性浆细胞样树突细胞肿瘤"。由于该淋巴瘤少见，仅占皮肤原发淋巴瘤的 0.7%，以及该淋巴瘤与 T 细胞淋巴瘤等在免疫表型上有重叠，因此对该肿瘤的诊断比较困难。

BPDCN 是一种少见的临床侵袭性淋巴瘤。常以皮肤病损为首发症状，主要表现为单发或多发的斑块或结节，逐渐累及骨髓、淋巴结及中枢神经等器官。

1. 肿瘤起源探讨　BPDCN 的起源一直备受争议，近年分子和遗传学研究结果显示其来自 PDC 前体，研究发现，PDC 起源于树突细胞（DC）的前体。

2. 临床特征　BPDCN 可发病于任何年龄，最常出现于中老年人。中位年龄 65 岁，男女比约为 2.5~3.0，1.5% 病例在确诊时仅局限在皮肤，逐渐累及其他器官，很少累及中枢神经系统。外周血表现为全血细胞减少，尤其以血小板减少最为显著。

3. 细胞形态特点　细胞胞体大小不一；胞浆量少，嗜碱性，可见伪足；核形不规则，染色质较粗；可见核仁。

4. 免疫表型　2008 年 WHO 分类提示 BPDCN 一般表达 CD4、CD56、CD123、CD43、CD45RA、BDCA-2/CD303、TCLl、CLA。50% 的病例表达 CD68，30% 的病例表达 TdT；部分表达 CD2、CD36 和 CD38；B 系、T 系、髓系和 NK 细胞标志物通常为阴性。以上标记中，CD56、CD4 和 CD123 表达在 BPDCN 的诊断中具有重要价值。此外，骨髓病理免疫组化对 BPDCN 的诊断有着重要的作用，TCLl 在 BPDCN（90%）和髓系肿瘤（17%）表达，BDCA-2/CD303 在 BPDCN（70%）和非 PDC 来源肿瘤（0）表达，BPDCN 特异性表达 CD2AP，这些标记均有助于 BPDCN 的诊断。

5. 遗传学　目前还没有发现 BPDCN 有特定的遗传学改变，但有研究发现 BPDCN 存在 5q（72%）、12p（64%）、13q（64%）、6q（50%）、15q（43%）和 9q（28%）的基因异常改变。

6. 治疗和预后　目前多数研究显示 BPDCN 病情进展快，生存周期短，中位生存期 13 个月。虽然有些病例初期表现为惰性，但多数进展较快。目前 BPDCN 还没有统一的治疗方案，多数给予急性白血病方案进行治疗，初期 80%~90% 的患者对化疗药物有效。但多次化疗后出现耐药，易复发。长期缓解和治愈的病例较少见，有报道 BPDCN 经急性白血病方案治疗和骨髓干细胞移植可以治愈。

鉴别诊断：

ALL：由于 BPDCN 肿瘤细胞缺乏特异的细胞形态特点，且在细胞酶化学染色中表现为 MPO 阴性，PAS 颗粒状阳性，因此在工作中常被误诊为 ALL。但其细胞胞体大小不一，胞浆量较 ALL 多，呈嗜碱性，并可见伪足或拖尾现象，两者细胞形态上有一定的区别。流式分析与免疫组织化学染色是鉴别两者的重要手段；流式方面：BPDCN 一般表达 CD4、CD56、CD123、CD43、CD45RA、BDCA-2/CD303、TCLl、CLA。50% 的病例表达 CD68，30% 的病例表达 TdT；部分表达 CD2、CD36 和 CD38；B 系、T 系、髓系和 NK 细胞标志物通常为阴性。免疫组织化学染色方面：TCLl 在 BPDCN（90%）和髓系肿瘤（17%）表达，BDCA-2/CD303 在 BPDCN（70%）和非 PDC 来源肿瘤（0）表达，BPDCN 特异性表达 CD2AP，这些标记均有助于 BPDCN 的诊断。

（王炳龙　乔文斌）

病例 71　肥大细胞白血病

【病例介绍】

患者,男,74 岁。2 日前无明显诱因出现头昏、头痛、不伴晕厥及视物旋转,休息后症状无缓解,半天后出现恶心、呕吐,胃内容物无咖啡渣样物。就诊院内急诊内科,血常规示全血细胞减少;行头颅 CT 检查,排除脑血管意外,予营养神经等对症治疗后头昏、头痛缓解。第 2 日复查血常规提示血细胞计数进行性下降,以"全血细胞减少待查"收治于血液内科。既往有"糖尿病"10 余年。近半月出现双上肢及躯干皮疹伴瘙痒,对症处理效果不佳。查体:贫血貌,皮肤无瘀斑,无黄染。双上肢前臂、双下肢踝周、躯干可见片状暗红色皮疹,呈苔藓样高出皮面,压之不褪色。全身浅表淋巴结未触及肿大。咽充血,扁桃体不大。胸骨无压痛,肝、脾肋下未及。双下肢不肿。入院后腹部 B 超示脾大(厚度:7.2cm,长径:16.4cm)及腹盆腔积液声像。

【辅助检查】

血常规　WBC 3.63×10^9/L、RBC 2.9×10^{12}/L、HGB 90g/L、PLT 80×10^9/L, NE 63.3%、LY 28.2%、MO 4.4%、EO 3.8%、BA 0.3%。人工复检:中性杆状核粒细胞 2%,中性分叶核粒细胞 57%,嗜酸性分叶核粒细胞 4%,嗜碱性分叶核粒细胞 1%,淋巴细胞 33%,单核细胞 3%。在片尾部可见肥大细胞。

骨髓常规　增生明显活跃,粒系(G)=17.5%,红系(E)=6.0%;肥大细胞占 66.5%,细胞化学染色:MPO 染色阴性,PAS 染色阳性,CE 染色阳性,NAE 染色阳性且不被 NaF 抑制,甲苯胺蓝染色阳性,铁染色阴性,快速瑞氏吉姆萨染色颗粒明显。意见:考虑肥大细胞白血病,建议做流式细胞免疫分型、染色体及融合基因检查。

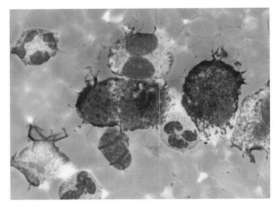

图 71-1　血片　肥大细胞,可见双核

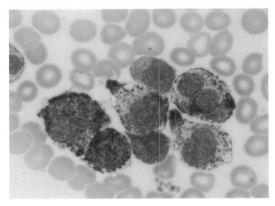

图 71-2　骨髓　肥大细胞,可见双核

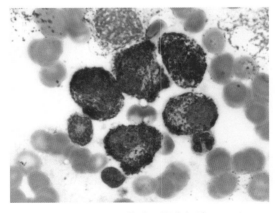

图 71-3　骨髓　肥大细胞

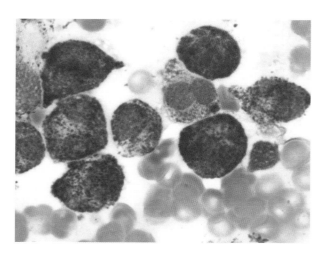

图 71-4　骨髓　肥大细胞

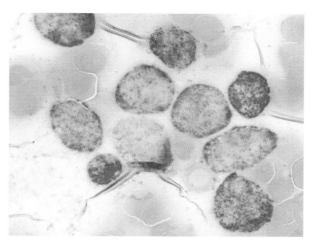

图 71-7　骨髓 CE 染色　阳性

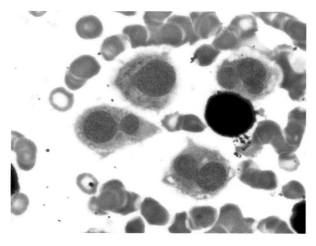

图 71-5　骨髓 MPO 染色　阴性

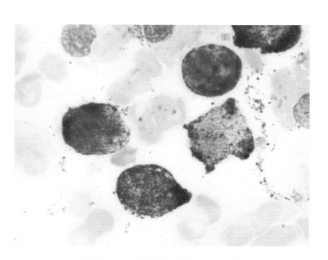

图 71-8　甲苯胺蓝染色　阳性

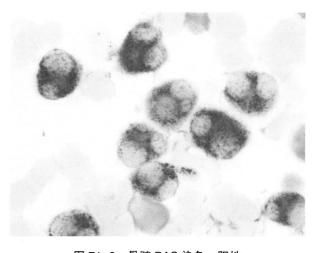

图 71-6　骨髓 PAS 染色　阳性

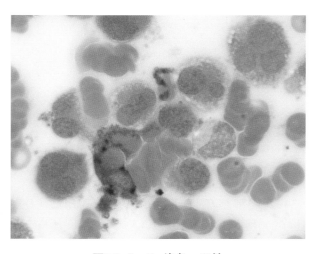

图 71-9　Fe 染色　阴性

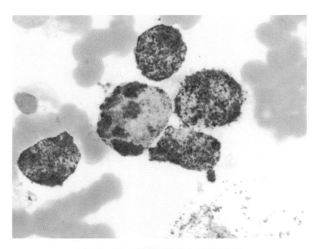

图71-10　快速瑞氏吉姆萨染色

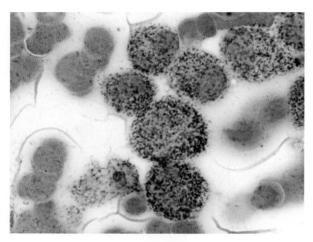

图71-11　NAE染色　阳性

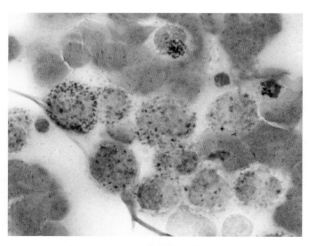

图71-12　NAE+NaF　染色不抑制

流式细胞免疫分型　主要表达CD2、CD9、CD13、CD25、CD33、CD38、CD64、CD117、CD123。

基因突变定性检测　C-kit/D816基因突变。

染色体核型分析　45，X，Y［4］/46，XY［16］。

【综合诊断】

肥大细胞白血病。

【解析】

肥大细胞白血病（mast cell leukemia，MCL）又称为组织嗜碱细胞白血病，较罕见，占全部肥大细胞增生症的比例不到1%。是一种由肥大细胞恶性增生，导致多个器官如肝脏、脾脏、皮肤、血液及淋巴造血系统一系列病理学改变的疾病。不少病例先有系统性肥大细胞增多症（SM），以后转变为白血病，少数以肥大细胞白血病发病。本病临床表现一般有两大类表现：①由肥大细胞浸润所致如肝脾淋巴结肿大，或骨损害、骨压痛或溶骨性损害；皮肤浸润导致瘙痒、发红、出现色素性荨麻疹，范围大小不等，皮肤划痕试验阳性。②由肥大细胞胞质颗粒内活性物质（组胺、肝素等）的释放，导致的一系列变态反应。释放组胺可导致胃十二指肠溃疡，出现腹痛、呕血、黑便，以及头痛，面部四肢水肿。大量组胺释放可引起皮肤潮红、支气管痉挛、心悸、荨麻疹，甚至休克。肝素释放过多可导致出血倾向。此外，可出现乏力、发热、体重下降、厌食等症状。一般均有贫血及血小板减少，白细胞水平高低不定，分类可见肥大细胞。骨髓象特点：有核细胞增生活跃或明显活跃，粒系、红系、巨核系细胞减少，肥大细胞明显增生，幼稚及成熟肥大细胞≥20%。在国内肥大细胞形态主要分成幼稚和成熟两种。幼稚肥大细胞形态特征：圆形或椭圆形，直径15~20μm；核圆形或卵圆形，可见双叶核或三叶核，居中或偏心位，染色质较细致呈细网状，有1~2个核仁或显示不清晰；胞质量中等，淡蓝色，胞质内可见数量不等的紫黑色或淡紫红色颗粒。成熟肥大细胞形态特征：大小不等，形态多样；核圆形，偏心位，染色质固缩呈粗凝块状，无核仁；胞质较多，可见伪足及空泡，充满密集的、大小较一致、染深紫色粗颗粒，可掩盖核上。免疫表型：肥大细胞共表达CD9、CD13、CD33、CD45、CD68及CD117，但不表达几种粒系、单核系抗原，如CD14、CD15和CD16及许多T、B细胞抗原。肿瘤性肥大细胞经常表达CD2或CD2和CD25。细胞共表达类胰蛋白酶/胃促胰酶、CD117、CD2/CD25则为肿瘤性肥大细胞。但CD25的表达可能不稳定，在一些少见的疾病亚型中检测不到，例如分化较好的SM或者部分肥大细胞白血病患者。遗传学：常有体细胞性 *KIT* 基因活化性点突变。多数病例在酪氨酸激酶区域可检出密码子 816 的突变。

MCL 主要应与嗜碱性粒细胞白血病、系统性肥大细胞增生症（SM）相鉴别。嗜碱性粒细胞白血病常无组胺等介质引发的变态反应表现，细胞形态较圆整，可以查见原始细胞及各阶段嗜碱性粒细胞，MPO 检查阳性有助于鉴别。SM 骨髓中肥大细胞 <20%，外周血中无肥大细胞有助于二者鉴别。

MCL 虽然罕见，但结合临床、形态学、免疫学及分子生物学检测诊断并不困难。因肥大细胞形态较典型，以骨髓细胞及外周血涂片形态学为基础，外加细胞化学染色就可初步确定 MCL 的诊断。

（侯 霞）

病例 72　肥大细胞白血病伴 *KIT D816A*、*V559G*、*D816Y* 突变阳性

【病例介绍】

患者，女，69岁，以"头晕、乏力20天，腹胀一周"入院，20天前在当地医院查血常规：WBC 2.87×10^9/L，HGB 75g/L，PLT 112×10^9/L，ANA抗体阴性。肺部CT：双肺未见明显异常，脾大。予以对症治疗后症状无明显改善，就诊入院。体格检查：神清，贫血外貌，皮肤黏膜未见瘀点瘀斑，浅表淋巴结未触及肿大，咽无充血，扁桃体无肿大，肝右肋下未触及，脾触及肿大，双下肢水肿。

【辅助检查】

血常规　WBC 2.30×10^9/L，HGB 58.0g/L，PLT 90×10^9/L；人工复检：未见肥大细胞。

其他检查　凝血四项：PT 16.4s，凝血酶原活动度65%，APTT 51.0s，FIB 5.15g/L；神经元特异性烯醇化酶：30.76μg/ml。

骨髓常规　增生明显活跃，粒系、红系增生受抑制。巨核细胞全片46个，肥大细胞80%，细胞化学染色：MPO阴性，热盐水实验：阳性率93%，阳性指数：273（+6，++20，+++41，++++26）；AS-DCE阳性率：92%，阳性指数：247（+4，++29，+++51，++++8）；外周血分类：未见肥大细胞；意见：非白血病性肥大细胞白血病。

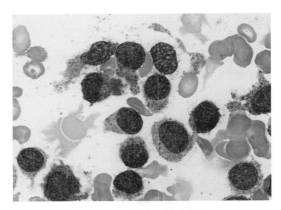

图 72-2　骨髓　肥大细胞

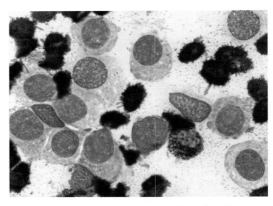

图 72-3　MPO 染色　肥大细胞阴性

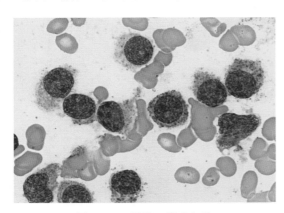

图 72-1　骨髓　肥大细胞

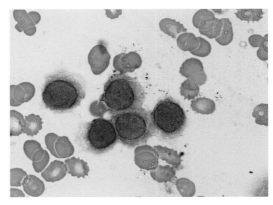

图 72-4　热盐水溶解试验　肥大细胞阳性

流式细胞免疫分型　异常细胞约占 71.4%，表达 CD13、CD15、CD33、CD64、CD117、MPO、CD16，考虑为急性髓系白血病。

骨髓肿瘤基因突变筛查　*KIT D816A*、*V559G*、*D816Y* 突变阳性（3 个 *KIT* 突变位点，无 *D816V* 点突变有伊马替尼应用指征）。

【综合诊断】

肥大细胞白血病伴 *KIT D816A*、*V559G*、*D816Y* 突变阳性。

【解析】

非白血病性肥大细胞白血病（MCL）是 MCL 的一种变异亚型，可以是原发性，也可继发于 SM。临床可表现为：面色潮红、发热、全身乏力、腹泻、心动过速、胃、十二指肠溃疡及肝、脾、淋巴结肿大等，中位生存期为 6 个月。MCL 诊断标准：符合 SM 的诊断标准，骨髓涂片 MC>20% 且循环 MC>10%，如果循环 MC<10% 则应诊断为非白血病性 MCL。

MCL 相对于其他类型 MC 增生症可见较多未成熟 MC，其形态也多变。在国内对 MC 的形态学没有系统性的阐述，只是简单地将其分为幼稚型和成熟型。流式细胞术或免疫组织化学检测肿瘤性 MC 可表达 CD2 和（或）CD25，MCL 的 MC 可以同时表达 CD2 和 CD25，但在一些病例中可以表达 1 项甚至双阴性，MC 也可表达 CD117（KIT）、CD68。通过分子生物学手段可检测到 *KIT D816V* 及 *TET2* 突变，此外血清 TRYPTASE 水平的显著升高也可提示 MC 的增多及其载荷。甲苯胺蓝染色对识别嗜碱性粒细胞和 MC 具有较为特异的价值，MC 甲苯胺蓝染色一般呈强阳性反应。MCL 需与 ASM、SM 合并非肥大细胞系克隆性血液病鉴别，在满足 SM 的诊断条件下，骨髓涂片 MC 5%~19% 支持 ASM，MC>20% 则考虑 MCL。主要取决于骨髓及血细胞形态学。在国内白血病诊断尚未普及细胞形态学、免疫学、细胞遗传学、分子生物学诊断模型的情况下，我们就要以简单廉价的骨髓及外周血涂片形态学为基础，外加细胞化学染色就可确定 MCL 的诊断。

（高飞　安仕刚）

病例 73 淋巴瘤 1 年后发生急性髓细胞白血病

【病例介绍】

患者,男,26 岁。4 年前曾确诊为梅毒。12 个月前拟"双胸腔、心包腔、腹腔积液"收治入院。在心包液和胸水中均检出众多符合 T 细胞形态特征的淋巴瘤细胞(图 73-1、图 73-2),同时作骨髓涂片、印片显示原幼淋巴细胞 0.13 左右(图 73-3),同步骨髓切片示原幼淋巴细胞结节性浸润(图 73-4),诊断符合淋巴瘤细胞骨髓侵犯(间质-结节型浸润)。确诊 T 细胞型非霍奇金淋巴瘤。CHOP 方案化疗 1 次,亚砷酸和 CHOP 方案化疗 6 次,再次化疗入院。

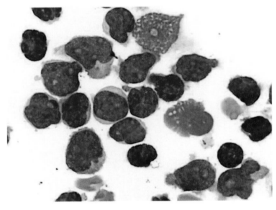

图 73-1 心包积液涂片 T 淋巴瘤细胞

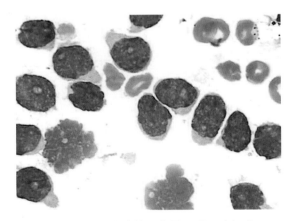

图 73-2 胸水涂片 大量 T 淋巴瘤细胞

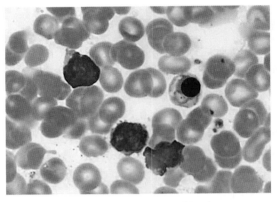

图 73-3 骨髓 淋巴瘤细胞

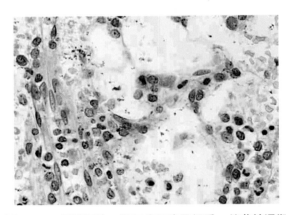

图 73-4 骨髓切片 淋巴瘤细胞呈间质-结节性浸润

【辅助检查】

血常规 WBC 82.9×10^9/L, RBC 4.0×10^{12}/L, HGB 122g/L, PLT 71×10^9/L, NE 75%, LY 6%, MO 2%;人工复检:原始淋巴 7%,中、晚幼红细胞 10%。

其他检查 B 超:双胸腔、心包腔、腹腔积液,肝脏偏大,脾肿大。浅表淋巴结未及肿大。

骨髓常规 增生明显活跃,原始细胞占 95%,粒、红、巨核三系造血受抑,原始细胞大小不一、核质比高、较多细胞含有细小颗粒,具有 Ⅱ 型原始细胞形态特征(图 73-5),与患者既往的淋巴瘤细胞形态学明显不同。细胞化学染色：MPO 阳性 76%，SBB 阳性 92%（图 73-6），NBE 阳性 23%，CE 阳性 84%。

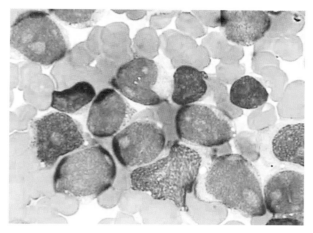

图 73-5　骨髓　患病 12 个月时，原始细胞异常增生

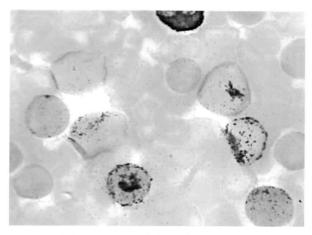

图 73-6　SBB 染色　肿瘤细胞阳性

流式细胞免疫分型　表达率分别为 MPO 21.78%、HLA-DR 49.31%、CD15 35.65%、CD45 92.14%、CD33 88.03%、CD56 22.82%、CD38 68.56%、CD11b 28.19%、CD34 22.50%、CD13 67.63%，全 B 和 T 淋系标记阴性。诊断符合 AML（M4）。

【综合诊断】

急性髓细胞白血病（T 细胞淋巴瘤一年后并发）。

【解析】

治疗相关 AML 是由于细胞毒药物化疗和（或）放疗的结果，已被认识的诱突变制剂有 2 个主要相关类型：烷化剂 / 放疗相关和拓扑异构酶 Ⅱ 抑制剂（表鬼臼霉素，包括阿霉素等）相关。烷化剂 / 放疗相关 AML 发生在使用诱突变剂 5~10 年后，报告范围在 10~192 个月。本例 NHL 患者 12 个月时转变为 AML，具有时间短和转变类型罕见的特点。由于骨髓原始细胞形态学不典型，加上患者前期一直确诊为 NHL 骨髓浸润。因此，从定向思维看，当患者外周血和骨髓出现大量原始细胞时往往考虑到的是淋巴瘤的白血病化。仔细观察本例外周血和骨髓原始细胞形态，最明显的变化是细胞变大和胞质颗粒的出现，细胞化学染色和免疫细胞化学染色以及流式免疫表型检查都提供髓系原始细胞的证据，为淋巴瘤疾病进展中发生转变或并发的罕见类型。

2016 年 WHO 分类中，治疗相关髓系肿瘤（t-MN）仍作为独立类别，包括在细胞毒药物治疗后发生的髓系肿瘤。t-MN 可以分为 t-MDS、t-AML 和 t-MDS-MPN，约占所有 AML、MDS 和 MDS-MPN 的 10%~20%，伴随的细胞遗传学异常，对于确定治疗和预后很重要，应在最终诊断前予以鉴定。许多 t-MN 病例显示出癌症易感性基因中的胚系突变，因此，还需要仔细调查家族史以发现癌症易感性。有原发肿瘤化疗和放疗史，或有给予细胞毒药物治疗史的患者，出现血细胞减少时，应考虑是否为相关 MDS 的发生。当外周血或骨髓原始细胞增多，达 ≥20% 时，就符合治疗相关急性白血病的细胞学诊断；并按细胞化学染色的结果，对白血病类型（AML 还是其他，以及进一步分类类型）作出评判。

（邵水儿　朱蕾）

第六篇 淋巴瘤

病例 74　*BRAF-V600E* 突变阴性的毛细胞白血病

【病例介绍】

　　患者,男,50岁,确诊毛细胞白血病(HCL)20年。病初以白细胞增高、脾脏肿大为主要表现,无浅表淋巴结肿大,无感染、出血症状等。应用"苯丁酸氮芥"4mg 每日一次口服维持治疗2年,脾脏逐渐缩小,后再次出现脾脏逐渐增大。6年前行"CHOP"方案化疗1疗程,白细胞较前下降,但脾脏无缩小。于2010年6月10日行"脾脏切除术",术后病理回报为 HCL。

【辅助检查】

　　常规示　WBC 131.6×10^9/L, RBC 5.46×10^{12}/L, HGB 171g/L, PLT 85×10^9/L。

　　骨髓常规　增生活跃 +, G=6%, E=2%;淋巴细胞比例明显增高,少量细胞胞体可见毛状突起。全片见巨核细胞1个,为成熟无血小板形成巨核。细胞化学:酸性磷酸酶(ACP)阳性率80%,阳性指数128;抗酒石酸酸性磷酸酶(TRAP)阳性率为78%,阳性指数为106;意见:考虑毛细胞白血病。

　　流式细胞免疫分型　异常细胞群占有核细胞87.06%,强表达 CD22,表达 CD11c、CD19、CD103、CD20、CD25、CD81、CD19、sIgD、Lambda,部分表达 FMC7,弱表达 CD79b,不表达 CD5、CD10、CD23、CD43、CD38、CD200、sIgM、Kappa,符合 HCL 表型特点,请结合电镜、病理、免疫组化 *Annexin-A1* 和 *BRAF-600E* 基因突变结果。

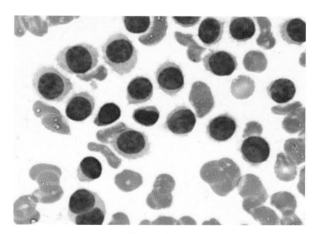

图 74-1　骨髓　多毛白血病细胞

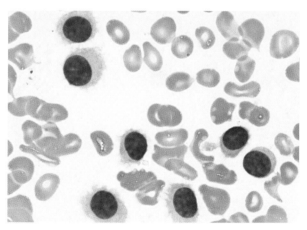

图 74-2　骨髓　多毛白血病细胞

　　分子生物学检查　*BRAF-V600E* 突变检查:阴性。

　　骨髓活检　少量骨髓组织,淋巴细胞比例增高,间质及灶性分布,胞体小,胞浆中等量,核染色质粗,巨核细胞少见,网状纤维染色(MF-1级)。免疫组化:CD20-,PAX5+,CD3-,CD5-,CD11c+,CyclinD1-,CD103+,CD25+。结论:毛细胞白血病。

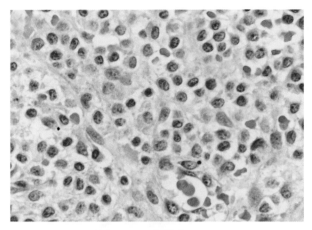

图74-3 HE染色 400×

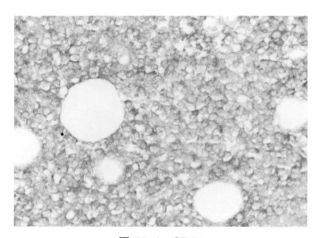

图74-4 CD25

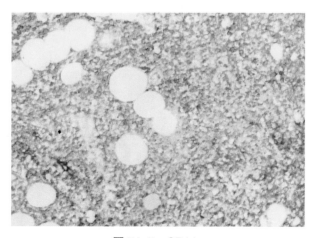

图74-5 CD11c

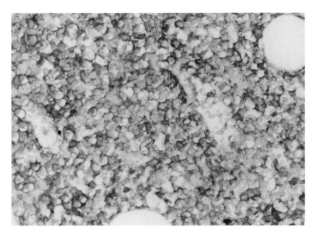

图74-6 CD103

【综合诊断】

毛细胞白血病(HCL)。

【解析】

毛细胞白血病(hairy cell leukaemia, HCL)是一个由成熟小B细胞组成的惰性肿瘤,以外周血和骨髓中出现毛细胞、脾大而无浅表淋巴结肿大为特征。

HCL是一种罕见的疾病,占淋巴细胞白血病的2%。欧美人发病率明显高于亚洲人。发病年龄从中年到老年,中位年龄是50岁,男女之比约为5:1。

大多数患者表现为脾脏肿大(发生率为80%~90%)和全血细胞减少,有少数肿瘤细胞在血中循环。贫血、出血、感染、体重下降、食欲缺乏也是较常见的病症。浅表淋巴结肿大少见。

骨髓活检是诊断HCL的最好方法。肿瘤细胞对骨髓的破坏程度不同,它们最初呈间质性或成片浸润,残留一些脂肪和造血成分。整体呈现一种疏松的"星空样"或"蜂窝样"改变,与大多数其他低度恶性淋巴瘤累及骨髓是紧密排列的形态不同。高倍镜下胞质丰富,胞质突起清晰可见,胞质浅淡,细胞核周围呈透亮区,核卵圆形或有凹陷,核染色质疏松,核仁不明显,核分裂极少见。网状纤维的增生与所有毛细胞在骨髓和其他部位浸润有关,经常导致"干抽"。

细胞化学方法,酸性磷酸酶(ACP)强阳性,且抗酒石酸盐酸性磷酸酶(TRAP)阳性。

HCL的经典免疫表型为共同强表达CD20、CD22和CD11C,表达CD103、CD25、CD123、Annexin1、

T-bet、DBA44 和 FMC7 等。大多数 HCL 不表达 CD10 和 CD5。CD103、Annexin1 是 HCL 最特异的标记。

大部分（85%）的 HCL 具有 VH 基因体细胞突变。没有明确的细胞遗传学异常。

表 74-1　HCL 诊断应与 HCL 变异型、脾脏边缘区淋巴瘤相鉴别

	HCL	HCLv	SMZL
细胞形态	中等大小，不均匀的绒毛，模糊的核仁	中等大小，不均匀的绒毛，清晰的核仁	小细胞，两极绒毛，小核仁
白细胞数	减低	增高	增高
单核细胞减少	有	无	无
淋巴结肿大	无	有	有
免疫标记			
CD25	++	−	−
CD103	++	++	−
CD11c	++	++	+
CD123	++	−	−
CD200	++	−	−
CD5	−	−	−
CD10	−	−	−
Annexin-A1	++	−	−
Sox-11	+	−	−
BRAF-V600E 突变	+	−	−
TRAP	++	+/−	−

此病例 HCL 病史 20 年，以白细胞增高、脾大起病，单核细胞减少，无淋巴结肿大为特征。细胞形态（见毛状突起）、流式免疫表型（CD103+、CD25+、CD11c+）、病理及免疫组化（CD103+）和细胞化学染色（TRAP 强阳性）均支持 HCL 诊断，尤其病理结果是支持 HCL 诊断的最有力证据；也有不符合典型 HCL 之处，如白细胞增高，免疫表型 CD200 阴性，*BRAF-V600E* 突变阴性。

据文献报道，HCL 病例中 *BRAF-V600E* 突变率为 97%~100%，在 HCL 变异型和其他类型成熟 B 细胞肿瘤中为阴性。*BRAF* 激酶是 *raf* 激酶家族成员，在 *MEK*、*ERKd* 等通路的调节中发挥重要作用。现院内分子生物实验室常规使用一代测序的方法进行 *BRAF-V600E* 突变的检测，特异性强，敏感度稍弱。后采用 PCR 方法进行 *BRAF-V600E* 突变的复查，仍然为阴性。

除 *BRAF-V600E* 突变外，*CDKN1B* 是 HCL 病例中的第二频发的突变类型，突变率 16%，可与 *BRAF-V600E* 突变共存。*CDKN1B* 基因编码细胞周期依赖蛋白激酶的抑制蛋白 P27，P27 蛋白可使周期蛋白 E-CDK2 失活，是一种肿瘤抑制因子。未发现 *CDKN1B* 突变对于 HCL 患者的临床特征和嘌呤类似物治疗产生影响。此病例有可能为 *CDKN1B* 突变类型，但暂时未能检测此项突变。

HCL 对 α- 干扰素和嘌呤类似物敏感。近年来开始应用利妥昔单抗、CD22 抗体、CD25 抗体等靶向药物，治疗有效。BRAF 抑制剂的临床试验也在进行中。

（陈雪晶　路旭琳）

病例 75 弥漫大 B 细胞淋巴瘤骨髓浸润

【病例介绍】

患者,女,51 岁,发热 2 月余,无明显骨痛、乏力。查体重度贫血貌,肝脾肋下未及。

【辅助检查】

血常规 WBC 3.15×10^9/L, RBC 1.87×10^{12}/L, HGB 53g/L, PLT 148×10^9/L。人工复检:中性杆状核粒细胞 7%,中性分叶核粒细胞 67%,淋巴细胞 26%,计数 100 个白细胞见有核红细胞 4 个。

骨髓常规 增生活跃 +,粒系(G)=34%,红系(E)=48%;粒系比例减低,部分细胞胞浆可见空泡及颗粒增多增粗现象。红系比例增高,可见核出芽、花瓣核、核碎裂、双核红等。全片共见巨核细胞 6 个。片中可见一类分类不明细胞,单个或成团分布,胞体大小不一,胞浆嗜碱性,可见空泡,染色质粗颗粒状。中性粒细胞碱性磷酸酶(N-ALP):阳性率 100%,阳性指数 230。有核红 PAS:阳性率 0,阳性指数 0。结论:形态倾向淋巴瘤细胞,请结合相关检查明确。

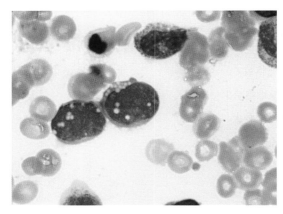

图 75-2 骨髓 淋巴瘤细胞

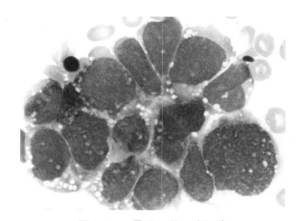

图 75-3 骨髓 淋巴瘤细胞

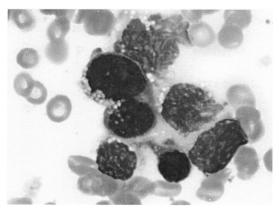

图 75-1 骨髓 淋巴瘤细胞

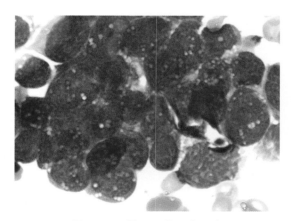

图 75-4 骨髓 淋巴瘤细胞

流式细胞免疫分型　异常细胞群占有核细胞 43%,表达 CD19、CD20、CD10、CD79b、CD23、FMC7、CD81、CD25、CD22、Kappa、sIgD。弱表达 CD5、CD38、CD200、sIgM。不表达 CD103、CD11c、CD43、Lambda。结论:符合 CD5+CD10+B 细胞淋巴瘤,SSC 偏大。

骨髓活检　免疫组化示 CD30-、CD56-、MPO 粒细胞 +、CD3 少量 +、CD8 少量 +、CD20+、CD42b 巨核细胞 +、CD117-、MUM1+、CD10-、CMYC-、BCL2+;诊断结论:B 细胞淋巴瘤侵犯骨髓(考虑大 B 细胞淋巴瘤侵犯骨髓)。

【综合诊断】

弥漫大 B 细胞淋巴瘤(diffuse large B cell lymphoma,DLBCL)骨髓浸润。

【解析】

弥漫大 B 细胞淋巴瘤(DLBCL)是临床最多见的侵袭性非霍奇金淋巴瘤,在亚洲国家一般发病率 >40%,其肿瘤性大 B 淋巴细胞呈弥漫性生长,肿瘤细胞的核与正常组织细胞的核大小相近或大于组织细胞的核,通常大于正常淋巴细胞的 2 倍。该病的进展可发生骨髓侵犯,侵犯中的瘤细胞形态各异,多数与病理诊断一致的高度异形大细胞,部分为低度异形小细胞,因此单纯靠形态学诊断容易漏诊。

Burkitt 淋巴瘤(BL)形态特点:瘤细胞中等大小(细胞核与组织细胞核相似或略小),呈弥漫、单一的生长模式。形态学上,肿瘤细胞呈镶嵌样排列,核圆形,染色质疏松和细块状,核仁多个、中等大小,嗜碱性,位于核膜周围,胞浆深嗜碱性,常含有脂质空泡。

骨髓转移癌细胞形态学特点:成团或簇状分布,有鹤立鸡群之感,细胞特点为“三大(胞体大、胞核大、核仁大)三深(胞浆深、胞核深、核仁深)”之特点。转移癌细胞中又以腺上皮来源的癌多于鳞状上皮来源的癌,腺上皮来源的癌细胞显著特点为胞浆有分泌产物呈空泡感、泡沫感、印戒样,胞核偏位。

该病例细胞形态成堆聚集分布,细胞中等大小,胞浆空泡较多,个别细胞单个分布。容易与 Burkitt 淋巴瘤及骨髓转移癌相混淆。它们的共同特点为胞浆空泡感、成堆聚集分布,通过 FCM 的单抗可分析出骨髓转移癌这类细胞,但对于 Burkitt 淋巴瘤与大 B 淋巴瘤不能很好地区分,并且弥漫大 B 淋巴瘤在 FCM 中大部分只能为异常 B 细胞淋巴瘤,只有通过骨髓病理免疫组化,以及该类细胞的弥漫增生、体积大来确诊大 B 淋巴瘤。

(蔡文宇)

病例 76　大 B 淋巴瘤侵犯骨髓

【病例介绍】

患者,男,68 岁,因反复发热两月余入院,查体无肝脾肿大。

【辅助检查】

血常规　WBC 5.0×10^9/L, RBC 2.26×10^{12}/L, Hb 69.2g/L, MCV 96.5fl, PLT 66×10^9/L, NE 64%, LY 15%, MO 20%。人工复检:杆状核粒细胞 29%,中性分叶核粒细胞 40%,淋巴细胞 28%,单核细胞 3%;血小板单个分布,散在少见。

骨髓常规　增生明显活跃,粒系(G)=35%,红系(E)=24.5%;粒系比例正常,形态未见明显异常。红系比例正常,以中晚幼红为主,成熟红细胞轻度大小不一,易见嗜多色性红细胞;淋巴细胞比例减低,为成熟淋巴细胞;全片共查见巨核细胞 2 个,血小板小堆分布,少见。片中见一类分类不明细胞,约占 23.5%,其胞体巨大,形状各异,核染色质较粗,胞浆蓝、易见空泡。意见:可见大量分类不明细胞,淋巴瘤? 转移癌? 请结合病理活检。

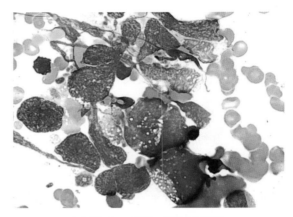

图 76-2　骨髓　退化瘤细胞

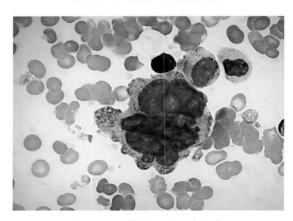

图 76-3　骨髓　淋巴瘤细胞

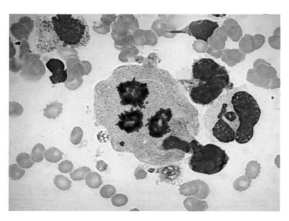

图 76-1　骨髓　瘤细胞分裂象

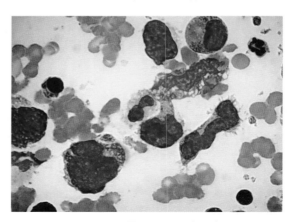

图 76-4　骨髓　淋巴瘤细胞

骨髓活检　HE 及 PAS 染色示少量骨髓增生较低下（20%~30%），一类异常淋巴细胞散在分布，胞体大，胞核不规则，明显异型，部分位于窦内。粒红比例大致正常，粒系各阶段细胞可见，以中幼及以下阶段细胞为主，红系各阶段细胞可见，以中晚幼红细胞为主，巨核细胞不少见，分叶核为主。网状纤维染色（MF-1 级）。免疫组化：PAX5+，CD20+，CD3-，CD5+，CD56-，CD30-，CD117-。CD42b 巨核细胞 +。

【综合诊断】

大 B 淋巴瘤侵犯骨髓。

【解析】

此病例外周血正常，骨髓涂片可见大量异常分类不明细胞，成团及散在分布，此类细胞胞体明显大小不一，以大细胞为主，部分细胞核型极不规则，分裂象易见，涂片背景瘤细胞浆质体散在分布，形态学诊断思路可考虑以下两点：①骨髓转移癌？涂片内成团及散在大细胞可见空泡，胞浆强嗜碱性，不能除外腺癌骨髓转移；②淋巴瘤骨髓转移？骨髓及外周血中的异常淋巴细胞分为反应性（良性）及恶性，恶性淋巴瘤细胞形态存在明显的异形性。上述两种疾病骨髓细胞形态学均无法确诊，因此需要借助流式细胞学以及骨髓活检以及免疫组化来鉴别，进一步做免疫组化 PAX5，CD20，CD3，CD5，CD56，CD30，CD117 等可确定异常细胞来源（如 B、T、NK、HL 以及髓系）。此病例 PAX5+，CD20+ 符合 B 细胞来源，故诊断为大 B 淋巴瘤侵犯骨髓。

（田　欣　王占龙）

病例 77　Burkitt 淋巴瘤骨髓侵犯

【病例介绍】

患者,男,55 岁,因胸闷、全身骨痛、肝脾及全身淋巴结肿大,头昏,腹部不适就诊;半年以前曾在外院诊断非霍奇金淋巴瘤并行 CHOP 方案化疗 4 个疗程。今为寻中医治疗入院。

【辅助检查】

血常规　WBC 12.17 × 10⁹/L, RBC 2.48 × 10¹²/L, HGB 73.0g/L, PLT 61.0 × 10⁹/L, NE 48.1%, LY 13.1%, MO 5.1%, EO 0.9%, BA 4.1%, 大未染色细胞(LUC) 32.9%, 原幼细胞 ++, 变异淋巴细胞 +++。人工复检:易见原始及幼稚细胞,建议骨髓检查。

其他检查　总蛋白 51.60g/L,白蛋白 32.30g/L,乳酸脱氢酶 12468.80U/L。

骨髓检查　增生极度活跃,粒系(G)=2.5%,红系(E)=1.5%;粒、红二系增生受抑制,全片未查见巨核细胞。淋巴系比例增高,原幼淋巴细胞增多,约占 84.5%,胞体大小不一,胞浆量少或中等,呈嗜碱性;细胞核大,圆形或椭圆形;染色质粗颗粒状,部分可见核仁;多数细胞的胞浆及胞核上易见念珠样空泡。髓过氧化物酶染色(MPO)呈阴性反应。意见:符合 Burkitt 淋巴瘤骨髓象,请结合流式细胞术等检查进一步明确诊断。

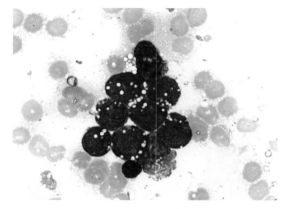

图 77-2　骨髓　Burkitt 淋巴瘤细胞

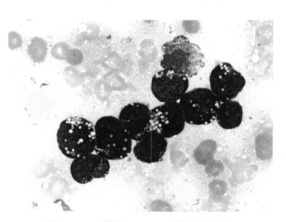

图 77-3　骨髓　Burkitt 淋巴瘤细胞

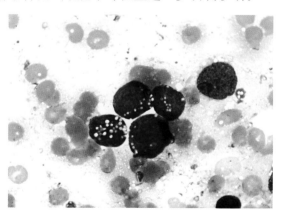

图 77-1　骨髓　Burkitt 淋巴瘤细胞

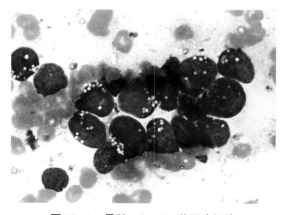

图 77-4　骨髓　Burkitt 淋巴瘤细胞

流式细胞免疫分型　CD19+、CD20+、CD22+、Ki67+、BCL-6+，MPO-，CD2-、CD3-、CD5-、CD7-。

【综合诊断】

Burkitt 淋巴瘤骨髓侵犯。

【解析】

Burkitt 淋巴瘤（BL）是一种倍增时间特别短的 B 细胞淋巴瘤，好发于结外或以急性白血病形式出现，肿瘤细胞形态单一，由中等大小的转化 B 细胞组成。涉及 MYC 基因转位是其显著特征，但并不具有特异性。此类瘤细胞胞浆嗜碱性，常常有蜂窝状或念珠样空泡，细胞浆、细胞核上均可出现，无序排列，多少不一，大小较为一致；瘤细胞核较规则，有呈细块状和疏松的染色质，核仁多个，中等大小、嗜碱性、位于核膜周围；由于瘤细胞增殖和凋亡指数都很高，病理活检组织中常见"星空"现象，这是大量良性巨噬细胞吞噬凋亡细胞的现象。BL 分地方型、散发型和免疫缺陷相关型三种。地方型 BL 发生于欧洲赤道附近，为该地区儿童最常见的恶性肿瘤；散发型 BL 可见于世界各地，主要发生于儿童和青少年，发病率低；免疫缺陷相关型 BL 主要见于人类免疫缺陷病毒相关（HIV、AIDS）感染患者，经常以艾滋病的首发症状出现。所有 BL，包括以白血病形式出现的 BL，肿瘤细胞中等偏强表达轻链限制区的膜 IgM 和 B 细胞相关抗原（如 CD19、CD20、CD22、CD10、BCL6、CD38、CD77 和 CD43）。肿瘤细胞通常弱表达（约 20% 的病例）或不表达 BCL2、TDT，近 100% 的细胞表达 Ki67。

本病例由于患者经济原因，相关基因、染色体及骨髓活检尚未检查，患者即要求出院。居于 Burkitt 淋巴瘤的形态较为特殊，结合 MPO 染色（阴性）及流式细胞免疫分型（B 系），也能给临床一个诊断性提示，如能完善相关检查，对疾病的治疗和预后均有好处。

（曾强武　李洪文　程　静）

病例 78　慢性淋巴细胞白血病 Richter 转变

【病例介绍】

患者,男,53 岁,因无明显诱因逐渐出现全身多处淋巴结肿大 2 月余,主要累及双侧颈部、腋窝及腹股沟,门诊检查白细胞增高。

【辅助检查】

初诊血常规(2016 年 9 月)WBC 188.2 × 10⁹/L、RBC 4.63 × 10¹²/L、HGB 143g/L、PLT 277 × 10⁹/L;人工复检:淋巴细胞占 75.0%。

骨髓常规(2016 年 9 月)增生明显活跃,粒系(G)=14.0%、红系(E)=3.0%;粒系、红系增生受抑;淋巴细胞比例明显增高,占 82.5%,以成熟小淋巴细胞为主,形态未见明显异常,可见少量大淋巴细胞,偶见幼淋巴细胞;全片见巨核细胞 89 个。意见:淋巴细胞增殖性疾病。

骨髓活检(2016 年 9 月)淋巴细胞异常增生,以成熟小淋巴细胞为主,呈结节 – 弥漫状分布,形态较一致,核呈圆形或轻度不规则。骨髓活检提示:淋巴细胞增殖性疾病。

染色体核型分析(2016 年 9 月)未见明显异常。

FISH 检查(2016 年 9 月)D13S25、TP53、RB1 缺失异常,其比例分别为 78%、23%、87%。

骨髓流式细胞学检查(2016 年 9 月):淋巴细胞比例增高,占有核细胞的 87.0%,其中 CD5、CD23 双阳性细胞约占有核细胞 69.91%,SSC 小,表达 CD19、CD38、CD5、CD23、HLA–DR,部分表达 CD20,单克隆弱阳性表达 kappa,不表达 FMC–7,粒细胞占有核细胞 12.0%,未见明显发育异常及异常表达。单核细胞占有核细胞 3.0%,以成熟阶段细胞为主。考虑:CLL/SLL。图 78–1、图 78–2 为初诊骨髓涂片所见。

期间口服苯丁酸氮芥片治疗,于 2017 年 4 月复诊:反复发热,全身多发淋巴结肿大,多处

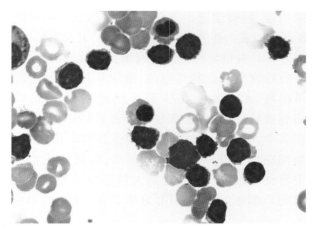

图 78–1　骨髓　成熟淋巴细胞

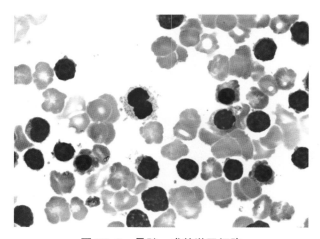

图 78–2　骨髓　成熟淋巴细胞

淋巴结迅速增大,血常规提示:WBC 42.0 × 10⁹/L,RBC 1.70 × 10¹²/L,HGB 62g/L,PLT 11 × 10⁹/L,淋巴细胞百分比占 95.4%;骨髓细胞形态学检查提示:有核细胞增生明显活跃,粒系占 1.5%,红系占 2.0%,全片见巨核细胞 27 个。淋巴细胞比例明显增高,占 96.5%,以成熟小淋巴细胞为主,可见原幼淋巴细胞占 5.0%,其边缘多不规则。片中可见一类散在的大细胞,其胞体多较大,形态不规则,边缘不整齐,胞浆量丰富、呈深蓝色或灰

蓝色,可见空泡,核染色质细致、呈颗粒状或网状、核仁明显、一至数个不等,可见双核,偶见多核。骨髓细胞形态学考虑:慢性淋巴细胞白血病向大细胞转变。骨髓活检提示:小 B 细胞淋巴瘤向大细胞淋巴瘤转变。以下为复诊时骨髓涂片所见。

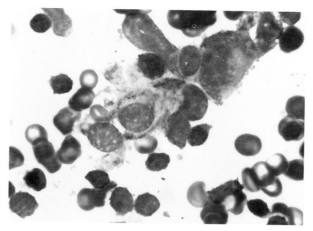

图 78-6　骨髓　大、小淋巴瘤细胞

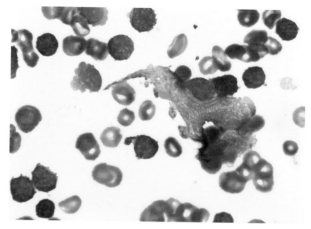

图 78-3　骨髓　大、小淋巴瘤细胞

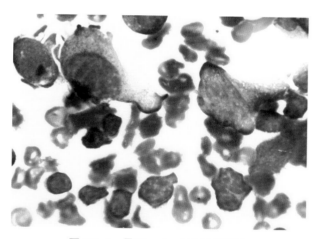

图 78-4　骨髓　大、小淋巴瘤细胞

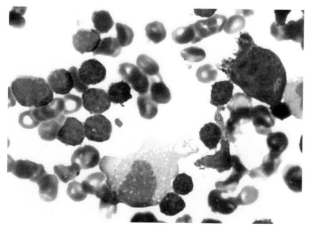

图 78-5　骨髓　大、小淋巴瘤细胞

【综合诊断】

　　慢性淋巴细胞白血病 Richter's 转变。

【解析】

　　Richter 综合征(Richter's syndrome, RS)是指慢性淋巴细胞白血病(chronic lymphocytic leukemia, CLL)或小淋巴细胞淋巴瘤(small lymphocytic lymphoma, SLL)由惰性向恶性程度更高的淋巴瘤发展的过程。以向弥漫性大 B 细胞淋巴瘤(diffuselarge B-cell lymphoma, DLBCL)的转化最为常见,少部分也可以是向霍奇金淋巴瘤(Hodg kin lymphoma, HL)转化的变异型。其发病率低,预后极差。

　　RS 转化可发生于 CLL 病程中的任何时期,根据文献报道,CLL 诊断到发生 DLBCL 的时间较早,中位时间 2 年,也可见于未治患者;发生 HL 的时间较晚,中位时间 6 年,且主要见于治疗过的患者。其典型的临床表现有:体重明显下降、无明确感染状态下的高热、进行性或不对称的局部淋巴结肿大、乳酸脱氢酶(LDH)显著上升、高钙血症、PET/CT 显示有 18F-FDG 异常高摄取的淋巴结和(或)结外肿块。

　　RS 累及骨髓时骨髓细胞形态学检查往往呈现细胞形态不均一的特点,诊断依靠病理组织学证据。活检部位常推荐针对那些肿大最显著或最迅速的病灶及 PET/CT 显示 SUVmax 最高的部位,骨髓活检推荐双侧活检同步取材。

　　RS 的发生目前认为主要与以下遗传学因素有关:① TP53 失活、MYC 活化、CDKN2A 缺失(约占 50%);②早期获得 +12 号染色体,继而发生 NOTCH1 突变(约占 30%)。

（解小红　刘　辉）

病例 79　套细胞淋巴瘤

【病例介绍】

患者，男，68 岁，农民，因"双上肢瘀斑伴牙龈出血 4 天，血尿 1 天"入院。3 年前因"血小板减少"于当地医院治疗，诊断为"特发性血小板减少性紫癜"，我院门诊拟"血小板减少性紫癜"收治入院。

【辅助检查】

血常规　WBC 7.99×10^9/L，RBC 4.57×10^{12}/L，HGB 132g/L，PLT 57×10^9/L，人工复检：中性分叶核粒细胞 41%，中性杆状核粒细胞 15%，LY 13%，MO 2%，中性中幼粒细胞 2%，异常细胞 27%。

其他检查　免疫球蛋白：κ-轻链 1260.0mg/dl，λ-轻链 792.0mg/dl，β2-微球蛋白 4431.00μg/L。凝血功能：FDP 20.36μg/ml，PT 13.40 秒，INR 1.07，APTT 36.40 秒，TT 18.10 秒，Fbg 4.57g/L，D-二聚体 10.24μg/ml。CT：左肺下叶结节，双侧腋下多发淋巴结肿大。B 超：脾肿大，脂肪肝，双肾囊肿。

外周血细胞图片（见图 79-1）：

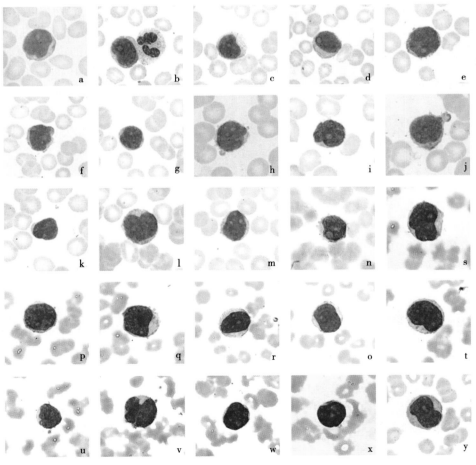

图 79-1　外周血　异常淋巴细胞组图

190

骨髓常规　增生活跃，粒系（G）=61%，红系（E）=13.5%；粒系增生活跃，早幼粒及以下阶段细胞均见，部分细胞浆内见中毒颗粒，嗜酸性粒细胞易见，形态正常，嗜碱性粒细胞可见。红系比例偏低，成熟红细胞大致正常。淋巴细胞比例正常，部分细胞形态有所改变，占8.0%（见图79-2）。

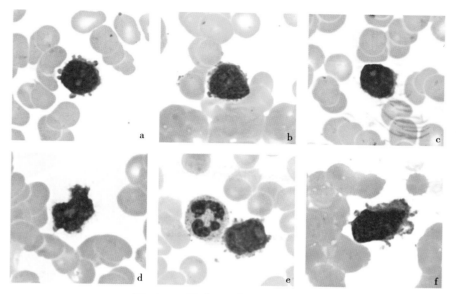

图 79-2　骨髓　异常淋巴细胞组图

意见：BM增生活跃，淋巴细胞形态有改变（淋巴瘤可能），请结合免疫分型等检查进一步确诊。

外周血流式细胞免疫分型　CD5+，CD19+，CD10-，CD20+，CD22+，CD23-，CD25-，CD43-，CD103-，CD11c-，FMC7+，CD200-，CD38+，sIg+，λ轻链限制性表达。

【综合诊断】

套细胞淋巴瘤。

【解析】

套细胞淋巴瘤（mantle cell lymphoma，MCL）是一种B细胞淋巴瘤，淋巴细胞是最常累及的部位，脾、骨髓也是重要的发病部位，伴或不伴外周血受累。MCL通常由形态单一的小至中等大小的淋巴样细胞构成，核形轻微至显著不规则，伴有CCND1的易位，缺乏肿瘤性转变的细胞（中心母细胞）、副免疫母细胞和增殖中心。MCL的形态转变类型分为以下几种：

母细胞转变类型（侵袭性淋巴瘤）：细胞类似于淋巴母细胞，染色质细，核分裂数高。

多形性转变类型：细胞呈多形性，多数细胞大，核卵圆形或不规则，通常胞浆淡染，至少在一些细胞中有明显的核仁。

小细胞转变类型：小而圆淋巴细胞，染色质粗，形态可混合存在或以其为主，类似小淋巴细胞性淋巴瘤。

免疫表型　肿瘤细胞较强表达膜表面免疫球蛋白IgM/IgD，通常CD5、FMC-7和CD43阳性，但CD10和BCL-6阴性，CD23阴性或弱阳性。可出现异常免疫表型，这有时与母细胞转变类型/多形性转变类型有关，包括CD5表达缺失及CD10和BCL6的表达，所有病例BCL2蛋白阳性并且几乎都表达cyclinD1。

需要引起注意的是，本例患者因"发现血小板减少3年"，多次辗转于当地多家大医院，门诊诊断"特发性血小板减少性紫癜"予激素治疗，血小板数短暂恢复后又降低，入院就诊时门诊血常规检查发现部分淋巴细胞形态改变：细胞胞体较正常淋巴细胞偏大，核型不规则，部分细胞核可见凹陷或切迹，核染色疏松、粗糙呈块状，似着色不均匀，可见明显的核仁。B超及CT均提示淋巴结及脾肿大，并不符合特发性血小板减少性紫癜的临床表现。本例的启示：加强形态基本功的学习可以为病人、为临床解决大问题。同时，我们在诊断时一定要结合患者的临床表现，方能降低误诊率。

（邢　超）

病例 80　套细胞淋巴瘤骨髓侵犯

【病例介绍】

患者,女,53岁,以"消瘦4个月,腹胀3天。"为主诉入院。查体:神志清楚,无贫血外观。右颈部可触及多个肿大淋巴结,最大约1.5cm×5cm,部分融合,活动度可,无触痛、压痛,表面皮肤无破溃、红肿。肝脏肋下未触及,脾脏肋下可触及,Ⅲ度肿大,甲乙线6cm,甲丙线8cm,丁戊线+1cm,讨贝氏区消失。

【辅助检查】

血常规　WBC 22.43×10⁹/L, RBC 3.81×10¹²/L, HGB 116g/L, PLT 156×10⁹/L。

其他检查　肺部CT:①右肺上叶、右肺中叶内侧段及左肺上叶下舌段慢性炎症;②双侧锁骨上、下及颈部肌间隙内、双侧腋窝、纵隔内、右侧心膈角多发轻度肿大淋巴结;③脾大。全腹部CT平扫+增强:①巨脾;②腹腔及腹膜后多发中度肿大淋巴结,双侧腹股沟可见多发肿大淋巴结。

骨髓涂片　有核细胞增生活跃,粒系占19.0%,红系占7.5%,淋巴瘤细胞68.0%,此类细胞多数为中等大小的淋巴细胞,胞质罕见,核大,核形态多不规则,常伴有切迹,染色质致密稍粗,

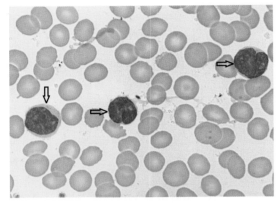

图 80-2　血片　淋巴瘤细胞

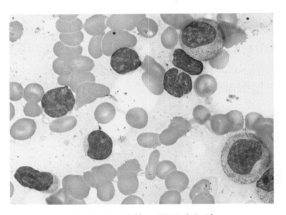

图 80-3　髓片　淋巴瘤细胞

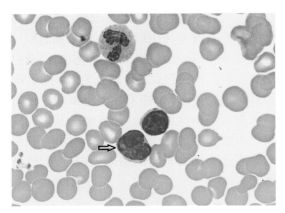

图 80-1　血片　淋巴瘤细胞

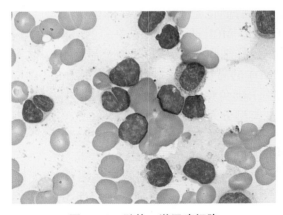

图 80-4　髓片　淋巴瘤细胞

有切迹,有时可见小或中等核仁,外周血涂片白细胞分布增高,淋巴瘤细胞占65%。意见:考虑淋巴系统增殖性肿瘤,请结合骨髓病理。

流式细胞免疫分型　55%的细胞为恶性成熟B细胞,考虑为恶性成熟B细胞淋巴瘤/白血病。

骨髓活检　骨髓增生活跃,粒红比例大致正常。小淋巴细胞呈间质性浸润,形态较成熟,核圆或不规则,核仁不清晰。IHC:CD5++,CD10-,CD20++,CylinD1-,SOX11-,CD23-,CD138+,CD56-,CD34-,CD117+,GPA+,CD61+,Ki67低表达。符合非霍奇金小B细胞淋巴瘤/白血病。

FISH CLL 全套　11q、13q缺失;CyclinD1/IGH检测点t(11;14)阳性。

【综合诊断】

非霍奇金淋巴瘤(套细胞淋巴瘤,Ⅳ B 期,)伴 t(11;14)、11q-、13q-。

【解析】

套细胞淋巴瘤(mantle cell lymphoma,MCL)是起源于淋巴结滤泡套区内的中等或小B细胞非霍奇金淋巴瘤(NHL)。恶性程度高、病理组织学形态多样,约占NHL的5%~10%。兼有惰性淋巴瘤和侵袭性淋巴瘤两种特征,具有特征性的染色体 t(11;14)(q13;q32)和CyclinD1表达,部分SOX11过表达。本病好发于中老年男性,中位发病年龄60~65岁。多数患者确诊时为Ⅲ~Ⅳ期,多存在广泛的结外侵犯。虽然MCL形态上属于小细胞淋巴瘤,但该病对化疗反应差,疾病进展快。同时MCL易于侵犯骨髓,诊断时骨髓侵犯率可高达80%~100%,当弥漫性侵犯骨髓呈淋巴增殖性疾病表现时,骨髓涂片形态学方法常难以与其他类型小细胞淋巴瘤相鉴别。

本例患者骨髓及外周血都可见到较高比例的具有鲜明特征的小淋巴细胞,与其他淋巴系统肿瘤如CLL、FL、SMZL甚至ATL形态学特点有重叠,病理结合IHC及免疫分型也很难明确诊断,对于此类病例诊断时需进一步结合遗传及分子学结果综合诊断。

(高　飞)

病例 81　幼淋巴性套细胞淋巴瘤

【病例介绍】

患者,男,65 岁。因乏力 2 月余,加重 3 天入院。查体:贫血貌,双侧颈部可扪及 3~4 个 1cm 大小肿大淋巴结,质中,无压痛,活动度可,余浅表淋巴结未扪及肿大,双下肢皮肤散在少量陈旧性出血点,咽部正常,双侧扁桃体无肿大,胸骨无压痛,双肺呼吸清,无附加呼吸音。各瓣膜未闻及病理性杂音。腹部正常,腹部左右对称,腹壁静脉无扩张,腹部无压痛,肝肋缘下未扪及,脾肋下可触及,肝脾区无叩痛,肾区无叩击痛,双下肢无水肿。

【辅助检查】

血细胞　WBC 38.10 × 10⁹/L、RBC 2.42 × 10¹²/L、HGB 70g/L、PLT 26 × 10⁹/L。

血细胞　WBC 38.10×10^9/L、RBC 2.42×10^{12}/L、HGB 70g/L、PLT 26×10^9/L。

骨髓常规　增生明显活跃,G=4%,E=0.5%;粒、红二系增生受抑制;全片见巨核细胞 24 个,原始细胞样细胞异常增生,占 90%,其胞体中等大小,核圆形,部分可见凹陷、折叠,核染色质较细致,胞浆量少,呈天蓝色,多为单个大而明显核仁,也可见多个小而明显的核仁。部分细胞胞体较大,核畸形明显;片中可见涂抹细胞。意见:原始细胞增多,性质请结合流式免疫分型及骨髓活检等检查明确。

流式细胞免疫分型　CD19+ 占有核细胞的 85.99%,强阳性表达 CD20,阳性表达 CD5、CD19、HLA-DR、CD22,限制性表达胞膜 Kappa 轻链,部分表达 FMC-7,不表达 CD34、CD10、CD23、CD103、CD200、BCL-6,SSC 小,免疫表型分析符合套细胞淋巴瘤。

骨髓活检　穿刺骨髓组织内见片状 CD20 阳性异型淋巴细胞浸润,结合免疫组化染色符合淋巴造血系统恶性肿瘤,免疫组化染色:CD20(+),CD5(+),CyclinD1(+),TdT(-),PAX-5(-),Bcl-6(-),MUM1(-)。

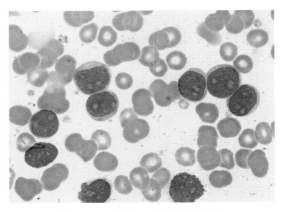

图 81-1　血片　大量原始细胞

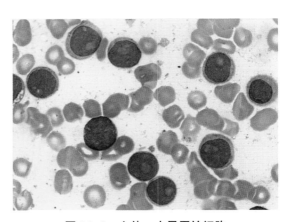

图 81-2　血片　大量原始细胞

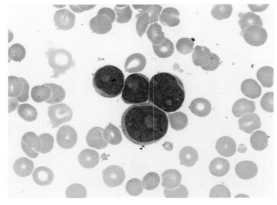

图 81-3　骨髓　原始细胞大小不一

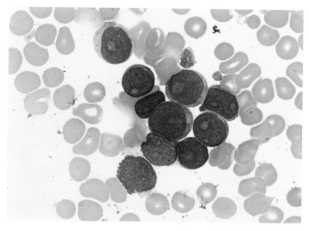

图81-4　骨髓　大量原始细胞

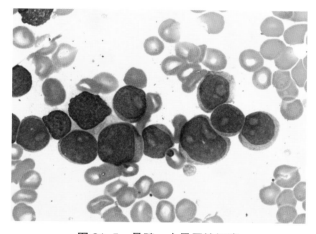

图81-5　骨髓　大量原始细胞

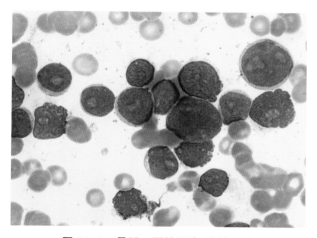

图81-6　骨髓　原始细胞,涂抹细胞

染色体核型分析　47，XY，add（4）（p16），add（8）（p23），t（11；14）（q13；q32），add（22）（p11），+mar。

【综合诊断】

幼淋巴性套细胞淋巴瘤。

【解析】

套细胞淋巴瘤（ntle cell lymphoma，MCL）占非霍奇金淋巴瘤（NHL）的6%~8%，主要表现为淋巴结肿大、肝脾肿大及骨髓受累，部分患者有明显的淋巴细胞增多，类似于慢性（或幼）淋巴细胞白血病。MCL主要发生于淋巴结或脾脏滤泡的套细胞区。

典型的MCL常由形态单一、小到中等大小淋巴细胞构成，核不规则，染色质浓聚、核仁不明显，胞质较少，并混杂少量体积偏大、核有不规则的中等大小的淋巴细胞。10%~15%的MCL细胞形态呈"母细胞样变"，母细胞变异型又可分为经典性母细胞变异型和多形性母细胞变异型。母细胞变异型临床侵袭性较高，预后差；经典性母细胞变异型由中等大小的单一淋巴细胞组成，胞浆量少，核圆形，染色质细致，核仁相对小或不明显，形态可能类似淋巴母细胞。多形性母细胞变异型细胞形态大小不均明显，以大细胞为主，呈明显多形性，核明显畸形，染色质细致，有较明显的小核仁。白血病性MCL有非常大的异型细胞和大而显著的核仁，有一部分呈超二倍体核型，与淋巴结多形性MCL有关，可能是多形性MCL的白血病期，以前诊断为PLL伴t（11；14）和Cyclin D1过表达，现在认为是白血病性MCL（又称为幼淋巴性MCL）。

MCL的典型免疫表型为CD5+、CD19+、C20+、CD23-、CD200-、CD10-、BCL6-，单克隆表达膜免疫球蛋白轻链。Cyclin D1是MCL特异性的免疫标志，少部分患者Cyclin D1阴性，但Cyclin D2或Cyclin D3阳性，SOX11阳性。Cyclin D2、Cyclin D3在其他B细胞淋巴瘤中也表达，不具有特异性，SOX11在其他类型的惰性B细胞淋巴瘤中不表达，故其阳性对MCL具有一定特异性，是Cyclin D1与t（11；14）阴性MCL患者的重要诊断性标记。

染色体t（11；14）（q13；q32）异常是MCL的遗传学基础，见于95%以上的MCL患者。小于5%的MCL患者可无t（11；14）异常，但常伴有Cyclin D2或Cyclin D3过表达，55%可伴有CCND2基因重排。

（杨再林　陈耍朋）

病例 82　以胸腔积液为首发症状的 T-ALL

【病例介绍】

患者，男，30岁。因反复咳嗽、胸闷半月、加重1天入院。患者半月前因受凉后出现咳嗽、胸闷、盗汗等症状，偶有胸痛，休息后可缓解，无发热、寒战等不适，在社区医院治疗（具体不详），病情加重后入院就诊。查体：T 37.0℃、P 96 次/分、R 20 次/分、BP 110/77mmHg。全身皮肤黏膜未见瘀点、瘀斑，巩膜无黄染。全身浅表淋巴结未扪及肿大，肝脾肋下未触及。

【辅助检查】

入院时血常规　WBC 9.4×10⁹/L、RBC 4.5×10¹²/L、HGB 142g/L、PLT 355×10⁹/L、NE 63.3%、LY 28.2%、MO 4.4%、EO 3.8%、BA 0.3%。

$$WBC\ 9.4\times10^9/L、RBC\ 4.5\times10^{12}/L、HGB\ 142g/L、PLT\ 355\times10^9/L$$

入院7天血常规　WBC 15.2×10⁹/L、RBC 4.15×10¹²/L、HGB 131g/L、PLT 218×10⁹/L、NE 51.4%、LY 37.7%、MO 8.4%、EO 2.0%、BA 0.5%。

入院14天血常规　WBC 46.64×10⁹/L、RBC 4.26×10¹²/L、HGB 138g/L、PLT 32×10⁹/L，白细胞分类：中性杆状核粒细胞 10%、中性分叶核粒细胞 13%、成熟淋巴细胞 8%、单核细胞 5%、幼稚细胞 67%。

其他检查　胸片示：右侧胸腔中等量积液，左下肺感染。B超示：右侧胸腔积液，左侧胸腔未见积液，考虑结核性胸腔积液。胸水生化：GLU 2.31mmol/L、CL 98.5mmol/L、LDH 686U/L、蛋白 44.5g/L、ADA 63.7 U/L。胸水常规：RBC 16750×10⁶/L，有核细胞 1500×10⁶/L，李凡他试验阴性；有核细胞分类：淋巴细胞 35%、中性粒细胞 2%、单核细胞 1%、异常淋巴细胞 62%。胸水脱落细胞：镜下见大量淋巴细胞弥漫分布，未查见恶性肿瘤细胞。

骨髓常规　增生明显活跃，粒系（G）=6%，红系（E）=1.5%；粒、红二系增生受抑制；原始幼稚淋巴细胞占86%，成熟淋巴细胞占5.5%，浆细胞占1%。原幼淋巴细胞胞体中等大小，多呈类圆形，胞核可见折叠扭曲，染色质细致，核仁不清晰；胞浆量较少，浅蓝色，胞浆内及细胞核上可见空泡。PAS 染色：该淋巴细胞呈颗粒阳性反应。全片仅1只颗粒型巨核细胞，血小板少见。意见：不除外 ALL。

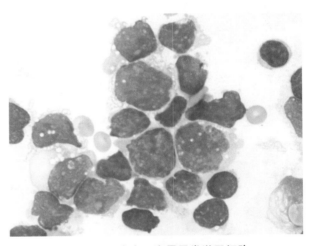

图 82-1　胸水　大量异常淋巴细胞

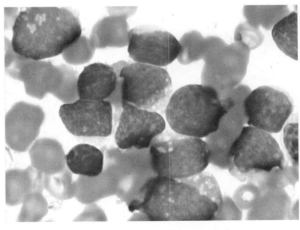

图 82-2　骨髓　原幼淋巴细胞

血病细胞胸膜浸润）。

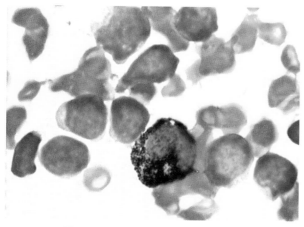

图 82-3　骨髓　MPO 染色　阴性

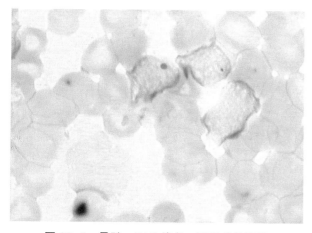

图 82-4　骨髓　PAS 染色　可见珠状阳性

流式细胞免疫分型（骨髓）　CD45 弱阳性细胞群占有核细胞总数约 70.6%，其免疫表型为 CD34+，CD117-，CD33+ 少量，HLADR+，CD19+ 部分，CD7+，CD5+，CD2+ 部分，膜 CD3-，胞内 CD79a-，胞内 CD3+，CD99+ 部分。提示急性 T 淋巴细胞白血病免疫表型。

染色体核型分析　46，XY［12］，未见克隆性结构和数目异常。

【综合诊断】

①急性 T 淋巴细胞白血病；②胸腔积液（白

【解析】

非霍奇金淋巴瘤是一组原发于淋巴结或其他淋巴组织的恶性肿瘤，临床表现较复杂，主要表现为无痛性淋巴结肿大、发热、肝脾肿大、恶液质、贫血等，少数患者可出现胸腹水表现，但以胸腔积液为首发症状较为少见。其中 T 淋巴细胞淋巴瘤较 B 淋巴细胞淋巴瘤更容易合并胸腔积液。

本例患者胸腔积液常规涂片，虽提示有异常淋巴细胞，但胸腔积液脱落细胞示镜下见大量淋巴细胞弥漫分布，未检见恶性肿瘤细胞。临床综合患者各项检查资料考虑胸腔积液性质：①结核性；②恶性不能除外。故先以结核性胸膜炎进行了抗结核治疗。而入院 14 天时查血常规，外周血出现大量幼稚细胞，做骨髓检查才确诊急性 T 淋巴细胞白血病。胸腔积液脱落细胞未能识别淋巴瘤细胞考虑：①标本未及时处理，细胞变性。而涂片是离心后直接涂抹制片，造成细胞聚集、体积缩小；②淋巴瘤细胞偏小，异型性不明显，胸水中见到大量淋巴样细胞，容易与慢性非特异性炎症及结核混淆。患者入院时血常规白细胞正常，血小板增高，白细胞仪器分类正常，LDH 正常，考虑此时骨髓尚未受浸润，或浸润面积较小。在入院 7 天后，血常规白细胞增高，而仪器分类结果尚可，此时因未仔细观察细胞散点图，可能已漏检幼稚淋巴细胞。在入院 14 天后，白细胞明显增高，分类出现幼稚淋巴细胞，血小板明显下降，LDH 明显增高。

由于本病比较少见，容易被实验室误诊或漏诊，为此，检验人员必须对本病有充分的认识，提高警惕，对实验室相关项目做仔细检查，提高细胞学诊断水平，及时与临床联系和沟通，才能得到正确的诊断，避免漏诊。

（侯　霞）

病例 83 ALK 阳性间变性 T 细胞淋巴瘤

【病例介绍】

患者,男,6 岁,"发热 20 余天,发现右颈部肿物 10 余天入院"。急性起病,以发热为主要表现,热峰高,较频繁,病程中出现右颈部无痛性肿物,进行性增大,伴颈前至前胸肿胀,伴阵发性刺激性犬吠样咳嗽,有痰不易咳出,无法平卧,病初右侧大腿疼痛,无乏力、盗汗,无呕吐、腹痛、腹胀、腹泻,无瘀点、瘀斑,无少尿,无抽搐等不适,予抗生素治疗无好转。全身皮肤黏膜无苍白、发绀,无黄染、出血点、皮疹。双侧颈部及腹股沟区可触及数枚黄豆至花生米大小的淋巴结,质中界清,活动度可,无触痛,表面皮肤无发红、破溃。右颈部可触及一肿物,下界延至锁骨,约 4cm×5cm×3cm,质地硬,活动度差,无触痛。颈静脉稍怒张,颈部至前胸平乳头下 2cm 处肿胀明显,胸壁静脉显露,无皮下气肿,脾肋下未及。

【辅助检查】

血常规 WBC 14.39×10^9/L, HGB 117g/L, PLT 269×10^9/L。

其他检查 降钙素原 0.602ng/ml, IL-6 29.8pg/L。CT 胸部平扫:①右侧颈根部团块,气管稍受压。②上纵隔软组织团块伴气管下段显著狭窄。CT 颅脑 + 全腹平扫:①头颅横断位平扫未见病变。②腹膜后多发肿大淋巴结。③心包及双侧胸腔少量积液。

骨髓常规 取材欠佳,有核细胞增生减低,分类不明细胞占 22.5%,形态如图 83-1~ 图 83-4 所示。细胞化学染色:MPO 阴性,自身对照阳性。

流式细胞免疫分型(骨髓) 成熟淋巴细胞 55.3%,T 细胞占 69%。

骨髓活检(髂后) 增生明显活跃,可见较多异型淋巴样细胞间质浸润,核型不规则,可见核仁。

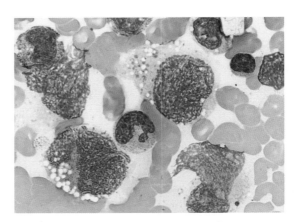

图 83-1 骨髓 淋巴瘤细胞

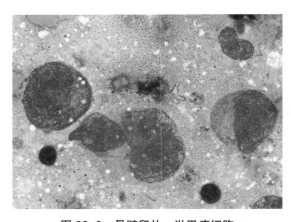

图 83-2 骨髓印片 淋巴瘤细胞

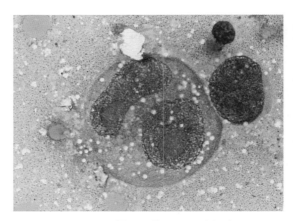

图 83-3 骨髓印片 淋巴瘤细胞

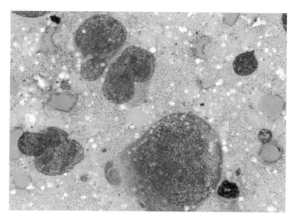

图 83-4　骨髓印片　淋巴瘤细胞

IHC：CD7+、CD3+、CD30+++、ALK+++、CD43-、CD20-、CD15-、S100-、Pax5-。结论：非霍奇金 T 细胞淋巴瘤骨髓浸润（ALK 阳性间变性 T 细胞淋巴瘤）。

右颈部肿物病理活检　ALK 阳性间变性大细胞淋巴瘤。IHC：CD45、CD5、CD7、CD30、ALKP80、EMA、TIA-1、Bcl-6、Mum1 阳性。CD2 部分阳性，Ki67 约 90% 阳性，CD3、CD20、CD10、Pax5、Bcl-2、CyclinD1、TdT、CD56 均阴性。

【综合诊断】

ALK 阳性间变性 T 细胞淋巴瘤（Ⅳ期）。

【解析】

最新的 WHO 分类中，间变大细胞淋巴瘤（anaplasticlarge cell lymphoma，ALCL）被归类于外周 T 细胞淋巴瘤，约占非霍奇金淋巴瘤（NHL）诊断病例的 2%~7%。1985 年 Stein 等首次描述了这一表达 CD30（Ki-1）、以多形性大细胞增殖为特征的淋巴瘤，命名为 ALCL。ALCL 具有下列特征：肿瘤细胞呈间变性，生长有黏结成团倾向，侵犯淋巴结窦，间变细胞 CD30 强阳性，约有半数患者产生致癌性的异常间变性淋巴瘤激酶（anaplastic lymphoma kinase，ALK）融合蛋白，从而具有独特的临床病理特征。ALCL 根据肿瘤有无表达 ALK 分为 ALK 阳性（ALK+）ALCL 和 ALK 阴性（ALK-）ALCL。

ALK+ALCL 是 T 细胞淋巴瘤中预后较好的一个类型，通常发生在儿童及年轻患者，男性发生率比女性高，为 T 细胞或裸细胞表型，CD30 和 ALK 表达阳性。ALK+ALCL 的临床特征包括：①发病年龄较小，多小于 30 岁。②男性多于女性，男女发病比例为（1.2~2.0）∶1。③常表现为浅表和腹腔淋巴结肿大，大肿块多见，占 30%~54%。约 40% 的儿童患者还会伴有腹股沟淋巴结肿大。纵隔受侵比霍奇金病（HD）少见，25% 的患者有脾肿大。④诊断时多为疾病晚期（Ⅲ~Ⅳ期），常伴有 B 组症状（75%），尤其是高热。⑤结外侵犯多见（60%），约 40% 患者有 2 个或 2 个以上结外病变。⑥骨髓侵犯约占 11%。

诊断 ALCL 对病理学家和临床医师是一个挑战，ALCL 仅依靠病理形态学诊断的准确性和可靠性仅为 46%，如果形态学结合免疫表型（CD30 阳性），诊断准确性提高到 85%。骨髓涂片诊断 ALK+ALCL 需结合组织病理学、细胞遗传学、免疫表型、分子生物学和临床表现作出综合判断。

（高　飞）

病例 84　ALK 阳性的间变性大细胞淋巴瘤骨髓浸润

【病例介绍】

患者,男,22 岁,20 天前无意中发现左侧腹沟淋巴结肿大,无疼痛,未诊治。10 天前,每天午后出现发热,最高体温 38.5℃,无咳嗽、咳痰、腹泻、呕吐等,未诊治。一周前感左侧腹部隐痛不适,到院内消化科就诊,行腹部 CT 检查提示脾脏增大,为进一步诊治,以淋巴结、脾脏肿大,发热原因待查收住血液科。查体:双侧颈部、右锁骨上、双侧腹股沟可触及数枚蚕豆至黄豆大小质软淋巴结,活动可无压痛;胸骨无压痛;肝肋下未触及,脾脏左肋下甲乙线 10cm,甲丙线 12cm,丁戊线 0cm,质软,边缘锐,无压痛。

【辅助检查】

血常规　WBC 7.61×10^9/L、RBC 4.93×10^{12}/L、HGB 139g/L、PLT 174×10^9/L。人工复检:中性杆状核粒细胞:21%,中性分叶核粒细胞:44%,嗜酸分叶核粒细胞:3%,成熟淋巴细胞:16%,成熟单核细胞:10%,异常细胞:6%。

其他检查　AST 34U/L、ALT 135U/L、LDH 154U/L。CT 示:①纵隔及肺门淋巴结肿大;②脾脏明显肿大;③左侧腹股沟区淋巴结肿大。

骨髓常规　增生明显活跃,粒系(G)=53.0%,红系(E)=22%;粒系各阶段比例正常;成熟淋巴细胞 12%,淋巴瘤细胞 9%;该淋巴瘤细胞胞体中等及偏小,形态不规则,胞核多偏位,核形多不规则似单核样,染色质厚,致密,核仁不清晰;胞浆量丰富或偏少,深蓝紫色,浆内可见紫红色颗粒或小空泡,呈单核细胞样或浆细胞样分化。PAS 染色:该淋巴细胞呈弥漫颗粒状阳性反应。全片共查见巨核细胞 248 个,血小板不少。意见:考虑淋巴瘤细胞骨髓浸润,建议骨髓活检等检查。

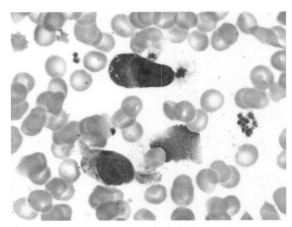

图 84-1　骨髓　单细胞核样、浆细胞样淋巴瘤细胞

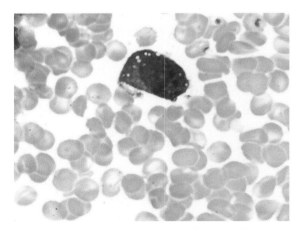

图 84-2　骨髓　浆细胞样淋巴瘤细胞

骨髓活检　骨髓增生活跃,粒红比大致正常,粒系以中幼以下阶段细胞为主,红系以中晚幼红细胞为主,易找到巨核细胞。未见淋巴细胞增多。

淋巴结活检　淋巴结淋巴窦明显扩张,淋巴滤泡消失,肿瘤细胞弥漫性增生浸润,细胞形态偏小,胞浆丰富,核类圆形或不规则,核染色质细,核分裂象多见。检查所见:CD3(+),CD30(+),EMA(+),Ki-67(+)85%,ALK(+),CD68 散在(+),bcl-6 少数(+),Mum-1 少数(+),CD20(-),

CD10（－），Pax-5（－），EBV（－），MPO（－），TdT（－），CD21（－），CD34（－），bcl-2（－）。免疫组化标记结果显示肿瘤细胞来源于 T 淋巴细胞，结合 HE 切片诊断为：（左颈部）非霍奇金 T 细胞淋巴瘤－间变性大细胞淋巴瘤 ALK 阳性。免疫组化标记结果提示：肿瘤细胞增殖能力强。

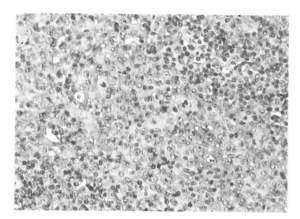

图 84-3　淋巴结活检 HE 染色　肿瘤细胞淡染，
胞核胞膜圆形或不规则，核仁明显，核分裂易见　200×

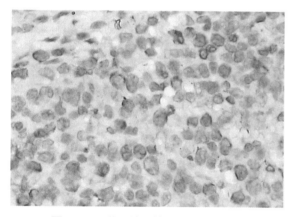

图 84-4　淋巴结活检 CD3 阳性细胞
浆内有棕黄色颗粒　400×

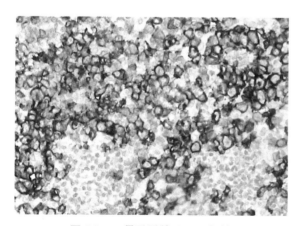

图 84-5　骨髓活检 CD30 阳性
细胞膜有棕黄色颗粒　200×

患者接受化疗后淋巴结及脾脏明显缩小、消失，但仍持续高热，复查骨髓可见噬血现象，考虑继发性噬血细胞综合征。

【综合诊断】

非霍杰金淋巴瘤间变性淋巴 T 细胞型Ⅳ期 B 组；继发性噬血细胞综合征。

【解析】

ALK 阳性的间变性大细胞淋巴瘤（anaplastic large cell lymphoma，ALK-postive，ALCL）是一种 T 细胞淋巴瘤，细胞经常为大细胞，有丰富的胞浆，多形性。有涉及 ALK 的融合基因易位，表达 ALK，表达 CD30 抗原。形态学特征变化很大，从小细胞性肿瘤到另一个极端，即以非常大的细胞为主。现认识到 5 种形态学类型，普通型、淋巴组织细胞型、小细胞型、"霍奇金样"型及复合型。临床上以普通型多见，常见胞核巨大，形态各异。本例间变性大细胞淋巴瘤细胞胞体中等及偏小，形态不规则，胞核多偏位，核形多不规则似单核样，染色质厚，致密，核仁不清晰；胞浆量丰富或少量，深蓝紫色，浆内可见紫红色颗粒，部分边缘可见绒毛样突起。易与其他的淋巴细胞混淆，故需细胞免疫表型的辅助诊断。对一些小细胞肿瘤进行免疫表型检查时需加用 CD30 抗体，避免漏诊。ALCL 伴骨髓噬血细胞现象易见。

（侯霞）

病例 85　成人 T 细胞白血病

【病例介绍】

患者,女,28岁,缘于2月前无明显诱因出现腹泻,排解水样便6~7次/日,伴有畏冷。无发热,无恶心,呕吐,无腹痛,无皮肤青紫,红点等不适。就诊当地医院予以输液及口服消炎药治疗10余天,腹泻症状好转。2周前无明显诱因出现双下肢水肿,双下肢散在青紫块,伴关节酸痛,入院诊治。患者神志清楚,无贫血外观,双下肢可见散在瘀点、瘀斑,无皮疹、黄染。双侧颈部、腋窝可触及数个肿大淋巴结,最大约1.0cm×0.5cm,质地中,活动度可,无压痛。余全身浅表淋巴结未触及肿大。颈软,胸骨无压痛,肝脾肋下未触及。

【辅助检查】

血常规　WBC 23.13×10⁹/L, HGB 120.4g/L, PLT 85.5×10⁹/L。分类:淋巴细胞比例增高,有花瓣样核特点淋巴细胞占12%。

其他检查　彩超:淋巴结彩超示右侧颈部,左侧锁骨上,双侧腋窝,双侧腹股沟淋巴结轻度肿大,全腹彩超示脾肿大。HTLV-1 DNA:阳性。

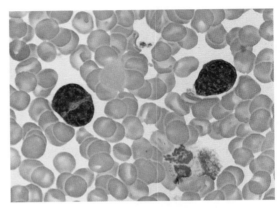

图 85-2　血片　双核异常淋巴细胞

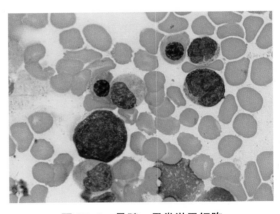

图 85-3　骨髓　异常淋巴细胞

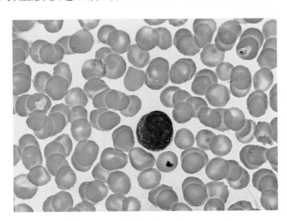

图 85-1　血片　异常淋巴细胞

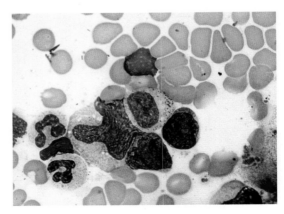

图 85-4　骨髓　异常淋巴细胞

骨髓常规　增生活跃,G=22%,E=11%;淋巴细胞比例增高,花瓣样核淋巴细胞占 23%。意见:考虑成人 T 细胞白血病。

流式细胞免疫分型　77.7% 的细胞表达:CD2、CD3、CD4、CD5、HLA-DR、CD25,胞浆 CD3、CD7、CD8 阴性。为恶性成熟 T 细胞。

骨髓活检　淋巴瘤 / 白血病骨髓累及依据不足。

【综合诊断】

成人 T 细胞白血病 / 淋巴瘤。

【解析】

成人 T 细胞白血病(adult T-cell leukaemia/lymphoma,ATL)是由高月清 1976 年提出的。此病为一独特的淋巴系统肿瘤,HTLV-1 感染致病已获公认。其较特殊的临床表现是约半数患者有皮肤病变,呈全身性皮疹或红皮病。皮肤、外周血涂片、骨髓涂片或活检可见典型的多形核淋巴细胞(花细胞)。肿瘤细胞 CD2+、CD3+、CD5+、CD25+、CD7-,多数患者为 CD4+,CD8-。所有患者均可发现克隆性整合的 HTLV-1,T 细胞受体基因为克隆性重排。WHO 分类将此病归入成熟 T 细胞肿瘤,在确诊 ATL 的标准中着重强调淋巴细胞的高度多形性及血清抗 HTLV-1 抗体和(或)HTLV-1 病毒 DNA 阳性。本例患者外周血及骨髓均见到数量不等花细胞,考虑为 ATL,免疫分型符合 ATL 的特点,HTLV-1 DNA 阳性,综合诊断为成人 T 细胞白血病 / 淋巴瘤。

(高　飞　曾强武)

病例 86 　肝脾 γδT 细胞淋巴瘤白血病

【病例介绍】

患者,女,28 岁,患者 9 月余前(2015 年 10 月)无明显诱因出现持续性腹胀、乏力,无恶心、呕吐,无腹痛、腹泻,无皮肤巩膜黄染,未予重视。6 月余前于当地医院就诊,查腹部 B 超提示重度脾大,血常规示:WBC 4.58×10⁹/L,HGB 103g/L,PLT 42×10⁹/L,未予治疗。5 月余前自行服用中药治疗(具体不详)共 3 月,自觉腹胀症状较前减轻。2 月余前患者至当地医院门诊就诊,行骨髓穿刺未见明显异常。随后出现反复发热,体温 38℃~40℃,伴有畏寒、寒战、盗汗,持续数小时至 1 天可自行降至正常,间隔 2~3 天再次发热。反复发热 10 余天后出现咳嗽、咳白痰,无咯血、胸痛,自行予中药治疗(具体不详)10 余天后体温恢复正常,咳嗽、咳痰消失。1 月前患者出现腹胀、乏力加重,牙龈肿胀。1 周前伴牙龈渗血及颈部、双侧腋下、双下肢皮肤瘀点,无关节疼痛,至当地医院查血常规示:WBC 6.04×10⁹/L,HGB 85g/L,PLT 17×10⁹/L,腹部 B 超示脾脏重度肿大,予局部药物(具体不详)止血治疗后牙龈渗血停止。现为进一步诊治收入院。自起病以来,精神、睡眠一般,食欲下降,大便黄软,无黑便,小便正常,体重下降约 5kg。入院查体:T 36.7℃,P 115 次/分,R 20 次/分,BP 95/64mmHg,双肺呼吸音清,双肺未闻及干湿性啰音。脾脏第 I 线约 20cm,第 II 线约 +30cm,第 III 线约 +10cm,局部无叩痛、压痛。

【辅助检查】

血常规 　WBC 7.41×10⁹/L,RBC 2.62×10¹²/L,HGB 78g/L,PLT 24×10⁹/L。

其他检查 　生化:ALT 36U/L,AST 89U/L,ALP 179U/L,LDH 1506U/L,ALB 35g/L,GLB 50.9g/L,CREA 34μmol/L,UA 739μmol/L;凝血功能:APTT 41.3 秒;直接 Coombs 试验:阳性(1+);体液免疫五项:IgA 5.49g/L,IgM 1.89g/L,IgG 29.8g/L,C3 0.9g/L,C4 0.16g/L;影像学检查:脾脏重度肿大,肝胆、胰腺及双肾正常,未见淋巴结肿大,骨质无破坏。

骨髓常规 　增生活跃,粒系(G)=27%,红系(E)=27%;分类见到约 35% 原始、幼稚淋巴细胞,胞体中等大小,胞浆少,胞核类圆,染色质细致,核仁 1~2 个;巨核细胞 14 个,血小板少见;未见寄生虫。意见:①淋巴瘤细胞白血病;②急性淋巴细胞白血病。

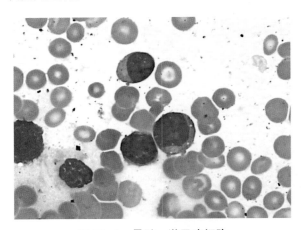

图 86-1 　骨髓 　淋巴瘤细胞

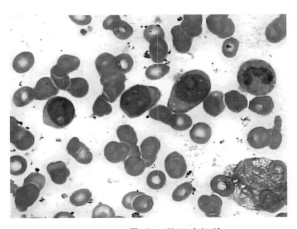

图 86-2 　骨髓 　淋巴瘤细胞

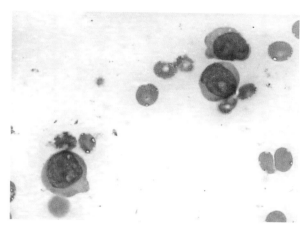

图 86-3　骨髓　淋巴瘤细胞

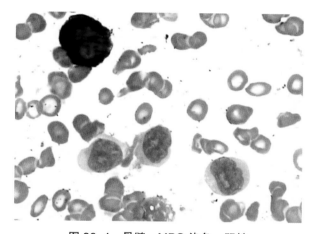

图 86-4　骨髓　MPO 染色　阴性

流式细胞免疫分型（2016 年 7 月 26 日）　淋巴细胞比例增高，约为 43.5%，其中 B 细胞比例相对减低，约为 3.6%，T 细胞比例增高约为 87.6%，免疫表型：HLA-DR+，sCD3+，CD5-，CD7+，CD2+，CD13dim，CD33dim，CD3+；为表型异常的 T 淋巴细胞。（2016 年 8 月 8 日）CD3+CD5- 异常 T 淋巴细胞比例约为 4.64%，抗原表达 CD2，CD7，CD38，TCRγδ，CD8。（2016 年 8 月 22 日）CD3+CD5- 异常 T 淋巴细胞比例约为 31.9%，抗原表达 CD2，CD7，CD38，TCRγδ，CD8。

染色体核型分析　未见克隆性染色体数目和结构异常。

融合基因　检测到 TCR-β、γ、δ 基因发生重排；BCR-ABL（-）；JAK2 V617F（-）；AML41 种突变基因检测无异常。

骨髓活检　骨髓增生活跃，粒红系细胞比例减低，均以偏成熟阶段为主，可见分叶核巨核细胞，其间散在少量核稍大不规则细胞。免疫组化：不规则细胞，CD3（+），CD2 部分（+），CD5、

CD7、CD20、CD79a、CD56、GranzymeB 均（-），MPO 粒系细胞（+），网状纤维染色（0-+）。结合 HE 形态及免疫组化，病变符合 T 淋巴细胞异常增殖性病变，考虑为 T 淋巴细胞淋巴瘤 / 白血病。因该类数量较少，请临床结合流式等检查综合考虑。

【综合诊断】

肝脾 γδT 细胞淋巴瘤白血病。

【解析】

肝脾 T 细胞淋巴瘤（hepatosplenic T-cell lymphoma，HSTCL）是一种特殊类型的外周 T 细胞淋巴瘤，因其肝脾增大的病理特点及表达 γδT 细胞受体的分子学特征而命名。其特点是肿瘤细胞主要分布于结外，尤其是肝、脾及骨髓的窦内浸润，从而导致肝脾肿大、外周血细胞减少等一系列临床表现。HSTCL 的病因及发病机制尚不明确，长期的免疫抑制和持久的抗原刺激可能是最危险的因素。该病临床罕见，高度侵袭性，临床表现无特异性，诊断及治疗十分困难，常规化疗效果差，预后极差。

根据 T 细胞受体（T-cell receptors，TCR）的不同，正常 T 细胞分成两类：αβT 细胞和 γδT 细胞。γδT 细胞仅占外周血细胞的 1%~5%，普遍分布于淋巴组织、黏膜、富含上皮细胞的组织比如皮肤、胃肠道。它们来源于骨髓中的 CD4-/CD8- 胸腺前体细胞，在胸腺中分化成熟，通过 TCR 与细胞表面的 CD3 分子结合形成复合物从而获得抗原识别能力，但缺乏主要组织相容性复合体限制性。根据 T 细胞受体的不同，HSTCL 可分为 αβ 和 γδT 细胞淋巴瘤两种亚型。HSTCL 病理学的特征性表现是肿瘤细胞在肝、脾、骨髓的窦内浸润，淋巴结多不累及。骨髓活检可见粒、红、巨核三系细胞过度增生，多侵犯窦内；脾脏显著增大，主要侵犯红髓，表现为脾索区及窦内侵犯，而白髓萎缩或消失；肝脏轻度增大，肿瘤细胞常沿肝窦浸润，表现为肝窦扩张，而肝门常不受侵犯。肝、脾等组织可见异常淋巴细胞窦内浸润，免疫组化示：CD45RO+、CD2+、CD3+、CD4-/+、CD5+、CD7+、CD8-/+、CD20-；多数可累及骨髓。骨髓流式细胞免疫分型通常为 CD2+、CD3++、CD4-、CD5-、CD8-、CD7+、CD16+、CD56+，极少数为 CD8+，亦可见 CD3-、CD5+、CD7-，也常见 CD11b、CD11c、

CD38、CD43阳性表达,B细胞标志物(CD19、CD20、CD21、CD22)及CD10、CD15、CD25、CD33、CD34、CD41、CD68常为阴性。常表达T细胞胞质内抗原(T-cell-restrictedintracellular antigen,*TIA-1*),不表达细胞毒性分子颗粒酶B、穿孔素、Fas配体等。绝大多数表达*TCRγδ*,少数表达*TCRαβ*。主要常见的染色体异常是i7q,其次是+8、-Y、-21及11q14、t(7;14)(q34;q13)的异常等。本例患者自发病到确诊历经9个月,经过CHOP方案及Gemox方案化疗后均不能缓解,最后临床死亡。

（程　静）

病例 87 Sézary 综合征

【病例介绍】

患者,男,67 岁,于 2 年前无明显诱因出现全身皮肤发红,伴有瘙痒、糠状脱屑,无渗出、糜烂,就诊于多家诊所和医院,曾诊断为"老年性皮肤瘙痒症、湿疹样皮炎、过敏性皮炎"。给予"氯雷他定、甲泼尼松"等治疗效果欠佳。于入院 1 月前患者自觉发现耳后、颌下、颈部等全身多处发现多个肿大的淋巴结,可活动,无压痛。查体:全身皮肤呈暗红色,压之褪色;全身可见弥漫的黑色点状皮疹,不突出皮面;双侧颈部、颌下、耳后、腋窝、腹股沟等处可触及多个肿大淋巴结,大小不等,质硬,光滑无压痛,移动性好,其余部位浅表淋巴结未触及肿大。肝、脾肋下未触及。

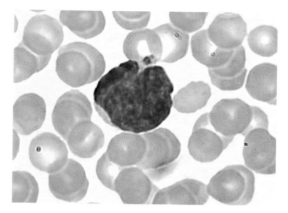

图 87-1 血片 Sézary 细胞

【辅助检查】

血常规 WBC 19.8×10^9/L,RBC 4.35×10^{12}/L,HGB 132g/L,PLT 225×10^9/L,NE 28%,LY 67%,MO 2%,EO 3%。

骨髓常规 增生明显活跃,粒系(G)=1.5%,红系(E)=1.0%;粒、红二系增生受抑;淋巴细胞比例明显增高,占 94.5%,此类细胞胞体中等大小,核浆比高,细胞核极不规则,可见深切变,脑回样核明显。意见:考虑 Sézary 综合征,建议做流式细胞免疫分型、TCR 基因重排及淋巴结和(或)皮肤活检。

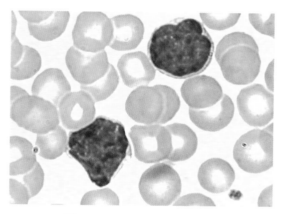

图 87-2 血片 Sézary 细胞

流式细胞免疫分型 骨髓异常细胞群占有核细胞总数的 92.5%,其免疫表型为 CD2+,CD3+,CD4+,CD5+,CD8−,CD7−,CD10−,CD23−,CD26−,CD34−,HLA−DR−,不排除 Sézary 综合征或蕈样肉芽肿免疫表型,请结合细胞形态、淋巴结或皮肤活检等检查结果综合考虑。

TCR 基因重排结果 *TCRβ+*。

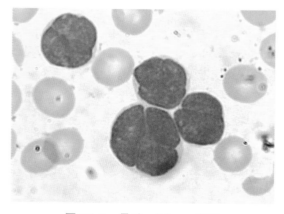

图 87-3 骨髓 Sézary 细胞

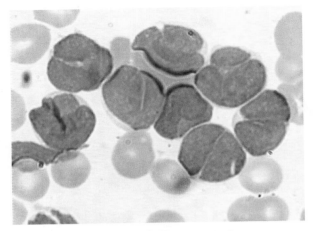

图 87-4　骨髓　Sézary 细胞

　　皮肤活检　背部皮肤组织表皮、真皮浅层及血管附属器周围内均可见异常淋巴细胞浸润,异常淋巴细胞小至中等大小,多数细胞核呈脑回状。免疫组化:异常淋巴细胞 CD3 大簇状(+),CD4 大簇状(+),CD5 簇状(+),CLA 大簇状(+)、CD8(-)、CD20(-),CD30(-),ALK(-)。结合细胞形态、临床表现及免疫组化,考虑 Sézary 综合征。

【综合诊断】

　　Sézary 综合征。

【解析】

　　Sézary 综合征(SS),又称 Sézary 网状细胞增生病或恶性网状细胞增生性红皮病,是一种侵袭性较强的可累及全身的成熟 T 淋巴细胞淋巴瘤,多发于老年男性,以泛发性红皮病伴剧烈瘙痒、淋巴结肿大和外周血中出现肿瘤性 T 淋巴细胞(即 Sézary 细胞)为特征,在终末期所有内脏器官均可累及。

　　在外周血中找到 Sézary 细胞(>10%)对诊断意义较大,Sézary 细胞具有脑回样核。国际皮肤淋巴瘤学会(international society for cutaneous lymphoma,ISCL)最近建议 Sézary 综合征的诊断除了红皮病外,应该主要依据克隆性 T 细胞的分子生物学和流式细胞免疫分型的证据,并且认为这对于诊断 Sézary 综合征是必要的。Sézary 细胞通常 CD2+、CD3+、CD5+,CD7+/-,CD26-,大多数 CD4+、CD8 罕见阳性,CAL+。Sézary 综合征中还可见到 T 细胞受体基因克隆性重排,未明确有特征性的细胞遗传学改变。皮肤和淋巴结活检对于诊断本病同样是非常重要的,皮肤病变类似于蕈样肉芽肿(MF),表现为表皮和真皮脑回状核 T 细胞浸润,淋巴结累及表现为结构破坏和副皮质区弥漫浸润。

　　本例患者为老年男性,有典型的临床表现,主要为全身红皮表现,伴有瘙痒、糠状脱屑,全身多处浅表淋巴结肿大,实验室检查发现白细胞计数升高,淋巴细胞比例升高,外周血以及骨髓中均发现较多 Sézary 细胞,流式细胞术免疫表型、TCR 基因重排、皮肤组织活检及免疫组化结果均支持为 Sézary 综合征的诊断。

　　Sézary 综合征是一种侵袭性疾病,其 5 年生存率为 10%~20%,最终可发展成 T 淋巴母细胞性或免疫母细胞性淋巴瘤,并与患者年龄等因素有关。由于 Sézary 综合征起病缓慢,且早期常被误诊,从起病至确诊时间约需 3 年,因此皮肤科医生应高度警惕,做到早诊断,早治疗,争取延长患者的生存时间,提高患者的生存质量。

(窦心灵　余水花)

病例 88　蕈样霉菌病

【病例介绍】

患者,女,73岁。一年多前无明显诱因头皮出现少量红斑,瘙痒明显,反复就诊于多家医院,门诊均以"湿疹"处理,治疗效果不明显,后红斑逐渐蔓延至全身,瘙痒难耐,严重影响睡眠及正常生活。就诊院内门诊并以"湿疮"收治于皮肤科。

【辅助检查】

血常规　WBC 14.17×10^9/L,RBC 4.31×10^{12}/L,HGB 146g/L,PLT 151×10^9/L,NE 16.90%,LY 59.30%,MO 2.30%,EO 4.20%,BA 1.50%,LUC 20.8%(大未染色细胞)。人工复检,大未染色细胞均为异常淋巴样细胞。

骨髓常规　增生活跃,粒系(G)=33.5%,红系(E)=8.0%;粒系比例减低;红系比例减低;淋巴细胞比例增高,占55%,其中幼淋巴细胞1%,成熟淋巴细胞55%,以小淋巴细胞为主,胞浆量少或中等,核大居中或略偏位,细胞核易见"脑回状"迂曲折叠结构,形态与外周血一致;此类细胞MPO染色呈阴性反应。意见:不除外蕈样霉菌病,请结合流式细胞免疫分型及病理活检。

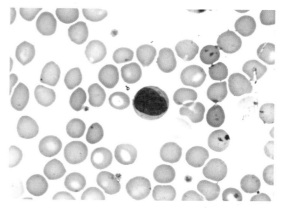

图 88-2　骨髓　脑回状核淋巴细胞

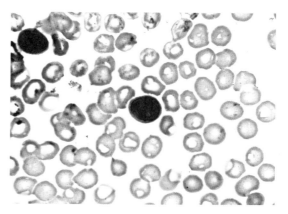

图 88-3　MPO 染色　阴性

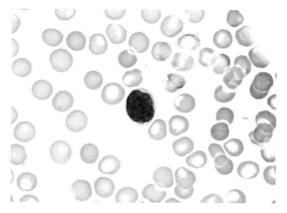

图 88-1　骨髓　脑回状核淋巴细胞

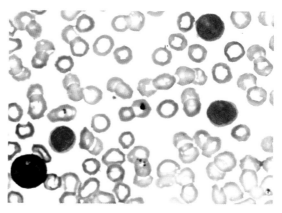

图 88-4　MPO 染色　阴性

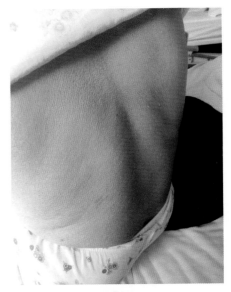

图 88-5　患者泛红的背部皮肤

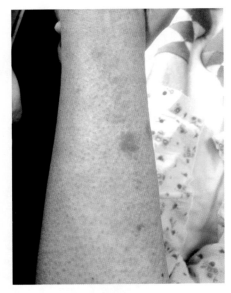

图 88-6　患者前臂皮肤泛红伴皮肤结节

流式细胞免疫分型　检测结果表明淋巴细胞比例相对增多，NK、B 细胞未见明显异常；T 细胞占有核细胞总数约 44.7%，其免疫表型为 CD3+，CD2+，CD5+，CD7 缺失表达，CD4+，CD8-，TCRab-，TCRcd-，免疫表型异常，建议结合 TCR-r 基因重排结果进一步明确其克隆性。

【综合诊断】

蕈样霉菌病。

【解析】

蕈样霉菌病（mycosis fungoides，MF）是一种嗜表皮性的原发性皮肤 T 细胞淋巴瘤（CTCL），特点是小至中等大小、脑回样核的 T 细胞浸润。这种疾病通常局限于皮肤，分布广泛，病程长；进展期也可出现皮肤外的播散，主要是淋巴结、肝脏、肺脏和血液，骨髓累及罕见。MF 这一术语应该只应用于典型病例，其特征是皮肤经过斑片、斑块和瘤块的发展过程，或应用于具有相似临床病程的亚型。形态学表现为小 - 中等大小的淋巴细胞增多，内折（脑回样）核明显；典型的免疫表型为 CD2+、CD3+、TCRβ+、CD5+、CD4+、CD8-。罕见病例 CD8+。此患者骨髓取材混血，细胞形态典型者不多，如果能取皮肤活检、且有免疫组化支持将更有利于患者的诊断和治疗！

（曾强武　吴侠　程静）

病例89　侵袭性NK细胞白血病

【病例介绍】

患者,男,52岁。因"反复发热、腹部胀痛1月余,发现全血细胞少10余天"入院。患者1月前无诱因出现发热及腹部胀痛,最高体温39℃,外院行胃镜检查示:①浅表性胃炎伴糜烂;②十二指肠溃疡。予输液治疗效果不佳。10日后血常规示全血细胞减少,行骨髓检查示:①感染相关性噬血细胞综合征骨髓象;②巨核细胞增生活跃伴成熟不良。住院期间患者反复发热,当地医院考虑患者为"噬血细胞综合征、肝部感染",予"哌拉西林他唑巴坦、美罗培南、左氧氟沙星"等抗感染、调节免疫治疗后,患者仍有发热、腹部胀痛,查血常规无明显改变。今为进一步诊治入院就诊,以"全血细胞减少原因待查"收入院。

【辅助检查】

血常规　WBC 1.88×10^9/L、RBC 4.09×10^{12}/L、HGB 107g/L、PLT 12×10^9/L、N 60.1%、L 26.1%、M 13.3%。人工复检:粒细胞核左移,胞浆颗粒增多增粗;单核比例增高;幼红细胞2个/100个白细胞。

其他检查　免疫球蛋白:IgG 16.1g/L、IgA 3.0g/L、IgM 1.34g/L。血清铁蛋白:789.09ng/ml。胸部CT示:①左肺下叶基底段局限性炎变,双侧胸腔微量积液。②肝脏、脾脏肿大。EB-DNA:5.57×10^5IU/ml。

骨髓常规　增生活跃,粒系(G)=47.5%,红系(E)=31%;粒系、红系未见明显形态异常;异常淋巴细胞7.5%;吞噬细胞0.5%。异常淋巴细胞形态不规则,胞体大小不等,呈类圆形、椭圆形、三叉形、拖尾状;核椭圆形或不规则,染色质呈条索状,核仁不清晰;胞浆核周围分布不均、嗜碱性,可见少量紫红色颗粒。涂片可见噬血细胞。意见:淋巴细胞形态异常,请结合流式细胞免疫分型、染色体、融合基因等检查明确性质。

流式细胞免疫分型　在CD45/SSC点图上设门分析,淋巴细胞约占有核细胞的8.5%,其中NK细胞约占淋巴的54.5%,比例增高,其CD45表达稍强,且SSC较一般淋巴稍大,主要表达HLA-DR、CD2、CD88、CD56。

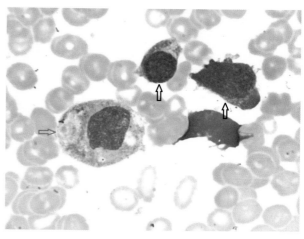

图89-1　骨髓　组织细胞与异常淋巴细胞

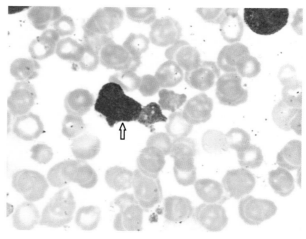

图89-2　骨髓　异常淋巴细胞

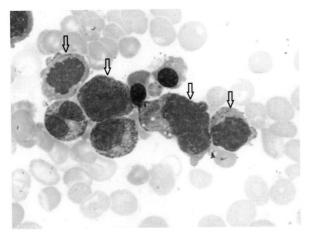

图89-3 骨髓 异常淋巴细胞

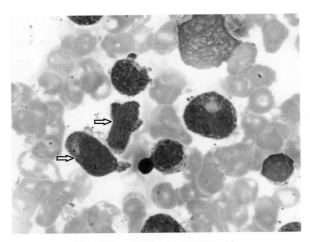

图89-4 骨髓 异常淋巴细胞

骨髓活检 HE 及 PAS 染色示骨髓增生极度活跃（80%~90%）。淋巴细胞增多，散在分布，胞体大小不一，部分细胞胞体中等或偏大，胞核较不规则，核染色质细致，可见核仁。粒红系细胞散在分布，巨核细胞易见。网状纤维染色（MF-1级）。免疫组化：PAXS-、CD2+、CD3 弱 +、CD5-、CD7-、CD4-、CD8-、CD56+、BCL2+。倾向于侵袭性 NK 细胞白血病。

染色体核型分析 46, XY［20］。

基因检测 TCR 基因及 Ig 基因重排阴性。

【综合诊断】

侵袭性 NK 细胞白血病。

【解析】

侵袭性 NK 细胞白血病（aggressive natural killer cell leukemia，ANKL）是与 EBV 感染密切相关的具有侵袭性临床过程的系统性 NK 细胞肿瘤。

ANKL 是一种罕见的白血病，发病率约占同期非霍奇金淋巴瘤 1%，约占大颗粒淋巴增殖性疾病的 10%。多见于亚洲人，好发于中青年人，男女发病率无明显差异。临床表现呈高度侵袭性，病程短，病情进展极快。起病时多有明显的全身症状，包括高热、乏力、盗汗、食欲减低、体重减轻等。恶性 NK 细胞脏器浸润症状较明显，最常累及的部位为骨髓、外周血、脾脏、肝脏及淋巴结，其他器官都可能受累等。外周血多为一系或多系的进行性减少，绝大部分患者有 LDH 升高及 EBV 感染的证据，常伴有噬血细胞综合征。

不同于常见类型的白血病，ANKL 患者的外周血和骨髓中异常 NK 细胞数量可能并不多，因此本病也有"侵袭性白血病 / 淋巴瘤"的称谓。在本例患者骨髓中仅见异常淋巴细胞 7.5%，外周血中未见。

目前国内外对 ANKL 尚无统一的诊断标准，其诊断主要依据患者的临床表现、细胞形态学、遗传学及免疫学特征等综合考虑。较公认的诊断标准：①发热及肝、脾、淋巴结大；②伴全血细胞减少，大颗粒淋巴细胞可以增多，但不是必要的诊断条件；③外周血、骨髓或病理活检组织中有克隆性增殖的 NK 细胞型大颗粒淋巴细胞；④细胞免疫表型为 CD2+、sCD3-、cCD3-、CD56+、CD11b 和 CD16 可以阳性，无 TCR、IgH 重排；⑤有 EB 病毒感染的实验室证据，但不是诊断的必要条件；⑥特异染色体异常，del（6）(q21q25) 和 11q 丢失是较多见的核型异常；⑦排除其他引起大颗粒淋巴细胞增多的疾病。

ANKL 需要与结外 NK/T 细胞淋巴瘤、T 细胞大颗粒淋巴细胞白血病（T-LGL）、慢性 NK 细胞淋巴细胞增多症相鉴别。ANKL 与结外 NK/T 细胞淋巴瘤具有相同的免疫表型（CD2+、CD56+、CD16+/-、CD3-、CD57-）和基因型（TCR 基因重排阴性），均与 EBV 感染密切相关，鉴别困难。但结外 NK/T 细胞淋巴瘤发病年龄较大，多累及鼻咽部，少有外周血和淋巴结受累，晚期可累及骨髓。淋巴细胞大小不一，与 ANKL 细胞的形态均一性差别较明显。发生在鼻腔的结外 NK/T 细胞淋巴瘤对放、化疗敏感，继以异基因造血干细胞移植，可获得较长期生存，预后较 ANKL 好。T-LGL 外周血大颗粒淋巴细胞持续（大于 6 个月）在 2×10^9/L 以上，为 T 细胞起源（CD3、CD8、CD57、CD16 阳性，CD4 阴性），存在 TCR 基因重排。临床以严重的粒细胞减少为主，多有脾大，常伴有自身免疫性疾病如纯红细胞再生障碍性贫血、类风湿性关节炎，多为惰性病程。部分患者表现为不明原因的高热、巨脾、进行性淋巴结肿大，CD56+，易与 ANKL 混淆，此时根据 T 细胞特征性免疫表型及 TCR 基因重排阳性可与 ANKL 鉴别。慢性 NK 细胞淋巴细胞增多症呈惰性病程，常无症状。外周血淋巴细胞和 NK 细胞绝对值持续增高大于 6 个月，细胞特征性的免疫表型为 CD56、CDl6 阳性，CD3 阴性，但与 ANKL 不同的是 CD56dim/CDl6+，并均可检测到更强的潜在天然细胞毒活性，提示其起源于更成熟的 NK 细胞，无 TCR 基因重排，与 EBV 感染无关，预后较好。

（侯 霞）

病例 90　NK/T 细胞淋巴瘤骨髓侵犯

【病例介绍】

患者,男,53 岁。因发热、腹痛、恶心入院。

【辅助检查】

血常规　WBC 12.21×10^9/L, RBC 4.3×10^{12}/L, HGB 120g/L, PLT 40×10^9/L。

其他检查　肝功:ALT 90.6U/L、AST 447.2U/L、GGT 182U/L、ALP 231U/L、TP 50.90g/L、Alb 28.90g/L、GLB 22.00g/L、TBIL 53.30μmol/L、DBIL 36.06μmol/L、IBIL 17.24μmol/L、TBA 30.92μmol/L, LDH 1829.1U/L, CRP>200.00mg/L。　肾功:BUN 20.1mmol/L、Cre 148.0μmol/L、UA 884.0μmol/L、Ca^{2+} 2.86mmol/L、β2-MG 12.73mg/L。EB 病毒 PCR 荧光检测:阳性。腹部 CT 示:①脾大。②胸水明显增多。

骨髓常规　增生明显活跃,粒系(G)=23.0%,红系(E)=38.5%,全片见巨核细胞 24 个。异常形态的淋巴样细胞比例增高,占 10.5%,多散在分布,其胞体大小不等,核椭圆形或不规则,可见凹陷,折叠,切迹,核染色质较粗糙,胞浆量中等,深蓝色,部分可见伪足或呈拖尾状,核仁可见或隐约;意见:不除外淋巴瘤骨髓浸润。

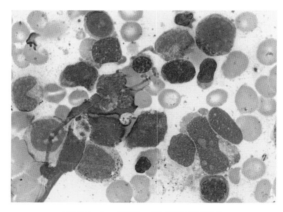

图 90-2　骨髓　异常淋巴细胞

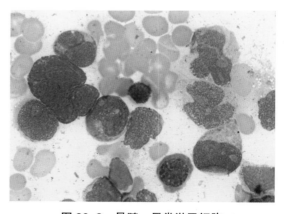

图 90-3　骨髓　异常淋巴细胞

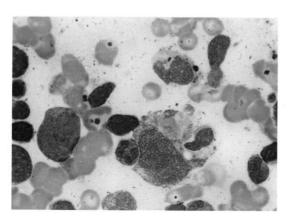

图 90-1　骨髓　异常淋巴细胞

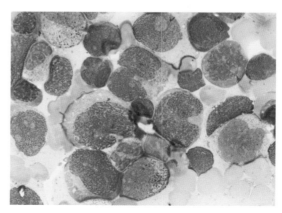

图 90-4　骨髓　异常淋巴细胞

流式细胞免疫分型　15.37% 细胞（占有核细胞，占淋巴细胞 47.96%）表达 CD2，HLA-DR，部分表达 cCD3，CD99，不表达 CD5，CD56，CD7，CD8，CD3，CD4，CD16，CD10，TCR-αβ，TCR-γδ，CD57，CD103，ki67，CD30，CD25，CD161，CD94，CD61，CD117，CD33，CD64，CD229，CD9，CD138，MPO，cCD79a，TdT，为异常表型成熟 NK/T 细胞。考虑为：NK/T 细胞淋巴瘤。

骨髓活检　可见形态异常的淋巴样细胞成簇状分布，考虑淋巴瘤可能性大。

【综合诊断】

NK/T 细胞淋巴瘤骨髓侵犯。

【解析】

结外 NK/T 细胞淋巴瘤，鼻型主要发生在结外，以形态多样为其特征。鼻外 NK/T 细胞淋巴瘤较鼻 NK/T 细胞淋巴瘤少见。常见累及部位包括皮肤、胃肠道、睾丸、肺、眼和软组织，不足 10%的患者有骨髓侵犯。全身症状常见，如发热、体重减轻。鼻外 NK/T 细胞淋巴瘤一般具有高度侵袭性，预后差，大多数病例全身播散并且总体上对化疗耐药。

不同病例细胞形态有所不同，根据形态学可分为：小、中、大细胞为主或大小细胞混合，以中等大小细胞为主的最为常见。小细胞为主的瘤细胞大小和正常成熟淋巴细胞接近，形态上可见核有不规则或扭曲，染色质密集，胞浆量少，核仁不明显；中等大小细胞为主的瘤细胞形态上可见核圆形或不规则，胞浆量中等，可见小核仁；大细胞为主的瘤细胞形态上可见核圆形或不规则，胞浆量较多，可见明显仁，部分可表现为间变形态。

NK/T 细胞淋巴瘤典型的免疫表型呈 CD2+、表面 CD3-，胞质 CD3ε+ 和 CD56+，部分也可不表达 CD56，但具有细胞毒分子及 EBV+，T 相关抗原通常呈阴性，部分病例可表达 HLA-DR。

（杨再林）

病例 91　滤泡细胞淋巴瘤骨髓侵犯

【病例介绍】

患者,男,53岁,1月前无明显诱因出现腹胀,进食后加重,自觉腹围增大就诊。查体:神志清楚,正常面容,双侧颌下、颈部、腋窝可触及多发肿大淋巴结,大者约1cm×1cm,质中,活动度可,无触痛。肝肋下触及,脾脏左肋下可触及,质硬,边沿钝,表面光滑,无触痛,神经系统无阳性体征。

【辅助检查】

血常规　WBC 3.72×10^9/L, RBC 4.5×10^{12}/L, HGB 126g/L, PLT 79×10^9/L。

其他检查　PET-CT:双侧颈部,双侧锁骨上,纵隔,双侧腋窝,腹腔、腹膜后、双侧盆腔、双侧髂骨血管旁,双侧腹股沟淋巴结肿大伴代谢增高,脾大伴代谢增高,考虑淋巴瘤伴上述部位浸润。

骨髓常规　增生明显活跃,粒系(G)=45.0%,红系(E)=17.5%;粒、红二系比例基本正常;淋巴瘤细胞占29.5%,胞体小,圆形或类圆形,胞质量少,透明,无颗粒;核小圆形,染色质固缩,可见裂隙,无核仁。考虑淋巴瘤细胞骨髓侵犯。

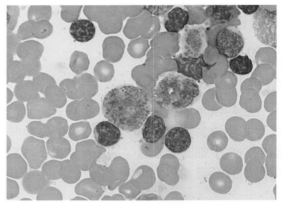

图 91-2　髓片　异常淋巴细胞增多

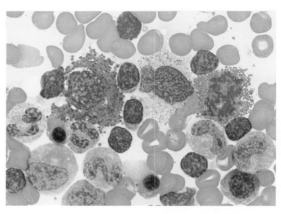

图 91-3　髓片　可见粒、红、淋、嗜酸等细胞

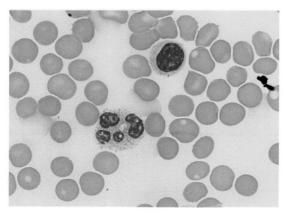

图 91-1　血片　淋巴细胞与中性分叶核粒细胞

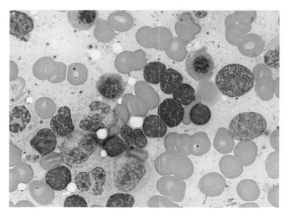

图 91-4　印片　似裸核样异常淋巴细胞

右颈部淋巴结活检 滤泡性淋巴瘤 1~2 级。IHC：CD20、Bcl-2、Bcl-6C、D10 阳 性，Ki67 约 40% 阳性，CD3、CD5、CyclinD1、CD23 阴性。

骨髓病理 有核细胞增生活跃，可见淋巴细胞呈结节性，间质性浸润，多为小淋巴细胞，形态较成熟，考虑滤泡性淋巴瘤骨髓累及。IHC：CD20++、CD10+、CD23+、CD5+、CD3±、CyclinD1−、CD34±CD117±、CD138。

【综合诊断】

滤泡性淋巴瘤（1~2 级 ⅣA 期）。

【解析】

滤泡淋巴瘤（follicular lymphoma，FL）是一种来源于滤泡生发中心的 B 细胞淋巴瘤，其特征性遗传学改变为 t（14；18）（q32；q21），恶性度较低，是欧美国家最常见的惰性淋巴瘤，约占非霍奇金淋巴瘤的 22%，在我国 FL 的发病率较欧美略低，据文献报道为 8.1%~23.5%。滤泡淋巴瘤主要发生于成人，男女比例基本相同，大部分患者表现为广泛性病变，Ⅰ ~ Ⅱ 期少见，仅为 10%~20%，80% 为 Ⅲ ~ Ⅳ 期。FL 主要侵犯淋巴结，并常侵及脾和骨髓，结外器官受侵较少见。

滤泡淋巴瘤定义为滤泡中心细胞淋巴瘤，常为中心细胞（核裂滤泡中心细胞）和中心母细胞混合（大无裂滤泡中心细胞）。肿瘤细胞以中心细胞为主，而中心母细胞较少。生长类型至少部分为滤泡性，但可见弥漫性区域生长。FL 来源于生发中心 B 细胞，B 细胞相关抗原如 CD19，CD20 阳 性 和 SIg+，而 CD5 和 CD45 阴 性，CD10+/−，CD23−/+。CD5 和 CD45 阴性可鉴别套细胞淋巴瘤，而 CD10 阳性可鉴别边缘带 B 细胞淋巴瘤。

本例淋巴结及骨髓病理结合 IHC 考虑为 FL，骨髓涂片可见到小有裂的淋巴细胞，形态特点较一致，应首先考虑小 B 淋巴瘤骨髓侵犯，提示临床，结合病理、遗传学及免疫表型明确诊断。

（高飞 曾强武）

病例 92　经典型霍奇金淋巴瘤骨髓浸润

【病例介绍】

患者,男,75岁,以"间断发热、乏力3月余"之主诉入院。3月前无明显诱因出现乏力,间断发热,最高体温38.0℃,食纳减退,开始未重视,逐渐出现消瘦,体重下降约11kg,外院腹部B超示肝囊肿,脾大,肋下约4cm,肾囊肿,脂肪肝,胸部CT提示:纵隔淋巴结肿大。给予输液治疗及中药治疗2周,食纳好转出院。出院后仍间断发热、乏力,未予重视。2月余前无诱因出现腰痛,再次就诊于外院,考虑椎间盘突出,给予腰椎按摩治疗,效果不佳。再次出院,仍间断发热,最高体温39.0℃,无咳嗽、咳痰,无腹痛、腹泻,无尿急、尿频、尿痛,乏力逐渐加重,食纳再次减退。第三次入住外院,给予抗感染治疗(具体用药不详),效果不佳,查血常规发现三系细胞减少。浅表淋巴结超声示:双侧颈部、锁骨上窝、腋窝、腹股沟区可见淋巴结回声。现为明确诊治来我科就诊。门诊以"全血细胞减少"之诊断收住入院。

【辅助检查】

血常规　WBC 1.77×10^9/L、RBC 2.88×10^{12}/L,HGB 89g/L、PLT 39×10^9/L。

其他检查　铁蛋白 >1200μg/L(27μg/L~300μg/L);Anti-EBV-NA(抗EB病毒核抗原IgG抗体):阳性;Anti-EBV-CA(抗EB病毒衣壳抗原IgG抗体):阳性;KEBYGG[抗EB病毒衣壳抗原抗体IgG(高亲和性)]:阳性;碱性磷酸酶(ALP):617U/L(40U/L~150U/L);乳酸脱氢酶(LDH):916U/L(109U/L~245U/L)。

骨髓常规　增生活跃,粒系(G)=40.0%,红系(E)=45.5%;皆以偏成熟阶段细胞增生为主,形态无明显异常。全片共查见巨核细胞378个,以成熟巨核细胞为主,血小板少见。片中可见少量分类不明细胞,异型性明显,胞浆呈蓝色或灰蓝色,部分胞浆可见紫红色颗粒,核仁大而明显,双核及多核可见,双核细胞多呈镜影状排列。意见:涂片中可见一类分类不明细胞,双核镜影样细胞可见,HL侵犯骨髓,请结合骨髓活检检查。

流式细胞免疫分型　淋巴细胞占骨髓细胞总数14.23%;单核细胞占骨髓细胞总数1.99%;粒细胞占骨髓细胞总数49.92%;有核红细胞占骨髓细胞总数30.22%。表型比例未见明显异常,请结合临床。

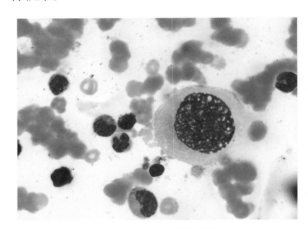

图 92-1　骨髓　淋巴瘤细胞

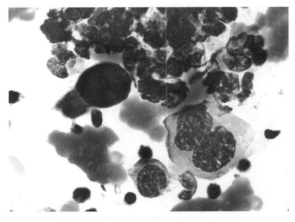

图 92-2　骨髓　双核淋巴瘤细胞

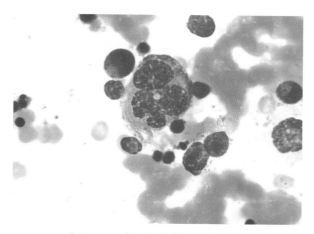

图 92-3　骨髓　多核淋巴瘤细胞

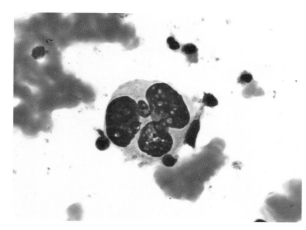

图 92-4　骨髓　多核淋巴瘤细胞

骨髓印片： 片中亦可见分类不明细胞（同骨髓涂片），较骨髓涂片易见，部分核仁大而明显。如图 92-5。

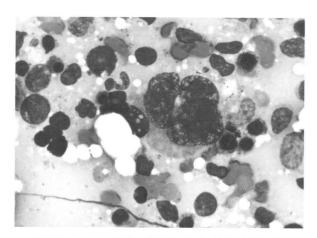

图 92-5　骨髓印片　淋巴瘤细胞，核仁大而明显

骨髓活检　骨髓有核细胞增生极度活跃（>90%）；散在一类异常大细胞，胞浆丰富，胞核较不规则，核染色质粗，核仁明显；散在较多小淋

巴细胞、组织细胞和纤维细胞；偏成熟阶段粒红系细胞散在可见；巨核细胞可见；网状纤维染色（MF-1 级）。如图 92-6。

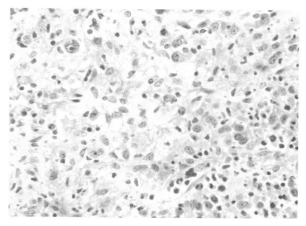

图 92-6　塑料包埋 HGF 染色 400×

免疫组化　CD30（+）；CD15（-）；PAX 弱（+）；CD45（-）；Fascin（-）；BCL2（+）；CD20（-）；CD3（-）；CD5（-）；颗粒酶 B（-）。诊断结果：经典型霍奇金淋巴瘤侵犯骨髓。

【综合诊断】

经典型霍奇金淋巴瘤骨髓浸润。

【解析】

经典型霍奇金淋巴瘤（classic hodgkin's lymphoma，CHL）是单克隆性淋巴细胞肿瘤（绝大多数起源于 B 细胞），病变由单核的霍奇金（Hodgkin）细胞和多核的 Reed-Sternberg 细胞（HRS）组成，背景中有数量不等的非肿瘤性小淋巴细胞、嗜酸性粒细胞、中性粒细胞、组织细胞、浆细胞、纤维母细胞和胶原纤维。

CHL 占所有 HL 的 95%，CHL 最常累及颈部淋巴结（75%），约 60% 的患者有纵隔淋巴结受累，骨髓很少受累（5%）。由于骨髓缺乏淋巴管，一旦骨髓出现浸润，提示是经血管播散（即 IV 期）。全身症状有发热、盗汗、体重明显下降（称为 B 症状），见于 40% 的患者。

EBV 在 CHL 的发病过程中可能起了重要作用，可能是 B 细胞感染 EBV 后改变了细胞的遗传学特性为 HL 的发生奠定了基础。此外，活动期患者血清铁蛋白（SF）增高，缓解期病人 SF 下降复发时又增高，提示对 HL 病人进行 SF 测定有助于了解肿瘤扩散范围有助于了解疾病的活动情况。血清生化检查,如中性粒细胞碱性磷酸酶（NAP）、血清碱性磷酸酶（AKP）及血清乳酸脱氢酶（LDH）随病情进展而增高。

经典的诊断性 R-S 细胞是一种胞质丰富微嗜碱性的大细胞,至少有 2 个核（可呈"镜影状"）或分叶状核,核大,常呈圆形,核膜常不规则,染色质淡,每个核叶至少有一个核仁,单个嗜酸性核仁,常见于混合细胞型和淋巴细胞消减型 CHL。单核型的大细胞为肿瘤细胞变异型称为霍奇金（Hodgkin）细胞。约有 3% 病例骨髓涂片可找到 R-S 细胞,对诊断有特殊价值但呈 R-S 细胞白血病者极为罕见,骨髓活检发现 R-S 细胞及其单核细胞变异型阳性率高于涂片。肿瘤细胞仅占病变中所有细胞的很少一部分,约 0.1%~10%。继发性病灶（如骨髓和肝）的确定是根据在炎性背景中有 CD30（+）、CD15（+/-）的非典型单核细胞,并不要求一定要有典型多核 R-S 细胞。9%~22%HL 骨髓受侵时常伴广泛纤维化。

几乎所有病例中的 HRS 细胞都呈 CD30（+）,75%~85% 呈 CD15（+）,通常 CD45（-）,J 链、CD75、CD68（PG-M1）总是阴性。约 30%~40% 病例可有 CD20 表达,但强度变化不一,并且阳性细胞数量很少。CD79a 很少（+）。约 95% 病例表达 B 细胞特异活化因子蛋白（PAX5/BSAP）,PAX5/BSAP 在 HRS 细胞表达较反应性 B 细胞弱,这样反而容易辨认。

本病例中患者出现明显的 B 症状,颈部、纵隔等部位淋巴结肿大,免疫组化示肿瘤细胞表达 CD30（+）;CD15（-）;PAX5 弱（+）;CD45（-）;Fascin（-）;BCL2（+）;CD20（-）;CD3（-）;CD5（-）;颗粒酶 B（-）,结合骨髓细胞形态及骨髓病理活检中可见诊断性 HRS 镜影状细胞,诊断为经典型霍奇金淋巴瘤骨髓浸润。

（陈连连）

病例93 非霍奇金淋巴瘤骨髓浸润

【病例介绍】

患者,女,45岁,因头晕、乏力、食欲缺乏1周入院。10月前取右颈部淋巴结活检,病理免疫组化细胞表型为:CK−、CD20−、CD3−、ALK−,确诊为非霍奇金B细胞性淋巴瘤,经6次规范化疗方案治疗病情好转后出院。1周前患者自觉头晕、乏力、食欲缺乏,间断发热,无畏寒、寒战伴耳鸣,上述症状进行性加重,有骨痛,乏力时不能起床活动。

【辅助检查】

血常规 WBC 0.91×10^9/L, RBC 1.59×10^{12}/L, HGB 59g/L, PLT 70×10^9/L, NE 67%, LY 19.8%, MO 12.1%, BA 1.1%。

其他检查 ALB 27.0g/L, ALP 104U/L。

骨髓常规 增生明显活跃,粒系(G)=20.0%,红系(E)=1.5%;粒系比例明显减低,红系增生受抑制;片中易见一类异常细胞增生,此类细胞体积较大,大小不一,胞浆量中等,呈嗜碱性,可见空泡及伪足,无颗粒;细胞核大,圆形或椭圆形,可见双核;染色质细颗粒状疏松,核仁隐显不一。巨核细胞全片见2只,血小板散在分布。细胞化学染色:

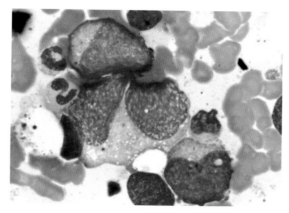

图93-2 骨髓 淋巴瘤细胞,可见双核

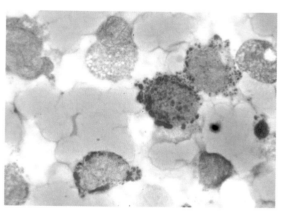

图93-3 PAS染色 强阳性

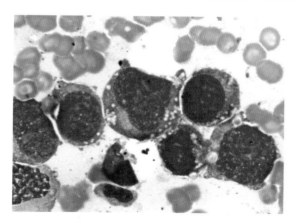

图93-1 骨髓 淋巴瘤细胞

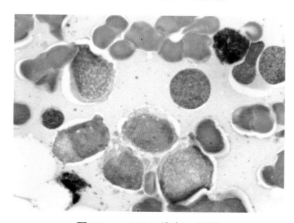

图93-4 MPO染色 阴性

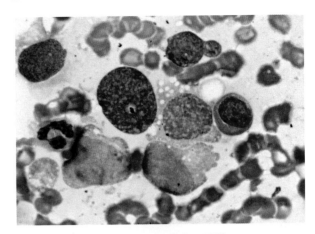

图 93-5　CE 染色　阴性

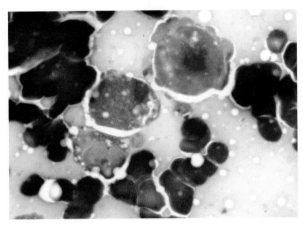

图 93-6　ACP 染色　阳性

MPO 染色呈阴性,PAS 染色呈强阳性,CE 染色呈阴性,酸性磷酸酶染色(ACP)呈阳性反应;意见:不除外淋巴瘤骨髓浸润,请结合相关检查。

流式细胞免疫表型　CD79a+、CD19+、CD20+、CD22+,不表达 CD2−、CD3−、CD4−、CD7−。

【综合诊断】

非霍奇金 B 细胞性淋巴瘤骨髓浸润。

【解析】

淋巴瘤是原发于淋巴结和(或)淋巴组织的恶性肿瘤,病程晚期可侵犯骨髓,因造血微环境破坏和肿瘤相关嗜血细胞现象增加,可造成外周血三系细胞减少。按病理学分类可分为霍奇金淋巴瘤(HL)和非霍奇金淋巴瘤(NHL),NHL 较易发生骨髓浸润。此类细胞形态不规则、异形性较高。胞浆蓝染可见空泡、核形怪异、可见核仁。阅片时结合病史重点观察有无异常形态细胞出现,淋巴系肿瘤易退化,片尾可见较多退化细胞。淋巴瘤骨髓浸润时可伴嗜血细胞增多,可见吞噬细胞胞浆内吞噬较多粒细胞、红细胞、血小板现象。由于造血微环境破坏可导致骨髓坏死,患者可有骨痛表现。由于淋巴瘤的类型较多,依靠形态学诊断较为困难,诊断主要靠淋巴结活检经细胞免疫表型确诊。结合病史骨髓中出现异常形态细胞且伴有全血细胞减少需考虑淋巴瘤骨髓浸润,此时可以通过流式细胞仪检查明确异常细胞系列。

细胞化学染色 PAS、ACP 染色呈阳性反应。

细胞免疫表型 B 细胞型通常:CD19+、CD20+、CD22+;T 细胞型通常:CD2+、CD3+、CD4+。

遗传学标志 B 细胞型常伴 t(14;18)(q32;q21);T 细胞型常伴 t(2;5)(p23;q35)。

(钟国梁　曾强武)

病例94　原发骨髓的浆母细胞淋巴瘤

【病例介绍】

患者,男,60岁,因"下肢及腰背部疼痛2天,加重2小时"急诊入院。查体:神清,浅表淋巴结未及肿大,心肺(-),肝脾肋下未及,双下肢无水肿。

【辅助检查】

血常规　WBC 6.9×10^9/L,RBC 4.67×10^{12}/L,HGB 135g/L,PLT 40×10^9/L,NE 48.8%,LY 32.7%,MO 15.0%,EO 2.3%,BA 1.2%。

其他检查　生化:LDH 21500U/L,Ca^{2+} 3.04mmol/L,铁蛋白 >2000ng/ml,β_2-MG 80202.0ng/ml(609ng/ml~2366ng/ml);尿蛋白:1+;VBE-DNA:阴性;胸部CT未见异常。骨盆、头颅CT:无溶骨性改变。PET/CT全身肿瘤探查:全身骨质弥漫葡萄糖代谢增高。SUVmax=10.6。

骨髓常规　增生明显活跃+,粒系、红系增生受抑制;查见大量瘤细胞,部分胞浆呈浆细胞胞浆改变,部分细胞可见核仁,形态如下:

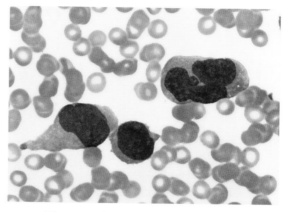

图 94-2　骨髓　浆母细胞淋巴瘤细胞

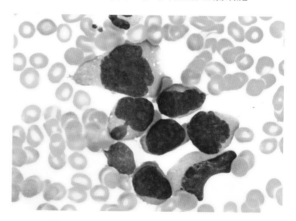

图 94-3　骨髓　浆母细胞淋巴瘤细胞

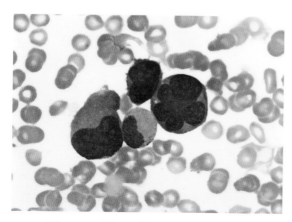

图 94-1　骨髓　浆母细胞淋巴瘤细胞

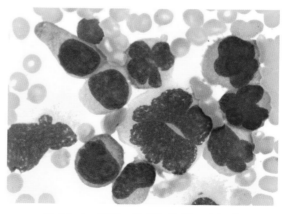

图 94-4　骨髓　浆母细胞淋巴瘤细胞

流式细胞免疫分型 异常细胞占有核细胞16%，该群细胞CD45−，CD56+，SSC偏大，T、B细胞抗原均阴性。

浆细胞免疫分型 CD45−，CD38+，CD138+，CD19−，CD56+，CD27−，Kappa+，Lambda−，占16.13%。

尿免疫球蛋白轻链 KapU轻链377.0mg/L（10.2mg/L~23.2mg/L），LamU轻链6.61mg/L（4.00mg/L~40.8mg/L）。

骨髓活检 骨髓增生极度活跃（90%），异常细胞弥漫增生；免疫组化：CD38+，CD138+，Kappa+，Lambda−，CD56+，CD20−，MUM−1+，Ki−67 70%。

【综合诊断】

浆母细胞淋巴瘤。

【解析】

浆母细胞淋巴瘤（plasma mother cell lymphoma，PBL）最早是在1997年由Delecluse等报道了发生于获得性免疫缺乏综合征（AIDS）患者口腔伴浆细胞分化的B细胞肿瘤。既往属于DLBCL的一个亚型，2016年WHO淋巴组织肿瘤分类将其独立出来，其肿瘤细胞表现出类似B免疫母细胞的大细胞弥漫性增殖和浆细胞相关抗原表达。PBL多见于成年男性，特别是HIV阳性患者，中位发病年龄在HIV阳性患者中为38岁，HIV阴性中为57岁，儿童罕见。常见发生部位为口腔，也可发生于口腔以外（主要为淋巴结以外的部位），文献报道有胃肠道、上呼吸道、皮肤、消化道累及，少数有中枢神经系统、乳腺、鼻旁窦、纵隔、肺、肝和睾丸。分子生物学：Myc基因（位于Sq24）重排是PBL中最先被发现的细胞遗传学异常。研究报道FISH可检测出Myc基因重排或扩增，Bcl−2、Bcl−6、MALTl或PAX5基因的扩增，部分患者可同时出现3种或更多基因扩增。浆母细胞淋巴瘤（PBL）在形态学上还需要和浆细胞瘤及一些淋巴瘤相鉴别，形态学可以给临床提供进一步检诊方向，最终的诊断需要结合临床表现，瘤细胞免疫分型，病理组化及细胞遗传学和分子生物学等。

该病例患者下肢及腰背部疼痛，血小板减少，乳酸脱氢酶明显升高，血钙升高。骨髓细胞学检查发现大量瘤细胞，胞体较大，不规则，部分细胞胞浆呈浆细胞胞浆改变，中等或丰富的双染性细胞质，细胞核多不规则，可见核仁，肿瘤细胞表现为从免疫母细胞样到浆细胞样的细胞形态谱，提示浆细胞来源瘤细胞。组织病理学表现为中等到大的肿瘤细胞弥漫性浸润，散在成熟小淋巴细胞，核分裂象易见，偶见凋亡细胞和含可染小体的巨噬细胞，可以看到"星空现象"。免疫表型：一般不表达或弱表达成熟B细胞的标志物，如（CD20、CD19、PAX5和白细胞共同抗原CD45）和成熟T细胞的标志物（如CD2、CD3、CD5和CD7），而常表达浆细胞的标志物（CD38、Vs38c、CD138、IRF4/MUMl和CD79a），40%左右CD56阳性，70%左右增殖活性较高（Ki−67>80%），50%~70% EBER阳性。结合免疫表型和病理活检及免疫组化最终诊断为浆母细胞淋巴瘤（PBL）。

（王海洋 雷邈）

病例 95　噬血细胞综合征

【病例介绍】

患者,男,17 岁,以"间断发热 40 天"之主诉入院。40 天前患者无明显诱因出现发热,体温波动在 38℃ ~39℃,伴寒战、乏力、头晕,活动后心慌,少量咳嗽,咳黄色稀薄痰,血常规提示白细胞减少,给予抗病毒、升白细胞药物对症治疗后缓解。10 余天前再次出现发热,最高体温达 41℃,伴寒战、乏力、头晕,行胸片未见异常。于呼吸科门诊口服头孢丙烯抗炎效果不佳,并出现双上肢红色皮疹。浅表淋巴结肿大,行胸腹部 CT 示脾大,肋下 3cm。

【辅助检查】

血常规　WBC 1.69×10^9/L, HGB 90g/L, PLT 44×10^9/L。三系进行性下降,最低时 WBC 0.88×10^9/L, HGB 87g/L, PLT 39×10^9/L。人工复检:白细胞总数减低,粒细胞比例减低,淋巴细胞相对增高,形态未见明显异常;血小板少见。

其他检查　凝血功能:PT 16.4 秒, APTT 59.8 秒, Fbg 1.62g/L, D-Dimer 3.6mg/L, FDP 11.97mg/L;肝功:ALB 29.9g/L, LDH 641U/L, AST 75U/L;铁蛋白:2800μg/L;肿瘤系列:阴性(AFP、CEA、CA199、FPSA、TPSA、FPSA/PSA)。

骨髓常规　增生活跃,粒系(G)=49.0%,红系(E)=15.0%;中晚幼粒细胞可见巨幼样变及双核粒细胞;幼红细胞可见核畸形;异形淋巴细胞可见,网状细胞易见,并有吞噬血细胞现象;片中可见一类成团分布的异型细胞,呈多核聚集现象;全片共见巨核细胞 49 个,以成熟巨核细胞为主,血小板少见。意见:噬血现象伴异形淋巴细胞增多,不除外噬血细胞综合征,请结合其他检查进一步确定。

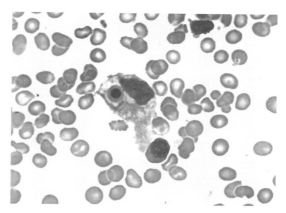

图 95-1　骨髓　噬血细胞

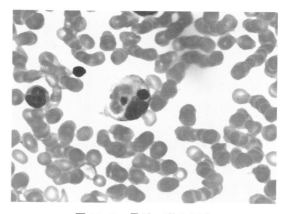

图 95-2　骨髓　噬血细胞

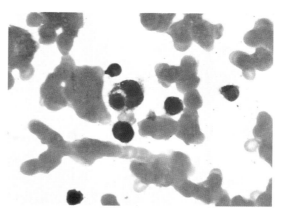

图 95-3　骨髓　噬血细胞

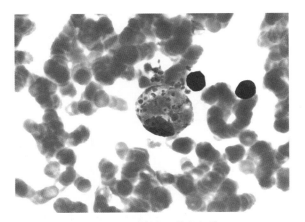

图 95-4 骨髓 噬血细胞

流式细胞免疫分型 淋巴细胞占骨髓细胞总数 8.57%,单核细胞占骨髓细胞总数 4.55%,粒细胞占骨髓细胞总数 72.39%,有核红细胞占骨髓细胞总数 12.26%;表型比例未见明显异常,请结合临床。

噬血细胞综合征基因突变分析 STX11 基因在 Exon2 上存在 c.842T>G;p.Phe281Cys(杂合突变),该突变据目前文献检索在 HLH 患者中检出过;用 PCR 和基因测序的方法检测发现患者父亲的外周血标本中有相同的杂合突变。

骨髓活检 骨髓有核细胞增生程度减低(45%);粒/红比例大致正常;粒系以偏成熟阶段细胞为主;红系以中晚幼红细胞为主;巨核细胞可见;骨髓间质未见胶原纤维增生。意见:骨髓增生减低,粒红及巨核三系细胞增生,请结合临床。

染色体核型分析 46,XY[20]。

基因重排检测 未检测到 TCR 基因(TCRβ、TCRγ 和 TCRδ)发生单克隆重排;未检测到 IgVH、IgDH、Igk 和 IgL 基因发生单克隆重排。

FISH 检测 融合基因 IGH/BCL2、IGH/CCND1 均阴性。

【综合诊断】

家族原发性噬血细胞综合征。

【解析】

噬血细胞综合征(hemophagocytic syndrome,HPS)又称噬血细胞性淋巴组织细胞增多症(hemophagocytic lymphohistocytosis,HLH)是一组因遗传性或获得性免疫缺陷导致的以过度炎症反应为特征的疾病。目前国内外诊断 HPS 均采用

了 2004 年修订的诊断标准。可以发现,噬血现象依然是诊断 HPS 的重要条件,但不再是必须具备的条件,在其他诊断指标符合的情况下,没有噬血现象仍然可以诊断 HPS。但是,据报道那些在初诊时未找到噬血现象的患者,随着病情进展仍可发现噬血现象。所以说,正确认识噬血现象在诊断 HPS 中的意义,有助于提高早期诊断率,减少漏诊。

另外,除了上述诊断标准中所列的各种表现外,中枢神经系统症状或脑脊液检查异常和肝活检显示慢性肝炎表现皆支持本病的诊断。其他如:淋巴结肿大、水肿、皮疹、黄疸或肝酶异常、低蛋白血症、LDH 升高等也有助于诊断。研究发现,HPS 多有肝功能损害,以 AST 的升高最为显著,提示肝脏是 HPS 容易累及的重要器官之一。HPS 不是一种独立的疾病,而是一组临床综合征,临床表现错综复杂,缺乏特异性,预后较差。

HPS 根据病因不同,分为家族性和获得性两大类。家族性 HPS 是一种常染色体隐性遗传病,2 岁以内发病者占 90% 以上,有 70%~80% 患者在 1 岁以内发病。获得性 HPS 常有基础疾病的存在,临床上以继发于 EB 病毒感染和非霍奇金淋巴瘤最为多见。事实上,原发性和继发性 HPS 在许多临床情况下难以区分,例如原发性 HPS 成人亦可发生,而与 HPS 相关基因突变多为常染色体隐性遗传,所以常难以发现家族史存在;原发性 HPS 亦常于感染后诱发。认真区分原发性和继发性 HPS 有利于临床治疗和疾病的研究。

就本病例而言,患者 17 岁青年男性持续发热 >7 天,血常规提示三系细胞进行性下降;以发热起病,抗感染治疗效果不佳,病史 40 天;查体及影像学检查提示脾大;生化检查提示乳酸脱氢酶升高、低蛋白血症和肝功能轻度损害;凝血功能检查提示低纤维蛋白原血症;血清铁蛋白水平升高;骨髓细胞形态学可见嗜血现象。根据 HLH-2004 诊断标准,HPS 诊断基本成立。除外诊断涉及的临床表现,还可以发现患者出现了双下肢皮疹、淋巴结肿大的症状和肝酶异常、LDH 升高和低蛋白血症,亦支持 HPS 诊断。在原发性和继发性 HPS 的鉴别上,需要注意的是,本病例骨髓中可见较一致的成团分布的细胞,要排除肿瘤性疾病,但肿瘤系列阴性,骨髓中也未检测到 IGH 基

因和 TCR 基因发生单克隆重排,FISH 方法检测融合基因 *IGH/BCL2* 和 *IGH/CCND1* 是阴性的;采用 PCR 和基因测序的方法筛查噬血细胞综合征相关突变基因分析,发现患者本人及其父亲外周血中 *STX11* 基因 Exon2 上均存在杂合突变。所以,最终确定了家族原发性噬血细胞综合征的诊断。

（陈连连　曾强武）

病例 96　脾脏淋巴瘤伴循环绒毛淋巴细胞增多

【病例介绍】

患者，女，74 岁，既往腹胀病史十几年。因乏力、皮肤瘙痒 1 月入院。患者 1 月前无明显诱因下出现乏力，感头昏，全身瘙痒，无皮疹。自服中药 1 周，瘙痒无改善，并自觉进行性加重，为确诊入院。查体：腋下 2cm×1cm 大小淋巴结，双侧腹股沟可触及数枚黄豆至绿豆大小淋巴结，无触痛，无粘连。胸骨无压痛；巨脾，Ⅰ线 9cm，Ⅱ线 11cm，Ⅲ线 4.5cm，质地中等，无压痛，肝肋下未及。多次查血常规发现，血红蛋白进行性下降。

【辅助检查】

血常规　WBC 81.35×10⁹/L，RBC 3.5×10¹²/L，HGB 96.0g/L，PLT 45×10⁹/L。人工复检：淋巴细胞比例占 77%，以成熟淋巴细胞为主，多数细胞边缘见绒毛状突起。

骨髓检查　增生减低，粒、红二系增生受抑；全片见巨核细胞 4 个，血小板散在或小簇分布。片中淋巴细胞大量增生，胞体中等大小，轻度大小不均，胞浆量中等偏，呈蓝色或灰蓝色，无颗粒，边缘可见数量不等的绒毛状突起；细胞核较圆，偶见双核；染色质较致密，部分副染色质明显。意见：考虑脾淋巴瘤伴循环绒毛淋巴细胞（SLVL）增多，请结合骨髓活检、脾活检、基因等检查进一步明确诊断。

流式细胞免疫分型　CD45+/dim 且 SSC 较淋巴细胞稍大的分布区域见异常细胞群，约占有核细胞的 83.1%，表达 CD19、CD20、CD22、CD11c、FMC-7、sIgM、CD79a、BCL2、sIgD、sLambda；不表达 CD5、CD10、CD23、CD43、Cyclin D1 等，考虑为 B 系淋巴瘤/白血病。

基因检测　*IgVH*、*IgDH*、*IgK*、*IgL* 基因重排阳性，*TCR* 基因突变阴性。

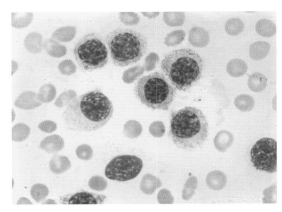

图 96-1　血片　淋巴瘤细胞

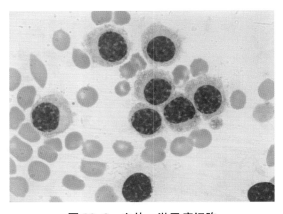

图 96-2　血片　淋巴瘤细胞

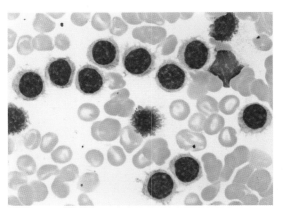

图 96-3　骨髓　淋巴瘤细胞

228

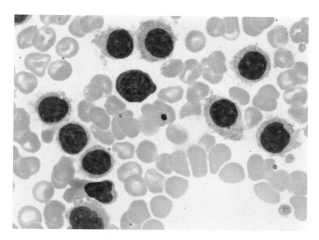

图 96-4　骨髓　淋巴瘤细胞

骨髓活检　骨髓增生大致正常,脂肪成分约占骨髓面积的70%,粒红比例略增大,粒红系均以中晚幼及以下阶段多见,巨核细胞散在,并见数个淋巴细胞散在,不能完全排除淋巴瘤可能。免疫组化:CD20(散在+)、CD3(-)、CD4(-)、CD8(-)、MPO(部分+)。

【综合诊断】

脾脏淋巴瘤伴循环绒毛淋巴细胞增多。

【解析】

脾脏淋巴瘤伴循环绒毛淋巴细胞(SLVL)增多是一个B细胞肿瘤,肿瘤性小淋巴细胞包围并取代脾脏白髓生发中心,使滤泡套区消失,并与周围细胞较大的边缘区融合。肿瘤性小淋巴细胞和较大的周围区细胞都浸润红髓。脾门淋巴结和骨髓(BM)常受累。淋巴瘤细胞可在外周血中以绒毛淋巴细胞形态出现,其同义名称为:脾脏淋巴瘤伴循环绒毛淋巴细胞(SLVL)增多。此病多见于50岁以上,无性别倾向。此患者外周血及骨髓均有侵犯,以绒毛淋巴细胞增生为主,胞体偏小,胞浆量中等,呈灰蓝色不透明,绒毛易见。绒毛突起的基底部宽窄不一,长短粗细也不一致;多数集中于胞质的两侧,少数呈周身绒毛形态,不甚典型。通常SLVL的外周血形态:绒毛淋巴细胞的绒毛短小,多集中于胞体一侧,呈极性表现,胞质嗜碱,胞核偏位。由于细胞体积不大,绒毛不典型,与慢性淋巴细胞白血病(CLL)和小细胞性淋巴瘤(SLL)极容易混淆,除细胞形态学外,细胞免疫表型中有鉴别意义的是CD5和CD23,CLL细胞CD5和CD23阳性而脾脏B细胞边缘性淋巴瘤(SMZL)阴性。多毛细胞白血病(MCL)、滤泡淋巴瘤(FL)浸润血液和骨髓时也易于混淆,除了组织特征外,当它们白血病性浸润时,外周血和骨髓中出现明显的成熟和幼稚阶段以及异质性并存的瘤细胞,而SMZL虽有一定的细胞异质性,但不及MCL和FL显著;免疫表型特性方面,CD5和CD10表达有明显不同:MCL为CD5+、CD10-,FL为CD5-、CD10+,而CLL为CD5+、CD10-,SMZL则为CD5-、CD10-。此外,SMZL还需与HCL作出鉴别诊断:HCL以孤立性脾肿大和白细胞减少为特点;多毛细胞虽也为中小型B淋巴细胞,但其小淋巴细胞群体不明显;多毛细胞胞质丰富、多位于细胞四周,突起绒毛常较长、并缺乏SMZL瘤细胞绒毛的极性特点。除了形态学外,免疫表型分析也有一定参考意义:HCL和SMZL均不表达CD5、CD10和CD23,均表达sIgM、CD19、CD20、CD22、CD79a,但HCL表达CD103、CD25和CD11c则与SMZL不同。

本例患者老年女性,74岁。慢性起病,巨脾、全身瘙痒,外周血异常淋巴细胞比例增高,综合形态、骨髓活检、流式等检测诊断SLVL。

（李　婷　曾强武）

病例 97　以温抗体型自身免疫性溶血性贫血为首发表现的 LPL/WM

【病例介绍】

患者,男,63岁,因"间断头晕、乏力、气短、食欲缺乏3个月"就诊。于入院前3天来院内门诊就诊,查血常规提示:贫血;胃镜检查示:萎缩性胃炎(Ⅰ级)。门诊以"贫血原因待查"收住院内血液科。查体:T 36.8℃,贫血貌,全身皮肤及黏膜苍白,睑结膜苍白,巩膜轻度黄疸,全身浅表淋巴结未触及肿大,肝、脾肋下未触及。

【辅助检查】

血常规　WBC 4.1×10^9/L, RBC 1.14×10^{12}/L, HGB 39g/L, MCV 122.8fl, PLT 338×10^9/L, Ret: 12.5%。

其他检查　贫血四项:血清铁18.06μmol/L,铁蛋白145.5ng/ml,叶酸11.58ng/L,维生素 B_{12} 103.0pg/L;ESR:120mm/h。肝功能:TP 67.1g/L, Alb 30.1g/L, Glob 37.0g/L, TBIL 62.69μmol/L, DBIL 11.60μmol/L, IBIL 51.09μmol/L。直接抗人球蛋白试验:IgG(+), C3d(-)。

骨髓常规　增生明显活跃,粒系(G)=8.5%,红系(E)=62.5%;红系比例明显增高,以中、晚幼红细胞为主,可见巨幼样变及双核、核出芽、H-J小体等幼红细胞;成熟红细胞大小不一,部分红细胞胞体偏大,部分红细胞呈轻度缗钱状排列,可见泪滴形、嗜多色性红细胞等。

诊疗经过　依据直接抗人球蛋白试验IgG(+)、TBIL增高且以IBIL增高为主、网织红细胞计数明显增高,结合骨髓象红系比例明显增高(62.5%),诊断为温抗体型自身免疫性溶血性贫血(WAIHA)。临床因血沉增快和血清球蛋白增高,加做血清免疫固定电泳及骨髓活检。免疫固定电泳:λ泳道发现异常双克隆条带,双克隆免疫

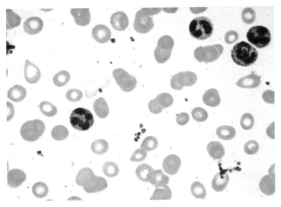

图97-1　血片　红细胞轻度缗钱状、间距加宽

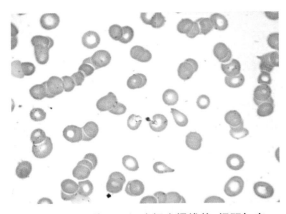

图97-2　血片　红细胞轻度缗钱状、间距加宽

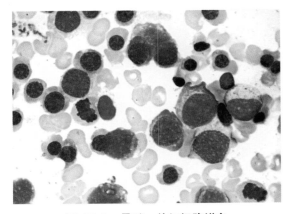

图97-3　骨髓　幼红细胞增多

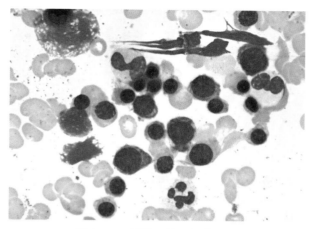

图 97-4 骨髓 幼红细胞增多

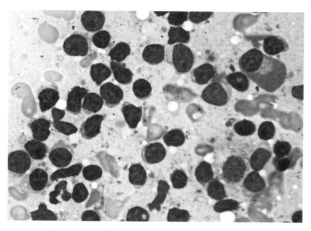

图 97-6 骨髓印片 浆样淋巴细胞增多

球蛋白类型为 IgM-λ 伴 λ 游离轻链型；骨髓活检：CD20 阳性的淋巴细胞较易见，不除外 B 细胞淋巴瘤骨髓侵犯。临床对症输血等支持治疗病情缓解后出院。半年后病人再次入院，血常规示：WBC 4.78×10^9/L, RBC 2.19×10^{12}/L, HGB 69g/L, MCV 110.0fl, PLT 390×10^9/L, Ret 0.8%。直接抗人球蛋白试验：IgG（+），C3d（-）。肝功能：TP 70.5g/L, Alb 36.7g/L, Glob 33.8g/L, A/G 1.09, TBIL 23.67μmol/L, DBIL 12.17μmol/L, IBIL 11.59μmol/L。血清免疫球蛋白：IgM 12.63g/L, IgA 8.5g/L, IgG 8.85g/L。再次行骨髓检查：增生活跃，G=25.0%, E=14.0%，红系比例大致正常；成熟红细胞部分呈缗钱状排列，球形及嗜多色性红细胞较易见；淋巴细胞比例明显增高，以成熟淋巴细胞为主，可见幼稚样及浆细胞样淋巴细胞；外周血可见少量球形红细胞。意见：结合病史、骨髓活检、骨髓象、骨髓印片及直接抗人球蛋白试验结果，考虑 CLPN 伴 WAIHA，建议做免疫表型分析及基因重排。

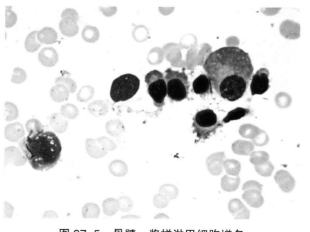

图 97-5 骨髓 浆样淋巴细胞增多

流式细胞免疫分型 送检标本中可见约 12.9% 的成熟 B 淋巴细胞，其免疫表型为 CD19+, CD20+ 部分，CD5-, CD10-，胞内免疫球蛋白 Lambda 轻链限制性表达。

骨髓活检 CD10（-）、CD20 簇状（+）、PAX-5 簇状（+）、CD138 散在及小簇状（+）、CD38 大簇状（+）、Kappa 散在少数（+）、Lambda 大簇状（+）、CD23（-）、cyclin-D1（-）、DBA44（-）、Ki-67（10%+）。诊断意见：符合淋巴浆细胞淋巴瘤/华氏巨球蛋白血症，请结合免疫球蛋白（IgM）、免疫固定电泳及其他检查综合诊断。

染色体核型分析 Y 染色体整条缺失：arr[hg19]（Y）×0。

【综合诊断】

淋巴浆细胞淋巴瘤/华氏巨球蛋白血症（LPL/WM）伴温抗体型自身免疫性溶血性贫血。

【解析】

该患者首次骨穿时，体内的 B 细胞淋巴瘤应该已经存在，只是由于合并温抗体型自身免疫性溶血性贫血（WAIHA），而且 WAIHA 处于急性溶血期，所以骨髓红系急剧代偿性增生（比例达 62.5%），使得淋巴细胞比例相对减低（仅占 27.5%），掩盖了疾病 CLPN 的本质，所以主要表现为红系明显增生的 HA 的表现，结合 DAT IgG（+），血清总胆红素增高且以间接胆红素增高为主，网织红细胞计数（Ret）明显增高，诊断为 WAIHA（急性溶血期）。但由于 WAIHA 常继发于 CLPN，而且患者血清球蛋白增高，红细胞沉降率明显增快，外周血红细胞呈缗钱状排列，为了进一步查找病因,外送骨髓活检和血清免疫固定电泳。骨髓活检不除外 B 细胞淋巴瘤骨髓侵犯,血清免疫固定电泳发现单克隆 IgMλ 伴 λ 游离轻链。对症支持治疗后病情缓解出院。

5 个多月后,患者二次住院,复查骨髓形态、骨髓活检及骨髓印片,同时送检了流式细胞术和染色体核型分析。骨髓涂片示淋巴细胞比例明显增高(占 56.5%),可见少量幼稚淋巴细胞、浆细胞样淋巴细胞及浆细胞;骨髓印片结果同骨髓涂片。流式细胞免疫分型:送检标本中可见约 12.9% 的成熟 B 淋巴细胞,其免疫表型为 CD19+,CD20+ 部分,CD5-,CD10-,胞内免疫球蛋白 Lambda 轻链限制性表达。骨髓活检 + 免疫组化:CD10(-)、CD20 簇状(+)、PAX-5 簇状(+)、CD138 散在及小簇状(+)、CD38 大簇状(+)、Kappa 散在少(+)、Lambda 大簇状(+)、CD23(-)、cyclin-D1(-)、DBA44(-)、Ki-67(10%+);符合淋巴浆细胞淋巴瘤/华氏巨球蛋白血症。虽然本次患者的 DAT IgG(+),但患者的血清总胆红素仅轻度增高,Ret 也正常,骨髓涂片红系比例仅占 14.0%,但外周血片可见少量球形红细胞,说明患者处于 WAIHA 的慢性溶血期。

由于 LPL 没有特异的病理学诊断标准,故其为排除性诊断。LPL/WM 没有特异的免疫学标记,典型的免疫表型特点为小淋巴细胞及浆细胞样淋巴细胞呈 CD19+、CD20+、CD79a+、CD5-、CD10-、CD23-,浆细胞呈 CD38+、CD138+。第二届国际 WM 工作组制定了 WM 诊断标准:①单克隆 IgM 血症,IgM 浓度不限;②小淋巴细胞、浆细胞样淋巴细胞和浆细胞骨髓浸润;③骨髓浸润呈弥漫性、间质性或结节性;④淋巴细胞免疫表型:sIgM+、CD5(-/+)、CD10-、CD19+、CD20+、CD22+、CD23-、CD25+、CD27+、FMC7+、CD103-、CD138-(亦可与此有所差异)。极少数的患者可部分表达 CD5,此时不能仅凭免疫表型排除 WM。

最新研究显示,MYD88 L265P 突变在 WM 中的发生率高达 90% 以上,但其阳性检出率与检测方法和标本中肿瘤细胞的比例等有关,MYD88 L265P 突变也可见于其他小 B 细胞淋巴瘤、弥漫大 B 细胞淋巴瘤等。因此 MYD88 L265P 突变是 WM 诊断及鉴别诊断的重要标志,但非特异性诊断指标。MYD88 突变的患者具有更高的血清 IgM 水平,更低的 IgA、IgG 水平,和更重的骨髓侵犯。

骨髓浆细胞样淋巴细胞浸润是诊断 LPL/WM 的重要依据,而骨髓涂片的检出率不高,可能的原因为:①瘤细胞间黏附性较强或合并纤维化,抽吸困难,②瘤细胞分布不均一(如结节型或混合型),取材受限。骨髓活检可观察淋巴瘤侵犯骨髓的程度及方式,并结合免疫组织化学标记有助于 LPL/WM 的诊断。同淋巴结变化类似,骨髓中瘤细胞由小淋巴细胞、浆细胞样淋巴细胞、浆细胞构成,其中小淋巴细胞为瘤细胞的主要成分。小淋巴细胞及浆细胞样淋巴细胞表达 B 细胞标记 Pax5、CD20,浆细胞表达 CD38、CD138 而不表达 Pax5、CD20 是其特征。

总之,LPL 是一种成熟 B 淋巴细胞肿瘤,有独特的临床与病理特点,如果出现异常蛋白 IgM 且累及骨髓则称为 WM。骨髓中出现伴有浆细胞分化趋势的单克隆 B 淋巴细胞及血清单克隆 IgM 升高并非本病所特有,亦可见于其他 B-LPN。常需与 IgM-MGUS、IgM-MM、CLL、SMZL、MCL 及 FL 等鉴别。尽管骨髓活检结合免疫组织化学及流式细胞术对于 LPL/WM 诊断与鉴别诊断具重要意义,但是 LPL/WM 无特异的形态学、免疫表型及遗传学改变,故 LPL/WM 的诊断是一个排他性诊断,需要紧密结合临床表现及病理学等检查结果进行综合诊断。虽然通过骨髓检查可诊断 LPL/WM,但如有淋巴结肿大仍建议尽可能获得淋巴结等其他组织标本进行病理学检查,以除外其他类型淋巴瘤。

(窦心灵 茹进伟)

第 七 篇　浆细胞肿瘤

病例 98　原发性巨球蛋白血症

【病例介绍】

患者,女,79 岁,无明显诱因突然出现左侧肢体无力,站立不稳跌倒在地,左上肢不能上举,不能握拳,左下肢不能活动,伴有吐字不清楚,言语含糊、视力障碍。查体:T 36.8℃,P 68 次 / 分,R 22 次 / 分,BP 132/61mmHg,一般情况差,消瘦,重度贫血貌,全身浅表淋巴结未触及肿大,腹软、肝脾未触及,神志清楚,轻度构音障碍,左侧 Babinski 征、Chaddock 征阳性,脑膜刺激征阴性,NIHSS 评分 12 分。急诊 CT 检查提示:右顶叶白质区片状低密度影,拟诊脑梗死收住神经内科脑卒中病区。

【辅助检查】

血常规　WBC 7.4×10^9/L,RBC 1.86×10^{12}/L,HGB 51g/L,HCT 15.58%,PLT 101×10^9/L;人工复检:外周血成熟红细胞呈缗钱状排列。

其他检查　血生化:总蛋白 78.5g/L、白蛋白 19.0g/L、球蛋白 59.5g/L、A/G 0.29,免疫球蛋白:IgG 14.2g/L、IgA 1.95g/L、IgM 23.8g/L,尿 素 12.97mmol/L、肌酐 185.6μmol/L、尿酸 436.0μmol/L、胱抑素 1.94mg/L,C 反应蛋白 31.4mg/L,降钙素原(PCT)0.40ng/ml,PBNP 3101.0pg/ml;血沉(ESR)140mm/h;血清蛋白电泳:Alb 41.0%、α_1 6.5%、α_2 6.7%、β 6.2%、γ 39.6%(γ 型 M 蛋白),免疫固定电泳:IgM 阳性,轻链 KAPPA 定量 6.87g/L。血清铁 6.0mmol/L、铁蛋白 512.7μg/L、叶酸 3.04ng/ml、维生素 B_{12}>2000pg/ml。凝血功能:PT 16.8S、APTT 43.4S、Fbg 4.67g/L、血浆 D- 二聚体 4.22μg/ml。脑脊液检查:寄生虫、抗核抗体谱、结核杆菌 DNA、病原菌涂片及培养检查、常规检查未见异常。尿常规:尿蛋白 2+。胸部 CT:慢性支气管炎并肺部感染。头颅 CT:右侧顶叶白质区片状低密度影,拟诊脑梗死。磁共振:头颅平扫 + 增强诊断脑梗死。

骨髓常规　增生明显活跃,粒、红二系细胞比例减低,淋巴细胞样浆细胞增多、比例 23%,并见数量不等的小淋巴细胞及成熟浆细胞,巨核细胞系未见异常。

血清蛋白电泳　电泳条带在 β 与靠近 r 区带间有一浓集深染带(M 蛋白)。扫描图形在 β 与靠近 r 区带间有一底窄峰尖高耸的图形。

免疫固定电泳　IgM 阳性。

【综合诊断】

原发性巨球蛋白血症。

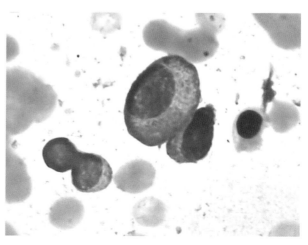

图 98-1　淋巴细胞样浆细胞

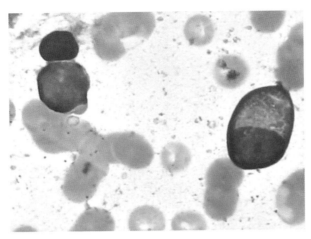

图 98-2　淋巴细胞样浆细胞

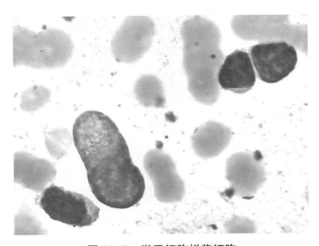

图 98-3　淋巴细胞样浆细胞

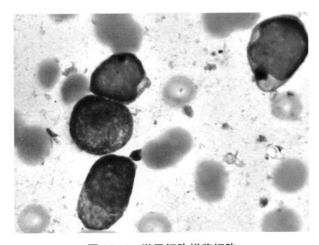

图 98-4　淋巴细胞样浆细胞

【解析】

1. 原发性巨球蛋白血症（primary macroglo-

bulinemia, MGW）是指具有分泌巨球蛋白（大分子 IgM）的淋巴细胞样浆细胞的恶性淋巴增殖性疾病，该病发病年龄大、多大于 50 岁，好发于老年人，病情进展较缓慢，常有贫血、出血、乏力、视力障碍等症状，由于 IgM（巨球蛋白）的显著增高导致高黏滞综合征、循环障碍，所致视网膜病变，中枢和（或）神经系统病变、凝血功能异常等。重度贫血，凝血功能异常。

2. 原发性巨球白血症应与其他恶性浆细胞病如：IgM 型多发性骨髓瘤、IgM 型意义未明单克隆免疫球蛋白血症、POEMS 综合征、重链病、原发性系统性淀粉样病变等相鉴别。

3. 原发性巨球蛋白血症与 IgM 型多发性骨髓瘤（MM）两者的临床表现极为相似，如发病年龄大、好发于老年人，贫血、凝血功能异常、出血倾向、高黏滞综合征、M 蛋白、血清中单克隆 IgM 增高、蛋白尿、肾功能损害等表现均可见于两者。原发性巨球蛋白血症以骨髓中淋巴细胞样浆细胞异常增生为主要细胞形态特征及诊断的重要依据，骨质破坏、溶骨性病变不见或少见。而多发性骨髓瘤骨髓中可见具有原始或幼稚浆细胞特征的骨髓瘤细胞的异常增生，常见骨质破坏、溶骨性病变。但值得注意的是多发性骨髓瘤病例中 IgM 型多发性骨髓瘤极为少见，诊断应十分慎重。在临床实践中如遇血清 IgM 升高的患者，必须有 MM 典型的临床表现、典型的骨髓瘤细胞形态特征者和血清生化结果特征性改变，溶骨性病变，方可诊断 IgM 型多发性骨髓瘤。

4. 该老年女性患者重度贫血、突发脑血管意外（脑梗死、俗称脑卒中），是原发性巨球蛋白血症常见的临床表现，通过该病例提示如遇老年患者突发中枢和（或）周围神经系统病变（如脑梗死等），伴不明原因的贫血，不能单纯地认为只是神经系统病变，而忽视原发性巨球蛋白血症及其他疾病的可能。应及时做骨髓细胞学检查，血清蛋白、免疫球蛋白测定，血清蛋白电泳、免疫固定电泳、影像学等相关检验检查，以避免误诊或漏诊。

（马顺高　曾强武）

病例99 球蛋白不增高的多发性骨髓瘤

【病例介绍】

患者,女性,74岁,因发现肾功能不全20余天,于2016年4月5日收入院内肾内科。患者20余天前因膝关节疼痛至院内骨科住院,检查发现肾功能不全,血肌酐为112μmol/L,经对症治疗后发现血肌酐持续上升,高至216μmol/L。为进一步治疗肾功能不全转入肾内科。病程中,患者有夜尿增多及泡沫尿情况,伴下肢水肿,无恶心、呕吐、纳差、腹胀等,精神饮食及睡眠可,大便秘结,体重变化不明。有"高血压"病史7年余,血压最高达140/98mmHg,服用"罗布麻"控制血压。8年前在院内行"胆囊切除术",7年前在某县医院行"双眼白内障手术"。2016年4月1日在院内行左膝关节置换术。有"冠心病"20余年,有输血史,对"氨苄西林"过敏,预防接种史不详。查体合作,贫血貌。全身皮肤无瘀点、瘀斑、皮下出血及紫癜,无肝掌及蜘蛛痣。全身浅表淋巴结未触及肿大。

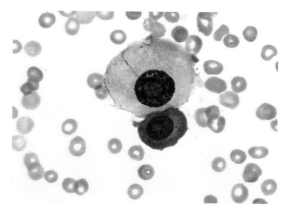

图99-1 骨髓 巨大核仁的骨髓瘤细胞

【辅助检查】

血常规:WBC 7.65×10^9/L,RBC 1.93×10^{12}/L,HGB 63g/L,MCV:101fl,PLT 112×10^9/L,NE 75.91%,LY 15.82%,MO 8.10%。

其他检查:TP 65.1g/L,ALB 35.10g/L,GLO 30.1g/L;IgG 5.91g/L,IgA 0.50g/L,IgM 0.23g/L、IgD 0.0g/L、IgE 0.0g/L、Kap 1.59g/L、Lam 2.13g/L、Kap/Lam 0.75。

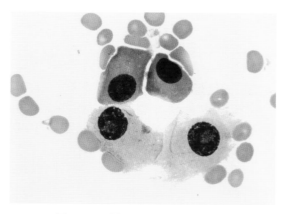

图99-2 骨髓 单个骨髓瘤细胞

骨髓常规:增生极度活跃,粒系(G)=6.2%,红系(E)=9.2%,淋巴细胞占2.6%,浆细胞占35%。可见原始、幼稚浆细胞,双核、三核浆细胞亦可见;意见:考虑多发性骨髓瘤骨髓象,建议做流式细胞免疫分型,血清蛋白电泳,血清免疫固定电泳,骨髓活检等检查进一步明确诊断!

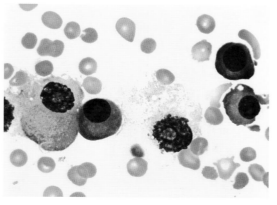

图99-3 骨髓 大小不均的骨髓瘤细胞

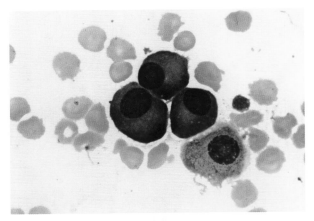

图99-4　骨髓　瘤细胞颜色深浅不一

骨髓活检　小圆细胞增生,其胞体中等,胞浆丰富,核偏于一侧,部分可见明显核仁,核偏幼稚、成片分布。骨髓活检考虑:小圆细胞增生,浆细胞增殖性疾病不排除,建议加做免疫组化进一步明确。

血清蛋白电泳　白蛋白69.5%、α_1球蛋白3.6%、α_2球蛋白7%、β球蛋白11%、γ球蛋白+M 8.9%,γ区出现M蛋白条带。

血清免疫固定蛋白电泳　ELP上有一条M蛋白条带,与抗L形成特异的反应沉淀带,与抗IgD、IgE均未形成特异的反应沉淀带。

尿液本周氏蛋白电泳　ELP上有一条M蛋白条带,与抗L和抗Lf形成特异的反应沉淀带。

免疫固定蛋白电泳　Lam型M蛋白血症。

流式细胞免疫分型　在CD45/SSC和FSC/SSC点图上联合设门分析,髓系区域细胞占有核细胞的59.5%,据表型分析,其中异常细胞群约占14%,主要表达CD38、cLambda,考虑浆细胞来源,请综合诊断。

【综合诊断】

多发性骨髓瘤。

【解析】

浆细胞骨髓瘤(plasma cell myeloma,PCM)是克隆性增殖的浆细胞以骨髓为主要浸润的多灶性浆细胞肿瘤,以血清单克隆球蛋白、溶骨性骨质破坏(病理性骨折、骨痛、高血钙)和贫血为特征,约占血液系统恶性疾病的10%。由于多发性骨髓瘤起病缓慢、隐匿,临床表现复杂,因此,极易造成误诊或漏诊。

多发性骨髓瘤的主要特征表现为:①骨髓内浆细胞恶性增殖对骨骼及髓外器官的浸润和破坏;②骨髓瘤细胞分泌单株免疫球蛋白导致的贫血,肾功能衰竭等全身功能紊乱。因此,骨痛、病理性骨折、肾脏损害、贫血等是MM最多见的临床症状。本例患者曾于2016年3月29入住骨科,入院检查HGB 94g/L,为轻度正细胞正色素性贫血;骨科医生误判为老年性营养性贫血,于2016年4月1日行"左膝关节置换术",术中出血约100ml,术后引流约600ml,HGB下降至63g/L。经血液内科会诊,4月2日输血400ml后HGB升至67g/L,输血治疗无效;4月3日再次输血400ml后HGB上升至94g/l。2016年4月21日检查发现肾功能不全,血肌酐为112μmol/L,转入肾内科,肾内科经常规治疗后,肾功能未见明显好转,血肌酐持续上升至216μmol/L,因贫血继续加重转入血液内科。于2016年4月25日行骨髓穿刺检查。经骨髓涂片、活检、流式细胞学、免疫固定电泳、异常免疫球蛋白等检查,综合诊断为多发性骨髓瘤Ⅲ期。2016年5月11日行VAD(VCR:0.4mg,d1-4,Thp:10mg,d1-4,DEX:40mg d1-4)方案化疗,患者于2016年11月25日死亡。

该例患者属MM中的少见类型,由于患者年龄偏大、轻度大细胞正色素性贫血、总蛋白、球蛋白均在正常范围,肾内科医生认为患者是肾性贫血所致,并未考虑多发性骨髓瘤。近年来,因"肾功能不全"入住肾内科,后因骨髓穿刺确诊MM的误、漏诊病例我们已诊断7例。笔者认为误、漏诊的原因多为:①患者的贫血类型多为正细胞正色素性,且多为老年患者,有肾功能不全的临床表现和实验室检查,容易误诊为肾性贫血;②年轻的临床医生对MM的这类疾病的了解不够深透,通常总蛋白、球蛋白未见增高的患者,则多不会想到MM的可能;③该病的临床症状与分泌免疫球蛋白的多发性骨髓瘤比较,缺乏特异性;④作为检验人员,应严格掌握血常规复检规则,发现端倪,做好临床医生的"眼",并加强与临床沟通,有效的减少漏诊及误诊,给患者带来福音。

（尹春琼　白志瑶）

病例 100　含大量 Mott 细胞的浆细胞骨髓瘤

【病例介绍】

患者，男，71 岁，病史 1 个月，主要表现为恶心、呕吐、食欲差、乏力，双肾超声示双肾弥漫性病变，双肾体积增大，肝、脾及淋巴结未触及。

【辅助检查】

血常规　WBC 6.23×10^9/L，RBC 2.21×10^{12}/L，HGB 67g/L，PLT 123×10^9/L。

其他检查　肾功能：尿素 33.43mmol/L，肌酐 1073.0μmol/L，尿酸 545μmol/L，钙 2.04mmol/L；免疫五项：IgG 4.56g/L，IgA 0.61g/L，IgM 0.15g/L，C3：0.58g/L，C4：0.39g/L 均偏低；24 小时尿蛋白定量：1.49g/L；尿常规：潜血 2+，尿蛋白 1+；血沉：115mm/h；电泳检查：尿蛋白电泳示肾小管型蛋白尿，血免疫固定电泳发现 B-J 蛋白（Lf），尿液免疫固定电泳发现 M 蛋白（IgD L 轻链）；彩超：双肾超声示弥漫性病变，双肾体积增大。

骨髓常规　增生明显活跃，粒系、红系增生受抑制；片中浆细胞大量增生，提示浆细胞骨髓瘤骨髓象，幼稚浆细胞约占 34.5%，可见大量葡萄状包涵物瘤细胞（Mott 细胞）。

流式细胞免疫分型　提示 CD45 阴性，CD38 强阳性，且 SSC 比有核红细胞大的分布区域可见异常细胞群体，约占有核细胞的 25.6%，表达 CD19、CD38、CD138、cLambda，部分细胞表达 CD28，为多发性骨髓瘤或浆细胞白血病可能。

【综合诊断】

多发性骨髓瘤。

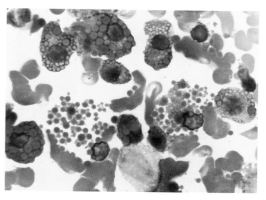

图 100-1　骨髓　大量 Mott 细胞

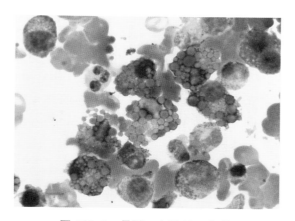

图 100-2　骨髓　大量 Mott 细胞

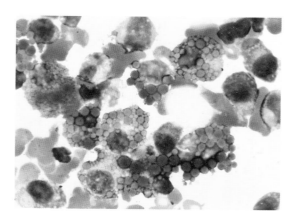

图 100-3　骨髓　大量 Mott 细胞

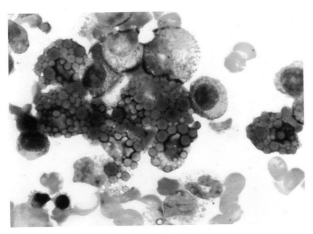

图 100-4　骨髓　大量 Mott 细胞

【解析】

浆细胞骨髓瘤是一种最常见的浆细胞恶性增殖性肿瘤。血清中 M 蛋白的出现、骨髓异常浆细胞（骨髓瘤细胞）的存在和溶骨性病变是最重要的诊断依据。其中浆细胞的异常，不仅包括浆细胞数量的异常增殖，而且包括浆细胞的形态异常。

骨髓瘤细胞变化多样，既有正常浆细胞样的成熟浆细胞型，也有不成熟浆细胞型、浆母细胞型或多形态不规则的浆细胞型。骨髓瘤细胞的胞浆内有丰富的内质网（ER），这些 ER 含有浓缩的或结晶的胞浆免疫球蛋白，产生了许多形态显著不同的表现，有葡萄状物、Russel 小体、Dutcher 小体和结晶的棒状小体。2010 年为推行 WHO（2008）"造血淋巴组织肿瘤的分类"，提高形态学诊断的水平，欧洲白血病网络（european leukemia network，ELN）的形态学部门建议将 Mott 细胞，含有单个或多个 Russel 小体和 Dutcher 小体的浆细胞命名为浆细胞不典型伴核包涵体或浆细胞不典型伴胞质包涵体/空泡。而 Dutcher 小体、单个或多个 Russel 小体和 Mott 细胞包涵体是同一胞质包涵体的形态学表现。Mott 细胞含有 Russel 小体。本例中大量葡萄状物即为其中一种包涵体形态，亦称 Russel 小体。Russel 小体多出现在病理性浆细胞内，对诊断浆细胞骨髓瘤意义重大。

（杨学农　曾强武）

病例 101　易见 Russell 小体的多发性骨髓瘤

【病例介绍】

患者,女,61 岁,患者 1 月余前无明显诱因出现头晕、全身乏力,活动后上述症状加重,就诊入院。查体:浅表淋巴结未触及肿大,腹平软,全腹无压痛及反跳痛,肝脾肋下未扪及。

【辅助检查】

血常规　WBC 4.05×10^9/L,RBC 2.12×10^{12}/L,HGB 60g/L,PLT 40×10^9/L。人工复检:浆细胞占 9%,其中幼稚浆细胞占 4%。成熟红细胞部分呈缗钱状排列。

其他检查　总蛋白 118.9g/L,白蛋白 21.9g/L,球蛋白 97g/L,β2 微球蛋白 >10.00μg/ml。免疫全套:IgA 0.08g/L,IgG 95.8g/L,IgM 0.17g/L,补体 C3:0.39g/L,补体 C4:0.04g/L,轻链 κ 10.9g/L,轻链 λ 0.3g/L,血轻链 κ/λ:32.50。免疫固定电泳:IgG、κ链阳性。影像学检查:骨盆、腰椎、头颅、胸椎 CT:腰 2 压缩性骨折;颅盖骨及髂骨骨质破坏?

骨髓常规　增生明显活跃,粒系(G)=18.5%,红系(E)=13.5%;浆细胞占 62%,其中原始、幼稚浆细胞占 49.5%,其形态特点:大小不一,呈多形性;胞浆量中等至丰富,呈深蓝色,泡沫状,部分含有 Russell 小体,呈葡萄状排列;核偏位,可见双核及多核;染色质呈细致疏松的网状,核仁 1~3 个。

意见:考虑 MM,请结合临床及其他检查分析。

骨髓活检(髂后上棘)　骨髓组织,骨小梁间充满异型浆细胞样细胞,并见胞质内和细胞外嗜伊红小体。组织化学染色:PAS 染色嗜伊红小体阳性,铁染色 +,Ag 染色纤维组织无增生,六胺银染色未找到真菌;免疫组化染色:异型浆细胞样细胞 CD138+,Vimentin+,Kappa+,Lambda-,CD3-,CD20-,CD31-,MPO-,CD56-,CK-,CD163-。符合浆细胞骨髓瘤。

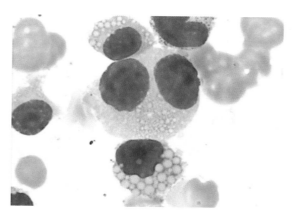

图 101-1　骨髓　含 Russell 小体的浆细胞

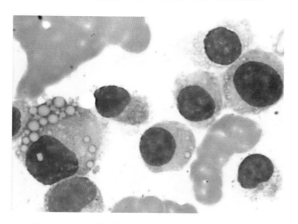

图 101-2　骨髓　含 Russell 小体的浆细胞

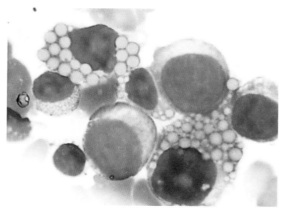

图 101-3　骨髓　含 Russell 小体的浆细胞

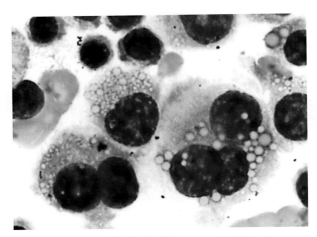

图 101-4　骨髓　含 Russell 小体的浆细胞

【综合诊断】

多发性骨髓瘤。

【解析】

多发性骨髓瘤是恶性浆细胞肿瘤,在骨髓中常呈灶性分布。瘤细胞分泌大量的 M 蛋白,出现于血清和(或)尿中,导致一系列症状和体征。骨髓瘤患者临床上常有贫血、骨痛、肾损害及高钙血症等表现。骨髓瘤细胞含 Russell 小体的较少见,在个别病例中可观察到大量出现,瘤细胞质中充满了大量葡萄状的包涵体,即 Russell,人们习惯称之为葡萄状浆细胞,其形成机制是含有异常免疫球蛋白的内质网扩张所致,有研究者电镜观察证实扩张成圆形的内质网内含有球蛋白。文献报道 6.5% 的浆细胞骨髓瘤患者可见到葡萄状的包涵体。

(朱松山　曾强武)

病例102　胞浆中含针状包涵体的多发性骨髓瘤

【病例介绍】

患者,男,63岁,反复腰部酸痛4月。入院前4月无明显诱因出现腰部酸痛,由端坐状态起立时疼痛明显,未予特殊诊治,今为求进一步诊治就诊院内门诊,门诊查血常规:WBC 4.1×10⁹/L,RBC 3.89×10¹²/L,HGB 10⁹g/L,PLT 98×10⁹/L。肝功能正常。查体:全身皮肤黏膜无苍白无出血点,全身浅表淋巴结未触及肿大,胸骨、腰椎无明显压痛,肝脾肋下未触及。

【辅助检查】

血常规　WBC 4.4×10⁹/L,RBC 3.34×10¹²/L,HGB 92g/L,PLT 93×10⁹/L。

其他检查　总蛋白55.8g/L,白蛋白29.2g/L,球蛋白26.6g/L,血清β2微球蛋白:6.546mg/L,CRP 3.92mg/L;尿蛋白定性1+;24小时尿总蛋白149.5mg/dl,24小时尿蛋白2243mg/24小时;尿微量白蛋白57.8mg/L;ESR:74mm/h;免疫全套:IgA 3.1g/L,IgM 0.13g/L,IgG 5.30g/L。游离κ-轻链(血)>4950.00mg/L,游离λ-轻链(血):4.92mg/L。尿本周氏蛋白:阳性。影像学检查:腰椎MRI(1.5T),①T12、L2椎体压缩性骨折。②L4/5、5/S1椎间盘突出。③腰椎骨质增生。胸椎MRI,T8、T9、T12椎体压缩性骨折。胸椎双源CT:①T9、12压缩性骨折。②左侧第九肋骨陈旧性骨折。③胸腰椎体及肋骨骨质疏松,符合多发性骨髓瘤表现。

骨髓常规　增生活跃(+),粒系(G)=21.5%,红系(E)=29%;粒系比例减低,部分粒细胞胞浆颗粒增多增粗。红系比例增高,以中晚幼红为主,成熟红细胞轻度缗钱状排列。全片共见巨核细胞139个,分类25个,其中颗粒型巨核细胞18个、产血小板型巨核细胞4个、裸核3个;血小板

成簇可见。浆细胞比例增高,占39.5%,以原始及幼稚浆细胞为主,部分原幼浆细胞胞浆可见长短不一、粗细不一、数目不一(短杆状或细针状、数条至十几条)的棒状小体,零散或成簇分布,部分覆盖至核上,形态酷似"Auer"小体,但其MPO染色呈阴性(自身对照阳性),这类原幼浆细胞约占13%。

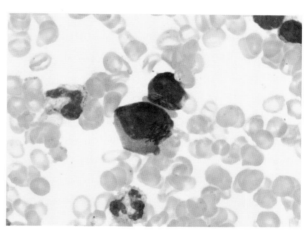

图102-1　骨髓　原始浆细胞,胞浆内可见数条针状小体

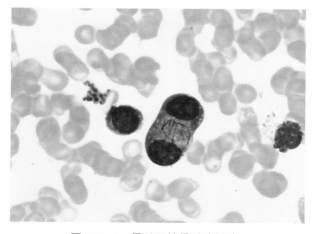

图102-2　骨髓双核骨髓瘤细胞,见"柴捆样"针状小体

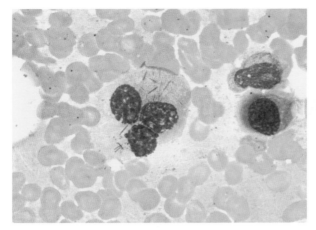

图 102-3　骨髓　三核骨髓瘤细胞见"柴捆样"针状小体

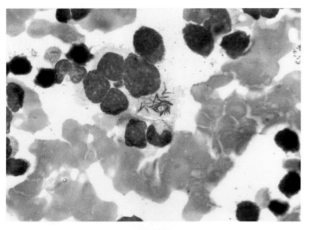

图 102-4　骨髓　多核骨髓瘤细胞见"柴捆样"针状小体

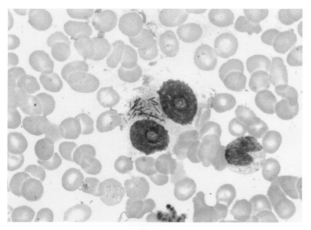

图 102-5　骨髓　退化骨髓瘤细胞见"柴捆样"针状小体

流式细胞免疫分型　在 CD45/SSC 点图上设门分析,原始细胞分布区域可见异常细胞群体,约占有核细胞的 30%,表达 CD33、CD38、CD56、CD138、cKappa。提示异常浆细胞增殖性疾病。

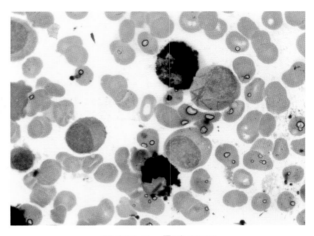

图 102-6　骨髓 MPO

染色体核型分析　46,XY。

免疫蛋白固定电泳　阳性,KAP 型 M 蛋白血症。

血清免疫固定电泳　ELP 上有一条 M 蛋白带,与抗 K 形成特异性反应沉淀带。

尿本周氏蛋白电泳　ELP 上有一条 M 蛋白带,与抗 K 和抗 Kf 形成特异性反应沉淀带。

【综合诊断】

多发性骨髓瘤(IgA-KAP 型 Ⅲ A 期)。

【解析】

表 102-1　2016 年 WHO 多发性骨髓瘤诊断标准

活动性(有症状)多发性骨髓瘤诊断标准(需满足第 1 条及第 2 条,加上第 3 条中任何 1 项)
1. 骨髓单克隆浆细胞比例≥10% 和(或)组织活检证明有浆细胞瘤
2. 血清和(或)尿中出现单克隆 M 蛋白
3. 骨髓瘤导致的相关表现
(1)靶器官损害表现(CRAB)
〔C〕校正血清钙 >2.75mmol/L
〔R〕肾功能损害(肌酐清除率 <40ml/min 或肌酐 >177μmol/L)
〔A〕贫血(血红蛋白低于正常下限 20g/L 或 <100g/L)
〔B〕溶骨性破坏,通过影像学检查(X 线片、CT 或 PET-CT)显示 1 处或多处溶骨性改变
(2)无靶器官损害表现,但出现以下 1 项或多项指标异常(SLiM)
〔S〕骨髓单克隆浆细胞比例≥60%
〔Li〕受累/非受累血清游离轻链比≥100
〔M〕MRI 检查出现 >1 处 5mm 以上局灶性骨质破坏

表 102-2　无状骨髓瘤的诊断标准

无症状骨髓瘤（冒烟型骨髓瘤）诊断标准［需满足第 3 条，加上第 1 条和（或）第 2 条］
1. 血清单克隆 M 蛋白≥30g/L 或 24 小时尿轻链≥1g
2. 骨髓单克隆浆细胞比例 10%~60% 无相关器官及组织的损害（无 SLiM、CRAB 等终末器官损害表现，包括溶骨改变）

　　本例 IgA 型 MM 患者骨髓瘤细胞中出现数量不等的紫红色棒状小体（短棒状或细针状），但与髓系白血病的 Auer 小体不同，髓系白血病的 Auer 小体过氧化物酶染色阳性，而这例浆细胞中"Auer 小体"过氧化物酶染色阴性，两者化学性质不同，称之为 Auer 样棒状小体或针状包涵体。国内外文献报道具有这类包涵体的大都为 κ 型轻链免疫球蛋白（IgG 或少数 IgA）型 MM 患者。这类包涵体细胞化学染色除过氧化物酶阴性以外，应为 ANAE 阳性，也有 ANAE 阴性，β- 葡萄糖苷酸酶阳性，ACP 阳性，PAS、SBB、氯乙酸酯酶（CAE）均阴性。免疫组化淀粉样相关蛋白阴性。电镜检查符合初级中性颗粒的周期性，与 Auer 小体相似。遗憾的是这例含 Auer 样杆状小体的 MM 细胞化学染色并未做全。

　　有学者将包涵体的形成分为 4 类：①来源于免疫球蛋白；②属于淀粉样蛋白；③由溶酶体颗粒组成；④不属于以上 3 种类型。Auer 样杆状小体与粗面内质网无明显相关，其来源尚不清楚，有人认为来源于溶酶体，也有人认为是免疫球蛋白聚集或淀粉样蛋白。

　　此外，国内外文献报道的浆细胞中的包涵体还有以下 3 种类型：Russell 小体、Dutcher 小体、结晶状包涵体。①Russell 小体：骨髓瘤细胞或浆细胞胞质中存在的 1 个或多个球形包涵体称 Russell 小体，这类骨髓瘤细胞或浆细胞称 Mott 细胞。细胞化学染色 MPO、SBB、PAS、ACP、ANAE、β- 葡萄糖苷酸酶染色均为阴性。这类包涵体来源于免疫球蛋白。②Dutcher 小体：为位于细胞核中 1~2 个淡蓝色球状包涵体。Dutcher 小体极为少见，其形成和来源尚待进一步研究。③结晶状包涵体：文献报道的结晶状包涵体形态学特点各不相同，有针状、梭形、四角形、长方形等。免疫学和电镜检查证实其为免疫球蛋白异常合成且来源于粗面内质网。

（林　萍）

病例 103　"蝌蚪样"包涵体骨髓瘤

【病例介绍】

患者,女,63岁,汉族,无家族遗传史及肿瘤病史。两周前无明显诱因出现头晕、乏力、面色苍白、无黄染及出血点,查体全身浅表淋巴结未触及肿大,脊柱弯度正常,无畸形,各椎体及肋脊角无压痛及叩击痛,四肢无畸形,无杵状指、趾,下肢静脉无曲张,双下肢无水肿。

【辅助检查】

血常规示　WBC 2.01×10^9/L,RBC 2.49×10^{12}/L,HGB 81.0g/L,PLT 148×10^9/L,NE 44.9%,LY 50.5%。

其他检查　总蛋白 61.3g/L,白蛋白 41g/L,球蛋白 20.3g/L;β2 微球蛋白:7.88ng/L;免疫全套:IgG 5.77g/L,IgA 0.36g/L,IgM 0.24g/L,补体 C3:1.26g/L,补体 C4:0.38g/L。

骨髓常规　增生活跃,粒系(G)=19.5%,红系(E)=34.5%;成熟红细胞可见缗钱样改变。浆细胞比例明显增高,以幼稚浆细胞为主,包浆内可见大量紫红色、大小不一棒状小体。全片查见巨核细胞约 10 个。意见:符合多发性骨髓瘤特征,请进一步完善流式细胞免疫分型及免疫电泳等检查明确诊断。

流式细胞免疫分型　检测结果表明浆细胞占有核细胞 61%,其免疫表型为 CD38++,CD138+,CD19-,CD56-。

血清免疫固定电泳　发现 κ 泳道异常单克隆条带,单克隆免疫球蛋白类型为 κ 游离轻链型。

血清蛋白电泳　发现 M 条带。

【综合诊断】

多发性骨髓瘤 κ 轻链型。

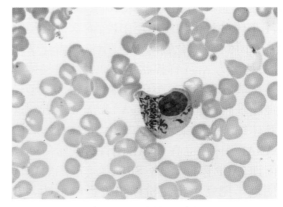

图 103-1　骨髓　含大量包涵体的浆细胞

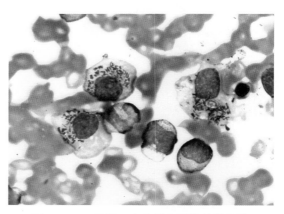

图 103-2　骨髓　含大量包涵体的浆细胞

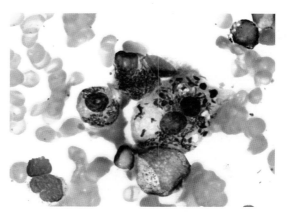

图 103-3　骨髓　含大量包涵体的浆细胞

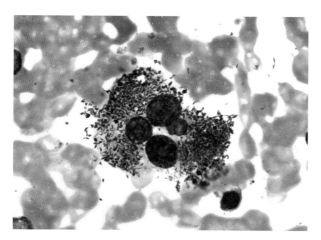

图 103-4 骨髓 含大量包涵体的浆细胞

【解析】

多发性骨髓瘤是浆细胞恶性增殖型疾病,骨髓中克隆性浆细胞异常增生,并分泌单克隆免疫球蛋白或其片段(M蛋白),导致相关器官或组织损伤。骨髓中以异常的浆细胞增多,超过30%,血清电泳检测单克隆球蛋白 >3.5g/dl 为主要诊断标准。多发性骨髓瘤的瘤细胞形态呈现多样性,规则核形的丧失,多核细胞的出现都是恶性实体瘤组织学特征的反映。而此病例中的浆细胞出现类似 Auer 小体样包涵物实属罕见,国内目前对浆细胞的包涵体名称和形态学特点还没有一个十分一致的报道,该病例的包涵体大致可以归类到 Auer 小体样针状包涵体或"蝌蚪状"包涵体,经超微结构证实,该结构是由蛋白质构成,是位于粗面内质网内的具有一层膜的同源性物质,是不能降解的大量免疫球蛋白聚集体,也不能从内质网中移出。该 Auer 小体样包涵体的髓过氧化物酶染色为阴性,与髓系白血病细胞中的 Auer 小体为阳性截然不同。众多资料中对该包涵体的来源没有一个明确的定论。另据文献报道,浆细胞内包涵体的形态特点和浆细胞疾病的预后也有一定的关系。

(张 俭 曾强武)

病例 104　不典型浆细胞伴大量胞质包涵体／空泡的 λ 轻链型多发性骨髓瘤

【病例介绍】

患者,男,70 岁,2016 年 10 月无明显诱因出现食欲缺乏伴恶心,腰痛伴左半身渐进性活动不利。查腰部 CT 示腰椎间盘突出,胸部 CT 示双肺间质性改变,心脏增大,主动脉及冠状动脉硬化,多发椎体及肋骨骨质密度不均匀,多次血常规检查显示血红蛋白呈进行性下降,肾功能异常,血肌酐、血尿酸、血钙增高,规律治疗后患者病情稳定,肾功能异常无明显改善。2017 年 4 月再次就诊,自述近 3 月来腰痛、食欲缺乏及乏力症状进行性加重。血红蛋白降低至 56g/L,人工复检见幼稚细胞 5%,粒细胞核左移;生化指标示慢性肾功能不全,高钙血症,不除外多发性骨髓瘤,收治入院。

【辅助检查】

血常规　2016 年 10 月:WBC 6.36×10^9/L, RBC 3.63×10^{12}/L, HGB 99g/L, PLT 187×10^9/L, NE 63.8%, LY 20.6%, MO 10.5%, EO 1.1%, BA 0.5%, 人工复检见少许中晚幼粒细胞。2017 年 4 月:WBC 5.78×10^9/L, RBC 1.94×10^{12}/L, HGB 56g/L, PLT 155×10^9/L, NE 48.4%, LY 29.8%, MO 9.7%, EO 0.3%, BA 2.6%;人工复检见幼稚细胞,建议骨髓检查!

其他检查　尿肌酐 2268.9μmol/L, 24h 尿蛋白定量 1.76g/24h,尿本周蛋白阴性,尿 κ 轻链:3.39mg/dl,尿 λ 轻链:826mg/dl,血肌酐 360.77μmol/L,尿酸 1032μmol/L,血钙 3.03mmol/L。免疫全套:IgA<0.261g/L, IgM<0.190g/L, IgG 15.900g/L, IgE 25.300IU/ml,补体 C3:0.817g/L,补体 C4:0.265g/L。

骨髓常规　增生明显活跃;粒系(G)=4.5%,红系(E)=0.5%;粒系、红系增生受抑制,成熟淋巴细胞约占 2%;骨髓瘤细胞 93%,其胞体大小不一,形态各异,染色质浓集块状,部分胞浆内含大量大小不一紫红色球状包涵体,部分包浆内含有较多空泡。符合多发性骨髓瘤骨髓象,请结合相关检查进一步明确。

流式细胞免疫分型　淋巴细胞 12%、单核细胞 2.6%、粒细胞 29.9%、原始细胞 0.8%、异常细胞 52.4%、有核细胞 2.3%。CD34+ 细胞占有核细胞比例 0.4%。在 CD45/SSC 与 CD45/CD38 点图上

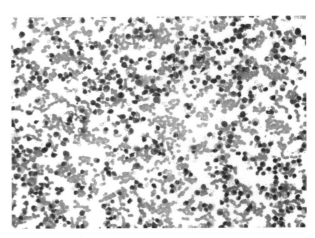

图 104-1　骨髓　瑞氏－吉姆萨染色 100×

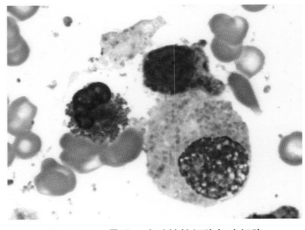

图 104-2　骨髓　嗜酸性粒细胞与瘤细胞

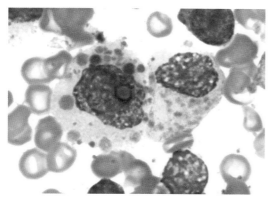

图 104-3　骨髓　胞浆含大量包涵体的瘤细胞

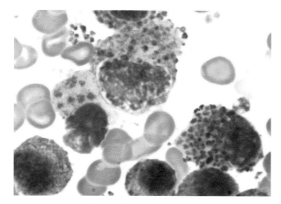

图 104-4　骨髓　胞浆含大量包涵体的瘤细胞

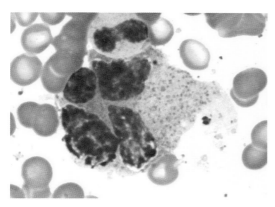

图 104-5　多核瘤细胞

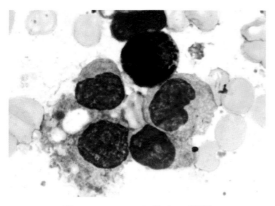

图 104-6　MPO 染色　阴性

设门分析，CD45dim/-、CD38 强阳性且 SSC 比有核红细胞大的分布区域可见异常细胞群体，约占有核细胞 52.4%，表达 CD38、CD56、CD138、cLambda，不表达 CD19，考虑多发性骨髓瘤或浆细胞白血病可能。

免疫固定电泳　未见 IgE、IgD 单克隆成分，在 γ 区可见一条单克隆 IgGλ 成分。

Ig 基因重排监测　IgVH 基因完全重排（V-D-J）：FR1-JH（+）、FR2-JH（+）、FR3-JH（+）；IgDH 基因完全重排（D-J）：DH1-6-JH（-）、DH7-JH（-）；IgK 基因重排：Vκ-Jκ（+）、Vλ-Kde+INTR-Kde（+）；IgL 基因重排：Vλ-Jλ（+）。

【综合诊断】

λ 轻链型多发性骨髓瘤（DS 分期：Ⅲ 期 B；ISS 分期：Ⅲ 期）。

【解析】

多发性骨髓瘤（MM）是一种浆细胞异常增生的恶性肿瘤，多见于中老年人，由于骨髓中异常浆细胞克隆性增殖，其临床主要表现为骨骼疼痛、溶骨性骨质破坏、病理性骨折、贫血、肾功能损害及免疫球蛋白的异常分泌。MM 起病缓慢隐匿，临床症状多样，极易误诊和漏诊。本病例先后以心脑血管病，肾功能不全住院治疗，效果不佳。后经固定电泳，骨髓形态，流式检查诊断为 MM。

骨髓瘤细胞形态呈多样性，不规则形骨髓瘤细胞可含有不同包涵体。本例多发性骨髓瘤细胞胞体圆形或不规则形，直径约 20μm~50μm，大小相差悬殊。一类细胞核椭圆形或不规则形，核偏位，染色质较粗，部分浓集呈块状，但结构疏松，核仁 1~2 个，呈清晰蓝色，圆形或不规则形；胞浆灰蓝色，无核旁浅染，内含大量大小不一紫红色球形包涵体（似 Russell 小体），可覆盖于细胞核上。另一类胞体大，细胞核椭圆形或不规则形，双核易见，染色质疏松，部分浓集呈块状；胞质丰富，呈灰蓝色，有较多空泡，可见少许紫红色颗粒（似 Mott 细胞）。国内目前对浆细胞包涵体的名称和形态学描述尚不十分一致。史敏等建议按照包涵体性质和来源分为四类：①Auer 样棒状小体或针状包涵体；②结晶状包涵体等；③Dutcher 小体；④Russell 小体。但 Russell 小体与 Mott 细胞有多种形态学特点。

WHO（2008）造血和淋巴组织肿瘤分类和ELN形态学项目组认为，Dutcher小体、单个或多个Russell小体和Mott细胞的包涵体是相同的胞质包涵体，Mott细胞包含Russell小体，将具有此种形态学特征的浆细胞定义为：浆细胞，不典型，伴核内包涵体，或者浆细胞，不典型，伴胞质包涵体/空泡。多发性骨髓瘤伴如此大量包涵体临床十分少见，骨髓形态工作者极易误诊，需结合固定电泳，流式，病理活检等有效检查才能得出正确判断。

（杨桂芳　陈化禹）

病例 105　含 Dutcher 小体骨髓瘤细胞

【病例介绍】

患者,女,54岁,半年前出现乏力、背部疼痛,伴头昏、呼吸道感染症状,查血常规示贫血,治疗后仍有乏力、背痛。

【辅助检查】

血常规　WBC 6.31×10^9/L, RBC 2.33×10^{12}/L, HGB 65.0g/L, PLT 179×10^9/L。

其他检查　生化:球蛋白 71.6g/L,肾功能正常,β2–MG 5mg/L;免疫球蛋白测定:IgA 78g/L,k–轻链 6900μg/dl。胸部 CT:左侧第 8 肋骨骨质破坏,左侧第 6 肋骨陈旧性骨折。

骨髓常规　增生活跃,粒系(G)=58.0%,红系(E)=15.0%;片中可见约 17.0% 的骨髓瘤细胞,此类细胞胞体较大,胞浆丰富,深蓝色,不透明,有泡沫感;细胞核旁可见淡染区,核偏位,圆形居多,可见凹陷、折叠及不规则形状;核内可见大小不一的圆形空泡样结构,小者如核仁,大者犹如胞核大小,其染色比细胞核颜色淡,周边染色质明显浓集。经查阅,此位于核内的球状结构为核内包涵体,称为 Dutcher 小体。

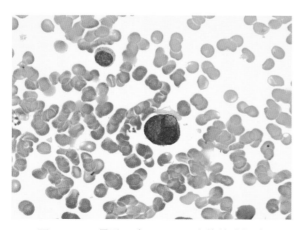

图 105-1　骨髓　含 Dutcher 小体的瘤细胞

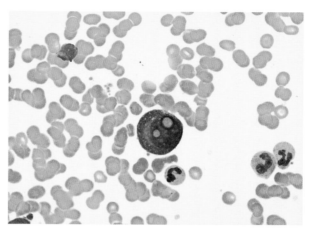

图 105-2　骨髓　含 Dutcher 小体的瘤细胞

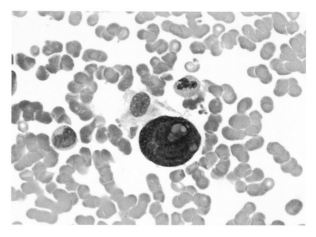

图 105-3　骨髓　含 Dutcher 小体的瘤细胞

流式细胞免疫分型　分析 2.5% 的 CD45– 细胞群体,可见 1.6% 的异常浆细胞,符合 MM 表型,CD19–CD138+62.4%,CD38+CD56+12.6%。

免疫固定电泳　IgA–k 型 M 蛋白,血清蛋白电泳示 M 蛋白 42.2%。

【综合诊断】

IgA–k 型多发性骨髓瘤。

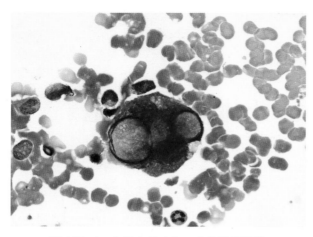

图 105-4 含巨大 Dutcher 小体的瘤细胞

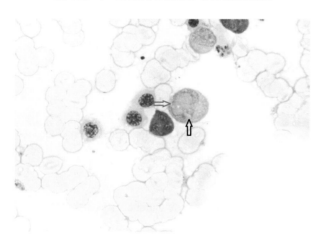

图 105-5 PAS 染色 Dutcher 小体阳性

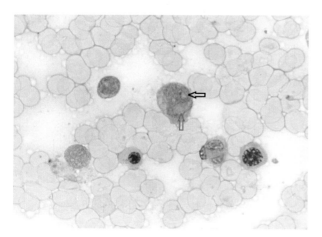

图 105-6 PAS 染色 Dutcher 小体阳性

【解析】

Dutcher 小体可在约 7% 的骨髓瘤患者中见到，以 IgA 型骨髓瘤患者多见，此患者为 IgA- k 型，形态学特征与之相符。WHO2008 分类称其为 PAS 阳性的细胞核内假性包涵体。为了证实其是否阳性，我们进行了 PAS 染色，Dutcher 小体 PAS 染色呈阳性反应。值得注意的是：在同一个细胞内，Dutcher 小体为 PAS 阳性反应（PAS 染色红色箭头所示），而核仁呈阴性反应（PAS 染色黑色箭头所示），据此染色可以将两者鉴别开来。

有专家认为 Dutcher 小体的本质为核周囊泡中的免疫球蛋白聚集，是细胞质内的物质，有时会内陷或覆盖在细胞核中；也有专家认为 Dutcher 小体是核膜和内质网相互作用的结果，极为少见，因此对其研究多限于形态学方面，其形成机制还有待进一步研究。另外，Dutcher 小体不是肿瘤性浆细胞或浆细胞样细胞所特有的，还可见于一些反应性疾病和其他 B 细胞肿瘤。

（蒋 茜）

病例 106　形态像转移癌细胞的多发性骨髓瘤

【病例介绍】

患者,女,64岁,因两周前无明显诱因出现背部疼痛伴加重5天入院。疼痛呈持续性刺痛,腰背部活动受限,活动及翻身时疼痛加重,就诊院内门诊,以"重度骨质疏松症"收治于骨科。

【辅助检查】

血常规　WBC 4.76×10^9/L, RBC 2.45×10^{12}/L, HGB 83g/L, PLT 102×10^9/L, NE 70.2%, LY 21.2%, MO 6.9%, EO 1.5%, BA 0.2%。

其他检查　总蛋白(TP)122.60g/L, 白蛋白(ALB)25.30g/L, 球蛋白(GLB)97.3g/L, BUN 18.45mmol/L, CREA 371.4μmol/L, UA 814.4μmol/L, 钙(Ca)3.76mmol/L; 尿蛋白:阳性2+; 血沉:122mm/h。

骨髓常规　增生极度活跃,粒系(G)=0.5%,红系(E)=1.0%; 粒系增生受抑,未见原始粒细胞。红系增生受抑,成熟红细胞呈缗钱状排列; 原始、幼稚浆细胞显著增多,占90%,胞浆量多,呈深灰蓝色,泡沫感强; 胞体明显大小不一,以单个核浆细胞为主,可见双核、三核及多核浆细胞,核仁明显。外周血涂片可见中性粒细胞比例增多,淋巴细胞比例减低,可见2%的浆细胞,成熟红细胞呈缗钱状排列,血小板呈单个、小堆分布。片中易见一类多发性骨髓瘤细胞,其个体较大,胞浆深蓝,细胞核多,大小不一,且排列紧密,核仁呈深蓝色,数量多而明显(极像转移癌细胞,如图106-1~图106-3所示)。意见:符合多发性骨髓瘤骨髓象。

影像学检查　腰椎退变,T7、L4椎体压缩性骨折,L5骨折,L4/5左侧隐窝型突出伴椎间盘钙化灶,骨盆、胸、腰椎椎体及部分附件多发骨质破坏,转移癌、骨髓瘤可能性大,请结合相关实验室检查。

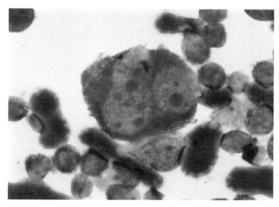

图 106-1　骨髓　多核骨髓瘤细胞

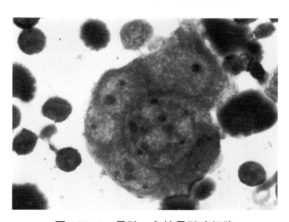

图 106-2　骨髓　多核骨髓瘤细胞

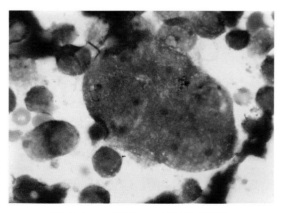

图 106-3　骨髓　多核骨髓瘤细胞

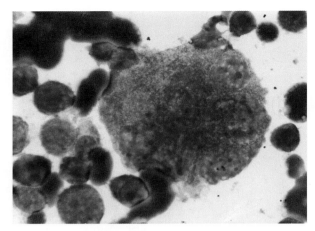

图 106-4　骨髓　多核骨髓瘤细胞

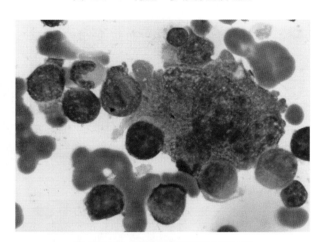

图 106-5　骨髓　多核骨髓瘤细胞

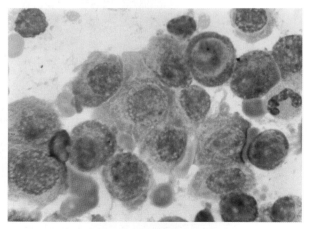

图 106-6　骨髓　单个核骨髓瘤细胞

流式细胞免疫分型　CD45 阴性、SSC 大的细胞群占有核细胞的 75.2%，阳性表达 CD38、CD138，CD56，单克隆表达 cKappa，不表达 CD3、

CD19、CD71、CD36，CD34、HLA-DR、CD13、CD33、CD64、CD10、CD20、CD41a、CD42b、CD61、cLambda，免疫表型分析符合多发性骨髓瘤。

骨髓活检　骨髓有核细胞增生程度极活跃（90%），粒红系增生减低，浆细胞明显增多，骨髓间质未见纤维化。免疫组化：CD56（+），CD38（弥漫+），CD138（弥漫+），Ki-67 阳性率约 80%，MPO（-），CD117（-），符合多发性骨髓瘤骨髓浸润。

【综合诊断】

多发性骨髓瘤。

【解析】

一、多发性骨髓瘤诊断标准为：

1. 骨髓中浆细胞 >15%，并有异常浆细胞（骨髓瘤细胞）或组织活检证实为浆细胞瘤；

2. 血清中出现大量单克隆球蛋白（M 蛋白）；

3. 无其他原因的溶骨破坏或广泛性骨质疏松。

如仅有 1、3 项者属于不分泌型。如仅有 1、2 项者须除外反应性增多及意义未明单克隆免疫球蛋白血症。

二、转移癌的诊断：由于有些腺癌的细胞形态似骨髓瘤细胞，但它在骨髓中是以成堆分布为主，同时患者多伴有成骨形成、溶骨性缺损周围有骨密度增加，常可找到原发灶。

三、多发性骨髓瘤还须与其他疾病相鉴别，如良性浆细胞增多症，孤立性浆细胞病，髓外浆细胞病，巨球蛋白血症，重链病，原发性淀粉样变，MGUS 等等。

此患者年龄大，骨痛，生化总蛋白、球蛋白增高，血沉增快，肾功能损害，血钙增高；影像提示多发骨质破坏、骨折等；骨髓涂片显示骨髓瘤细胞显著增多（占 90%），部分多核骨髓瘤细胞与转移癌细胞难分伯仲，但是在涂片细胞分布均匀的地方，骨髓瘤细胞形态较典型，数量多，如图 106-6 所示；完善骨髓流式细胞免疫分型及骨髓活检均支持多发性骨髓瘤，诊断明确。

（舟隆荣　杨再林　曾强武）

病例 107　伴肾功能损害的老年原发性浆细胞白血病

【病例介绍】

患者,男,60岁。2个月前无明显诱因出现头昏、乏力、双下肢酸痛半年,伴食欲缺乏、恶心,偶有鼻出血。1天前上述症状加重,遂入院就诊,门诊血常规:WBC 9.9×10^9/L,RBC 2.10×10^{12}/L,HGB 69g/L,PLT 63×10^9/L。以"贫血原因待查"收住院内血液科。查体:体温36℃,中度贫血貌,全身皮肤未见皮疹、出血点及皮下结节,浅表淋巴结未触及,睑结膜苍白,巩膜黄染,口唇苍白,双侧胸壁及胸骨无触压痛,肝肋下3cm,边缘钝,质地中等,脾肋下未触及。

【辅助检查】

血常规　WBC 8.9×10^9/L,RBC 1.55×10^{12}/L,HGB 56g/L,PLT 61×10^9/L,Ret 0.8%。

其他检查　ESR:50mm/h;生化:尿素20.42mmol/L,肌酐486μmol/L,尿酸651μmol/L,总蛋白62.6g/L,清蛋白42.4g/L,球蛋白20.2g/L;血清蛋白电泳:无M蛋白;血清免疫球蛋白:IgG 10.25g/L,IgA 4.58g/L,IgM 4.63g/L;尿本周氏蛋白:阴性。B超示:肝、脾弥漫性肿大。全身骨骼X线检查:未见溶骨性改变。

骨髓常规　增生活跃,粒系(G)=35.5%,红系(E)=10.0%;粒、红二系比例减低,浆细胞系比例明显增高,其中原始和幼稚浆细胞占40.0%;外周血白细胞分类:原始浆细胞18.0%,幼稚浆细胞8.0%,浆细胞2.0%;骨髓和外周血成熟红细胞均未见缗钱状排列。PAS染色:浆细胞均呈粗颗粒状或块状阳性。意见:考虑浆细胞白血病骨髓象,建议做血清免疫固定电泳。

血清免疫固定电泳　各泳道均未发现异常单克隆条带。

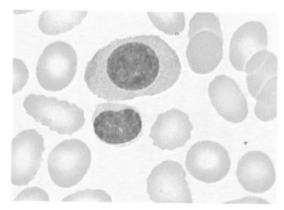

图 107-1　血片　原始浆细胞

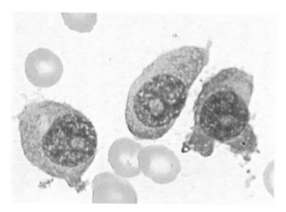

图 107-2　血片　原始浆细胞

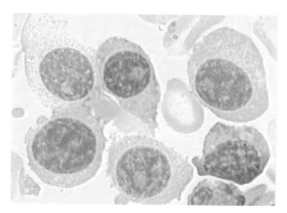

图 107-3　骨髓　原幼浆细胞

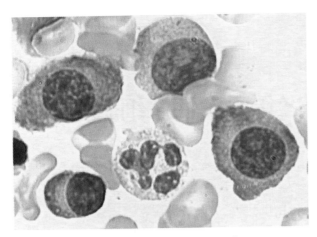

图 107-4　骨髓　原幼浆细胞

【综合诊断】

原发性浆细胞白血病（PPCL）。

【解析】

浆细胞白血病（plasma cell leukemia, PCL）为特殊类型白血病，临床少见，外周血白细胞分类中浆细胞比例 >0.20 或绝对值 >2.0×10⁹/L，骨髓象浆细胞比例明显增高，以原始、幼稚浆细胞为主，伴形态异常，有白血病或多发性骨髓瘤的临床表现即可诊断。外周血中浆细胞明显且持续增多是诊断浆细胞白血病的主要依据之一，同时还是与多发性骨髓瘤鉴别的主要标志。根据临床上有无多发性骨髓瘤病史，分为原发性与继发性两类。原发性浆细胞白血病（PPCL），患者无明确多发性骨髓瘤病史，多为急性起病，发病年龄较轻（多 <50 岁），临床表现类似急性白血病，有贫血、出血和发热，异常浆细胞广泛浸润，肝、脾多明显肿大；由于血浆单克隆免疫球蛋白浓度不甚高，故很少出现高黏滞综合征；一般无肾功能损害，骨骼系统 X 线检查多无溶骨性改变，骨痛较轻。血象可表现贫血和血小板减少，白细胞计数、浆细胞绝对数及原始、幼稚浆细胞比例较高，骨髓和外周血成熟红细胞一般不呈缗钱状排列。该患者的临床表现和实验室检查结果均支持 PPCL 的诊断，但其发病年龄大且合并肾功能损害，临床罕见。浆细胞白血病一般发展较快，疗效和预后较差，平均生存期约 4~5 个月，原发性和继发性浆细胞白血病在治疗上可分别按急性髓细胞白血病和多发性骨髓瘤的治疗方案进行。

（窦心灵　苏莉）

病例 108　浆细胞白血病

【病例介绍】

患者,女,29岁,主因"反复发热、咳嗽、咳痰2月,伴双下肢水肿半月",门诊拟"肺部感染、贫血原因、双下肢水肿原因"收入院。查体: T 37.8℃,神志清楚,贫血貌,双肺呼吸音粗,双下肺可闻及明显干湿啰音,左肺明显。心律不齐,可闻及室性早搏,3~4次/分。腹平软,右上腹压痛、反跳痛,肝脏肿大肋下三横指,脾脏未扪及,肝肾区域叩击痛。

【辅助检查】

血常规　WBC 34.94×10⁹/L, RBC 3.0×10¹²/L, HGB 88g/L, PLT 177×10⁹/L。人工复检:见约30%浆细胞,胞体中等大小,少许可见核仁,成熟红细胞部分呈缗钱状排列;血小板散在、成簇分布。

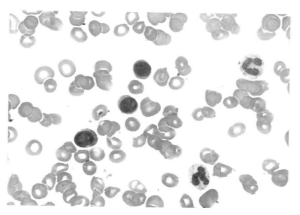

图 108-1　血片　形态似淋巴细胞的浆细胞

其他检查　免疫球蛋白:IgG 52.8g/L,IgA 0.29g/L,IgM 0.18g/L,κ链 65g/L,λ链 1.38g/L;免疫固定电泳示:IgG-κ型免疫沉淀带;肿瘤标志物: CA125 282.3U/ml, CEA 6.11μg/L;胸部、上腹部 CT 平扫+增强示:双上下肺斑片影、斑点影,考虑肺部炎症,双侧胸腔积液,部分包裹;心包少量积液;肝大,脾大,腹水。

骨髓常规　增生明显活跃,粒系(G)=29.0%,红系(E)=22.0%;粒系形态大致正常;幼红细胞形态大致正常;全片见43.5%浆细胞,其胞体中等大小,胞浆量少至中等,灰蓝色,无颗粒,胞核类圆,染色质致密,部分可见1个核仁。

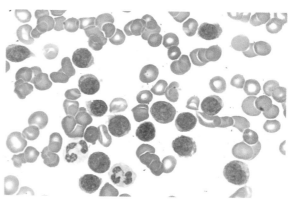

图 108-2　骨髓　原始、幼稚浆细胞

流式细胞免疫分型　异常细胞群为 CD38+ CD45dim/- 异常浆细胞,比例约为50.5%,表达 CD56、CD138、CD54,不表达 CD49e、CD19、CD20。

【综合诊断】

原发性浆细胞白血病。

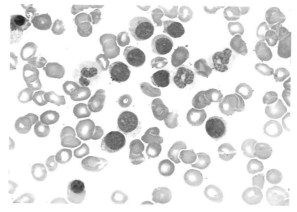

图 108-3　骨髓　原始、幼稚浆细胞

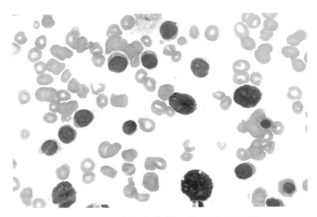

图 108-4　MPO 染色　浆细胞呈阴性

【解析】

浆细胞白血病（plasma cell leukemia, PCL）临床上分为原发性浆细胞白血病和继发性浆细胞白血病。原发性浆细胞白血病是一种独立细胞类型的白血病，其特征为异常白细胞广泛浸润，可遍及全身各组织，并常伴有出血和淀粉样变，导致脏器肿大或功能障碍，临床表现有贫血、高热、皮肤及黏膜出血，多脏器浸润，肝脏、脾脏肿大，若病变侵犯胸膜，可出现胸水，胸水内可见大量浆细胞，若侵犯心脏可发生心律失常、心力衰竭等。继发性浆细胞白血病主要来自多发性骨髓瘤、慢性淋巴细胞白血病、巨球蛋白血症等，其白血病病理改变和临床表现与原发性浆细胞白血病基本相似。

浆细胞白血病国内诊断标准：

1. 临床上呈现白血病的临床表现或多发性骨髓瘤的表现。

2. 外周血白细胞分类中浆细胞 >20% 或绝对值 $\geqslant 2.0 \times 10^9$/L。

3. 骨髓象浆细胞明显增生，原始与幼稚浆细胞明显增多，伴形态异常。

此患者比较年轻，无多发性骨髓瘤、慢性淋巴细胞白血病、巨球蛋白血症等疾病史，无骨质破坏，影像学检查提示肝脾肿大，胸水，腹水，临床上呈现白血病的临床表现，骨髓和外周血涂片见大量浆细胞，但是这类浆细胞不是典型的浆细胞，形态和浆样淋巴细胞相似，初看细胞形态可以确定为异常淋巴细胞，很难直接认定为是浆细胞，最终通过流式细胞免疫分型确诊形态异常的淋巴细胞为克隆性浆细胞（CD38+，CD138+，CD54+，CD45dim/-，CD19-，CD56-，CD49e-），诊断为原发性浆细胞白血病。本病例给我们的提示是一旦骨髓和（或）外周血看到异常淋巴细胞，一定要完善必要的检查如流式细胞分析等，这样既可以明确诊断，也可以防止误诊。

（程　静）

病例 109　形态学误诊的轻链型浆细胞白血病

【病例介绍】

患者,男,62岁,10年前受凉后出现咳嗽,咳少量白色泡沫痰,无发热、盗汗、咯血、胸痛等症,每年均因天气变化病情反复。20天前受凉后又出现咳嗽、咯黄色黏痰,经胸部CT及肺功能检查诊断为"慢性阻塞性肺疾病急性加重期",收治于院内呼吸科。入院后体格检查肝脏、脾脏、淋巴结未扪及肿大,皮肤黏膜无黄染及出血点,胸廓对称呈桶状,肋间隙增宽,活动正常;右胸部2、3肋骨处疼痛,压痛明显。辅助检查:胸部CT示右肺中叶纤维化病灶,双肺上叶肺大泡,右侧胸膜增厚,主动脉硬化,胸椎退行性变,脾大,肝内钙化灶。

【辅助检查】

血常规　WBC 20.67×10^9/L, RBC 3.43×10^{12}/L, HGB 104g/L, PLT 191×10^9/L, NE 20.8%, LY 21.7%, MO 2.7%, EO 1.3%, BA 0.8%, 大未染色细胞(LUC)52.8%,原幼细胞++,变异淋巴细胞+++。人工复检:见大量形态似淋巴样的细胞,胞浆不整,易见伪足突起,偶见双核细胞,少数细胞可见核仁,建议骨髓检查。

其他检查　免疫全套:IgG 4.69g/L(8.00~17.00);IgA 0.39g/L(0.720~4.290);IgM 0.27g/L(0.290~3.440);补体C3 1.44g/L(0.79~1.52);补体C4 0.44g/L(0.16~0.38)。生化:总蛋白56.0g/L(65~85),白蛋白38.0g/L(40~55),球蛋白18.0g/L(20~40);乳酸脱氢酶138.0U/L(91.0~245.0),尿素、肌酐、尿酸均正常;尿常规:尿蛋白阴性。

骨髓常规　增生活跃,粒系(G)=25.0%,红系(E)=2.0%;粒、红二系比例减低,形态大致正常;淋巴细胞比例明显增高,幼稚淋巴细胞4%,淋巴细胞67%,体积偏小,胞浆量少至中等,嗜

碱性无颗粒,易见伪足样突起,细胞核呈圆形或椭圆形,偶见切迹和双核,核仁隐显不一。全片见巨核细胞2个,血小板单个、成簇易见。细胞化学染色MPO阴性,PAS染色弱阳性,特异性酯酶(CE)染色阴性。意见:淋巴细胞增殖性疾病(①多毛细胞白血病?②脾脏边沿区淋巴瘤),建议做流式细胞免疫分型及骨髓活检等明确诊断。

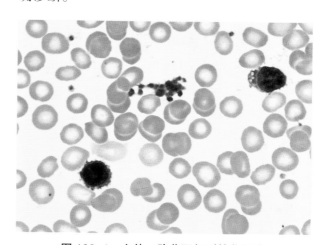

图109-1　血片　胞浆不规则的浆细胞

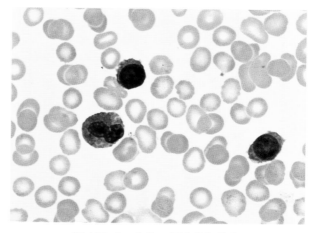

图109-2　血片　两个浆细胞和
一个嗜酸性粒细胞

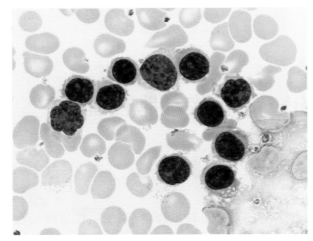

图 109-3　骨髓　胞浆不规整、核可见不规则的浆细胞

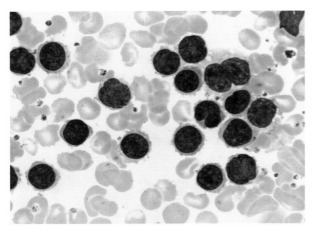

图 109-4　骨髓　胞浆不规整、核可见不规则的浆细胞，右上方可见一双核的浆细胞

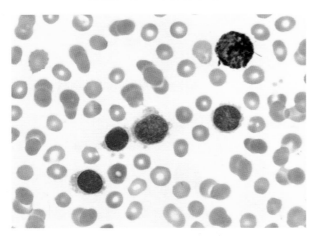

图 109-5　血片 MPO 染色　浆细胞呈阴性

骨髓细胞免疫分型　流式细胞术检测结果表明 CD45 阴性异常细胞占有核细胞总数约 53.5%，其免疫表型为 CD38+，CD138+，CD56+ 部分，胞内免疫球蛋白 Kappa、Lambda 轻链表达不明显，提示为单克隆浆细胞来源可能性大。

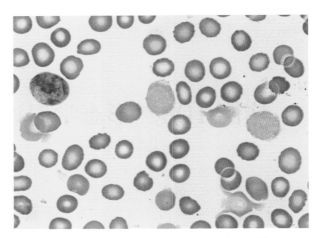

图 109-6　血片 CE 染色　浆细胞呈阴性

血清蛋白电泳　发现 M 蛋白条带。

血清免疫固定电泳　λ 泳道发现异常单克隆条带，单克隆免疫球蛋白类型为 λ 游离轻链型（不排除 IgD 和 IgE），建议结合血清免疫固定电泳（IgD+IgE）结果分析。

血清免疫固定电泳（IgD+IgE）　λ 泳道发现异常单克隆条带，单克隆免疫球蛋白类型为 λ 游离轻链型。

【综合诊断】

λ 游离轻链型浆细胞白血病。

【解析】

浆细胞白血病（plasma cell leukemia，PCL）属少见类型的急性白血病。浆细胞白血病分为两类：原发性浆细胞白血病和继发性浆细胞白血病。原发性浆细胞白血病是指患者无多发性骨髓瘤病史，起病即表现为急性浆细胞白血病；继发性浆细胞白血病是指患者初患多发性骨髓瘤，最终发展为浆细胞白血病。

本例患者为老年男性，血常规白细胞升高，分类以成熟淋巴细胞样细胞为主，体积中等大小，胞浆易见伪足样突起，细胞核多为圆形居中，较为规整，偶见双核，少数可见核仁，核染色质较为成熟；血清白蛋白、球蛋白均减低，白蛋白与球蛋白比值正常；免疫球蛋白 IgA、IgM、IgG 等均减低；外周血及骨髓成熟红细胞未见明显缗钱状排列；患者表现右侧胸部 2、3 肋骨压痛，胸部 CT 未提示骨质改变；影像学提示脾大（轻微）。以上表现均显示与浆细胞肿瘤存在一定的距离，单纯形态学容易误判为毛细胞白血病、脾脏边缘区淋巴瘤,有时甚至会与巨核细胞白血病(M7)相混淆,可借助流式细胞免疫分型、免疫组化(如CD38、CD138、CD41)等进行鉴别。本例经流式细胞学、血清蛋白电泳、血清免疫固定电泳等检查明确诊断为浆细胞白血病,最终患者放弃治疗出院。

(曾强武　朱喜丹　张　俭)

病例110　34岁青年罹患多发性骨髓瘤

【病例介绍】

患者,男,34岁,患者自诉于入院前3个月因受凉后自觉双侧腰背部疼痛,疼痛间歇性发作,呈钝痛可耐受,向右下腹部放射,且不因体位改变而缓解,到外院门诊就诊,腰椎X光片示:腰椎间盘突出,给予对症治疗后,症状无明显缓解。入院前3天出现双下肢麻木伴行动受限,遂入院就诊,门诊以"腰痛原因待查"收入院。查体:T 36.4℃,神志清,精神尚可,轮椅推入病房。全身皮肤黏膜未见黄染、皮疹及出血点。全身浅表淋巴结未触及肿大,双侧胸骨对称,右侧前胸部第3肋胸骨旁线处可触及约2cm×3cm肿大,局部无红肿,压痛阳性,肝、脾肋下未触及,双肾区叩击痛阳性。第9胸骨至第2腰椎椎体棘突及右侧脊柱旁压痛阳性。双下肢股外侧皮肤感觉减退。

【辅助检查】

血常规　WBC $5.0×10^9$/L,RBC $3.49×10^{12}$/L,HGB 112g/L,PLT $159×10^9$/L。

其他检查　血生化:BUN 3.99mmol/L,CREA 93.8μmol/L,UA 529.5μmol/L,TP 82.4g/L,ALB 39.6g/L,GLOB 42.8g/L;血清免疫球蛋白:IgM 3.45g/L,IgA 2.55g/L,IgG 25.5g/L;尿常规:PRO 1+,BLD 1+;尿本周蛋白:阳性;ESR 31mm/h。影像学检查:X线片示:①右侧少量胸腔积液;②右肺下野外带类圆形密度浅淡阴影及左肺上野外区域见小片状密度浅淡阴影,建议CT检查。胸部CT平扫示:①后纵隔占位性病变,考虑神经源性肿瘤;②骨转移癌;③双侧胸腔积液。B超示:双侧胸腔积液。并经B超定位后行右侧胸腔穿刺抽液,抽出淡红色液体约520ml,送病理科做脱落细胞学检查,提示:查到浆细胞样瘤细胞,建议检查骨髓常规。临床同时行胸骨和髂后上棘骨髓穿刺。

骨髓常规(胸骨)　增生明显活跃,粒系(G)=2.5%,红系(E)=2.0%;粒系和红系比例极为减低,成熟红细胞呈缗钱状排列;骨髓瘤细胞比例明显增高(约占91.5%),可见双核、多核及巨大瘤细胞。

骨髓常规(髂后上棘)　增生明显活跃,粒系(G)=3.0%,红系(E)=0.5%;粒系和红系比例极为减低,成熟红细胞呈缗钱状排列;骨髓瘤细胞比例明显增高(约占88.5%),可见双核、多核及巨大瘤细胞。外周血片可见约3%的浆细胞,成熟红细胞呈缗钱状排列。意见:考虑多发性骨髓瘤骨髓象,建议做血清免疫固定电泳。

血清免疫固定电泳　IgG、λ泳道发现异常单克隆条带,单克隆免疫球蛋白类型为IgG-λ型。

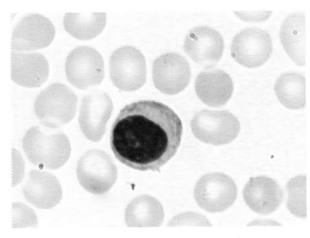

图110-1　血片　浆细胞

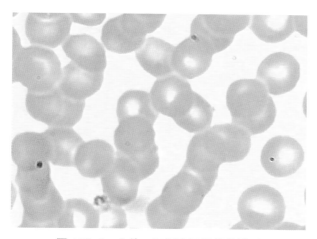

图 110-2　血片　红细胞呈缗钱状排列

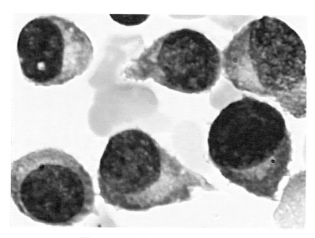

图 110-3　骨髓　骨髓瘤细胞

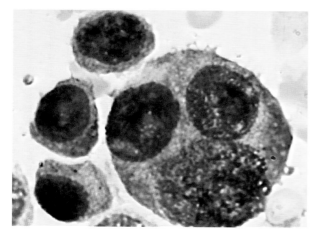

图 110-4　骨髓　多核骨髓瘤细胞

【综合诊断】

IgG-λ 型多发性骨髓瘤（MM）。

【解析】

多发性骨髓瘤（multiple myeloma, MM）是一种克隆性浆细胞异常增殖的恶性疾病，是血液系统第 2 位常见恶性肿瘤，多发于老年人，发病年龄主要在 50~60 岁，40 岁以下者较少见，男性居多，男女之比为 3:2。其特征是单克隆浆细胞过度增生并产生单克隆免疫球蛋白或其轻链或重链，即 M 蛋白或 M 成分；骨髓中单克隆浆细胞增生并侵犯骨髓等，导致骨质破坏、骨痛或骨折、贫血、感染、出血、高钙血症、高黏滞血症、肾功能不全及免疫功能异常。近年的研究发现在 MM 患者中存在 C-myc 基因重排、突变及 mRNA 水平升高。依照异常增殖的免疫球蛋白类型将 MM 分为：IgG 型、IgA 型、IgD 型、IgM 型、IgE 型、轻链型、双克隆型以及不分泌型。每一种又可以根据轻链类型分为 κ 型和 λ 型。该例患者的髂后上棘和胸骨骨髓涂片均找到大量典型骨髓瘤细胞，骨髓及外周血涂片成熟红细胞呈缗钱状排列，血清 IgG 明显增高，血清免疫固定电泳检出单克隆 IgG-λ，以及全身多处骨痛，符合多发性骨髓瘤的诊断，但该患者发病年龄仅为 34 岁，实属罕见。

（闫　霞　窦心灵）

病例 111　异常多核骨髓瘤

【病例介绍】

患者,女,80岁,临床诊断胃炎,贫血。

【辅助检查】

血常规　WBC 5.91×10^9/L, RBC 2.81×10^{12}/L, HGB 94 g/L, PLT 127×10^9/L。

其他检查　尿常规:尿蛋白3+。生化:TP 105.2g/L, ALB 25.8g/L, GLOB 79.4g/L, 胱抑素 C 1.24mg/L, UREA 3.20mmol/L, CREA 44μmol/L。免疫全套:IgA 0.29g/L, IgG 64.21g/L, IgM 0.60g/L。CT检查:多椎体及骨盆骨密度减低,T11、L3、L4椎体压缩性骨折。

骨髓常规　增生活跃(-),粒系(G)=52.5%,红系(E)=8.5%;红系比例减低,成熟红细胞大小不一,可见缗钱状排列。淋巴细胞比例减低,形态大致正常。全片共计数巨核细胞12个。片中可见大量骨髓瘤细胞,形态不规则,易见单核、双核、多核瘤细胞。意见:多发性骨髓瘤骨髓象。

流式细胞免疫分型　在CD45/SSC与CD45/CD38点设门分析,CD45dim、CD38bright的分布区域可见异常细胞群体,占有核细胞的1.8%,表达CD38、CD56、CD138、clamda,部分表达CD20,不表达CD19,考虑为异常的单克隆浆细胞。

骨髓活检　免疫组化示CD3-、CD20(少数＋)、CD38+、CD56+、CD138+、cyclinD1+、kappa-、lamda+, ki67+<5%,网硬蛋白++。

血清免疫固定电泳　IgG-Lam型M蛋白血症。

【综合诊断】

多发性骨髓瘤。

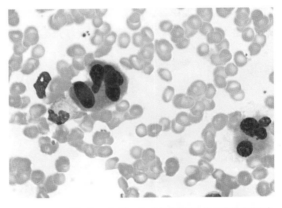

图111-1　骨髓　多核、大小不等、染色质致密深染

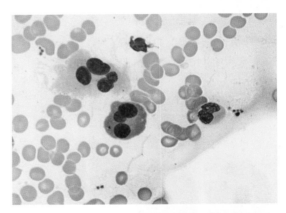

图111-2　骨髓　多核浆细胞,部分胞浆边沿不整

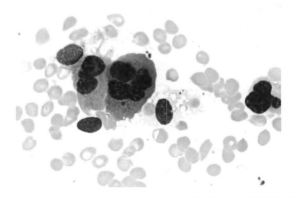

图111-3　骨髓　核畸形明显,排列成领结样、蝴蝶样形态

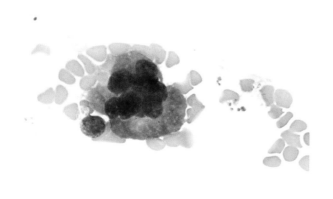

图 111-4　骨髓　多核巨大瘤细胞、核堆叠排布

【解析】

多发性骨髓瘤（MM）是浆细胞的恶性克隆性增生性肿瘤，约占所有恶性肿瘤的1%，约占血液肿瘤的10%。本病好发于中老年人，中位发病年龄65岁。20岁以下少见。常伴有骨痛、贫血、肾衰竭、感染等各种表现。

通常，当浆细胞达30%以上时，形态学需要考虑为浆细胞肿瘤。但是，浆细胞肿瘤的细胞形态变化很大，在把握好形态学的同时，若密切结合临床（如年龄和症状），还可以把百分比适度下降。如果浆细胞为大型原始细胞，且核仁大而明显，细胞异形性或畸形性存在时，即使浆细胞百分比低至5%~10%，仍可结论为浆细胞肿瘤。成熟细胞型浆细胞骨髓瘤，唯有数量和单一性形态才能诊断。骨髓瘤形态变化极大，卢兴国将其分为原始型骨髓瘤细胞、幼稚浆细胞型骨髓瘤细胞、成熟型骨髓瘤细胞、小细胞型骨髓瘤细胞、网状细胞样（或网状细胞型）骨髓瘤细胞、幼红细胞样骨髓瘤细胞、含包涵体骨髓瘤细胞、淋巴细胞样、单核细胞样和粒细胞样骨髓瘤细胞等类型。

骨髓瘤临床上常见为IgA型和IgG型，IgD型、IgM型、IgE型少见。正常浆细胞一般CD19+、CD38+、CD138+-、CD56-，而骨髓瘤细胞一般CD19-、CD38+、CD56+、CD138++。免疫固定电泳（immunofixation electrophorersis）对浆细胞肿瘤价值极大：将患者血清或尿液在自动化电泳仪上电泳后，于不同泳道上分别覆盖特异的抗Ig重链，主要用抗γ、抗α、抗μ链的抗体和抗κ、抗λ的轻链抗体与之发生抗原抗体反应，根据单克隆区带出现的部位来判断MM的Ig型和轻链型。第一泳道为

正常人血清蛋白电泳，作为对照用，第二泳道为抗γ，如出现单克隆区带，且五或六泳道有相应的单克隆区带则为IgG κ 或 λ 型MM；第三泳道为抗α，如出现单克隆区带，且五或六泳道有相应的单克隆异常区带则为IgA κ 或 λ 型MM；如第四泳道有一单克隆区带，五或六泳道有相应的单克隆区带出现则为 κ 或 λ 型MGW，如第二或三泳道有一单克隆区带出现，但五或六泳道无相应的单克隆区带则为 γ 或 α 重链病。轻链病时，则无重链单克隆区带而只有 κ 或 λ 轻链的单克隆区带出现。

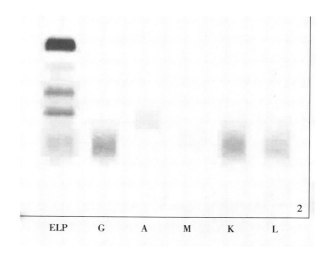

ELP　　G　　A　　M　　K　　L

图 111-5　免疫固定电泳（IFE）正常

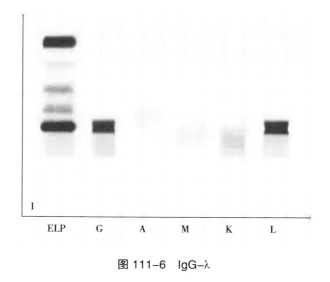

ELP　　G　　A　　M　　K　　L

图 111-6　IgG-λ

蛋白质在 PH 8.8 电泳 Buffer 先分离，电泳后的蛋白与相应的5种抗血清γ（IgG）、α（IgA）、μ（IgM）和轻链 K、λ（包括游离、非游离）形成复合物，并被固定在相应的位置上。

β2 微球蛋白（β2-Microglobulin）为一种低分子量蛋白质，因电泳时位于 β2 区带而得名。在

MM 由于骨髓瘤细胞增殖过速，β2 微球蛋白合成加速，导致血清中水平升高。作为帮助诊断和评价 MM 疗效的化验指标之一。

尿本周蛋白是游离单克隆免疫球蛋白轻链，轻链分为 κ 型或 λ 型，尿本周蛋白阳性与多发性骨髓瘤的发病密切相关，它是诊断多发性骨髓瘤的标记性蛋白，推荐测定方法为免疫固定电泳。

附：IMWG 国际骨髓瘤工作组诊断标准（2014）

MM 满足第一项和第二项中之一条件：

1. 组织活检证实为骨或髓外浆细胞瘤或骨髓中克隆性浆细胞≥10%；

2. MM 相关事件：

至少一项骨髓瘤的生物学指标异常：

①骨髓中克隆性浆细胞≥60%；

②游离轻链检测 κ/λ≥100 或≤0.01；

③MRI 检查发现多于 1 处局灶性病灶（直径 >5mm）；

④血清钙 >2.75mmol/L；

⑤血肌酐 >2mg/dl；

⑥血红蛋白 <100g/L；

⑦X 光照片、CT、PET-CT 发现至少一处溶骨性破坏。

（李洪文 安仕刚）

病例 112　巨大多核的骨髓瘤伴破骨细胞增多

【病例介绍】

患者,女,46岁,因双侧腰部酸痛不适10天,加重2天于当地医院就诊,血常规示:HGB 99g/L;尿常规示:蛋白质2+;血生化示:尿素11.13mmol/L,肌酐289.80μmol/L,尿酸651.0μmol/L,总蛋白85.4g/L,清蛋白28.2g/L,球蛋白57.2g/L。遂入院就诊,门诊以"急性肾功能衰竭"收住院内肾内科。查体:T36.0℃,全身皮肤及黏膜正常。全身浅表淋巴结未触及肿大。肝、脾肋下未触及。

【辅助检查】

血常规　WBC 7.67×10^9/L, RBC 3.18×10^{12}/L, HGB 113g/L, PLT 190×10^9/L, NE 60.2%, LY 31.6%, MO 7.4%;人工复检:成熟红细胞呈缗钱状排列;偶见浆细胞。

其他检查　生化:尿素10.52mmol/L,肌酐272.90μmol/L,尿酸494.1μmol/L,总蛋白82.3g/L,白蛋白31.2g/L,球蛋白51.1g/L;血清免疫球蛋白:IgM 0.10g/L,IgA 1.04g/L,IgG 36.06g/L;贫血三项:铁蛋白625.3ng/ml,叶酸:8.0ng/ml,维生素B_{12} 355.0pg/ml;ESR 102mm/h;腰椎MRI示L3/L4、L4/L5、L5/S1椎间盘变性、膨出、突出,腰椎骨质增生。

骨髓常规　增生明显活跃,粒系(G)=23.0%,红系(E)=2.0%;粒系比例减低,形态无明显异常;红系比例极为减低,成熟红细胞呈缗钱状排列;全片巨核细胞较易见,血小板成堆分布;骨髓瘤细胞明显增多,可见双核及巨大多核的瘤细胞;破骨细胞易见。意见:考虑多发性骨髓瘤骨髓象,建议做血清免疫固定电泳及免疫表型分析。

流式细胞免疫分型　提示检出30.91%的单克隆恶性浆细胞。

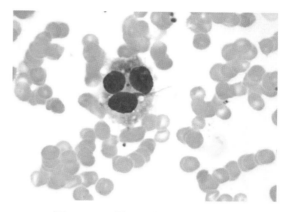

图 112-1　骨髓　多核骨髓瘤细胞

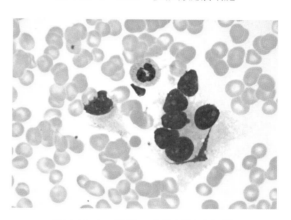

图 112-2　骨髓　多核骨髓瘤细胞

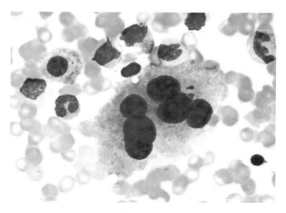

图 112-3　骨髓多核骨髓瘤细胞

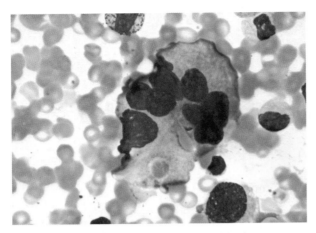

图 112-4　骨髓　多核骨髓瘤细胞

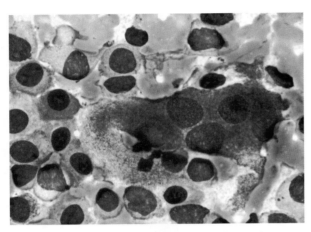

图 112-5　骨髓　骨髓瘤细胞与破骨细胞

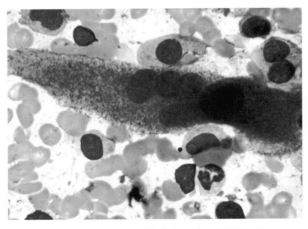

图 112-6　骨髓　骨髓瘤细胞与破骨细胞

血清免疫固定电泳　IgG 泳道发现异常单克隆条带，λ 泳道发现异常双克隆条带，双克隆免疫球蛋白类型为 IgG-λ 伴 λ 游离轻链型（不排除 IgD 和 IgE），建议结合血清免疫固定电流（IgD+IgE）结果分析！

FISH 检测　TP53 基因丢失。

【综合诊断】

多发性骨髓瘤（IgG-λ 型）。

【解析】

典型骨髓瘤细胞呈圆形、椭圆形或不规则，细胞核圆形、椭圆形或畸形，单个核或多个核，偏位于细胞一端，染色质粗颗粒网状，紫红色，由于异染色质少，未见有典型的车轮状排列，分化不良者有明显的核仁，分化较好者像成熟浆细胞，核仁消失，胞质丰富，均匀蓝染，细胞核旁淡染区不如成熟浆细胞明显，无或有少许嗜天青颗粒。有时可见到含本周蛋白的类棒状小体以及外层含免疫球蛋白而内含糖蛋白的嗜酸性球状包涵体（Rusell 小体），后两者较少见。典型的骨髓瘤细胞容易辨认。根据 WHO 分型，结合临床表现、影像学改变及实验室检查等，MM 一般不难诊断。而本例 MM 患者的瘤细胞胞体巨大，胞质丰富且蓝染，部分细胞胞质中出现粉红色的免疫球蛋白，且含有多个核及花瓣形核，此种形态的骨髓瘤细胞实属罕见，必须与其他实体肿瘤细胞、破骨细胞、多圆核及过分叶核巨核细胞等进行鉴别，最好通过免疫表型分析及血清免疫固定电泳等确定诊断。

本例 MM 患者骨髓中的破骨细胞异常增多，主要是由于 MM 患者体内的破骨细胞活化因子表达和分泌增加。一些关键性的生长因子（如 IL-6）可由多种细胞产生，可以直接刺激破骨细胞的活化增殖，促进 MM 细胞增殖并抑制其凋亡。破骨细胞活化因子通过 RANK/RANKL 相互作用的调节，下调 OPG，增加 MIP-let 的表达加速破骨细胞活化、增殖与分化，促进溶骨性病变。大部分 MM 患者会发展成为 MM 骨病，MM 骨病发病机制的关键原因是破骨细胞活性增强，成骨细胞活性受抑。它是多种细胞因子和趋化因子协同作用的结果，例如 RANKL/OPG、Wnt/DKKl、IL-3、IL-6、MIP、HGF 等。

（窦心灵　闫　霞）

病例 113 慢性中性粒细胞白血病合并骨髓瘤

【病例介绍】

　　患者,女,60岁,因头晕、胸闷、恶心、乏力入院。体检:T 36.8℃,P 72次/分,R 18次/分,既往高血压病史5年。针刺部位可见瘀斑,右侧腹部压痛,脾肋下6cm。血常规:WBC $61.8×10^9$/L,RBC $3.9×10^{12}$/L,HGB 116g/L,PLT $183×10^9$/L,成熟中性粒细胞分类为93%,细胞质内可见中毒性颗粒及空泡变性(图113-1)。NAP积分20分。骨髓象:骨髓有核细胞增生极度活跃,粒系增生,占有核细胞的91%,以晚期细胞为主,浆细胞分类为1%(图113-2)。骨髓病理:粒系高度增生。细胞遗传学和分子生物学检查:Ph染色体阴性,BCR/ABL融合基因阴性。诊断为:①CNL;②高血压一级危象。给予羟基脲、反应停、宏福隆及抗感染等治疗,病情好转,于2007年3月28日出院。出院后院外继续口服治疗,定期门诊复诊,调整药物用量,疗效欠佳。又因心慌、心率快、乏力、胸闷,于2007年5月14日第二次入院。

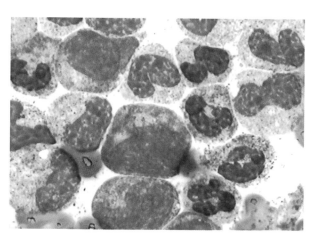

图 113-2　骨髓　粒细胞增生

【辅助检查】

　　血常规　WBC $65.6×10^9$/L,RBC $2.7×10^{12}$/L,HGB 80g/L,PLT $74×10^9$/L,人工复检:成熟中性粒细胞87%,细胞质内可见中毒性颗粒及Döhle小体(图113-3)。

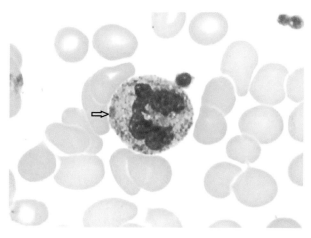

图 113-3　血片 Döhle 小体(箭头所示)

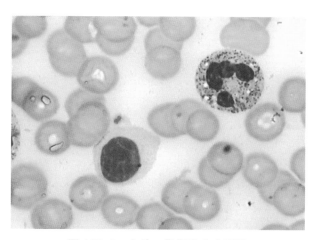

图 113-1　血片　粒细胞含中毒性
颗粒及空泡变性

　　其他检查　血清蛋白电泳:A 40.3%,α1-球蛋白3.5%,α2-球蛋白5.2%,β-球蛋白1.0%,γ-

球蛋白 50%，在 γ 区出现异常 M 条带。免疫球蛋白：IgG 5.63g/L，IgA 27.9g/L，IgM 0.55g/L。影像学检查：患者头颅侧位及骨盆平片骨质未见明确异常，腰椎骨质增生。

骨髓常规 增生极度活跃，粒系（G）=65%，红系（E）=6.5%；粒系增生，以中晚期细胞为主，红系少；浆细胞增多，比例约为 18%，可见双核、多核浆细胞（图 113-4）。细胞化学染色：过氧化物酶（MPO）染色阴性，SBB 阴性，PAS 阴性，铁染色阴性，酸性磷酸酶（ACP）染色阳性，5'-核苷酸酶染色阳性，甲绿-派若宁染色胞质阳性。

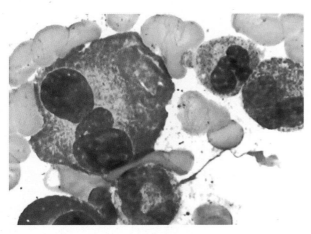

图 113-4 骨髓 多核浆细胞

流式细胞免疫分型 CD45-，CD38、CD56 强阳性，CD19、CD20、CD22、CD2、CD5、CD15、CD33 均未见表达。

诊疗经过 根据 WHO 诊断标准，诊断为多发性骨髓瘤Ⅲ期 A 组，给予 VTD 方案化疗 2 个疗程，病情好转出院。

【综合诊断】

慢性中性粒细胞白血病合并骨髓瘤。

【解析】

慢性中性粒细胞白血病（CNL）是一种以外周血成熟中性粒细胞增多、肝脾肿大、碱性磷酸酶（NAP）积分升高为特征的一种慢性骨髓增殖性肿瘤。本病较为罕见，起病隐袭，多见于老年人，以男性为多，主要表现为头晕、乏力、苍白、肝脾肿大等。一部分患者可合并浆细胞骨髓瘤、慢性

B 细胞白血病，少数病例可转变为急性白血病。国内 CNL 合并 MM 的病例较少。CNL 的主要诊断依据是原因不明的中性粒细胞增多，骨髓粒细胞系统异常增殖，肝脾及皮肤等组织器官有粒细胞浸润表现。约 90% 的病例可以检测到髓系肿瘤 CSF3R 基因突变。诊断过程中，需排除继发性中性粒细胞增高、CML 及其他 MPN 或 MDS/MPN。本例患者第一次入院时临床表现、血象、骨髓象、细胞遗传学、基因检测均符合 CNL 的诊断特征：中性粒细胞增多，中性粒细胞 NAP 活性增高，肝脾肿大，Ph1（-），BCR/ABL（-），不伴嗜酸性粒细胞和嗜碱性粒细胞增多。从而确诊为 CNL。患者再次住院时骨髓象形态学出现较多的浆细胞，引起临床和实验室的极大关注，若为反应性浆细胞增多，CD19、CD20（+），CD56（-），但患者 CD19（-）、CD20（-），而 CD56（+），本例骨髓中浆细胞为 18%，血清蛋白电泳 γ-球蛋白高，免疫球蛋白 IgA>20g/L，符合张之南的诊断标准，患者属于极为少见的 CNL 合并骨髓瘤。

Standen 等用分子生物学技术分析了 CNL 合并骨髓瘤的克隆形成能力，以阐明髓系增殖是单克隆性还是多克隆性，结果表明，骨髓瘤与 CNL 并存时髓系增生现象是浆细胞浸润的一种多克隆性反应而不是一种骨髓及骨髓外增殖的并存现象。副蛋白或浆细胞会辅助影响微循环中细胞数量或骨髓基质细胞，直接增进骨髓细胞形成。骨髓瘤单克隆细胞产生包含 IL-1β 和 M-CSF 的细胞因子，IL-1β 和 M-CSF 又可促使骨髓基质细胞产生 IL-6、IL-7 以及 IL-11，IL-7 反过来激活 T 淋巴细胞产生 IL-3 和 GM-CSF。副蛋白选择性阻碍中性粒细胞在骨髓及血液中的动态运输，比如影响白细胞黏附分子的表达。Kusaba 等通过研究发现 CNL 并发骨髓瘤患者血清中 G-CSF 水平升高，异常浆细胞抗 G-CSF 抗体阳性。这些结果表明骨髓瘤细胞分泌的 G-CSF 直接导致中性粒细胞增多。本例患者第一次与第二次的诊断相隔 2 个多月，由于第一次浆细胞分类仅为 1%，第二次发展到 18%，才引起临床注意，考虑 CNL 合并骨髓瘤，是否首先由骨髓瘤细胞导致中性粒细胞增多未能进一步得到验证。

（史 敏）

第八篇　骨髓转移瘤

病例114　骨髓涂片细胞极少，印片检出大量转移性癌细胞

【病例介绍】

患者，男，71岁，1月前反复行走10余分钟后感头晕不适，程度中等，随即出现恶心呕吐。就诊于当地医院。心肌损伤标志物及电解质未见明显异常，以呕吐待查、房颤收住入院。患者有前列腺癌病史2年，曾行化疗，但效果欠佳，时感右下肢疼痛，未予服药。

【辅助检查】

血常规　WBC 2.7×10^9/L，HGB 57g/L，PLT 27×10^9/L。

其他检查　生化：TBIL 20.6μmol/L，DBIL 4.9μmol/L，IBIL 15.0μmol/L，ALT 21U/L，AST 40U/L，ALP 1243U/L，GGT 74U/L，TP 56.7g/L，ALB 42.7g/L，GLO 24.0g/L，A/G=1.78。超声检查：肝多发性囊肿，前列腺偏大伴钙化。

骨髓常规　增生极度减低，未见骨髓小粒，淋巴细胞比例相对增高，以成熟的小淋巴细胞为主（占58%），杆状核粒细胞及分叶核粒细胞占36%，有核红细胞偶见，巨核细胞全片未见，仔细找遍3张涂片，未见异常细胞。

骨髓印片　有核细胞尚可，为单一的异常细胞簇，平均每低倍视野3~4个，大者由数百个细胞组成，小者由三五个细胞组成。基质背景较清晰，散在分布少量淋巴细胞和细长的纤维细胞，偶见浆细胞，易见散在分布的裸核异常细胞。异常细胞轻度大小不一，胞核类圆形、较规则、深染，染色质致密，

不见明显核仁，胞质极其丰富，轻度嗜碱性，结构排列缺乏规则性，但一部分异常细胞簇仍可以观察到腺管样结构，显示转移性癌细胞的特征，结合临床提示骨髓印片转移性癌（前列腺癌来源存在可能）。

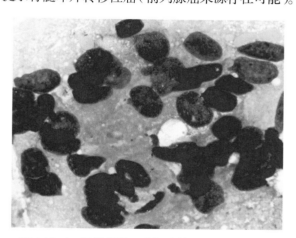

图114-1　骨髓印片　癌细胞簇排列缺乏规则性

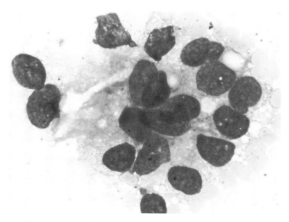

图114-2　骨髓印片　癌细胞簇有类腺管结构

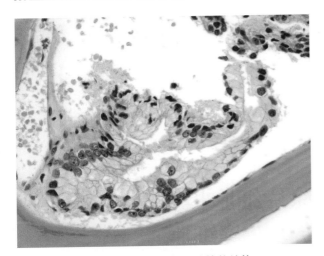

图 114-3　HE 染色　腺管状结构
排列的癌细胞

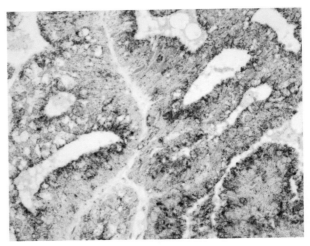

图 114-6　P504S 呈阳性,被认为是前列腺上皮内恶性
肿瘤的良好标记物,具有较高的特异性和灵敏度

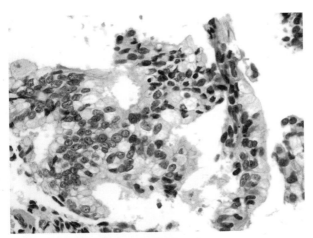

图 114-4　HE 染色　癌细胞不规则状浸润以及与纤维
细胞交织增生性结构

骨髓切片　骨小梁被肿瘤细胞溶骨性破坏,见不完整骨小梁间区 8 个。有核细胞增生活跃,但被大多数异常细胞占据,造血细胞残留极少。异常细胞簇有三种结构,第一种呈清晰的腺管状结构排列,大小不一、胞质极其丰富、囊泡状伸向腺管样结构内侧,细胞核则位于腺管状结构外侧;第二种为不规则状细胞簇;第三种为癌细胞与纤维组织增生。骨髓组织病理学符合转移性癌细胞的形态和组织结构特征。

免疫组化　CEA 阴性、NSE、NapsinA 阴性,P63 阴性,P504S 阳性(被认为是前列腺恶性肿瘤的良好标记物,具有较高的特异性和灵敏度),CK34βE12 阴性,PSA 阳性。支持前列腺癌来源。

【综合诊断】

前列腺癌骨髓转移。

【解析】

骨髓印片是获取的骨髓组织的直接印片,不受骨髓穿刺对涂片质量的影响,故细胞常常较多。此外,骨髓印片还可以观察到骨髓涂片所见不到的一些细胞组织结构方面的信息,如正常造血细胞的岛性分布、白血病和淋巴瘤侵犯时的片状和弥散性浸润、转移性肿瘤细胞侵犯时的结节性结构等。骨髓印片标本的这些特性,在本病例中得到很好体现。骨髓涂片幼红细胞极少,细胞成分以淋巴细胞和中性粒细胞为主,多张涂片仔细检查均未找到转移性癌细胞,而骨髓印片标本上,在低倍镜下巡视时即发现大量灶性分布的异常细

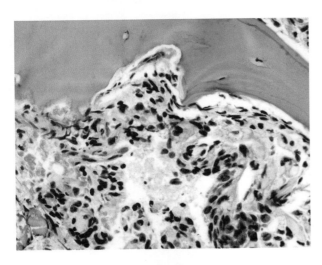

图 114-5　HE 染色　癌细胞与纤维细胞交织性
增生结构,并见癌细胞蚀骨性破坏骨小梁

胞,大小不一,非常醒目,极易判断。

由于骨髓印片与涂片同步染色检查可以快速将提示性或明确的细胞形态学诊断信息提供给临床,有助于临床及时采取治疗措施;还由于骨髓印片有核细胞量和异常细胞的检出意义明确,避免了骨髓涂片因稀释或其他原因不能诊断而再次进行穿刺,也减少了病人不必要的检查和痛苦。

恶性肿瘤转移至骨髓时,骨髓印片检出肿瘤细胞的阳性率比骨髓涂片高,我们曾比较研究骨髓印片和骨髓涂片,结果为骨髓印片检出肿瘤细胞明显高于骨髓涂片,且检出肿瘤细胞的数量也显著多于骨髓涂片。可以说,凡骨髓涂片上找到转移性肿瘤细胞的,骨髓印片上也有,反之则不然。而且,骨髓印片的阳性结果也会经骨髓切片得到进一步的证实。我们通过实践得出,骨髓检查最好进行四片联检(血片、涂片、印片、切片),可以降低各自分散检查的假阳性与假阴性结果;同时,即使在基层医院形态学检验中不能进行骨髓切片的联检,前三片(血片、骨髓涂片、骨髓印片)联检也能拓展分析思路,增加诊断信息的依据。

(李菁原　叶向军　吕　萍)

病例 115　黑色素颗粒少的幼稚黑色素瘤细胞

【病例介绍】

患者,女,61岁。7个月前无诱因出现发热,左侧鼻腔出血、鼻塞,流黄、黑色鼻涕,无头痛,无面部疼痛、麻木,于当地医院对症治疗后,发热、鼻腔出血好转,2个月前于大同市第三人民医院就诊,诊断左侧鼻腔肿物,行鼻内镜手术治疗,术后病理回报:恶性小细胞肿瘤,免疫组化倾向:①浆细胞肿瘤;②恶性黑色素瘤,建议到上级医院会诊。后到院内就诊,病理科会诊:左侧鼻腔恶性肿瘤,形态上考虑髓外浆细胞瘤。鼻窦CT示:左侧上颌窦及左侧鼻腔占位性病变,邻近骨质破坏,左侧中下鼻甲缺如。门诊以"左侧鼻腔恶性肿瘤"收入院,患者近4天来发热,体温最高39.1℃,自觉乏力,关节疼痛,全身皮肤黏膜未见黄染、出血点、破溃。全身浅表淋巴结未触及肿大。肝脾肋下未触及。全身未见黑色素痣。专科查体:鼻,外鼻无畸形;鼻中隔无明显偏曲,左侧鼻底及鼻前庭隆起,左侧鼻腔可见脓性分泌物,未见左侧下鼻甲,左侧鼻腔可见灰白色肿物,质地中等,触之无出血。各鼻窦区无明显压痛。咽,左侧硬腭隆起,触之无出血,质地中等,咽黏膜慢性充血,咽后壁淋巴滤泡增生;双侧扁桃体无肿大,无红肿或化脓;悬雍垂居中,软腭对称,抬举良好。

【辅助检查】

血常规　WBC 4.17×10^9/L, RBC 3.64×10^{12}/L, HGB 102g/L, PLT 151×10^9/L。

其他检查　肝功:ALT 28U/L, TP 50g/L, ALB 28g/L;鼻窦CT:左侧上颌窦及左侧鼻腔占位性病变,邻近骨质破坏,左侧筛窦、筛板、中下鼻甲缺如;头部+躯干PET/CT:左侧鼻腔、上颌窦、筛窦代谢不均匀增高软组织密度影,考虑恶性病变,窦

壁及硬腭受累不除外,左侧上颌窦内侧壁及左侧中下鼻甲破坏、消失。

骨髓检查　增生活跃,粒系(G)=7.5%,红系(E)=1.5%;黑色素瘤占90.5%。该细胞胞体大小不等,核圆或椭圆形,偏位,染色质细致,可见大而明显的核仁,多为一个,胞浆量较多,灰蓝色,部分胞浆可见少许空泡,个别胞浆内可见少许灰蓝或蓝绿色颗粒,极少数胞浆内可见大量颗粒状或块状灰蓝色颗粒。粒系各阶段比例减低或缺如,形态大致正常。红系各阶段比例减低,形态正常。红细胞呈"缗钱"状排列。淋巴细胞比例减低,形态大致正常。巨核细胞及血小板不少。未见其他异常细胞及寄生虫。

骨髓活检　可见较多异型细胞浸润,结合病史及免疫组化结果考虑转移性恶性黑色素瘤。

免疫组化　AE1/AE3-, CD138(灶+), CD20-, CD235a+, CD3-, CD38(灶+), Ki-67(index 60%), MPO+, HMB45+, Melan-A+, S-100+。

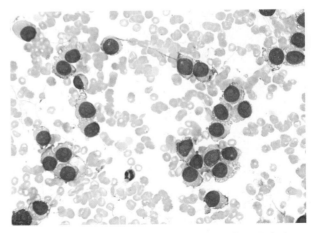

图115-1　骨髓　幼稚黑色素瘤细胞,胞浆易见空泡,核仁巨大　600×

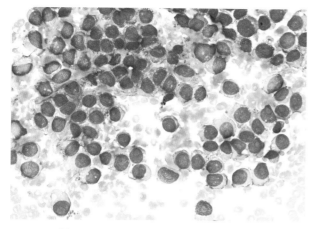

图 115-2 骨髓 幼稚黑色素瘤细胞，
少许可见黑色素颗粒 600×

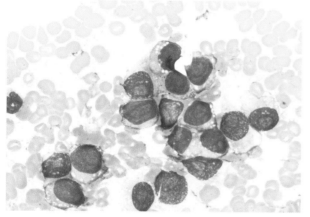

图 115-3 骨髓 幼稚黑色素瘤细胞，
少许可见黑色素颗粒

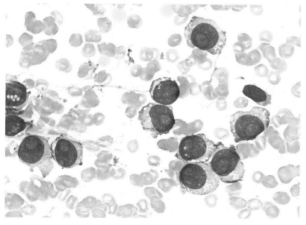

图 115-4 骨髓 幼稚黑色素瘤细胞，
胞浆易见空泡，核仁巨大

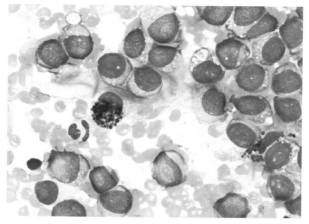

图 115-5 骨髓 幼稚黑色素瘤细胞，
少许可见黑色素颗粒

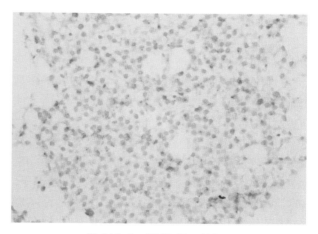

图 115-6 HMB45 400×

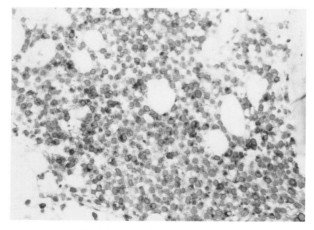

图 115-7 Melan-A 400×

【综合诊断】

恶性黑色素瘤。

【解析】

恶性黑色素瘤是一种高度恶性的黑色素细胞肿瘤。在全球的发病率越来越高，占所有恶性肿瘤的 1%~3%。临床上约 60% 是由黑痣恶变而来,足底和肛门周围多见,以转移早、预后差为主要特点。其病理类型大多为有色素型,无色素型极为少见。转移性黑色素瘤常累及淋巴结,偶见先侵犯附近皮肤,最终转移至内脏器官。常见转移部位是肺,其次为大脑、肝脏、骨髓、肠道。黑色素瘤广泛转移至骨髓的情况比较少见,Savage 等报道 97 例恶性黑色素瘤中仅 5.4% 出现骨髓累及,肿瘤主要来源于后腹膜、肛管、扁桃体、鼻腔、眼部黑色素瘤。而其最常见的血液学表现为贫血,其次是血小板减少、全血细胞减少和外周血出现幼稚粒细胞及有核红细胞。有 1 例报道外周血出现肿瘤细胞,形态学表现为明显的大小不均,中等到明显的核形异常,胞浆色素颗粒可多可少,最显著的特征是具有明显的大核仁。Wolff 等报道 1 例白细胞显著增多的骨髓转移性黑色素瘤可能是骨髓肿瘤浸润,肿瘤细胞产生的细胞因子或其他介质引起白细胞增多。也有黑色素瘤伴自身免疫性中性粒细胞和血小板减少的报道。大多数恶性黑色素瘤骨髓转移均可找到原发病灶,不明原发灶的骨转移性黑色素瘤较少,约占 5%~15%。免疫组化对恶性黑色素瘤的诊断具有重要意义,常用标记为波形蛋白、S-100 蛋白、HMB-45、A103、黑色素细胞酪氨酸酶、小眼相关转录因子。证实颗粒为黑色素颗粒的最常用方法是证实颗粒含黑色素相关的 MART-1 基因产物及黑色素基质蛋白 gp100,分别为 Melan-A 或 A103 抗体、HMB-45 抗体免疫组化染色阳性。

无颗粒型的黑色素瘤约占黑色素瘤的 2%~3%,有学者认为,这种黑色素瘤的变异型侵袭性更强,更易广泛转移。骨髓受累的无黑色素瘤变异型极为少见。文献报道可以白血病形式出现,外周血可发现大量黑色素瘤细胞。且有报道认为黑色素瘤的非特异性酯酶呈强阳性,似急性单核细胞白血病。其在骨髓中的形态学为胞体大小不等,核圆形、椭圆形或不规则形,偏位,染色质细致,核仁大而明显,胞浆量丰富,灰蓝色或深蓝色,部分细胞胞浆内可见空泡。Friedman M 等报道,无颗粒型黑色素瘤可像骨髓瘤。与院内患者的黑色素瘤细胞的形态类似,但低倍镜下仔细观察患者的骨髓涂片,发现患者个别瘤细胞胞浆内可见少许灰蓝色或蓝绿色,颗粒状或块状的黑色素颗粒,提示个别细胞向下分化。典型黑色素瘤的浆内黑色素颗粒颜色为棕黄色或棕黑色。骨髓涂片外观为棕褐色或棕黑色。黑色素瘤侵犯的骨髓涂片外观可呈棕红色、棕褐色或棕黑色,这取决于瘤细胞的多少或色素颗粒着色。油镜下见颗粒状或块状棕黄色或棕黑色颗粒时,极度提示为黑色素瘤。为避免染色的干扰,可将未染色的骨髓片在油镜下直接观察,查见瘤细胞内棕黑色的颗粒,有助于诊断进一步指向黑色素瘤。当临床有骨质破坏,骨髓涂片发现细胞偏位,具有大而明显的核仁,部分浆内可见空泡的肿瘤细胞时,应仔细寻找细胞是否有蓝绿色或棕黄色颗粒,若存在,也提示有黑色素瘤的可能,若不存在,黑色素瘤亦不能排除,特别是不要误诊为多发性骨髓瘤,最终诊断均需做骨髓活检。

（葛昌文　蒋显勇）

病例 116　黑色素瘤细胞骨髓转移

【病例介绍】

患者,男,35岁,体重减轻,左髋部疼痛4月余,加重2月入院;肝、脾及淋巴结未触及;前胸及左上臂可见大面积黑痣,局部隆起,有毛。

【辅助检查】

血常规　WBC 14.02×10^9/L,RBC 3.58×10^{12}/L,HGB 106.4g/L,PLT 230×10^9/L,白细胞分类正常。

其他检查　ALB 34g/L,ALT 177U/L,α-谷氨酰基转移酶135U/L,LDH 280U/L,其余生化指标正常;乙肝表面抗原阴性。CT检查:示双髋骨及股骨上段骨质异常信号。

骨髓常规　增生活跃,粒系(G)=60.0%,红系(E)=8.5%;骨髓涂片中可见单个散在或簇状分布转移癌细胞,细胞形态不规则,核染色质疏松,可见核仁;部分胞浆中沉积数量不等的深黑色颗粒,颗粒呈细小或粗块状。形态学意见:根据细胞异质性及胞浆中含有紫黑色颗粒,不除外恶性黑色素瘤骨髓转移,建议骨髓活检。

骨髓活检　可见大量异常增生细胞,并见色素沉积。免疫组织化学结果:CK(-),Hep-1(-),Glypican-3(-),CD34(+),Ki67(阳性细胞数30%),CK 7(-),TTF-1(-),CD117(-),CgA(-),Syn(-),S100(+),LCA(-),CD31(-),HMB45(+),MART-1(+)。结合骨髓活检及免疫组织化学染色诊断恶性黑色素瘤骨髓转移。

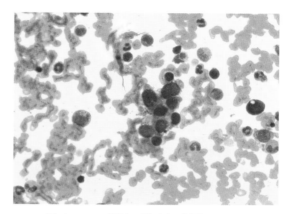

图 116-1　骨髓　肿瘤细胞团　200×

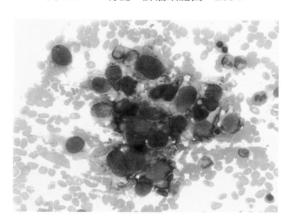

图 116-2　骨髓　肿瘤细胞团　400×

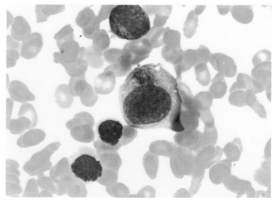

图 116-3　骨髓　肿瘤细胞浆中可见黑色素颗粒

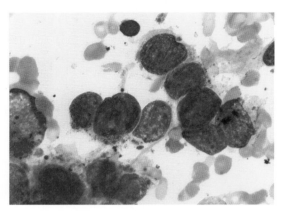

图 116-4　骨髓　成堆的黑色素瘤细胞

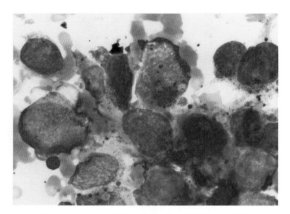

图 116-5　骨髓　成堆的黑色素瘤细胞

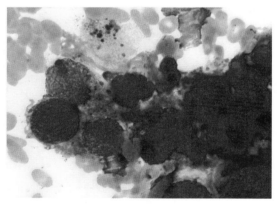

图 116-6　骨髓　成堆的黑色素瘤细胞

【综合诊断】

恶性黑色素瘤。

【解析】

恶性黑色素瘤（malignant melanoma，MM）是一种高度恶性的黑色素细胞肿瘤。临床上约60%是由黑痣恶变而来。转移性黑色素瘤常累及淋巴结，偶见先侵犯附近皮肤，最终转移至内脏器官。黑色素瘤广泛转移至骨髓比较少见。本例骨髓中可见单个散在或簇状分布转移瘤细胞，细胞形态不规则，核染色质疏松，可见核仁，提示瘤细胞骨髓转移，部分胞浆中沉积数量不等的细小或块状深黑色颗粒，根据细胞异质性与颗粒颜色怀疑为黑色素瘤骨髓转移。骨髓病理免疫组化对恶性黑色素瘤的诊断具有重要意义，本例骨髓免疫组化S100（+），HMB45（+），MART-1（+）。虽然未做皮肤活检，有明显黑色素痣体征，最终通过骨髓穿刺涂片及病理免疫组化明确诊断。

（杨学农　曾强武）

病例 117　神经内分泌癌骨髓转移

【病例介绍】

患者,女,48岁,自述3个多月前左面部出现一黄豆大小的肿物,当时无不适,未行任何处理,肿物逐渐变大。10天前发烧至38.3℃,自觉左面部肿痛,视力模糊。查体:患者左面部稍肿胀,在左侧耳前可触及一约3cm×2cm的肿物,表面光滑,质地中等,边界不清,活动度差,无压痛。可触及左侧颌下、颈部肿大淋巴结。

【辅助检查】

血常规　WBC 10.03×10^9/L, RBC 2.66×10^{12}/L, HGB 73g/L, PLT 22×10^9/L, NE 51.9%, LY 39.3%, MO 7.9%。

其他检查　TP 63.2g/L, Alb 35.6g/L, ALP 224U/L, GGT 116U/L。磁共振(MRI):①左侧颌下区、胸锁乳突肌内侧及耳前区、腮腺后下方、左侧咽旁、锁骨上下窝区见多发结节影,拟为淋巴结肿大,淋巴瘤? 转移性淋巴结肿大? ②双侧上颌窦炎症。腹部彩超:肝脏、脾脏、腹腔淋巴结未见异常。

骨髓常规　增生减低,粒系(G)=41.0%,红系(E)=12.5%;全片未见巨核细胞,血小板少见。片中可见分类不明细胞,占22%。该类细胞多散在分布,胞体较大,呈圆形或椭圆形;胞核大,多呈圆形,可见单核、双核或多核;核染色质呈粗颗粒状,核仁隐显不一,1~3个不等。胞浆量丰富,边缘色较深,呈不透明灰蓝色,易见伪足和空泡。细胞化学染色:MPO呈阴性反应;PAS阳性率为58%(多为颗粒状阳性或粗块状强阳性)。意见:分类不明细胞性质待定,不除外肿瘤细胞侵犯骨髓,请结合其他检查分析。

染色体核型分析　共分析20组,其中47,XX,t(2;13)(q37;q14),+mar占18组,46,XX占2组,建议遗传咨询。

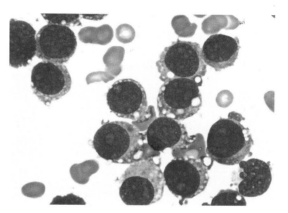

图 117-1　骨髓　肿瘤细胞

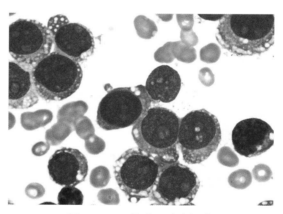

图 117-2　骨髓　肿瘤细胞

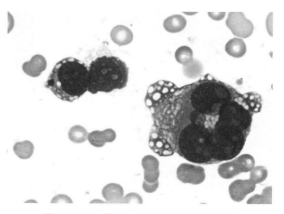

图 117-3　骨髓　巨大多核肿瘤细胞

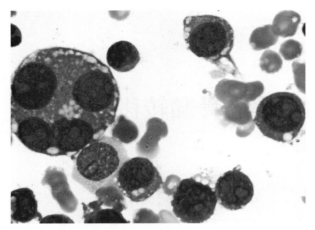

图 117-4 骨髓 巨大多核肿瘤细胞

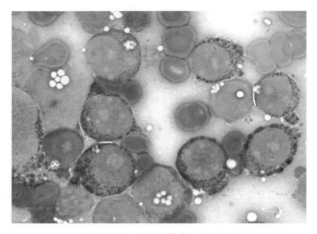

图 117-5 PAS 染色 强阳性

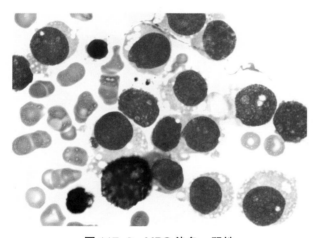

图 117-6 MPO 染色 阴性

病理活检 ①细针穿刺检查：左颈中部、左下颌角和左耳屏前肿物各穿刺一针，三针涂片镜下图像相似，均可见增生活跃的淋巴细胞，同时可见一些中性粒细胞、嗜酸性粒细胞和多核细胞。PAS 染色：阴性。考虑：a.特殊感染，b.淋巴瘤。建议活检确诊。②左腮腺区肿物活检：免疫组化及原位杂交结果，Syn（-）；PAX-5（-）；MPO（-）；Ki-67 阳性细胞 70%~80%；CD45RO（-）；TDT（-）；CD20（-）；CD3（-），EBER（-）；CD56（+）；Vimentin（+）；S-100 灶状阳性；CK 小灶阳性。符合神经内分泌癌。③骨髓活检：骨髓组织、骨小梁间见片状异型细胞浸润，免疫组化：CD56（+）；CgA（-）；Ki-67（+）；LCA（-）；Syn（-）；TTF-l（-），符合神经内分泌癌转移。

【综合诊断】

左腮腺区神经内分泌癌骨髓转移。

【解析】

神经内分泌癌（neuroendocrne carcinoma，NEC）来源于上皮源性神经内分泌的恶性肿瘤，能合成和分泌胺类及多肽类激素，属于罕见的肿瘤类型，占全部恶性肿瘤比例不足 1%，主要见于消化道及肺部（如肺小细胞癌）。但是头颈部的 NEC 少见，仅占头颈部恶性肿瘤的 0.5%~1%，且多为低分化的肿瘤。

本例患者临床表现明显，结合骨髓涂片、骨髓活检以及原发病灶的活检和相关的免疫组化可明确诊断为神经内分泌癌骨髓转移。本病例的肿瘤细胞多散在分布，与其他常见的骨髓转移癌的成团及融合分布有所不同。需特别注意与多发性骨髓瘤、淋巴瘤相鉴别。1.多发性骨髓瘤产生异常单克隆免疫球蛋白，可造成骨质破坏、肾功能损害等症状，髓外浸润多见于肝、脾、淋巴结以及肾脏。多发性骨髓瘤细胞可分为原始细胞型、幼稚细胞型、成熟细胞型及间变型，形态特征常具有染色质粗、核偏位、高尔基区、胞质深蓝厚重及边缘不规则等，PAS 染色多为阴性或弱阳性，原始细胞型的 MM 与 NEC 形态学上容易混淆，利用免疫固定电泳、骨髓活、肾功能等相关检查可进行鉴别。2.淋巴瘤可出现肝、脾、淋巴结的肿大，临床症状与本例有所相似。骨髓涂片检查 NEC 与淋巴母细胞淋巴瘤、高度恶性 B 细胞淋巴瘤以及肝脾 T 细胞淋巴瘤甄别困难，骨髓活检及免疫组化有助于肿瘤的诊断及鉴别诊断。

（朱松山 曾强武）

病例 118　神经母细胞瘤骨髓转移

【病例资料】

患儿,女,5岁,左眉弓外侧摔伤1月余,左眼颞侧肿胀,左上脸红肿,伴眼球突出,就诊于当地医院,对症消炎治疗,消肿效果不明显。转诊入院。查体见左前额3cm×3cm大小突起,颞侧肿块5cm×6cm,皮肤可见少许结痂;左眼脸肿胀、眼球外突,右侧枕骨柄局限性隆起,右侧颈部淋巴结肿大。

【辅助检查】

血常规　WBC 6.3×10^9/L, RBC 3.23×10^{12}/L, HGB 96g/L, PLT 421×10^9/L, CRP 27.3mg/L。外周血复检见分类不明细胞,建议骨髓检查。

其他检查　彩超示肝肋下1.7cm,胆囊、胰腺、脾脏及双肾未见异常。

骨髓常规　增生明显 - 极度活跃,粒系(G)=3%,红系(E)=0%;粒系、红系受抑制,成熟红细胞轻度大小不一。全片见巨核细胞3个,血小板呈单个、小堆分布,易见。片中可见一类细胞大量增生,该类细胞明显大小不一,胞浆呈灰蓝色或浅粉色,染色质颗粒状聚集,可见双核、多核细胞,成团或单个散在分布,细胞间可见粉红色嗜酸性纤维网状物质。意见:不除外骨髓转移瘤。

流式细胞免疫分型　异常细胞群约占有核细胞的78.5%,表达CD56、CD71,不表达CD45、cCD3、MPO、cCD79a、cKappa、cLambda、CD36、GLyA,为异常细胞表型,转移瘤?

【综合诊断】

神经母细胞瘤骨髓转移。

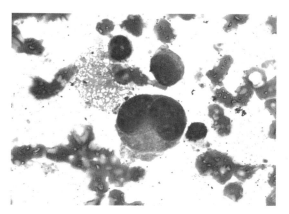

图 118-1　骨髓　"人"、"八"字形瘤细胞

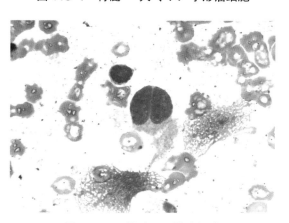

图 118-2　骨髓　双核瘤细胞

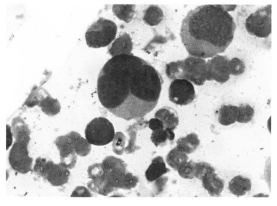

图 118-3　骨髓　"品"字形瘤细胞

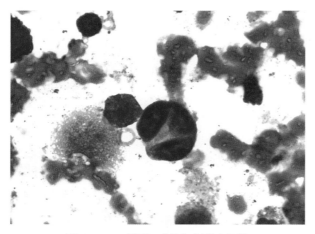

图118-4　骨髓　"品"字型瘤细胞

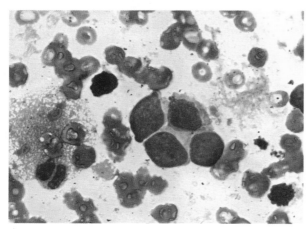

图118-5　骨髓　"田"字格样瘤细胞

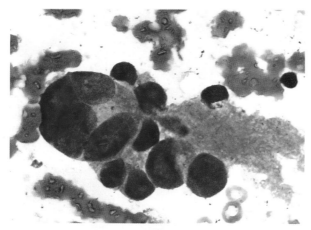

图118-6　骨髓　多核巨大瘤细胞

【解析】

　　神经母细胞瘤（neuroblastoma，NB）是儿童最常见的颅外实体性恶性肿瘤，恶性程度高，早期即可发生转移，多见于1~5岁儿童。初发时，临床表现多样，常伴不明原因发热、面色苍白、贫

血、食欲缺乏，在内科检查时发现肿瘤而确诊，也有患儿因偶见腹部肿块就诊，一般全身情况较好，无疼痛，肿块坚硬伴结节、边界尚清、不活动。手术、化疗、放疗等综合治疗使神经母细胞瘤患儿的预后得到很大的改善，但是晚期神经母细胞瘤的预后依然很差。有无骨髓转移与该病治疗方案的选择及预后的判断密切相关，骨髓穿刺对确诊骨髓有无转移、准确临床分期有重要价值。骨髓穿刺涂片发现典型"人"字形、"八"字形、"品"字形、"菊花团"样、"砌墙"状肿瘤细胞，背景和（或）瘤细胞间易见大量粉红色酸性纤维丝等现象；结合细胞化学染色 NAE（＋），PAS（＋），ACP（＋）；MPO（－）、SBB（－）、NBE（－）、CE（－），即可作出 NB 初步诊断，对患儿尽早治疗起积极作用。

　　NB 骨髓涂片特点：

　　瘤细胞呈多样性，单个核、双核、三个核及三个核以上均可见，胞核有切迹，核仁不定，胞质多寡不一，胞浆呈灰蓝色或蓝色，周边整齐或不规则（撕纸状）、无颗粒或见粉红色细小颗粒，也可见较粗大的嗜天青颗粒，染色质粗颗粒状、厚感，最大特点为细胞间可见粉红色酸性纤维丝（见图118-6、图118-7、图118-8）；骨髓涂片中可见各种形态瘤细胞，典型的"菊花团"样排列（见图118-8）；"人"字、"八"字形双核、"品"字形三核、"田"字形四核，低倍镜下可见成团或簇状的细胞团，排列紧密，油镜下成团瘤细胞互相粘连，非常黏稠，不易分开。NB 细胞化学染色，MPO、SBB、CE、NBE均为阴性，NAE 可阳性，多 1＋；ACP 多阳性；ACP 阳性反应可被酒石酸抑制；PAS 阳性，多呈淡粉色，也可见粗大颗粒。

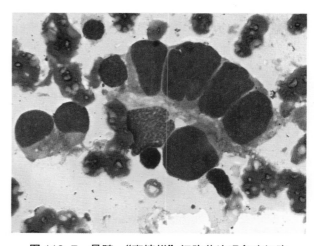

图118-7　骨髓　"砌墙样"、细胞共边现象瘤细胞

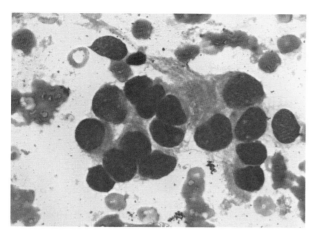

图 118-8　骨髓 "菊花团" 状瘤细胞

NB 确诊标准（以下两项之一）：

1. 肿瘤组织光镜下获得肯定的病理学诊断（下列检查可有可无：免疫组织化学染色、电镜检查、血清 NSE 或尿中儿茶酚胺代谢产物升高）。

2. 骨髓抽吸涂片和活检发现特征性神经母细胞（小圆细胞，呈巢状或菊花团状排列；抗 GD2 抗体染色阳性），并且伴有血清 NSE 或尿中儿茶酚胺代谢产物升高。

NB 需与以下小圆细胞恶性肿瘤相鉴别：

1. 小细胞癌：多见于中老年人，常发生于肺、消化道，巴氏染色核染色质呈胡椒盐样染色质，免疫病理可以区分。

2. 淋巴瘤：可表现为淋巴结肿大和腹膜后包块，组织学可见圆形或卵圆形细胞，弥漫分布，淋巴瘤系列标志物阳性，神经内分泌源性标志物阴性。

3. 髓外尤文肉瘤：较少见，多见于青少年，好发于四肢，以臀部、大腿、肩部及上臂多见。肿瘤病理学形态类似 NB，细胞形态单一，呈小圆形，细胞核呈圆形，CD99 细胞膜阳性对鉴别诊断意义大。

（李洪文　曾强武）

病例 119　神经母细胞瘤骨髓转移

【病例介绍】

患者,男,5岁,因反复发热伴骨痛,面色苍白,乏力 6 月余,浅表淋巴结肿大伴腹胀 1 周入院。体温 38.5℃,贫血貌,眼眶部可见散在出血斑,左颈部及耳后淋巴结肿大,约 2.0cm×3.0cm 大小,轻压痛,移动度差;颈软,腹胀,右季肋部可触及质硬包块;脾触诊不满意;双下肢无水肿。入院诊断:①淋巴瘤白血病? ②神经母细胞瘤?

【辅助检查】

血常规　WBC 4.19×10^9/L, RBC 2.71×10^{12}/L, HGB 83.0g/L, PLT 141.0×10^9/L。

骨髓常规　增生极度活跃,粒、红、巨核三系增生受抑制。异常细胞大量增生,多以单个分布,可见成堆聚集现象,片中可见游离浆质体;胞体偏大,胞浆量多,呈嗜碱性灰蓝色,无颗粒,易见伪足突起;细胞核大,居中或偏位,呈圆形或椭圆形,独核者居多,少数可见双核、三核及多核,可见凹陷和切迹;细胞核染色质细粒状;核仁不甚明显。细胞化学染色:SBB、MPO、CE 等呈阴性,PAS 呈阴性、细颗粒弥散状阳性、部分可见中粗颗粒阳性;NSE、ACP 呈阳性,能被 NaF 及抗酒石酸酸性磷酸酶抑制。

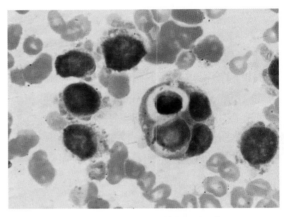

图 119-2　骨髓　神经母细胞

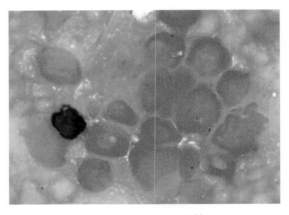

图 119-3　SBB　阴性

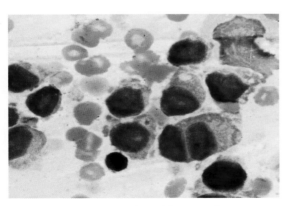

图 119-1　骨髓　神经母细胞

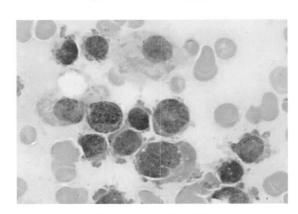

图 119-4　MPO　阴性

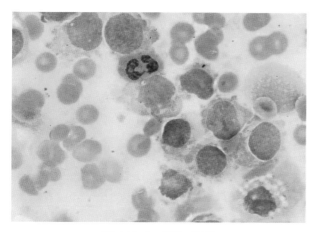

图 119-5　CE　阴性

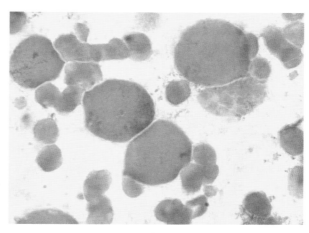

图 119-8　NaF 抑制试验　被抑制

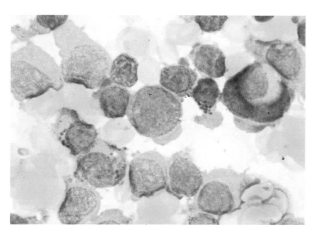

图 119-6　PAS　可见细颗粒弥散状阳性、
部分可见中粗颗粒阳性

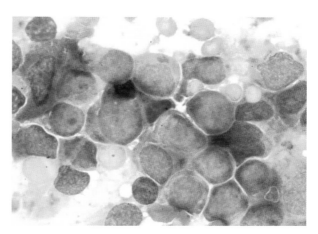

图 119-9　酸性磷酸酶染色（ACP）阳性

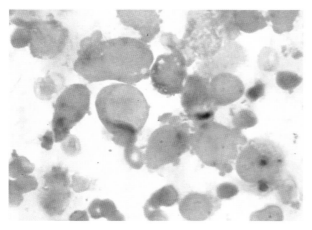

图 119-7　NSE　阳性

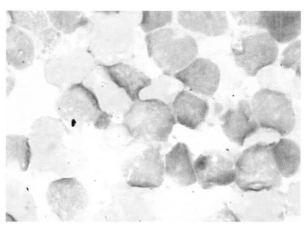

图 119-10　抗酒石酸酸性磷酸酶抑制试验　被抑制

骨髓活检 免疫组化 CD56 强阳性，CgA 弥漫阳性，Syn 弥漫阳性，支持神经母细胞瘤骨髓侵犯。

【综合诊断】

神经母细胞瘤 Ⅲ 期。

【解析】

神经母细胞瘤（neuroblastoma，NB）是一种起源于交感神经节或肾上腺髓质的未分化的交感神经细胞的恶性肿瘤。本病为神经嵴原发的胚胎性肿瘤，根据分化程度不同分为节神经瘤、节神经母细胞和神经母细胞瘤，不同细胞成分可并存于同一肿瘤中。其具有高度恶性，原发部位广泛、隐蔽、早期转移，早期诊断较困难。其生物学行为与年龄相关，本病主要见于 5 岁以下小儿，约占儿童恶性肿瘤的 7%，新生儿恶性肿瘤的 15%~30%。小于 3 个月的婴儿肾上腺神经母细胞瘤比预期发病率高 40 倍，70% 自发退化或分化，大于 2 岁的患婴中，5%~10% 病例的肿瘤可自发凋亡、退化，此与免疫因素有关。本病男性多于女性。神经母细胞瘤组织学特点为细胞多集结，呈菊花团状，细胞体圆形、胞浆少、色蓝或灰蓝色，核大而圆或有凹陷，染色质细致，核仁不清晰，核膜易碎，细胞核和细胞浆界限模糊不清，裸核多。大肿瘤中可见钙化、出血、偶有囊性区，可出现淋巴细胞和浆细胞浸润。神经母细胞瘤骨髓转移的细胞形态特点，可见"人"字形细胞、"品"字形细胞及多核细胞；瘤细胞团呈一丛一丛或一团一团出现，如"砌墙"样或"菊花团"样分布，涂抹细胞易见；HE 染色可见粉红色酸性纤维丝或絮状物，提示肿瘤细胞来源于未分化的交感神经细胞。骨髓中瘤细胞出现率为 3%~97%，大多呈原始粒细胞样或淋巴细胞样，形态不典型时常常与急性淋巴细胞白血病、AML-M1 的原始细胞难以区分，检查不全时易误诊；体积巨大的神经母细胞瘤，染色质比较粗糙，也容易误诊为其他转移肿瘤。神经母细胞可分为 3 型，主要根据细胞大小、形状、染色质粗

细、核仁的有无等来划分。

细胞化学染色 神经母细胞 MPO、SBB、CE 等呈阴性反应；PAS 呈弥散阳性，部分可见珠状中粗颗粒；NSE 呈阳性，被 NaF 抑制；酸性磷酸酶染色（ACP）呈强阳性，可被抗酒石酸酸性磷酸酶抑制，结合细胞形态学可对此病进行诊断。

化学检查 60%~90% 的患儿尿中香草扁桃酸（VMA）及高香草酸（HVA）异常升高，有助于本病诊断。

免疫组化染色 CD56（NCAM）即神经细胞粘附分子，其阳性表达于细胞膜，是一个密切相关的细胞表面糖蛋白家族，在胚胎发生、发育和由接触介导的神经细胞相互作用中起作用，阳性表达于甲状腺滤泡上皮、肝细胞、肾小管、NK 细胞等和神经外胚层起源的细胞，如神经细胞及神经内分泌细胞；Syn 即突触素，阳性表达于胞浆，主要存在于神经元突触前囊泡膜中，用于神经内分泌细胞肿瘤（APUD 系统肿瘤）的诊断及鉴别诊断，如肺小细胞癌、肾上腺嗜铬细胞瘤、甲状腺髓样癌等；CgA 名为嗜铬素 A，阳性表达于胞浆，是肾上腺髓质中一种分子量为 68kD 的可溶性酸性蛋白，广泛表达于神经组织以及人体内分泌细胞组成的分泌腺。CgA 联合 Syn 主要应用于神经内分泌细胞肿瘤的诊断及鉴别诊断，如垂体肿瘤、胰岛细胞瘤、肺小细胞癌、副神经节瘤、肾上腺嗜铬细胞瘤、甲状旁腺肿瘤、Merkel 细胞癌（小细胞癌阴性）、类癌等。此患儿入院后经骨髓形态、组化染色、骨髓活检及尿 VMA 等检查明确诊断为神经母细胞瘤骨髓转移。结合流式表型 GD2+45-56++ 最保险。对于神经母细胞瘤等神经内分泌肿瘤骨髓浸润，需注意流式上 CD45 阴性，CD56 阳性细胞群。菊花团状排列的肿瘤需要鉴别的很多，比如：①小细胞肺癌；②横纹肌肉瘤；③尤文氏/神经外胚叶肿瘤 PNET；④生殖细胞肿瘤等。实际工作中遇到此类形态相似的疾病，综合诊断尤为重要！

（林满华 李 梅 曾强武）

病例 120　鼻腔、鼻窦嗅神经母细胞瘤侵犯骨髓

【病例介绍】

患者,男,25 岁;自诉半年前无明显诱因下开始出现鼻塞,以左侧为主,呈持续性,无头痛,无鼻腔出血,鼻塞症状一直无缓解。外院检查发现鼻腔肿物,行鼻腔鼻窦肿物切除 + 左筛窦、蝶窦、左上颌窦开放术,术后病理示鼻腔、鼻窦嗅神经母细胞瘤。查体:生命征平稳,神清、合作;左侧颌下可触及 2 个肿大淋巴结,约 1.5cm × 1.0cm,右侧颈部、锁骨上未触及肿大淋巴结,肝脾肋下未及,体重无明显变化。

【辅助检查】

血常规　WBC 5.97×10^9/L,RBC 3.67×10^{12}/L,HGB 104g/L,PLT 271×10^9/L。

其他检查　TP 67.5g/L,ALB 35g/L,GLB 32.5g/L,ALT 8U/L,AST 25U/L,ALP 69U/L,GGT 116U/L;尿素 2.75mmol/L,肌酐 56μmol/L,尿酸 246μmol/L;CEA 0.62μg/L,CA1997.53μg/L。MRI:①鼻腔嗅神经母细胞瘤术后改变,两侧筛窦、蝶窦、鼻咽腔、蝶骨体、左侧上颌窦内不规则形影,考虑肿瘤复发,累及两侧海绵窦、斜坡、左侧翼突、翼腭窝。②两侧咽旁间隙、颈动脉鞘区、颌下、锁骨上多发淋巴结转移。③两侧上颌窦、右侧筛窦、乳突炎。④颈胸椎椎体内多发结节或斑片影,转移? 建议进一步检查。**B超检查**:胰腺回声欠均匀。肝脏、胆囊、脾脏、肾脏、输尿管等未见明显异常,腹主动脉旁未见明显肿大淋巴结。腹腔未见明显肿块及积液。

骨髓常规　增生减低,粒系(G)=33.5%,红系(E)=12.5%;粒系形态大致正常;红系可见核出芽。成熟红细胞大小不一,可见异形红细胞。全片未见巨核细胞,血小板少见。肿瘤细胞占 22%,片尾易见,其形态特点:部分成团聚集,砌墙样,大小相差悬殊,呈多形性,胞浆量多少不等,呈粉红色,颗粒不清,部分可见空泡;核呈圆形或不规则形;核

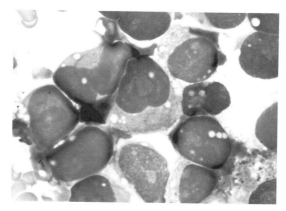

图 120-1　骨髓　嗅神经母细胞瘤

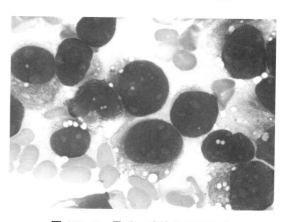

图 120-2　骨髓　嗅神经母细胞瘤

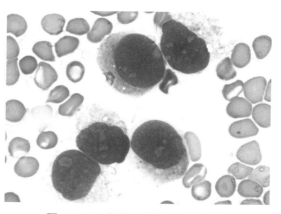

图 120-3　骨髓　嗅神经母细胞瘤

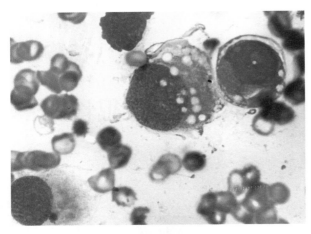

图 120-4　骨髓　嗅神经母细胞瘤

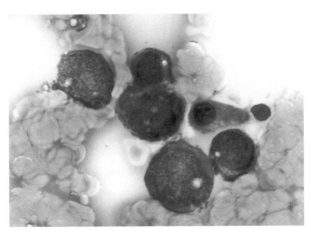

图 120-5　糖原染色　阳性

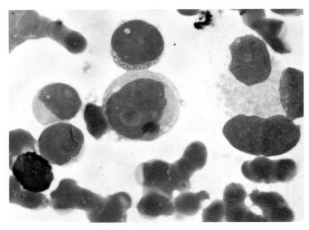

图 120-6　MPO 染色　阴性

染色质较细致,核仁 1~4 个。细胞化学染色:髓过氧化物酶(MPO)染色,肿瘤细胞呈阴性反应;糖原(PAS)染色呈阳性,部分肿瘤细胞边缘呈块状或粗颗粒状阳性。意见:考虑肿瘤细胞侵犯骨髓。

鼻中隔、鼻窦肿物活检及免疫组化　NSE-,CD56+,CD57+,CgA-,Syn-,CK-,CK8/18-,CD3-,CD20-,P53(5%+),Ki67(10%+),考虑嗅神经母细胞瘤。

【综合诊断】

嗅神经母细胞瘤骨髓转移。

【解析】

嗅神经母细胞瘤(olfactory neuroblastoma,ONB)又称为嗅感觉神经上皮瘤或感觉神经母细胞瘤(esthesioneuroblastoma),2005 年 WHO 将其定义为来源于鼻腔鼻窦嗅上皮的神经外胚层肿瘤,早期常出现鼻塞、鼻出血、嗅觉丧失、硬膜外压迫症状,垂体激素释放异常;易引起额窦、眶板、颅底骨质的破坏,ONB 的生物学行为差异大,肿瘤生长缓慢,但具有高度侵袭性,易广泛浸润转移,部分患者首次就诊时即可有颈部淋巴结转移,而且术后复发率高。

骨髓涂片是诊断骨髓转移癌的主要方法之一。一般来说,癌细胞易成堆分布于片尾,且异型性比较大。骨髓转移癌最为突出的特点是细胞之间相互粘附而聚集成团,部分类型可见肿瘤细胞互相融合在一起。这一形态学特征结合临床体征及病史,对骨髓转移癌的定性以及淋巴瘤侵犯的鉴别具有重要的诊断价值,可促使临床进一步查找原发病灶。反之,原发病灶的确诊对骨髓转移瘤的定性也具有参考和支持作用。

(朱松山)

286

病例 121　尤因肉瘤骨髓侵犯

【病例介绍】

患儿,女性,1岁。因左侧下颌骨肿物发现10余天到医院就诊。左侧下颌骨体膨隆可触及一大小约 4.0cm×3.0cm×3.0cm 肿物,质地中等偏硬,不活动。

【辅助检查】

血常规　WBC $8.52×10^9$/L,RBC $3.02×10^{12}$/L,HGB 69.1g/L,PLT $249×10^9$/L。血涂片复检,部分中性粒细胞可见中毒颗粒,血小板成堆可见,未见幼稚细胞。

骨髓常规　骨髓有核细胞增生明显活跃;可见成团细胞,该细胞大小较一致、细胞多聚集成团,核形较规则、染色质细致、核仁一至多个、胞质淡蓝色;粒系以中晚期细胞为主;红系增生,以中、晚幼红细胞居多,成熟红细胞大小不一;巨核细胞1412只,血小板成堆可见。考虑骨髓转移瘤,建议骨髓活检。

骨髓活检　免疫组化:CK(−),Vim(−),CD3(−),CD20(−),Ki-67(70%),CD56(+),Syn(+),CD99(−/+),TdT(−),Mpo(−),CD34(血管+)。小细胞恶性肿瘤神经源性,结合临床肿瘤发生部位及免疫组化倾向于左侧下颌骨尤因肉瘤骨髓侵犯。

【综合诊断】

尤因肉瘤骨髓侵犯。

【解析】

尤因肉瘤(Ewing's sarcoma),传统的概念认为系起源于骨髓的间充质结缔组织,以小圆细胞为主要结构的原发恶性骨肿瘤。现代的新概念是:起源神经外胚层的骨或软组织的小圆细胞肿

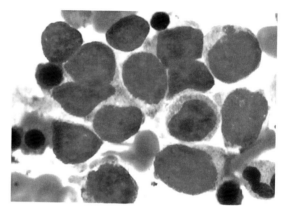

图 121-1　骨髓　尤因肉瘤细胞

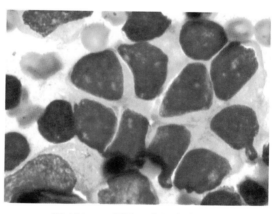

图 121-2　骨髓　尤因肉瘤细胞

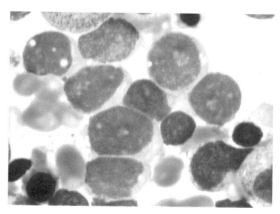

图 121-3　骨髓　尤因肉瘤细胞

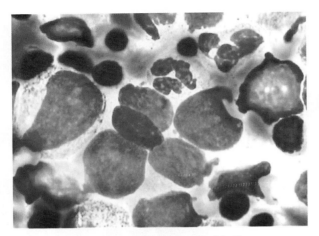

图 121-4　骨髓　尤因肉瘤细胞

瘤。可发生于任何骨骼,好发于四肢长骨的骨干或干骺端,骨盆骨、肋骨、肩胛骨、锁骨及足骨等也常发生。在早期,肿瘤仍局限于骨内时,质地较坚实。一旦骨皮质被破坏而肿瘤侵犯软组织,则质地变柔软而脆弱。肿瘤外观为具有光泽的融合性圆形结节,呈灰白色。在发生继发性变化后,可呈紫红色或因坏死而呈黄色。变性严重时可形成囊腔,内含液化的坏死组织。镜下所见:典型的瘤细胞大小较一致,小而圆,没有清晰的胞质境界,紧密地聚集在一起的瘤细胞内有时可见典型的或不典型的有丝分裂象。银染色可见网状纤维常围绕大片瘤细胞,形成分叶状的间隔,很少穿插在瘤细胞之间,这是与骨的原发性网织细胞肉瘤(非霍奇金淋巴瘤)的重要鉴别点之一。用组织化学方法,如高碘酸雪夫(本例因骨髓片数量少未染色)反应,可显示瘤细胞胞质内有大量糖原(在电镜下也已证实)。这一点可与网织细胞肉瘤和神经母细胞瘤鉴别。

（焦文静　刘永春）

288

病例 122　尤因肉瘤骨髓侵犯

【病例介绍】

　　患者,男,6 岁,患者母亲代诉患儿 2014 年 10 月无明显诱因下出现左小腿疼痛,于行走时加重。2014 年 12 月就诊,2015 年 1 月 8 日行左胫骨慢性骨髓炎病灶清除术、置管对冲引流术,术后病理回报示:(左胫骨)灰黑碎组织,共 1.0cm×0.8cm×0.2cm。镜检:尤因肉瘤。患者完成 4 周期术前辅助化疗后,左胫骨肿块较前缩小。近期再次出现左小腿疼痛,精神、睡眠可,饮食正常、大小便未见异常,体重无明显变化。

【辅助检查】

　　血常规　WBC 4.11×10⁹/L,RBC 3.36×10¹²/L,HGB 92.3g/L,PLT 78.1×10⁹/L,NE 23.0%,LY 68.4%,MO 7.9%。人工复检:异常原幼细胞 24%,杆状核粒细胞 4%,分叶核粒细胞 15%,淋巴 55%,单核 2%。

　　其他检查　肿瘤标志物均正常;LDH 349U/L,铁蛋白 486ng/ml(30.0~400.0)。

　　骨髓常规　增生明显活跃,粒系、红系增生受抑;肿瘤细胞异常增生,占 97.5%,该类细胞大小不一,呈圆形、类圆形,细胞核圆形、类圆形或不规则形,可见凹陷、切迹,核仁隐显不一,1~3 个不等,胞浆量中等,染蓝色,易见空泡,胞浆边缘易见毛发状、伪足样突起。巨核细胞偶见,血小板可见。MPO 染色:病理细胞呈阴性。PAS 染色:病理细胞呈颗粒状强阳性。

　　骨髓活检　免疫组化示 CD99(+)、CD34(+)、Ki-67 阳性率约为 80%、CD56(-)、CD57(-)、CD3(-)、CD20(-)、CgA(-)、Syn(-)、MPO(-)、CD15(-)、CD1a(-)、CD10(-)、D2(-)、CD117(-)、CD79a(-)。

【综合诊断】

　　尤因肉瘤骨髓侵犯。

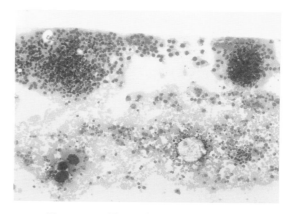

图 122-1　骨髓　大量瘤细胞　100×

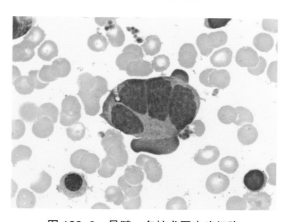

图 122-2　骨髓　多核尤因肉瘤细胞

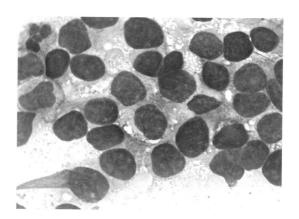

图 122-3　骨髓　成片的尤因肉瘤细胞

289

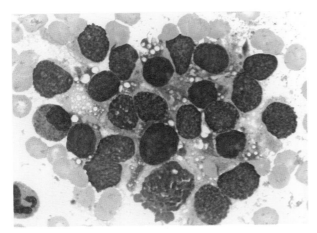

图 122-4　骨髓　成堆的尤因肉瘤细胞,易见空泡

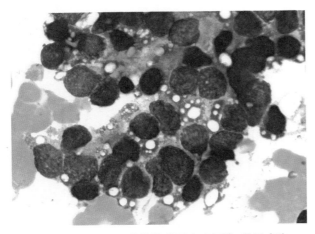

图 122-5　骨髓　成堆的尤因肉瘤细胞,易见空泡

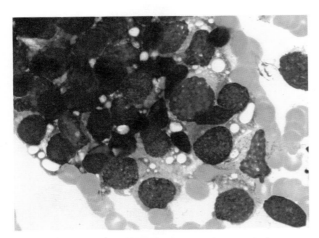

图 122-6　成堆的尤因肉瘤细胞,易见空泡

【解析】

尤因肉瘤(Ewing's sarcoma)又称为未分化网状细胞瘤,原发于骨髓内的原始细胞,是常见的骨的恶性肿瘤。目前尤文肉瘤已被公认是一种独立的骨肿瘤,但对其来源和性质仍存在有不同的

意见,如间充质细胞,成骨细胞,占恶性骨肿瘤的10%~14.2%,而我国此病并不多见,发病年龄多见于青少年,以男性略多见,早期即可发生肺转移,预后差,但放射治疗敏感。疼痛是最常见的临床症状,随疼痛的加剧而出现局部肿块,同时会出现发热、周身不适、乏力、食欲下降及贫血等。本瘤有易转移至其他骨的倾向,早期即可通过血行发生广泛转移,常转移至肺、肝等脏器,提示其多中心性的起源。

本病为小儿患者,病理已诊断明确为尤因肉瘤,外周血提示异常细胞出现,遂行骨穿检查,骨髓涂片中的肿瘤细胞大小较一致,呈圆形或椭圆形,胞浆淡蓝色或蓝紫色,边缘着色较深,细胞边缘有毛发状伪足或突起,胞浆内无颗粒,可见大小不等的空泡,主要分布在胞浆边缘,细胞核呈圆形或椭圆形,核染色质较粗糙、致密、着色较深、核仁不明显,MPO 染色为阴性,PAS 为强阳性。肿瘤细胞单个散在时极易与急性淋巴细胞白血病相混淆。尤因肉瘤细胞骨髓侵犯,其多为散在分布,也可呈菊花团样或腺腔样排列,更增加了骨髓形态诊断的难度。与 ALL 不同的是其胞浆边缘多呈毛发样,胞浆内易见空泡,其空泡并不存在于核内,胞浆 PAS 染色呈强阳性,对其诊断有一定价值。

鉴别诊断:

主要须与急性淋巴细胞白血病、急性化脓性骨髓炎、骨原发性网织细胞肉瘤、神经母细胞瘤骨转移以及骨肉瘤相鉴别。

1. 急性淋巴细胞白血病:是一种起源于淋巴细胞的 B 系或 T 系细胞在骨髓内异常增生的恶性肿瘤性疾病。异常增生的原始细胞可在骨髓聚集并抑制正常造血功能,其主要症状多为白细胞异常、贫血、出血、感染等。与尤因肉瘤相鉴别的重点在于临床症状与体征,尤因肉瘤多出现骨痛及肿块,流式细胞术及骨髓病理检测可将二者鉴别。

2. 急性化脓性骨髓炎:本病发病急,多伴有高热,疼痛较尤因肉瘤剧烈,化脓时常伴有跳痛,夜间痛并不加重,有些病例伴有胸部其他部位感染,早期的 X 线片上受累骨改变多不明显,以后于髓腔松质骨中出现斑点状稀疏破坏,在骨破坏的同时很快出现骨质增生,多有死骨出现;穿刺检查,在骨髓炎的早期即可有血性液体或脓性液体吸出,细菌培养阳性,而尤因肉瘤则不是,进行脱落细胞学检查有助于诊断,骨髓炎对抗炎治疗有明显效果,尤因肉瘤对放疗极敏感。

3. 骨原发性网织细胞肉瘤:多发生于 30~40 岁,病程长,全身情况尚好,临床症状不重,X 线表现为不规则的溶骨性破坏,有时呈溶冰状,无骨膜反应,病理检查,胞核多不规则,具有多形性,网织纤维比较丰富,包绕着瘤细胞,组织化学检查,包浆内无糖原。

4. 神经母细胞瘤骨转移:多见于 5 岁以下的幼儿,60% 来源于腹膜后,25% 来源于纵隔,常无明显原发病症状,转移处有疼痛、肿胀,多合并病理性骨折,尿液检查儿茶酚胺升高,X 线片上常很难鉴别;病理上成神经细胞瘤的细胞呈梨形,骨髓形态上多呈菊花团样排列;电镜下瘤细胞内有分泌颗粒。

5. 骨肉瘤:临床表现发热较轻微,主要为疼痛,夜间重,肿瘤穿破皮质骨进入软组织,形成的肿块多偏于骨的一旁,内有骨化影,骨反应的大小、形态常不一致,常见 Codman 三角及放射状骨针改变。

（杨　峥　曾强武）

病例 123 横纹肌肉瘤骨髓转移

【病例介绍】

患者,男,17 岁,3 年前确诊鼻窦横纹肌肉瘤伴颈部淋巴结转移,并于 2013 年 12 月行左颈部选择区域性淋巴结清扫 + 上颌骨部分切除 + 经鼻侧切开左侧鼻腔恶性肿瘤切除术。术后病理显示,鼻窦胚胎型横纹肌肉瘤仅左侧下鼻甲少量残留,2014 年 2 月开始接受放疗。2015 年 8 月耳鼻喉科复诊,鼻内镜示"左鼻手术后鼻腔上皮化良好,未见明显新生物",并作骨髓检查未见异常。2016 年 3 月 11 日因左鼻出血,量较多不能自止,急诊入院收入儿童肿瘤专科。

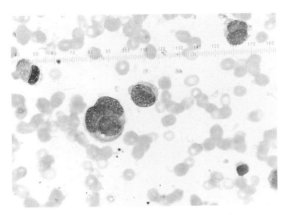

图 123-1 骨髓 横纹肌肉瘤细胞

【辅助检查】

血常规 WBC 1.73×10^9/L, RBC 2.89×10^{12}/L, HGB 87.0g/L, PLT 36×10^9/L, NE 79.2%, LY 12.0%, MO 5.8%, EO 3.0%, BA 0.0%。

其他检查 生化: TP 77.4g/L, ALB 47.8g/L, TBIL 31.2μmol/L, BUN 21.6μmol/L, ALT 86 U/L, AST 110U/L, ALP 223U/L; ESR: 81mm/h。

骨髓检查 增生明显活跃,粒系、红系增生受抑制;骨髓涂片中见大量散在或成团异常细胞,胞体中等大小,胞浆量少至中等,染色呈淡蓝色,胞核呈圆形或不规则形,核染色质粗细不一,核仁不明显。细胞可见成团融合生长,呈菊花团状、立体球状排列;意见:结合病史,考虑横纹肌肉瘤骨髓侵犯。

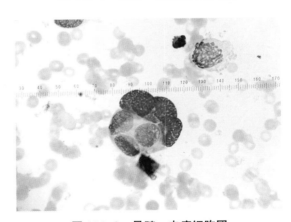

图 123-2 骨髓 肉瘤细胞团

【综合诊断】

横纹肌肉瘤细胞骨髓侵犯。

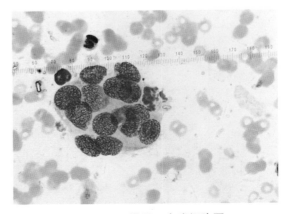

图 123-3 骨髓 肉瘤细胞团

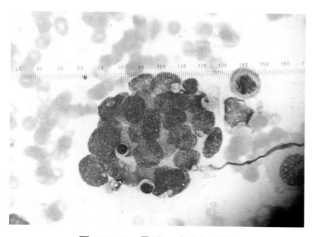

图 123-4　骨髓　肉瘤细胞团

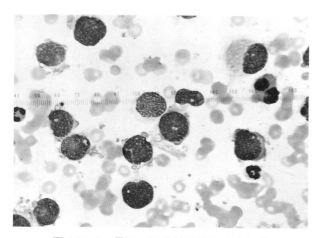

图 123-5　骨髓　散在的横纹肌肉瘤细胞

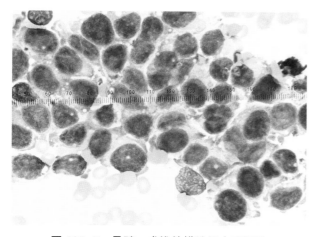

图 123-6　骨髓　成堆的横纹肌肉瘤细胞

【解析】

横纹肌肉瘤（rhabdomyosarcoma）是发生自胚胎间叶组织的恶性肿瘤。横纹肌肉瘤占儿童实体肿瘤的15%，软组织肉瘤的50%。临床表现的多样性、病理改变的多重性以及发病部位的不同，使横纹肌肉瘤成为小儿肿瘤中最复杂的一种。组织病理学上将横纹肌肉瘤分成以下4种亚型：胚胎型、腺泡型、葡萄簇型和多形型。胚胎型横纹肌肉瘤约占横纹肌肉瘤的2/3，好发于儿童及青少年，年龄分布呈两个高峰，即出生后及少年后期，平均年龄5岁。好发头部、颈部、泌尿生殖道及腹膜后。

不同类型的横纹肌肉瘤细胞形态差异明显，此病例表现为分化不良的小圆细胞，细胞化学染色表现为MPO阴性、PAS呈粗细不等的颗粒阳性。据文献报道横纹肌肉瘤病例均有不同程度表达波形蛋白（vimentin）和结蛋白（desmin），大部分病例表达肌源性调节基因 *MyoD1*。

（尹小武）

病例 124 儿童前列腺肉瘤骨髓浸润

【病例介绍】

患者,男,14 岁,既往体健。主因发现血小板减少、凝血异常 1 个月,左髋疼痛 2 天于 2013 年 9 月 9 日入院。患者入院前 1 个月因摔伤左髋就诊,自述伴发热 3 天,体温达 38.0℃,左股骨部位持续性剧烈疼痛;查体急性面容,贫血貌,周身皮肤可见散在瘀点瘀斑,右下颌及颈部可触及多个肿大淋巴结;胸骨中下段压痛,双肺呼吸音粗,腹软,无压痛,肝肋下可扪及,左下肢被动屈曲位,左髋及股骨部位压痛明显。神经系统查体未见异常。患者入院后,一般状态差,出现 DIC 表现,周身散在瘀点瘀斑,左下肢近端频繁出现剧烈疼痛,间断发热,体温最高 38.0℃,无发冷寒战,无咳嗽咳痰,心率快,进食差,无明显恶心呕吐,排尿困难,给予导尿留置,引流尿液淡红色。给予输注入新鲜冰冻血浆、血小板等纠正 DIC,输入浓缩红细胞、止痛、营养支持及其他对症治疗,病情无明显改善。

住院期间患者会诊骨髓象于国内某知名三甲医院,分别提示:考虑急性巨核细胞白血病(糖原染色阳性率 59%)和急性白血病未定型。

【辅助检查】

血常规示 WBC 13.31 × 10⁹/L,HGB 157g/L,PLT 28 × 10⁹/L。人工复检:可见 2% 异常原幼细胞及有核红细胞。

其他检查 凝血功能:PT 12.80s,INR 1.11,APTT 26.1 秒,Fbg 108.90mg/dl,TT 21.60 秒,FDP>120.0μg/ml,D- 二聚体 4650.0ng/ml;铁蛋白 1780ng/ml;LDH 2250U/L;肿瘤五项、前列腺特异性抗原、神经元特异性烯醇化酶、碱性磷酸酶、24h 尿多巴胺、24h 去甲肾上腺素、24h 尿肾上腺素、尿香草酸均阴性。2013 年 9 月 22 日行 PET-CT

检查示:前列腺增大、边缘不规则,代谢不均匀增高,符合恶性肿瘤表现;全身骨多发性骨质破坏,代谢增高,符合骨转移表现,左侧髋骨破坏伴周围软组织肿块;右上肺小斑片影,考虑炎性病变;脾大;盆腔少量积液。

骨髓涂片 增生活跃,粒系、红系增生受抑制;片中原始、幼稚细胞异常增生,约占 73.5%,以大细胞为主,呈圆形或椭圆形,边缘不规则,胞浆量较多,呈天蓝色,偶见空泡。细胞核呈圆形或椭圆形,偶见凹陷、折叠,染色质较疏松细致,核仁可见。髓过氧化物酶染色呈 100% 阴性。

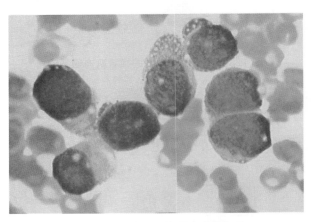

图 124-1 骨髓 前列腺肉瘤细胞

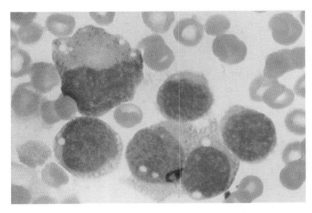

图 124-2 骨髓 前列腺肉瘤细胞

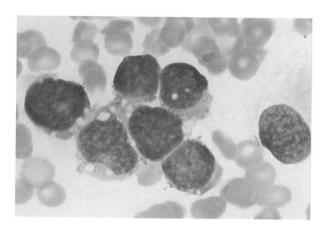

图 124-3　骨髓　前列腺肉瘤细胞

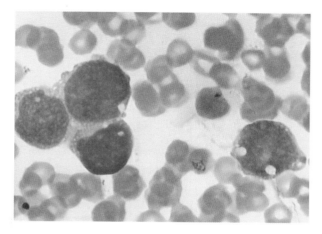

图 124-4　骨髓　前列腺肉瘤细胞

流式细胞免疫分型（2013 年 9 月 11 日） 所检测的抗原 HLA-DR、CD2、CD3、CD4、CD5、CD7、CD8、CD9、CD10、CD11b、CD13、CD14、CD15、CD16、CD19、CD20、CD22、CD33、CD34、CD38、CD56、CD64、CD71、CD81、CD117、MPO、TdT、cCD3、cIgM、CD45。结果：CD34+ 细胞占有核细胞比例 0.1%，CD45-CD56+ 的异常细胞约占有核细胞的 52.3%，表达 CD9、CD81，该免疫表型不排除转移癌的可能，神经母细胞瘤可能性大。

流式细胞免疫分型（2013 年 9 月 17 日） 追加流式检测：所检测的抗原 CD3、CD5、CD9、CD19、CD20、CD41a、CD42b、CD56、CD64、CD81、CD45、CD61。印象：CD34+ 细胞占有核细胞比例 0.1%，CD45-CD56+ 的异常细胞约占有核细胞的 76.3%，表达 CD9、CD81，少数表达 CD20。CD41a、CD42b 不表达，可除外急性巨核细胞白血病。

染色体核型分析（2013 年 9 月 25 日） 46，XY，t（2；13）（q37；q14），add（14）（q32），add（22）（q13）［6］/46，idem，der（16）t（1；16）（q12；p13）［14］。提示 t（2；13）、der（16）t（1；16）显示与横纹肌肉瘤（RMS）相关。t（2；13）（q37；q14）是腺泡状 RMS 特异性染色体易位。

联合检查（2013 年 9 月 27 日） 患者行 MRI 联合经直肠超声穿刺前列腺活检，病理 HE 及免疫组化证实为肉瘤。

【综合诊断】

前列腺肉瘤骨转移。

【解析】

前列腺肉瘤是发生在非上皮基质中含间叶组织成分的较罕见恶性肿瘤，前列腺肉瘤多表现为肿瘤对尿道和直肠压迫症状，可致排尿、排便困难。检验血清 ACP 和 AKP 及 PSA 可以阴性。当出现骨转移时，骨 X 线片及骨扫描都显示溶骨性破坏，而非前列腺癌转移所见的成骨性破坏。确诊需要病理及免疫组化支持。

1. 该患者骨髓形态学符合白血病细胞特点即原幼细胞异常增生，以大细胞为主，呈圆形或椭圆形，边缘不规则，胞浆量较多，呈天蓝色，伴有空泡。并且比例达到并超过急性白血病标准，同时 MPO 阴性，PAS 阳性（没有发现成团分布，相互融合的癌巢）。故易误诊为血液系统肿瘤。

2. 流式提示：不支持白血病免疫表型（流式否定了形态学），提示神经母细胞瘤可能性大。而神经母细胞瘤骨髓浸润形态表现为神经母细胞瘤集结成团，甚至呈典型菊花状，而该病例形态学不具备上述特点（形态学否定了流式的神经母细胞瘤诊断）；但是其中 CD45-CD56+ 的异常细胞群高度提示转移癌。

3. PET-CT：确定前列腺为恶性肿瘤原发灶；全身多发性骨质破坏，符合骨转移；染色体核型提示肉瘤可能；经病理及组化最终确诊为前列腺肉瘤。

本病为罕见病，患者病情经过凶险，诊断过程复杂，确诊得益于多学科相互整合，结合形态学、流式细胞免疫分型、影像学、遗传学及病理学，最终得以确诊。

（王 哲）

病例 125　小细胞肺癌骨髓转移

【病例介绍】

患者,男,85岁。"因头晕伴行走不稳10余天"入院,饮食差,睡眠不佳,无其他特殊症状体征。

【辅助检查】

血常规　WBC 8.5×10^9/L,RBC 3.56×10^{12}/L,HGB 94g/L,PLT 22×10^9/L。

其他检查　ALT 392U/L,AST 544U/L,γ-GT 1330U/L;男性肿瘤全套:CEA 71.56ng/ml,CA125 46.77U/ml,CA19-9 226.80U/ml,CA50 129.45U/mL,NSE 370ng/ml,Ferritin(铁蛋白)> 2000ng/ml,Pro-GRP(胃泌素释放肽前体)5000pg/ml。

骨髓常规　增生极度活跃,粒系、红系增生受抑;全片未见巨核细胞,血小板少见。片中可见一类异常细胞,呈单个、小堆或大簇状分布,胞体大小与淋巴细胞相似,核浆比例高,胞浆呈嗜碱性,呈簇状聚集者胞浆呈融合状,细胞排列紧密、桑椹样堆叠感;染色质呈粗颗粒状,部分细胞可见细小蓝色的核仁。意见:骨髓转移癌。

骨髓活检示　小细胞肺癌,免疫组化:CK(+),Syn(+),NSE(-),5-HT(-),CgA(+),CD56(+)。

【综合诊断】

小细胞肺癌骨髓转移。

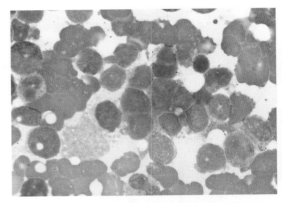

图 125-1　骨髓　小细胞肺癌细胞,单个散在的与原幼淋巴细胞不易区分

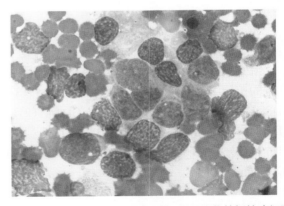

图 125-2　骨髓　小细胞肺癌细胞,易见退化的裸核癌细胞

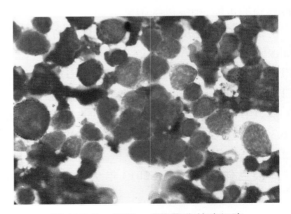

图 125-3　骨髓　成堆聚集的癌细胞

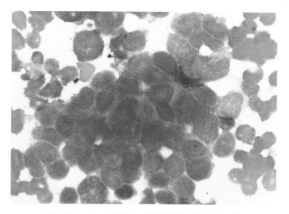

图 125-4　骨髓　成堆聚集的癌细胞

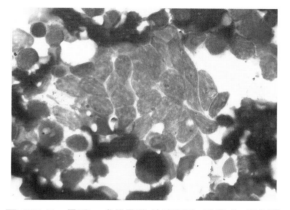

图 125-5　骨髓　成堆聚集的癌细胞,胞浆少,似裸核

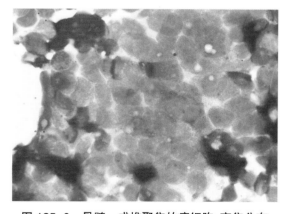

图 125-6　骨髓　成堆聚集的癌细胞,密集分布

【解析】

　　该病例因血小板减少为首发症状而行骨髓细胞形态学检查,形态学上排除骨髓其他血液系统疾病,诊断为癌细胞骨髓转移,结合肿瘤标志物和影像学,最终病理结果确诊为小细胞肺癌骨髓转移。小细胞肺癌是肺癌的类型之一,属于未分化癌,约占肺癌的20%。其病理类型包括燕麦细胞型、中间细胞型和复合燕麦细胞型。恶性程度高,倍增时间短。小细胞肺癌起源于支气管黏膜或腺上皮内的嗜银细胞,癌细胞小而呈短梭形或淋巴细胞样。核圆形,染色质沙粒样,胞浆量少,浆内含有细小的内分泌颗粒,形似裸核细胞,癌细胞呈密集成群排列,常可见"列兵站队样"、"砌墙样"等排列。

　　小细胞肺癌以血小板减少和早期骨髓转移为首发症状实属少见。骨髓内散在癌细胞形态需要与淋巴瘤细胞和原始淋巴细胞相鉴别。骨髓转移癌的诊断,要排除血液系统肿瘤,除了具备扎实的形态学基础和丰富的临床经验外,还需要检验工作者严谨的工作态度,对可疑标本低倍镜下全片认真观察,有无可疑细胞群。同时紧密结合病史和其他实验室检查,以防漏诊!

（雷　邈）

病例 126　外周血检出肿瘤细胞

【病例介绍】

患者,男,64岁,2年前因上腹疼痛,恶心、呕吐,当时无发热、呕血及便血,就诊于当地医院,病情无改善,转至省城某三甲医院,经胃镜检查及病理活检明确诊断为"胃窦癌",并行放疗、化疗多次后定期复查,未见肿瘤复发转移病灶。2个月前无明显诱因出现腹胀、胸闷,腰以下消肿,尿少,解稀水样便(5~6次每天),再次就诊于某三甲医院,影像学检查后考虑肿瘤复发转移,建议放化疗,患者拒绝,后转诊入院。入院症见:形态消瘦,胃胀不适,胸闷,腹胀,双下肢水肿;近2月来体重减轻约7.5kg。

【辅助检查】

血常规　WBC 3.50×10^9/L,RBC 2.83×10^{12}/L,HGB 85.0g/L,PLT 177.0×10^9/L,NE 51.5%,LY 24.0%,MO 11.7%,EO 5.9%,BA 0.6%,大未染色细胞(LUC)6.3%,原幼细胞++。人工复检:涂片边沿及片尾易见体积较大的细胞,体积明显大小不一,胞浆量丰富,呈嗜碱性,可见大量粉红色颗粒,空泡变明显;细胞核显著大小不均,不规则,染色质颗粒状,聚集浓染,部分染色质幼稚,可见蓝色核仁,报告查见疑似肿瘤细胞,建议骨髓常规检查及骨髓活检。

其他检查　生化:总蛋白45.7g/L,白蛋白24.0g/L,前白蛋白62.0mg/L,碱性磷酸酶929.2U/L,谷氨酰转肽酶524.1U/L;肿瘤标志物:铁蛋白902.6ng/ml,CA125 138.4U/L,CA72-4 8.34U/ml。影像学检查:①胃窦癌综合治疗术后,上腹部腹膜多发转移;②腹盆腔积液、双侧胸腔积液;③双肾中下部层面,腹主动脉右侧见团块状软组织影,考虑肿大的淋巴结? 转移? ④肝内胆管及胆总管扩张,胆囊增大;⑤左肾及肝左叶囊肿可能? ⑥右

腹股沟区囊性病变。腹水细胞学:查见恶性肿瘤细胞,建议做免疫组化明确类型。腹水细胞DNA定量:见大量DNA倍体异常细胞。

骨髓检查　增生减低,粒系、红系增生明显减低;片中见大量成堆聚集的肿瘤细胞团,考虑骨髓转移癌,建议骨髓活检。

骨髓活检　组织块中查见大量低分化腺癌细胞,结合HE形态及免疫组化标记结果,支持化系统来源。免疫组化标记显示:CK广泛(+)、CK19+、CDX-2+、P53+、CEA+、Ber-Ep4(部分细胞弱+)、ARG-1-、Hepatocyte-、CK20-、CK7-、P40-、P63-、PSA-、TTF-1-、NapsinA-、CK5/6-、Calretinin-、Vimentin-、WT-1-、Ki-67(约70%+)。特殊染色:AB-PAS+。

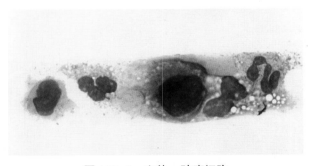

图126-1　血片　肿瘤细胞

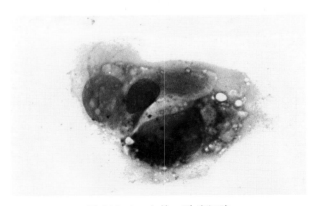

图126-2　血片　肿瘤细胞

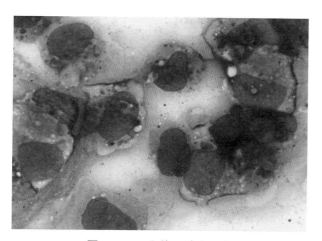

图 126-3　血片　肿瘤细胞

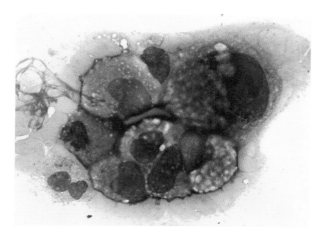

图 126-4　片　肿瘤细胞

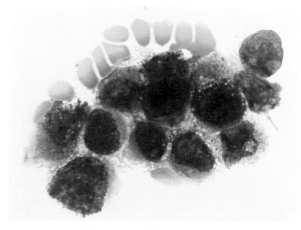

图 126-5　骨髓　肿瘤细胞

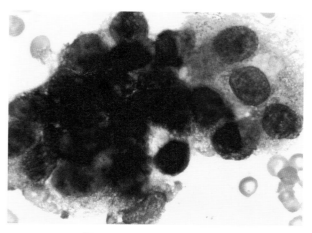

图 126-6　骨髓　肿瘤细胞

【综合诊断】

胃窦癌术后多发转移。

【解析】

患者为胃窦癌术后并多发转移。胃癌起病隐匿，诊断主要依据临床表现、肿瘤标志物、影像学以及组织活检等手段，早期诊断效果不尽如人意。多数患者在确诊时已进展至晚期阶段。此患者血常规检查提示单核细胞比例增高，同时提示原始幼稚细胞增多，复检时在涂片边沿和片尾部发现肿瘤细胞。结合临床得知，实体肿瘤外周血转移，与患者实际情况相吻合，实属罕见。

有研究者认为：手术操作是导致癌细胞进入血循环的直接原因。癌细胞从原发部位脱落，通过血管或淋巴系统进入血液循环，在远端各器官生根发芽，形成广泛转移。这些血液传播的肿瘤细胞具有高度侵袭性，且能逃避免疫监测、恶性程度高等特点，是癌症患者死亡的主要原因之一。该研究建议，在行胃癌根治术时，阻断被肿瘤侵染的胃壁血流，夹闭大血管如胃左右动脉，并在术后积极化疗，可有效预防血源性转移。对肿瘤患者术前准备提出了要求。

作为检验工作人员，遇到异常血象，一定要加强复检。由于肿瘤细胞或异常细胞体积大，密度小，基本不会出现在体尾交界的地方，而是多分布在涂片的边沿和尾部，复检时先快速环视一周，对发现的异常成分立即进行确认，也是发现问题的关键！

（曾强武　乔文斌　朱松山）

病例 127 实体瘤合并浆细胞骨髓瘤

【病例介绍】

患者,男,70岁,于1天前无明显诱因出现无痛性全程肉眼血尿,伴有血块,无尿频、尿急,无发热,无腰痛,无腹痛、腹胀,无恶心、呕吐等症状,遂入院查B超,提示膀胱壁上异常回声,性质待定,建议膀胱镜检查。为进一步治疗,门诊以膀胱肿瘤收入院。

【辅助检查】

血常规 WBC 5.33×10^9/L, RBC 2.19×10^{12}/L, HGB 75g/L, PLT 179×10^9/L, Hct 22.80%, MCV 104.1fL, NE 59.9%, LY 23.3%。

其他检查 尿常规:蛋白2+,潜血2+。生化: TP 63.9g/L, IgA 0.12g/L, IgG 4.2g/L, IgM<0.07g/L, CysC(血清胱抑素C)3.44mg/L, Urea 17.6mmol/L, CREA397μmol/L, UA 454μmol/L, CA 2.05mmol/L, TPSA 5.9ng/ml。影像学检查:CT示L2~L5椎间盘膨出;B超示膀胱壁上异常回声性质待定。

骨髓常规 增生活跃,粒系(G)=39.0%,红系(E)=8.0%;骨髓瘤细胞比例占35.0%,该类细胞体积大小较为悬殊,可见单核、双核、三核、多核瘤细胞;粒系、红系比例减低,形态大致正常。全片见巨核细胞27个,血小板成簇易见。意见:考虑多发性骨髓瘤骨髓象。

病理活检(左侧尿道内口)送检少许破碎的黏膜组织,被覆移行上皮,见核大深染的异型细胞,间质中急慢性炎细胞浸润伴出血,考虑为非浸润性高级别尿路上皮癌。膀胱壁镜检为少许黏膜组织,被覆部分移行上皮细胞,考虑为低级别非浸润性上皮细胞癌。

【综合诊断】

1. 浆细胞骨髓瘤;
2. 尿路上皮癌。

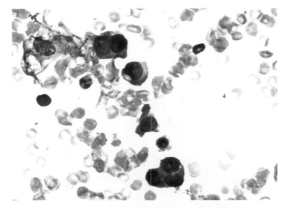

图 127-1 骨髓 单个核、双核瘤细胞

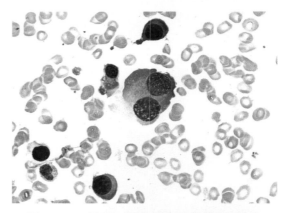

图 127-2 骨髓 视野中央,双核骨髓瘤细胞

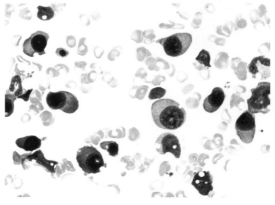

图 127-3 骨髓 舌状胞浆的瘤细胞

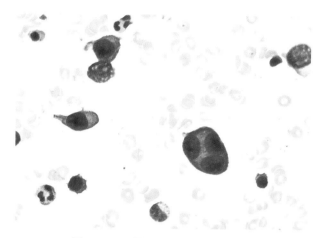

图 127-4　骨髓　三核骨髓瘤细胞

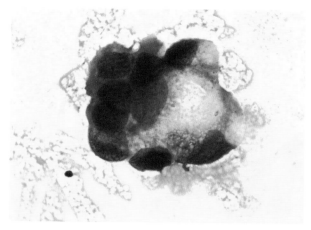

图 127-6　尿沉渣肿瘤细胞

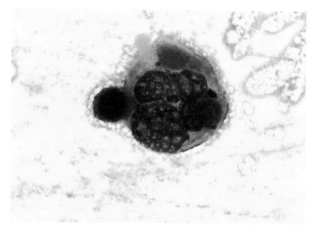

图 127-5　尿沉渣　肿瘤细胞

【解析】

　　患者病理诊断尿路上皮癌,由于贫血及肾功损害、免疫球蛋白异常行骨髓穿刺检查,发现大量幼稚浆细胞,CT 检查无骨质破坏,然而正常免疫球蛋白减低至极度减低,肾功损害明显,形态学结合免疫球蛋白检测考虑浆细胞骨髓瘤(轻链型可能),建议患者进一步行免疫固定电泳、流式等检查以进一步确诊。本例为实体瘤合并血液肿瘤,较为少见,值得警惕。

（李洪文）

病例 128　慢性淋巴细胞白血病合并骨髓转移癌

【病例介绍】

患者,男,89岁,因发热、周身疼痛入院,门诊检查白细胞增高。

【辅助检查】

血常规　WBC 37.35×10^9/L、RBC 3.85×10^{12}/L、HGB 110g/L、PLT 150×10^9/L、淋巴细胞百分比占67.9%,淋巴细胞绝对值占 25.36×10^9/L。

骨髓常规　增生明显活跃,粒系(G)=12.5%,红系(E)=4.0%;全片见巨核细胞7个。淋巴细胞比例明显增高,占83.0%,以成熟小淋巴细胞为主,形态未见明显异常,可见少量大淋巴细胞,偶见幼淋巴细胞。片中易见成堆分布的分类不明细胞团,其胞体大或巨大,核圆形或椭圆形,核染色质疏松、染色较深,且粗糙,可见1~4个深蓝色核仁,部分细胞核仁隐约可见,胞浆量丰富,形态不规则,呈泡沫状,染色深蓝。骨髓细胞形态学考虑:①慢性淋巴细胞白血病(chronic lymphocytic leukaemia, CLL);②骨髓转移癌。

流式细胞免疫分型　淋巴细胞比例增高,占有核细胞的79.95%,约71.17%细胞(占有核细胞)表达 CD19、CD20、HLA-DR,部分表达 CD5、CD22、CD23、CD79b,单克隆弱表达 Lambda,不表达 CD10、CD34、TdT、BCL-2、ki67、FMC-7、kappa、CD22, CD3、CD4、CD8、CD2、CD7、CD56、CD13、CD33、CD16、CD11b、CD64、CD117、CD14、CD38、CD138,CD45 稍减弱,考虑为恶性单克隆成熟 B 细胞(细胞体积小)。粒细胞占有核细胞的14.92%,未见明显发育异常及异常表达。单核细胞占有核细胞1.50%,以成熟阶段细胞为主。有核红细胞占有核细1.50%。约1.03%细胞(占有核细胞)体积较大,表达 CK,不表达 CD45、

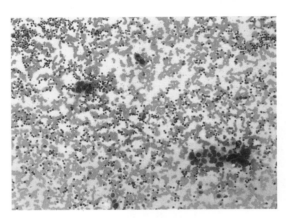

图 128-1　骨髓　成堆的转移癌细胞　100×

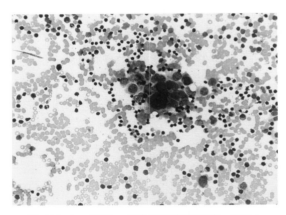

图 128-2　骨髓　成堆的转移癌细胞　200×

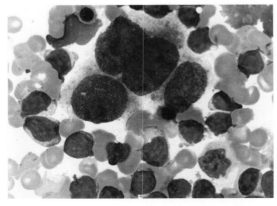

图 128-3　骨髓　成熟淋巴细胞与转移癌细胞

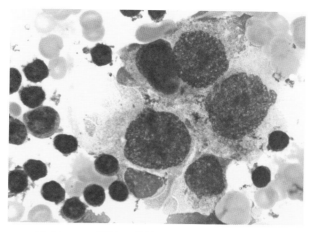

图 128-4　骨髓　成熟淋巴细胞与转移癌细胞

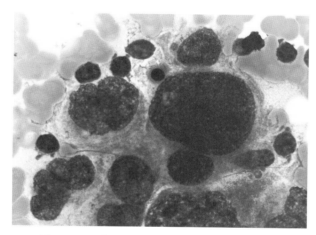

图 128-5　骨髓　成熟淋巴细胞与转移癌细胞

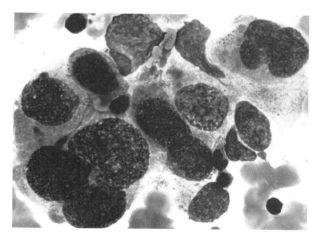

图 128-6　骨髓　转移癌细胞

CD38、CD138、CD56 及造血细胞相关标志。考虑：①成熟小 B 细胞淋巴瘤,表型支持 CLL;②合并

非造血系肿瘤骨髓浸润。

　　骨髓活检　淋巴细胞异常增生,以成熟小淋巴细胞为主,呈结节-弥漫状分布,形态较一致,核呈圆形或轻度不规则。可见呈灶性分布的分类不明细胞,胞体大,核圆形或类圆形。粒系、红系增生相对减低,纤维组织增生。意见:①成熟淋巴细胞肿瘤;②骨髓转移癌。

【综合诊断】

　　慢性淋巴细胞白血病合并骨髓转移癌。

【解析】

　　CLL 患者的免疫缺陷状态导致免疫抑制,从而使患者的免疫监视功能减弱或长期处于免疫缺陷状态。且骨髓内血管的独特窦状结构,在多种致癌因素的共同作用下,使 CLL 患者成为并发第二肿瘤的高危人群,以肺癌、结肠癌及淋巴瘤较为常见。根据文献报道,认为 CLL 合并第二肿瘤的可能原因有如下几点:①CLL 患者本身的细胞免疫和体液免疫的缺陷状态;②药物导致的免疫功能失调及药物毒性导致的染色体断裂、畸变的作用;③病毒感染与 Richter 综合征;④基因异常,如 *HER-2/neu* 参与了肺癌的发生,同时因为 *HER-2/neu* 是 T 细胞介导的细胞毒效应的靶点,所以推测 *HER-2/neu* 在肺癌组织中的过表达是 CLL 患者 T 淋巴细胞免疫功能减弱的结果。

　　肿瘤发生骨髓转移时,血液学改变往往是最早期的临床表现,骨髓涂片常能检出成簇、成团出现的转移癌细胞,多分布于涂片的边缘和片尾,胞体及胞核常较大,细胞着色较深,核染色质粗糙、呈疏松网状,可见蓝色核仁,胞浆呈蓝色,着色不均或有空泡。而 CLL 的骨髓象则以成熟淋巴细胞多见,二者不难鉴别。骨髓转移癌呈灶性增生,怀疑时可多部位、多次穿刺。根据文献报道,CLL 患者第二肿瘤的发生率在 8.9%~19.5%,故在已确诊 CLL 的患者中,也要警惕第二肿瘤的发生。

（杨再林）

第九篇　感染及其他疾病

病例129　铅锡壶盛酒致慢性铅中毒

【病例介绍】

患者,女,33岁,2月前无明显诱因出现上腹部疼痛,呈胀痛,间歇性发作,伴阵发性加剧,伴恶心呕吐,呕吐后腹痛稍有好转,无畏寒发热,无便秘腹泻,无血便黑便,无巩膜黄染,尿色正常。近3月来反复发作,多次就诊于各大医院。3天前腹痛加重,且解黑便,为进一步明确诊治,就诊院内急诊科,拟"腹痛待查:肠梗阻? 上消化道出血?"收住入院。

【辅助检查】

血常规　WBC 5.8×10^9/L, RBC 1.94×10^{12}/L, HGB 53g/L, PLT 176×10^9/L, NE 75.1%, LY 19.0%, MO 4.0%, EO 1.7%, BA 0.2%。手工复检:粒细胞可见中晚幼粒,核左移;成熟红细胞明显大小不均,中心淡染区扩大,可见嗜多色性红细胞,嗜碱性点彩红细胞增多,幼红细胞可见。

其他检查　肝肾功能、甲状腺功能、尿常规等大致正常;直接、间接抗人球蛋白试验呈阴性;影像学检查示:胸部正侧位片未见异常征象;中腹部示脾门处结节灶,考虑副脾可能,小肠未见明显异常;盆腔少量积液。

骨髓常规　增生活跃–明显活跃,粒系(G)=57.0%,红系(E)=26.0%;粒系以中幼粒细胞以下阶段细胞为主,可见空泡改变及中毒颗粒;红系以中、晚幼红细胞为主,少数幼红细胞体积小、胞浆蓝、核浆发育失衡,成熟红细胞大小不一,嗜碱

性点彩红细胞及嗜多色性红细胞易见。铁染色示细胞外铁增多,细胞内铁明显减低。意见:考虑重金属中毒性贫血,建议作血铅及相关金属元素检查。

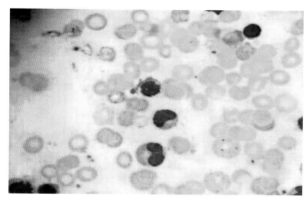

图129-1　血片　可见幼粒幼红及嗜碱点彩红及嗜多色性红

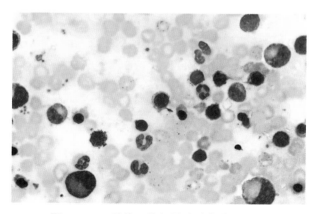

图129-2　髓片　幼红及嗜碱点彩红易见

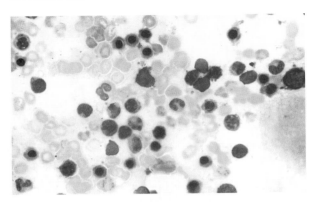

图 129-3　骨髓　幼红细胞增多

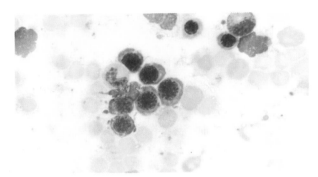

图 129-4　骨髓　中幼红细胞

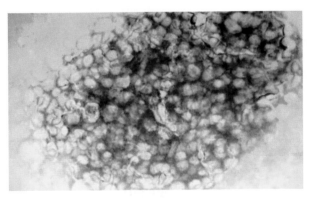

图 129-5　骨髓　铁染色示外铁明显增多

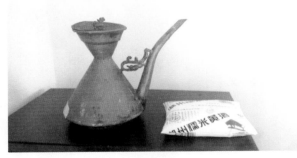

图 129-6　民间使用的铅锡壶

微量元素（全血）　铅 488.7μg/L（0.0~200.0μg/L），铜 24.42μmol/L（11.8~39.3μmol/L），锌 75.15μmol/L（76.5~150.0μmol/L），钙 1.91mmol/L（1.15~2.10mmol/L），镁 1.09mmol/L（1.12~2.06mmol/L），铁 4.27mmol/L（7.52~11.82mmol/L）。

【综合诊断】

铅中毒。

【解析】

铅是一种累积性毒物，影响身体多个系统，据估计，铅接触每年造成 14.3 万死亡病例，在发展中国家或地区造成的负担最重。当铅进入血液后，90% 会与红细胞结合，血铅含量是表示铅吸收最常用指标。因血铅易被清除，所以只能作为最近吸收的指标，不能反映体内铅的总负荷。另一部分铅元素进入血液后，以血浆蛋白铅或磷酸氢铅的形式存在，早期分布于肝、肾、脾、脑等器官，数周后转移到骨骼、毛发等部位蓄积，常可导致体内酸碱平衡失调。铅在体内的代谢与钙相似，任何影响钙代谢的因素均可影响铅的代谢。

长期接触低浓度铅，可出现轻度神经系统症状，如头晕、头痛、乏力、肢体酸痛，也可有消化系统症状，如腹胀、腹部隐痛、便秘等；接触高浓度铅时，可出现腹绞痛、贫血和周围神经病；慢性铅中毒患者近期接触较高浓度的铅尘、铅烟，也可出现以腹绞痛为主的急性铅中毒发作；亚急性铅中毒，以腹绞痛为特征，伴有贫血、肝病和周围神经损害；多见于使用铅锡壶装酒或茶所致。此患者即是使用铅锡壶盛装料酒，铅溶解于酒中，长期使用壶中含铅料酒作为佐料食用所致铅中毒。

由于铅中毒干扰血红素的合成而出现贫血。急性铅中毒时，贫血可在几周内出现，网织红细胞增多，外周血中可见幼稚红细胞。许多幼红细胞和成熟红细胞中均可见到嗜碱性点彩；慢性铅中毒最常见症状之一就是贫血，贫血程度大多轻度至中度，但在儿童中较重。红细胞呈正常色素或低色素特征；骨髓象往往可见红系增生，但也可增生低下；红细胞寿命常常缩短；血清铁水平正常或稍增加，铁动力学研究符合无效性红细胞造血伴有轻度溶血。

铅测定常可采用，①尿铅：能反映近期铅接触和体内铅吸收量，但有时并不平行一致；②驱铅试验尿铅测定：对铅中毒诊断有肯定价值，可反映体内铅负荷；③血铅：可反映近期铅接触情况，比较稳定，且与其他生物学指标相关。血铅是诊断铅中毒的较好指标；④发铅、牙齿铅实用价值尚未肯定，不适于普查。

铅中毒的治疗与预防：①铅中毒预后良好，避免接触，用螯合剂驱铅后，症状迅速好转。药物，依地酸二钠钙（CaNa2EDTA），二巯基丁二酸（DMSA）。②改善工作和生活环境，减少环境污染和铅源的接触。

慢性铅中毒因病史隐匿，极易导致临床长期的误诊误治。此患者就诊历程饱经风霜，多家医院就诊无果，最终检查发现外周血大量嗜碱性点彩红细胞，引起了工作人员的重视，并刨根究底，在临床医生的配合下挖出了患者的病因，经对症治疗后完全康复出院。此病例告诫我们，作为检验人应具备侦察兵的细心、储备丰富的检验知识和不放弃寻求真理的信心，才能更好地为患者带来福音。

（朱凤娇　曾强武）

病例 130　May-Hegglin 异常

【病例介绍】

患者,男,57 岁,某精密仪器厂员工。既往史:"血小板减少症"30 余年。自述幼年鼻出血现象持续多年,均能自行止血,无皮肤、躯干出血点和紫癜。患者因鼻出血广服民间中草药。成年后,鼻出血现象也随之减少、消失。多次验血显示血小板数量常波动于(30~80)×10⁹/L。因无其他不适,未引起重视。此次因持续胸闷胸痛 2 周,加重 1 天入院就诊,血常规提示血小板重度减少。临床以"血小板减少症"收治入院。

【辅助检查】

血常规　WBC 6.06×10^9/L, RBC 4.75×10^{12}/L, HGB 154g/L, PLT 39.0×10^9/L, NE 55.2%, LY 39.8%, MO 4.0%, EO 0.7%, BA 0.3%;人工复检:血小板数量减少,易见大血小板,偶见巨大血小板。

其他检验　生化:UA 682μmol/L;传染病全套:阴性;抗核抗体谱:阴性;肿瘤系列及甲状腺功能正常;凝血四项正常。

骨髓常规　增生明显活跃,粒系(G)=52.5%,红系(E)=24.0%;粒系细胞中易见蓝斑,其形状不规则,呈椭圆形、纺锤形、柳叶形等;红系比例及形态大致正常;巨核系增生,全片见巨核细胞 523 个,分类 25 个,其中幼稚巨核细胞 1 个,颗粒巨核细胞 20 个,产板巨核细胞 3 个,裸核巨核细胞 1 个,巨核细胞有成熟障碍现象;血小板呈单个散在分布,易见大血小板,偶见巨大血小板。意见:考虑 May-Hegglin 异常骨髓象,建议作相关检查。

基因测序　在 MYH9 上的第 38 号外显子第 5521 位核苷酸存在杂合错义突变 c.5521G>A(p.Glu1841Lys)。

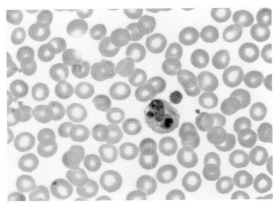

图 130-1　血片　中性粒细胞浆内包涵体、大血小板

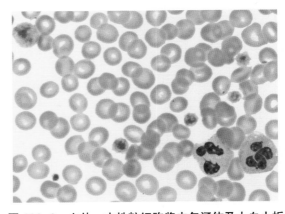

图 130-2　血片　中性粒细胞浆内包涵体及大血小板

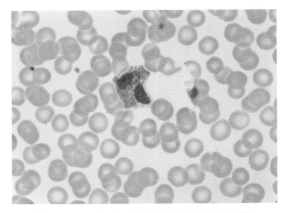

图 130-3　血片　嗜酸粒细胞浆内包涵体

308

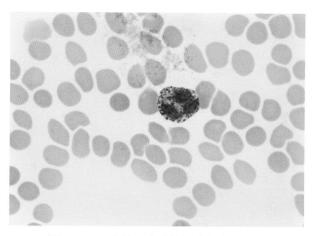

图 130-4　血片　嗜碱粒细胞浆内包涵体

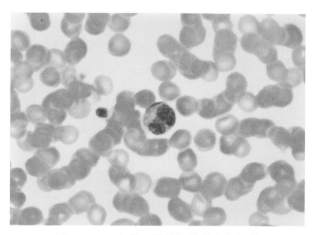

图 130-5　血片　单核细胞浆内包涵体

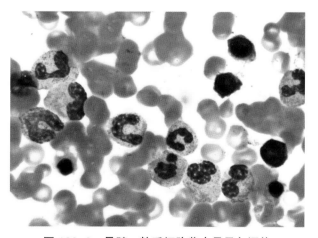

图 130-6　骨髓　粒系细胞浆内易见包涵体

【综合诊断】

May-Hegglin 异常。

【解析】

May-Hegglin 异常（May-Hegglin anomaly，MHA）是一种少见的常染色体显性遗传性疾病，常有血小板减少、巨大血小板和粒细胞包涵体三联征表现。患者血常规表现为单纯血小板减少。人工复检，中性粒细胞内易见"杜勒小体"样浅蓝色斑片状包涵体，其大小约 2~4μm 大小，呈纺锤形、棒状、长条形或新月形等，多数包涵体沿粒细胞的边缘分布，粒细胞质中大多含 1 条包涵体，少数可含 2~4 条不等；除中性粒细胞外，在嗜酸性粒细胞、嗜碱性粒细胞和单核细胞胞浆中也可以见到同样的淡蓝色包涵体。血小板数量减少，体积偏大，片中可见巨大血小板。MHA 在临床上极易误诊和漏诊，主要原因是粒细胞胞质中的包涵体易被忽略，在某些情况下由于染色原因使其包涵体着色浅淡，检验人员如果复检不认真、粗心大意，极易造成漏诊；另外，因 MHA 是一种罕见疾病，也有部分工作人员错把 MHA 包涵体误认为杜勒氏小体，从而漏诊。杜勒小体，体积较小，常呈圆形、椭圆形界限不清晰的云雾状；而 MHA 包涵体则较清晰，界限清楚并相对有形。感染时杜勒小体常常伴有粒细胞中毒颗粒、空泡变性、核固缩等粒细胞中毒表现，一般没有巨大血小板的出现，当感染得到控制后杜勒小体就会消失；而 MHA 患者的蓝斑则终生存在。我们对此例患者及家系成员血细胞形态的追踪观察，发现患者的部分家属存在上述"三联征"表现，随访半年，粒细胞中的蓝斑不会因时间的改变而消失。最终基因测序显示，家系中具有"三联征"的患者在 MYH9 上的第 38 号外显子第 5521 位核苷酸均存在杂合错义突变 c.5521G>A（p.Glu1841Lys），家系中正常者及正常对照者中未发现此突变。

（曾强武　聂映　朱凤娇）

病例 131 Chediak-Higashi 综合征

【病例介绍】

患儿,男,67 天,因"发热、咳嗽 5 天,皮肤出血点 1 天"入院。体格检查:一般情况可,体温 37.9℃,皮肤散在针尖大小出血点,不高出平面,压之不褪色;身上有局部白化斑;浅表淋巴结未及明显肿大;咽充血,未见脓点;肝肋下 2.0cm,质软、边锐,脾肋下 1.0cm,质软、边钝。

【辅助检查】

血常规 WBC 10.8×10^9/L,RBC 3.33×10^{12}/L,HGB 93g/L,PLT 26×10^9/L,NE 7%,LY 83%,MO 2%,异型淋巴 8%,C 反应蛋白(快速)49.50mg/L。

其他检查 B 超:腹腔内多发淋巴结肿大;脾脏肿大。CT:双肺感染。凝血功能:未见异常。血生化:基本正常。

骨髓常规 增生明显活跃,粒系(G)=71.5%,红系(E)=15.0%;各阶段粒细胞多数浆内见大小不等、数量不一、染棕红色、紫红色或浅红色、圆形、椭圆形、不规则形粗大颗粒或包涵体,嗜酸性粒细胞易见,部分胞浆内见橘红色包涵体,少数淋巴细胞、单核细胞浆内见紫红色、浅红色包涵体。

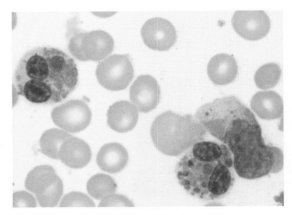

图 131-2 骨髓 嗜酸性粒细胞内包涵体

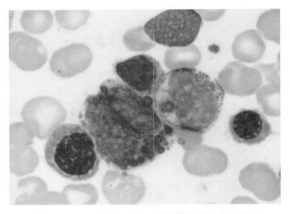

图 131-3 骨髓 中、晚幼粒细胞内包涵体

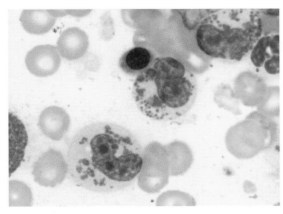

图 131-1 骨髓 中粒细胞内包涵体

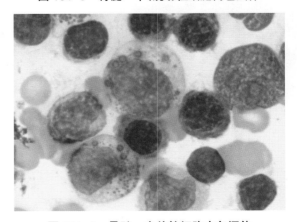

图 131-4 骨髓 中幼粒细胞内包涵体

310

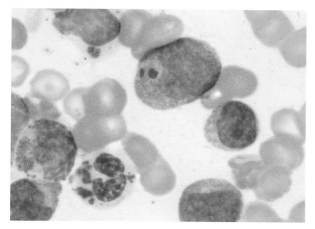

图 131-5　淋巴、单核、中性粒均可见包涵体

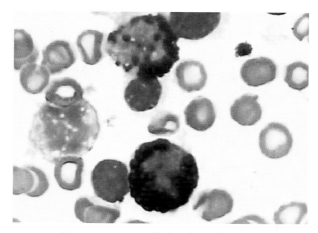

图 131-8　MPO 染色　包涵体呈阳性

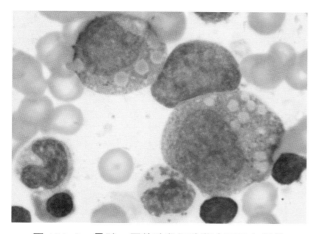

图 131-6　骨髓　原幼阶段细胞浆内可见包涵体

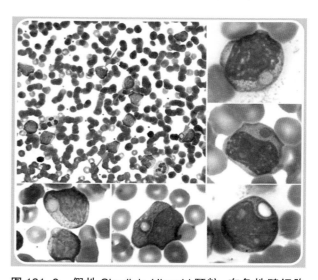

图 131-9　假性 Chediak–Higashi 颗粒：在急性髓细胞白血病、慢性粒细胞白血病及 MDS 中均有报道，目前对假性 Chediak–Higashi 颗粒形成机制有两种假说：①高尔基来源或初级颗粒融合；②颗粒与细胞器融合形成的巨大的自噬颗粒，Chediak–Higashi 颗粒的病理意义尚不明确。

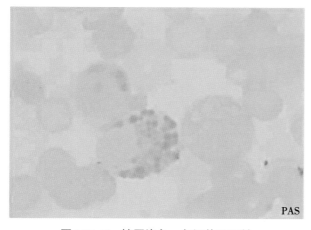

PAS

图 131-7　糖原染色　包涵体呈阳性

淋巴细胞亚群　CD3 77.7%，CD4 33.6%，CD8 45.9%，CD4/CD8 0.73，CD3-/CD16+56+5.20%，CD19 17.2%。

【综合诊断】

Chediak–Higashi 综合征。

【解析】

　　Chediak–Higashi 综合征为一种罕见的常染色体隐性遗传病，家族有近亲婚配史。临床以局部白化病、中性粒细胞减少和易致化脓性感染等为主要特征。患者外周血与骨髓内粒系、淋巴和单核细胞的胞浆内含有一种过氧化物酶阳性的、嗜碱性 Döhle 小体样颗粒，直径 2μm~5μm，此种颗粒的持续存在，是诊断本病的重要依据。

　　发病机制：①溶酶体颗粒形成出现缺陷，造成初级颗粒之间或它与次级颗粒及细胞膜成分融合，导致细胞胞浆内巨大异常颗粒形成。黑色素细胞中的大黑色素颗粒形成，干扰黑色素的平均分布，导致"部分白化病"；②细胞膜的融合改变导致细胞膜修复缺陷，膜表面的受体表达受影响；③人溶酶体运输调节因子基因（lysosomal transport regulator gene，LYST）的突变导致异常 LYST 蛋白的生成。异常的蛋白质使囊泡转运调节异常，细胞内生成粗大溶酶体，异常溶酶体不能被转运到正常作用位点，从而引发各系统的临床症状。

注意与假性 Chediak-higashi 颗粒鉴别。

（邵美娟）

病例 132　戈　谢　病

【病例介绍】

患者,男,4岁,1年前无明显诱因反复性鼻腔出血,经压迫后可停止。于当地医院查血常规示血小板减少(具体不详),未予特殊处理。2天前患儿再次出现鼻腔出血,出血量较前增多,入院就诊。查体全身无出血点、瘀斑等;腹略膨隆,触诊肝脾肿大,浅表淋巴结未触及肿大。血常规示三系少,于是入院查因。

【辅助检查】

血常规　WBC 4.9×10^9/L,RBC 3.61×10^{12}/L,HGB 83g/L,PLT 31×10^9/L,Ret 2.38%。

其他检查　生化:LDH 117U/L,ALT 93U/L。抗核抗体谱:抗 SSB 抗体 +。腹部彩超:肝(右叶斜径约 11.5cm)、脾(大小约 16.5cm × 4.5cm)肿大;脾门处等回声结节,考虑副脾。

骨髓常规　增生活跃 +,粒系(G)=61.5%,红系(E)=23.0%;粒、红二系比例及形态大致正常;巨核细胞产板减少,血小板少见;片中可见 7.5% 戈谢细胞,考虑戈谢病。

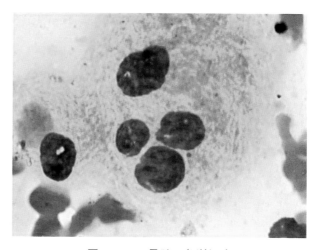

图 132-2　骨髓　戈谢细胞

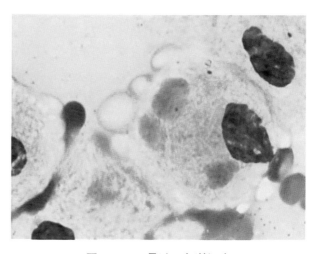

图 132-3　骨髓　戈谢细胞

染色体核型分析　46,XY。

β- 葡萄糖脑苷脂酶活性(免疫学方法)检测 0.78nmol/1h/mg(参考值 >6.8nmol/1h/mg)。患儿父亲 β- 葡萄糖脑苷脂酶活性 3.27nmol/1h/mg,患儿母亲 β- 葡萄糖脑苷脂酶活性 3.33nmol/1h/mg。

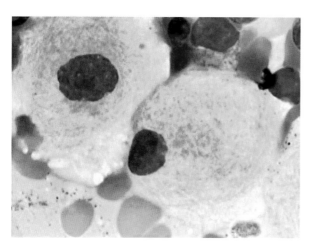

图 132-1　骨髓　戈谢细胞

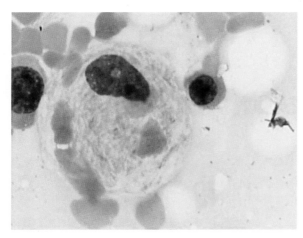

图 132-4　骨髓　戈谢细胞

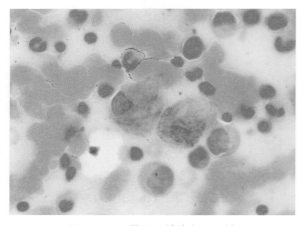

图 132-5　骨髓　铁染色　阳性

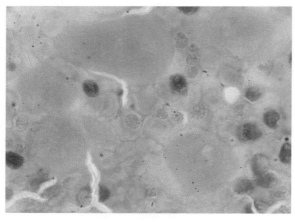

图 132-6　骨髓　糖原染色　阳性

【综合诊断】

戈谢病。

【解析】

戈谢病即葡萄糖脑苷脂病，是一种家族性遗

传病，为染色体隐性遗传，以犹太人多见。为糖脑苷脂酶活力明显降低，导致葡萄糖脑苷脂在单核－巨噬细胞内大量蓄积，可累及肝、脾、骨髓及淋巴组织。

1. 临床上分三型：

Ⅰ型（慢性型）：起病隐匿，病程缓慢，以贫血和脾肿大为早期症状，随着病情进展，可见肝脾肿大，皮肤呈棕黄色斑，并可出现骨与关节疼痛，双眼球结膜可出现对称性棕黄色锲形斑块，先见于鼻侧，后见于颞侧。

Ⅱ型（急性型）：多在 1 岁内起病，病情进展迅速，贫血和肝脾肿大，主要有神经系统症状，如意识丧失、角弓反张、四肢肌张力增强，进而出现牙关紧闭，吞咽困难，亦可有惊厥，甚至呼吸困难。

Ⅲ型（亚急性型）：起病缓慢，进行性肝脾肿大伴轻、中度贫血。多在 10 岁左右出现癫痫样发作，脑电图广泛异常。病情继续进展，可见四肢僵直，语言障碍。

2. X 线检查：长骨骨髓腔增宽，普遍有骨质疏松，股骨远端膨大，如烧瓶样，并可见股骨颈骨折。

3. 血象和骨髓象：末梢血多为轻至中度贫血，正细胞正色素性贫血，血小板轻度减少。骨髓涂片中找到戈谢细胞为主要依据。

4. β-葡萄糖苷酶活性的测定：Ⅰ型患儿酶的活性相当于正常人的 12%~45%，Ⅱ型的活性极低，几乎测不出；Ⅲ型的活性相当于正常人13%~20%。

该患儿 4 岁发病，以反复性鼻腔出血为首发症状，临床体征有肝脾肿大，贫血及血小板减少为特点，未见对称性棕黄色锲形斑块。该患儿 β-葡萄糖脑苷脂酶活性 0.78nmol/lh/mg 相当于正常人 11% 的水平，考虑为Ⅰ型（慢性型）。该患儿父母的 β-葡萄糖脑苷脂酶活性均低于正常值，考虑该患儿可能为纯合子型，因多方原因未能作进一步基因测序检查。

戈谢细胞简述：胞体为圆形或椭圆形，直径为 20μm~80μm，核较小，常为 1~2 个，偏于细胞一侧，核染色质呈粗网状，胞浆丰富，多染成浅灰红色或灰蓝色，可见大量波纹状纤维样物质，排列成洋葱皮样或蜘蛛网状。组化染色：糖原阳性；过氧化物酶：阴性。

（窦翠云　李满桂）

病例 133　尼曼-匹克病

【病例介绍】

患者,男,10岁。因"发现脾脏肿大8年"入院。查体:一般情况可,无贫血貌,皮肤未见出血点,浅表淋巴结未及肿大,肝肋下2.5cm,质软、边锐,无压痛,脾肋下约5cm,质中,无压痛。

【辅助检查】

血常规　WBC 4.25×10^9/L,RBC 4.2×10^{12}/L,HGB 132g/L,PLT 167×10^9/L。

其他检查　ANA系列:阴性;ESR:正常;外周血淋巴亚群测定:正常;甲乙丙丁戊肝炎抗体:阴性;TORCH:阴性;血脂、血糖:正常;腹部B超:肝偏大,脾肿大。

骨髓常规　增生活跃+,G=58.5%,E=23.5%;粒系、红系比例及形态大致正常;片中易见尼曼-匹克细胞,该类细胞胞体较大,胞核较小且偏位,核染色质较粗,部分可见核仁,浆内充满空泡,呈泡沫样,PAS染色空泡中心呈阴性,泡壁阳性。意见:尼曼-匹克病。

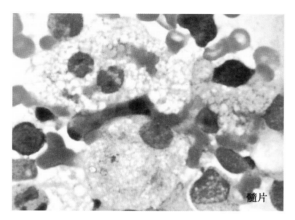

图 133-2　骨髓　尼曼-匹克细胞

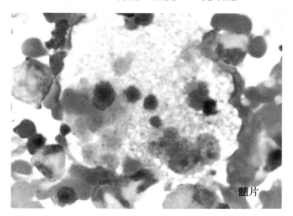

图 133-3　骨髓　尼曼-匹克细胞

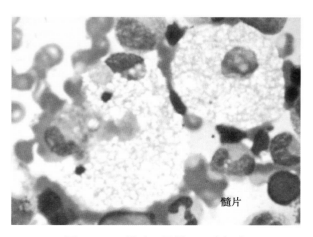

图 133-1　骨髓　尼曼-匹克细胞

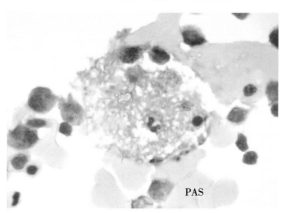

图 133-4　糖原染色　空泡壁呈阳性

315

【综合诊断】

尼曼－匹克病。

【解析】

尼曼－匹克病（Nimann-Pick disease）：属先天性糖脂代谢性疾病，为常染色体隐性遗传。血象与骨髓象：血红蛋白正常或轻度贫血，脾亢明显时，白细胞和血小板减少，单核和淋巴细胞常显示胞浆中特征性空泡。骨髓涂片中找到充满脂质的泡沫细胞是诊断本病的主要依据。尼曼－匹克细胞特征：体积大，直径 20~100μm，有一个胞核，呈偏心位，染色质疏松，胞浆充满空泡、呈泡沫状，PAS 染色空泡中心常呈阴性，泡壁阳性，酸性磷酸酶阴性或弱阳性，此点区别于戈谢细胞。凡临床有肝脾肿大、伴有贫血，骨髓、肝、脾和淋巴结组织中有成堆的泡沫细胞，可诊断本病。有条件的单位可检测神经鞘磷脂酶的活性，对诊断有决定性意义。尼曼－匹克细胞需与戈谢细胞鉴别。

戈谢病（Gaucher disease）：是一种家族性糖脂代谢病，为常染色体隐性遗传。血象和骨髓象：血象多为轻至中度正细胞正色素性贫血，血小板轻度减少，淋巴细胞相对增加。骨髓涂片中找到戈谢细胞是诊断的主要依据。戈谢细胞特征：体积大，直径约 20~80μm，呈卵圆形，含有一或数个偏心胞核，核染色质粗糙，胞浆量多，无空泡，呈淡蓝色，充满交织成网状或洋葱皮样的条纹结构。糖原和酸性磷酸酶染色呈强阳性。

有条件的医院可测定 β- 葡萄脑苷脂酶的活性，这对诊断本病有决定性意义，应注意排除白血病、多发性骨髓瘤、珠蛋白生成障碍性贫血、先天性红细胞发育不良贫血或获得性免疫缺陷综合征导致的假戈谢细胞病。

本例患儿，脾肿大 8 年，无其他检测指标异常，通过骨髓检查明确为尼曼－匹克病。关于脾脏大的病因及机制总结如下（图 133-5）。

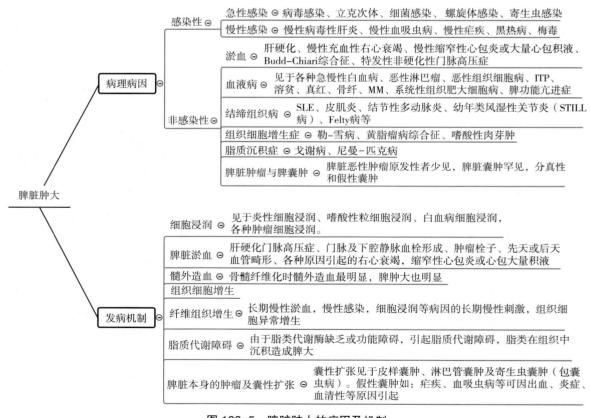

图 133-5　脾脏肿大的病因及机制

（邢 超　刘 辉）

病例 134　尼曼－匹克病合并大量海蓝细胞增生

【病例介绍】

患者,女,32 岁。2 岁时发现"肝脏、脾脏肿大",曾多家医院就诊,未能明确诊断。自诉 15 年前无明显诱因开始出现鼻出血、牙龈出血,起初出血量较少,可自止,皮肤碰撞后易出现瘀青,3 月前因"鼻出血"入院查血常规:WBC 3.17×10^9/L、RBC 4.4×10^{12}/L、HGB 78g/L、PLT 72×10^9/L;肝功能:ALT 73.7U/L,AST 95.6U/L,近 1 周患者诉鼻出血较前频繁、出血量增大。门诊以"全血细胞减少原因待查,脾功能亢进?"收治入院。查体肝脏、脾脏肿大,平脐,质韧,无叩痛。浅表淋巴结无肿大。

【辅助检查】

血常规　WBC 3.17×10^9/L,RBC 4.4×10^{12}/L,HGB 78g/L,PLT 72×10^9/L。

其他检查　生化:ALT 73.7U/L,AST 95.6U/L,DBIL 8.7μmol/L,Glu 5.7mmol/L;凝血功能:APTT 40.6S,Fbg 1.52g/L;PNH 正常;血沉:20mm/h;铁蛋白:正常;直接抗人球蛋白试验:阴性;自身免疫肝谱、免疫球蛋白定量均在正常范围内;CT检查:肝、脾大,肝内散在稍高密度结节影,建议 CT 增强扫描,副脾,胆囊腔内密度增高,考虑胆汁瘀积,主动脉及心室腔密度减低,考虑贫血所致。

骨髓常规　增生正常,粒系(G)=67.5%,红系(E)=20.0%;片中易见体积较大的细胞,可见呈灰白色泡沫状的尼曼－匹克细胞;海蓝组织细胞增多,胞体较大,圆形或类圆形,胞浆丰富,染蓝色或深蓝色,见大量海蓝色颗粒。糖原染色:阳性。骨髓形态学考虑尼曼－匹克细胞增生伴海蓝组织细胞增多骨髓象,建议作相关基因检查。

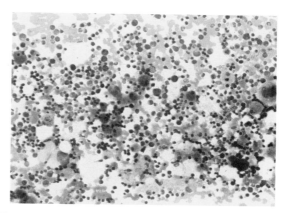

图 134-1　骨髓　尼曼－匹克及海蓝组织细胞大量增生 100×

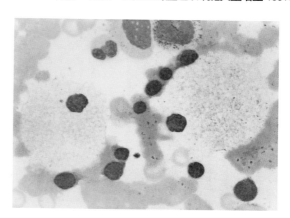

图 134-2　骨髓　尼曼－匹克细胞

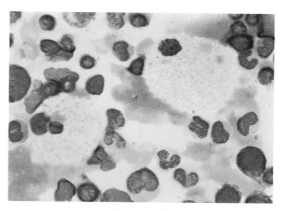

图 134-3　骨髓　尼曼－匹克细胞

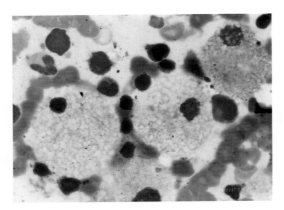

图 134-4 骨髓 尼曼－匹克细胞

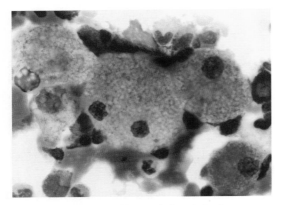

图 134-5 骨髓 海蓝组织细胞

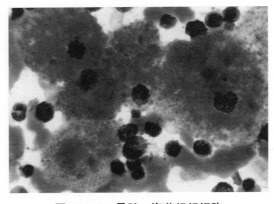

图 134-6 骨髓 海蓝组织细胞

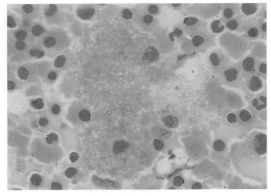

图 134-7 铁染色 阴性

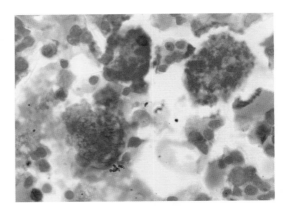

图 134-8 糖原染色 阳性

染色体核型分析 46，XY。

尼曼－匹克病 A/B 型 SMPD1 基因测序 检测到的基因变异：SMPD1 c.307-308insCCAACC p.（Asn102-Leu103insProAsn）杂合 SMPD1 c.1565A>G p.（Asn522Ser）杂合，致病突变。

【综合诊断】

尼曼－匹克病。

【解析】

尼曼－匹克病（Nimann-Pick disease）又称神经鞘磷脂病，属于先天性糖脂代谢性疾病，为常染色体隐性遗传。尼曼－匹克病的酶缺陷可能是神经鞘磷脂酶的遗传密码改变，突变基因促使合成了结构异常的肽链一级结构。

临床分型：

A 型（急性神经型）：多在出生后 6 个月内发病，除肝脾肿大外，智力进行性减退，呈白痴样。肌张力低下，运动功能逐渐消失。皮肤有棕色色素沉着，眼底检查 50% 病儿在眼底黄斑部可见樱桃红斑点，失明，耳聋，重者有贫血和恶液质。此型神经鞘磷脂累积量为正常人的 20~60 倍，酶活性为正常人的 5%~10%。

B 型（慢性非神经型）：幼儿或者儿童期发病，进展缓慢，肝脾大明显。无神经症状。此型神经鞘磷脂累积量为正常人的 3~20 倍，酶活性为正常人的 5%~10%。

C 型（慢性神经型）：症状同 A 型，但多见幼儿或少年发病，神经系统症状出现较迟，多在 3~7 岁以后，此型神经鞘磷脂累积量为正常人的 8 倍，酶活性最高为正常人的 50%，亦可接近正常。

D 型：2~4 岁发病，有明显的黄疸、肝脾大和神经症状,多于学龄期死亡,酶活性正常。

E 型:(成人非神经型),成人发病,智力正常。可见不同程度肝脾肿大,但无神经症状,可以长期生存。眼底有樱桃红斑。此型神经鞘磷脂累积量为正常人的 4~6 倍,酶活性为正常。

血象与骨髓象:一般轻度贫血,脾功能亢进时,白血病和血小板减少,单核细胞及淋巴细胞显示有特征性空泡,骨髓涂片中找到充满脂质的泡沫细胞是诊断本病的主要依据。此类细胞胞体较大,直径 20μm~30μm,有一个胞核,呈偏位,染色质疏松,可见 2~3 个核小体,胞浆充满空泡,呈泡沫状,PAS 染色空泡中心呈阴性,泡壁呈阳性。电镜下显示小泡周围有部分膜层结构环绕。

国外诊断标准中分两大类,共同特点是为不同程度的肝脾肿大,骨髓中有泡沫细胞,内脏器官中有不同程度的鞘磷脂、胆固醇、糖鞘脂等储积,分为:

Ⅰ 型:包括 Nimann-Pick 的 A 型和 B 型,患者鞘磷脂酶缺乏,酶活性为正常人的 10%,储积物质为鞘磷脂和胆固醇。

Ⅱ 型:Nimann-Pick 的 C 型和 D 型,是由于转运外源性胆固醇的缺陷,造成溶酶体中储积了未脂化的鞘磷脂、胆固醇和糖鞘脂,大部分有进行性的神经系统症状,鞘磷脂酶活性正常。

尼曼 – 匹克病(Nimann-Pick disease)在诊断时需要和海蓝组织细胞增生症相鉴别。

海蓝组织细胞增生症为一种罕见病的脂质贮积病,常染色体隐性遗传。一般认为原发性 SBH 是由于先天性神经鞘磷脂酶缺陷,致使血液中的脂质分解代谢损害,脂质沉积在细胞内形成本病。由于受累组织中神经鞘磷脂和神经糖脂积聚,经组织化学染色呈海蓝色颗粒,受累组织形态学检查是诊断 SBH 的重要依据。部分患者皮肤纤维母细胞培养发现神经鞘磷脂酶活性减低,海蓝组织细胞可大量浸润骨髓、肝脾、胃肠道、肺、脑及淋巴结等器官。

尼曼 – 匹克细胞是糖脂代谢异常,海蓝组织细胞是脂质代谢异常,两者细胞胞浆中均可发生神经鞘磷脂和(或)神经糖脂积聚,经染色可以呈海蓝色或者呈白色泡沫状。海蓝组织细胞常继发于尼曼 – 匹克病和慢粒细胞白血病。两者之间的鉴别需要做基因测序和酶活性的检查。

该患者 32 岁,2 岁起病,发现肝脾肿大,15 年来反复鼻出血、牙龈出血;三系减少,骨髓三系增生良好,片中可见大量海蓝组织细胞及少量尼曼 – 匹克细胞,尼曼 – 匹克病 A/B 型 SMPD1 基因测序存在两个杂合基因突变,有明确的依据诊断为尼曼 – 匹克病 A/B 型(Ⅰ 型)。

(窦翠云　曾强武)

病例 135　组织胞浆菌病

【病例介绍】

患者女,74岁。近2月来无明显诱因渐感乏力、食欲缺乏,偶尔出现头昏、心慌不适,无胸闷、发热、出血表现,二便正常。近1周无意中发现上腹包块,质硬、无压痛,不伴腹胀、恶心、呕吐及皮肤黄染,在外院就诊发现肝、脾肿大,未予治疗即转入院进一步诊治。患者体健,既往有血吸虫疫区接触史,2年前体检血象正常。查体:贫血貌,皮肤黏膜未见瘀点、瘀斑,巩膜无黄染;浅表淋巴结未及肿大;胸骨无压痛;腹部平胆,肝右肋下6cm,剑下16cm及边,质硬,轻压痛,表面光滑。脾大,甲乙线7cm,甲丙线6cm,丁戊线10cm,质中,无压痛。双下肢不肿。

【辅助检查】

血常规　WBC 2.1×10^9/L、RBC 3.49×10^{12}/L、HGB 100g/L、PLT 87×10^9/L、NE 76.7%、LY 15.7%、MO 5.2%、EO 1.9%、BA 0.5%。

其他检查　TBIL 20.7μmol/L、DBIL 9.3μmol/L、TP 61.6g/L、ALB 35.8g/L、GLO 25.8g/L、AST 36U/L、ALT 64U/L、LDH 214U/L。

骨髓常规　增生明显活跃,粒系(G)=60.0%,红系(E)=32.5%;粒系各阶段比例正常;成熟红细胞大小不均,可见嗜多色性红细胞及椭圆形红细胞;全片共查见巨核细胞228个,分类25个,其中幼稚型1个,颗粒型15个,产板型9个。血小板散在、小堆分布。涂片中巨噬细胞内可见荚膜组织胞浆菌,并可见吞噬白细胞、红细胞及血小板的巨噬细胞。

【综合诊断】

组织胞浆菌病。

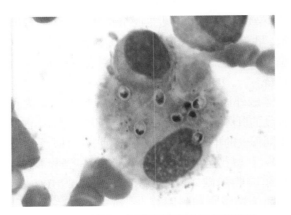

图 135-1　骨髓　巨噬细胞内的组织胞浆菌

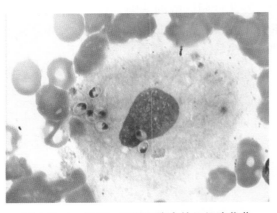

图 135-2　骨髓　巨噬细胞内的组织胞浆菌

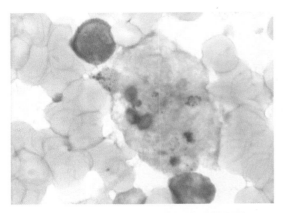

图 135-3　骨髓 PAS 染色　菌体呈阳性

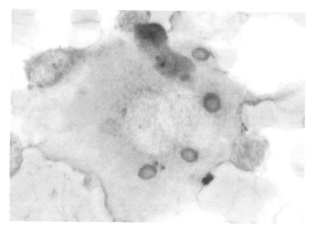

图 135-4　骨髓 PAS 染色　菌体呈阳性

【解析】

组织胞浆菌病（histoplasmosis，HP）为少见病，是由荚膜组织胞浆菌导致的具有传染性的真菌病。荚膜组织胞浆菌通常存在于土壤或植物腐败物中，尤其是鸟类或蝙蝠排泄物中；也存在于家禽如鸡、鸭、鹅或迁徙性禽类的粪便中。该菌属双相性真菌，在组织内呈酵母型。本病的主要传播途径为呼吸道、皮肤黏膜、胃肠道等。人群普遍易感，感染类型与机体状态、免疫功能、病原菌致病力和数量等相关。主要侵犯肺、肝、脾、淋巴结等单核巨噬细胞系统导致深部真菌病。组织胞浆菌病有四种不同形式：无症状型、急性肺型、慢性肺型及播散型组织胞浆菌病。全身性播散型患者常见症状包括发热、体重减轻、肝脾肿大、全血细胞减少、胃肠道症状、皮肤或黏膜累及等。

组织胞浆菌病诊断依靠各种培养发现荚膜组织胞浆菌阳性，或各种组织病理学找到细胞内酵母型组织胞浆菌。在瑞氏吉姆萨染色中此菌呈大小较一致的圆形或卵圆形孢子，直径约 2μm~4μm，孢子内胞质淡灰蓝色，多呈半月形并集中于孢子一端，胞核大染深紫色位于胞体另一端，孢子外围有较厚的未染色空白区域为荚膜。

在瑞氏 - 吉姆萨染色形态上荚膜组织胞浆菌易与马尔尼菲青霉菌及利什曼原虫无鞭毛体混淆，它们均寄生于单核巨噬细胞内，但荚膜组织胞浆菌极少出现在细胞外，而马尔尼菲青霉菌及利什曼原虫易在细胞外见到。荚膜组织胞浆菌孢子呈圆形或卵圆形，2μm~4μm；胞核位于一端，染紫红色；另一端为胞质呈淡灰蓝色；外围绕一圈明亮未着色的空晕。PAS 染色见胞壁及荚膜着红色且连接清楚，无横膈，胞内容物不易着色。马尔尼菲青霉菌体呈短粗腊肠状，大小较为不一致，且有横膈；胞壁着粉红色；胞质呈淡蓝色；有 1~2 个紫红色小核。PAS 染色胞壁呈红色，细胞内可见一明显深红色的横膈，胞内容物不着色。利什曼原虫无鞭毛体呈卵圆形或圆形；胞质呈浅蓝色或略带紫色；胞核大而圆、红色或淡紫色，偏于一侧；部分虫体核上方可见一个点状动基体和由动基体发出的根丝体，动基体似小圆点或看不清。PAS 染色胞壁不着色或着色浅而不连续，胞内容物染成红色，较胞膜着色深而清楚，故易于区别。

本病寄生在人体网状内皮系统，引起患者发热、肝脾淋巴结肿大及全血细胞减少，临床表现缺乏特异性，与其他血液寄生真菌病、血液寄生虫病及一些血液系统疾病临床表现相似。如能从外周血及骨髓中找到病原虫、病原菌，并从形态上确诊及鉴别，可使患者早期得到诊断，及时给予治疗。本例患者因无发热，临床首诊考虑：①脾功能亢进；②骨髓纤维化；③肝硬化。为明确诊断而完善相关检查时在骨髓涂片内发现荚膜组织胞浆菌，临床给予两性霉素 B 治疗，1 个月后好转出院。

（侯　霞　曾强武）

病例136　黑　热　病

【病例介绍】

患儿,女,1岁。甘肃武都人,主诉:发热7天。患儿7天前无明显诱因下于家中突然出现发热,体温波动于39℃~40.8℃,热型不规则,热高时偶有寒战,遂入院门诊就诊。

【辅助检查】

血常规　WBC 5.4×10^9/L, RBC 4.35×10^{12}/L, HGB 98g/L, Hct 0.322, PLT 73×10^9/L, NE 22%, LY 74%, MO 4%, CRP 56.00mg/L。

其他检查　生化:ALT 20U/L, AST 69U/L, 总蛋白 52.9g/L, 白蛋白 30.8g/L, 球蛋白 22.1g/L, LDH 701U/L, 血清铁 3.70μmol/L, 总铁结合力 62.7μmol/L, 铁蛋白 1239.1ng/ml。凝血功能:基本正常。腹部 B 超:肝、脾肿大。

骨髓常规　增生活跃,粒系(G)=66.5%,红系(E)=24.0%;粒系增生明显,可见中晚幼粒,核左移,部分细胞浆内可见中毒颗粒。巨噬细胞内外可见多个散在的利杜氏小体,圆形或椭圆形,可见 1 个较大的染紫红色的类圆形核,虫体另一侧有细小棒状紫红色动基体。意见:查见杜氏利什曼原虫。

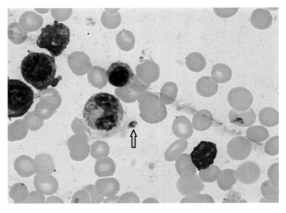

图 136-2　骨髓　细胞外利杜体

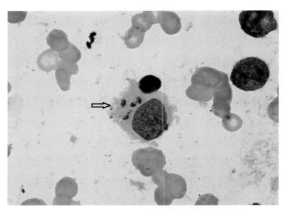

图 136-3　骨髓　巨噬细胞内利杜体

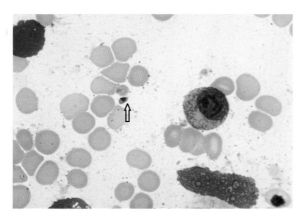

图 136-1　骨髓　细胞外利杜体

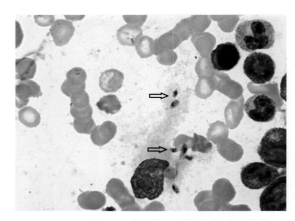

图 136-4　骨髓　破碎的巨噬细胞浆内利杜体

【综合诊断】

黑热病。

【解析】

黑热病,又称内脏利什曼病(visceral leishmaniasis)。是由杜氏利什曼原虫寄生于人体单核巨噬细胞系统中而导致的一种寄生虫病。患者主要表现为长期不规则的发热、消瘦、贫血、白细胞及血小板减少,肝脾肿大,尤以进行性脾肿大常见,如不给予合适治疗,患者预后很差。黑热病与组织胞浆菌、马尔尼菲青霉菌(penicillium marneffei)感染的临床表现相似,都侵犯单核巨噬细胞系统,镜下的形态、大小相近,比较容易混淆。

黑热病的病原体利杜小体主要侵犯单核吞噬细胞系统,并在其中生长、繁殖,直到把巨噬细胞胀破,释放出的利杜小体又被其他的巨噬细胞吞噬,利杜小体为圆形或椭圆形,直径约 $29\mu m \sim 40\mu m$,胞质淡蓝色,可见 1 个较大的染紫红色的类圆形核,还可见 1 个呈棒状的动基体,为其特征性的形态表现。组织胞浆菌主要分布于组织细胞胞质内,瑞氏染色孢子呈圆形或类圆形,核膜较厚,外周绕一圈明亮而染色的空晕,边界清楚,形似荚膜为其特征性的表现。由于组织胞浆菌为出芽繁殖,出芽时在菌体一端形成膨大的芽孢,与母体相接处逐渐形成瓶颈,有利于诊断。马尔尼菲青霉菌是 HIV 感染者及其免疫缺陷者机会感染的主要致病菌之一。镜下大小不一,呈类圆形、长圆形或腊肠形,常可见到两个紫红色小核。在糖原染色后腊肠状的细胞内常可观察到一明显的横膈,这种腊肠形细胞和横膈为其特征。

对于以上病原菌鉴别最可靠的标准是病原菌的培养,杜氏利什曼原虫的培养是将标本接种于 NNN 培养基,置于 $22℃ \sim 25℃$ 孵箱中,通常 7~10 天培养物中可查到有鞭毛运动的前鞭毛体。而马尔尼菲青霉菌和组织胞浆菌均为温度双相性真菌,$25℃$ 沙氏培养基,马尔尼菲青霉菌产生红色色素,渗入培养基中;组织胞浆菌无红色色素产生,但有小圆形孢子产生。但由于培养周期比较长,而病人往往急性发病,不利于早期诊断治疗,骨髓常规检查不失为一种直观而快捷的方法,尤其对因各种原因无法进行病原菌培养的病例有极其重要的意义。

(杨军军)

病例 137　骨髓细胞形态学确诊内脏利什曼病

【病例介绍】

患儿,女,12岁,原籍河北省保定市,出生后随父母迁至甘肃陇南地区生活。主因发热3天,发现全血细胞减少2天于2014年11月17日入院。既往体健。患者于入院前3天,无明显诱因出现发热,体温最高达41℃,无寒战,伴有咳嗽、咳痰及乏力,同时出现腹胀、食欲缺乏,于当地抗感染治疗无效,血常规示:WBC 1.8×10^9/L、HGB 71.2g/L、PLT 52.7×10^9/L、NE 35%、LY 60%;尿常规潜血2+。考虑"恶性血液病",为明确诊治辗转入院,以"全血细胞减少原因待查"收入院。查体:T 35.7℃,贫血貌,咽部充血,扁桃体轻度肿大。胸骨轻压痛,双肺呼吸音粗,未闻及干湿啰音;腹部平软,无压痛、反跳痛及肌紧张,肝脏于肋下3cm可触及,无压痛;脾脏于肋下8cm,脐下2cm可触及,无压痛;双下肢轻度水肿,神经系统查体未见明显异常。

【辅助检查】

血常规　WBC 1.23×10^9/L,HGB 72g/L,PLT 43.0×10^9/L,NE 30%,LY 60%。

其他检查　尿潜血++;转氨酶正常,ALB 18.6g/L,GLB 43.6g/L,A/G=0.43,IgG 41.63g/L,肾功能正常;ESR 40mm/h;凝血功能:PT 13.7s,APTT 45.3s,Fbg 104.4mg/dl,TT 19.6s,CRP 17.8ng/L,PCT 3.90ng/ml,铁蛋白219.4ng/ml,血清叶酸及维生素B_{12}正常,血培养阴性,肥达氏及外斐氏反应阴性,乙肝五项均阴性,丙肝抗体阴性,抗HIV阴性,梅毒抗体阴性。EB病毒抗体阴性,风疹病毒抗体阴性,巨细胞病毒阴性,抗核抗体谱均阴性。腹部CT:脾脏体积增大,局部与肝实质分界不清,脾脏下缘超过髂前上棘水平。

骨髓常规　增生活跃,粒系(G)=40.0%,红系(E)=28.5%;部分中性分叶核粒细胞胞浆可见中毒颗粒,红细胞大小不等,呈缗钱状排列,浆细胞比例增多,血小板少见;部分巨噬细胞胞浆可见特征性杜氏利什曼原虫无鞭毛体即利杜小体。意见:利什曼原虫感染骨髓象。

流式细胞免疫分型　粒系比例减低,CD64强表达,不除外感染。

染色体核型分析　46,XX,[20]。

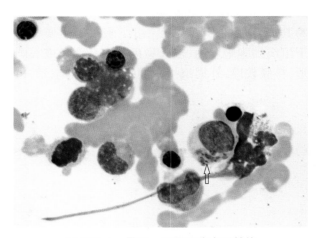

图137-1　骨髓　巨噬细胞内利杜体

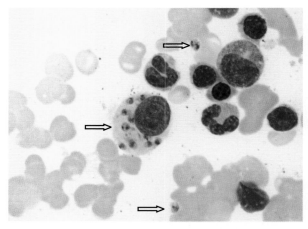

图137-2　骨髓　巨噬细胞内、外均可见利杜体

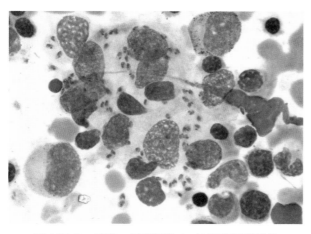

图 137-3　骨髓　巨噬细胞内、外均可见利杜体

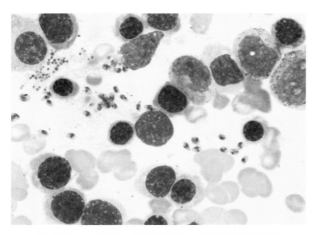

图 137-4　骨髓　巨噬细胞内、外均可见利杜体

【综合诊断】

内脏利什曼病。

【解析】

诊断为内脏利什曼病，临床给予美罗培南 0.5g q8h 抗感染，输注红细胞、新鲜血浆及人血白蛋白等对症支持治疗基础上应用治疗利什曼病特效治疗药物——葡萄糖酸锑钠 600mg 避光静点 15 日，患儿体温控制，同时脾脏明显回缩，治疗 1 月后复查血常规：WBC 3.97×10^9/L、HGB 110g/L、PLT 186×10^9/L，NE 38%，LY 49%。肝肾功均恢复正常，腹部 CT 显示脾脏明显缩小。病情逐渐好转出院。2 月后随访血常规及骨髓象均恢复正常。

内脏利什曼病又名黑热病，因该病晚期患者出现皮肤色素沉着而得名。在我国系通过中华白蛉叮咬而传播的慢性地方性传染病，属于人兽共患疾病。病人和病犬是本病的传染源，主要病变发生在内脏。人体感染杜氏利什曼原虫后，无鞭毛体在巨噬细胞内繁殖，使巨噬细胞大量破坏和增生。华北地区在 1958 年以后黑热病病例已鲜有报道，故本病极易误诊。该患儿现居住地位于甘肃陇南，是我国目前黑热病的散发地区之一，故属于输入河北省保定市病例。该患儿出现内脏利什曼原虫病的临床表现为：①长期不规则发热，体温最高 40℃以上。②肝、脾肿大，该患者巨脾，低蛋白血症。③全血细胞减少。由于上述临床表现，最初误诊为恶性血液病可能。而诊断本病的关键是骨髓涂片发现利什曼原虫的无鞭毛体即利杜氏小体。其形态学特征为：原虫胞质呈淡蓝色或深蓝色，内有一个较大圆形核，呈红色或淡紫色。动基体位于核旁，着色较深，细小呈杆状。本病例利什曼原虫多数位于巨噬细胞内，少许散落于细胞外，极易疏漏。本病骨髓象中特征性的利杜氏小体还需与马尔尼菲青霉、组织胞浆菌、疟原虫等相鉴别。马尔尼菲青霉为真菌，为腊肠型细胞，具有横膈，胞壁 PAS 染色为红色，胞浆不着色。组织胞浆菌为真菌，为圆形或卵圆形，部分区域形似荚膜。PAS 染色胞壁红色且清楚，胞浆不着色。疟原虫瑞氏染色后，核呈紫红色，胞质为天蓝至深蓝色，疟色素呈棕黄色、棕褐色或黑褐色。

本病无论发热期还是间隙期，骨髓涂片查见利什曼原虫，即可确诊，而对于高度怀疑病例，应多次骨髓穿刺检查。同时骨髓检查过程中也应紧密联系临床，对来自于流行病区患者，出现不规则发热、进行性肝、脾肿大和全血细胞减少的患者时，在排除常见病外，应考虑到此病。国外学者研究显示，儿童利什曼原虫感染与儿童白血病发病密切相关，目前国内暂时无相关报道，但应重视二者之间的相互联系。

（王　哲　朱松山）

病例 138　杜氏利什曼原虫感染伴幼红细胞造血岛增多

【病例介绍】

患者,男,61岁,患者于入院前4月因"发热原因待查",经外院骨穿检查诊断为"噬血细胞综合征",给予依托泊苷、保肝、抗病毒及激素等治疗,症状好转后出院。该患者共在该院住院治疗3次。出院后仍有间断性发热,遂入院就诊,门诊以"噬血细胞综合征"收住院内血液科。入院后患者再次出现高热,体温最高38.8℃,送痰液、口腔分泌物及血培养均无细菌及真菌生长。体格检查:T36.4℃,贫血貌,全身皮肤及黏膜苍白,胸部皮肤可见散在1mm大小出血点,未隆起于皮肤,肝脏肋下未触及,脾脏肋下可触及。遂行髂后上棘骨髓穿刺复查骨髓象。

【辅助检查】

血常规　WBC 3.3×10⁹/L,RBC 2.61×10¹²/L,HGB 69g/L,PLT 69×10⁹/L。

其他检查　Fbg 4.65g/L,D–二聚体 40.0μg/ml,FDP 68.2μg/ml。B超示:脾肿大,脾门处厚5.6cm,肋下2.7cm。

骨髓常规　增生正常减低,粒系(G)=48.5%,红系(E)=32.0%;粒系比例正常,可见胞浆颗粒增多增粗;红系比例略增高,以中、晚幼红为主,易见造血岛。片中巨噬细胞增多,胞浆中吞噬大量利杜体,细胞内外均可见。意见:巨噬细胞内、外可见大量杜氏利什曼原虫无鞭毛体,考虑黑热病。

【综合诊断】

杜氏利什曼原虫感染骨髓象(黑热病)。

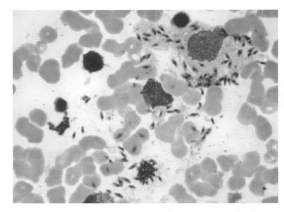

图 138-1　骨髓　巨噬细胞内、外均可见大量利杜体

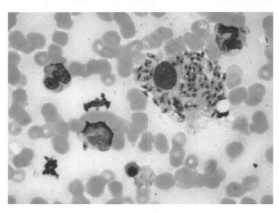

图 138-2　骨髓　巨噬细胞内吞噬大量利杜体

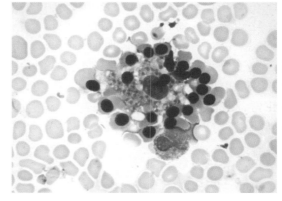

图 138-3　骨髓　巨噬细胞内吞噬大量利杜体,
幼红细胞围绕巨噬细胞形成造血岛

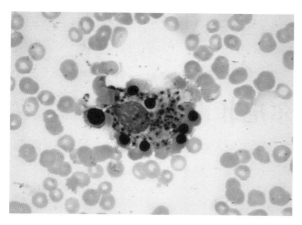

图 138-4 骨髓 巨噬细胞内吞噬大量利杜体，
幼红细胞围绕巨噬细胞形成造血岛

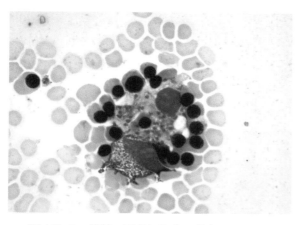

图 138-5 骨髓 巨噬细胞内吞噬大量利杜体，
幼红细胞围绕巨噬细胞形成造血岛

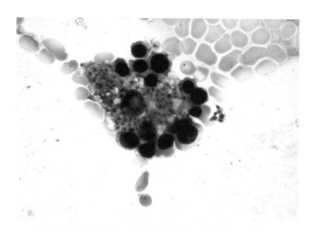

图 138-6 骨髓 巨噬细胞内吞噬大量利杜体，
幼红细胞围绕巨噬细胞形成造血岛

【解析】

黑热病又称内脏利什曼病，是我国五大寄生

虫病之一，是对人体危害严重的人畜共患寄生虫病，患者、病犬以及某些野生动物为主要传染源。骨髓涂片病原学检查可见杜氏利什曼原虫无鞭毛体（即利杜体），这是确诊黑热病最可靠的方法。该例患者除在骨髓巨噬细胞内、外均找到大量杜氏利什曼原虫无鞭毛体外，骨髓涂片中易见幼红细胞造血岛，造血岛中的幼红细胞呈单层或双层围绕在吞噬了大量利杜体的巨噬细胞周围。幼红细胞造血岛常常出现在增生性贫血或红系增生旺盛的病例中。该例患者为中度贫血，骨髓红系呈代偿性增生，使幼红细胞造血岛明显增多，但幼红细胞围绕在吞噬了大量利杜体的巨噬细胞周围形成幼红细胞造血岛的现象极为罕见，出现该现象的原因可能与保姆细胞的数量增多和吞噬功能亢进有关。

此例患者骨髓发现异常后，遂将骨髓涂片及血样送甘肃省疾控中心确诊。骨髓象提示：检出利什曼原虫；血液 rK39 ICT：阳性。追问流行病学史，患者自述家中养有大型犬，有犬类长期密切接触史。明确诊断后，患者开始接受葡萄糖酸锑钠治疗，2 个疗程后，患者病情平稳，体温恢复正常，复查血常规示：WBC 6.9×10^9/L，RBC 3.56×10^{12}/L，HGB 98g/L，PLT 323×10^9/L；B 超示：脾脏不大，脾门处厚 3.2cm，肋下未及。患者出院后随访至今再未出现发热及其他不适症状。

近年来新开发的一种将利什曼原虫重组基因抗原 rK39 制备成免疫层析试纸条（rK39 ICT），用于黑热病的快速诊断，其结果与骨髓涂片的符合率为 100%，对黑热病的诊断具有较高的特异性和敏感性，对疑似患者应作为常规检测。黑热病的潜伏期 10 天~9 年不等，平均 3~6 个月。黑热病致病力较强，很少能自愈。患者预后取决于是否早期诊断和及时治疗，未经有效治疗的患者病死率可高达 95%。葡萄糖酸锑钠仍为目前治疗黑热病的首选药物，对绝大多数患者可达到短期治愈的目的。

骨髓细胞形态学阅片医生应熟练掌握利杜体的形态特点，临床高度怀疑时，应在骨髓涂片中仔细寻找巨噬细胞吞噬利杜体的证据，并注意与马尔尼菲青霉菌、荚膜组织胞浆菌及噬血细胞综合征等的形态鉴别。

（窦心灵 雷庚伟）

病例 139 HIV 伴马尔尼菲青霉菌感染

【病例介绍】

患者,男,22岁,学生。因"咳嗽咳痰2月余,发现三系减少半天"。患者2月前在家中无诱因下出现咳嗽、咳痰,痰较多、呈白色泡沫、可以咳出。10余天前患者发现左上臂出现少许散在红色皮疹,压之不褪色、稍突出皮面、无瘙痒不适。后多次于院内门诊复查血常规示白细胞波动于(1.92~2.73)×10⁹/L,血红蛋白波动于(96~102)g/L,血小板正常范围。门诊以"三系减少待查"收住入院。

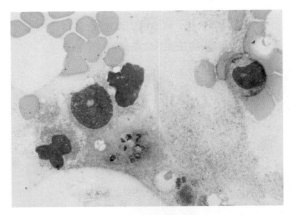

图 139-1 骨髓 马尔尼菲青霉菌,可见横膈

【辅助检查】

血常规 WBC 1.85×10⁹/L,RBC 3.82×10⁹/L,HGB 99g/L,PLT 126×10⁹/L;嗜中性粒细胞计数1.171×10⁹/L。

其他检查 自身免疫系列:抗核抗体1:100(荧光法)弱阳性,余阴性。C反应蛋白:61.4mg/L;降钙素原:0.450ng/ml;促红细胞生成素测定(EPO):7.09mIU/ml;腹部B超:肝脾肿大。HIV:初筛及确证试验均阳性。

骨髓常规 增生正常,粒系(G)=86.5%,红系(E)=12.0%;粒系明显增生伴毒性改变;淋巴细胞比例减少,仅见个别成熟淋巴。全片吞噬性网状细胞易见,该吞噬细胞及少数中性粒细胞浆内可见酵母样真菌孢子,菌体大小不一,形态呈多形性,圆形、椭圆形、腊肠形等,有的可见清晰横膈,细胞外散在酵母样真菌孢子也多见。诊断意见:真菌感染性骨髓象,马尔尼菲青霉菌感染可能,结合病原体培养等检查进一步确诊。

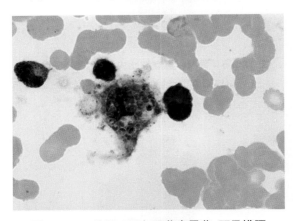

图 139-2 骨髓 马尔尼菲青霉菌,可见横膈

外周淋巴细胞亚群测定 CD3 79.59%,CD4 2.30%,CD8 68.99%,CD4/CD8比值0.03,CD3-/CD16+56+18.82%,CD19 1.25%。

骨髓及血培养 检出马尔尼菲青霉菌。

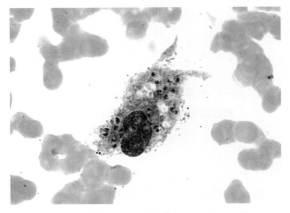

图 139-3 骨髓 马尔尼菲青霉菌,可见横膈

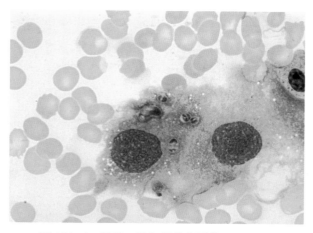

图 139-4　骨髓　马尔尼菲青霉菌,可见横膈

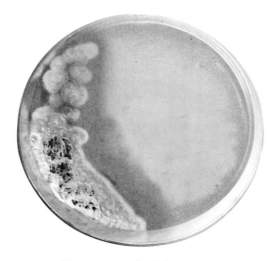

图 139-5　25℃培养　菌丝相

【综合诊断】

HIV 伴马尔尼菲青霉菌感染。

【解析】

HIV 患者艾滋病期,免疫力极度低下,极易感染真菌。马尔尼菲青霉菌:25℃培养为菌丝相,生长快,2d~3d 即产生特征性的可溶性红色色素,具有青霉菌所特有的帚状枝及孢子链;37℃培养为酵母相,生长较慢,为裂殖期,可发现典型的中间有一横膈的腊肠形孢子。

（陈　慧）

病例 140 马尔尼菲青霉菌感染致脓毒血症并 DIC

【病例介绍】

患者,男,47 岁,11+ 月前无明显诱因出现食欲减退,伴乏力,伴有阵发性咳嗽,痰白量少,无伴反酸、嗳气,无腹痛、腹泻,无四肢酸痛等不适。多次就诊外院,经治疗后(具体不详),上述症状无明显好转,并感腹痛,遂就诊院内急诊科。发现血小板低,凝血功能异常,胸腹部 CT:①双肺异常密度影,初步考虑炎性病变可能;②纵隔内数个小淋巴结可能;③脾大,请结合临床;④右肾小结石可能;⑤左肾中下极低密度影,囊肿? 急诊以"血小板减少待查"收住入院。

【辅助检查】

血常规 WBC 8.9×10^9/L,RBC 3.18×10^{12}/L,HGB 89g/L,PLT 81×10^9/L;人工复检:中性中幼粒 5%,晚幼粒 6%,杆状核粒细胞 25%,分叶核粒细胞 30%,淋巴细胞 25%,单核细胞 9%,有核红细胞 21 个 /100 个白细胞。

其他检查 真菌 –D 葡萄糖 >1000pg/ml。抗核抗体(ANA)核型:阴性(–);乙肝二对半:HBsAb:(+),HBcAb–IgG:(+),其余三项阴性。铁蛋白:3000ng/ml。凝血全套:PT 24 秒,APTT 52.7秒,Fbg 0.95g/L,TT 35.1 秒,D–Dimer 29.8μg/ml。抗心磷脂抗体 IgG 34.7PL/ml,抗心磷脂抗体 IgM 1.5PL/ml。血培养检出真菌(初级报告)。总 T 细胞 66.4%,CD4 0.8%,CD8 59.8%,CD4/CD8 0.01。TORCH 全套:阴性。

骨髓常规 增生明显活跃,粒系(G)=72.0%,红系(E)=18.5%;可见巨噬细胞内吞噬有大量椭圆形、卵圆形,大小形态差异较大的孢子。其中最特殊而有诊断意义的为长形、粗细均匀、两端钝圆的腊肠状孢子,内有横隔。外周血涂片中同时检出细胞内外大量孢子。意见:不除外马尔尼菲青霉菌感染,建议作传染相关疾病及细菌培养等检查。

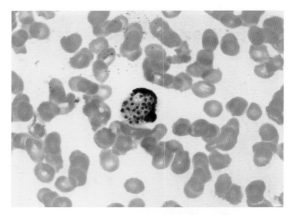

图 140–1 血片 马尔尼菲青霉菌

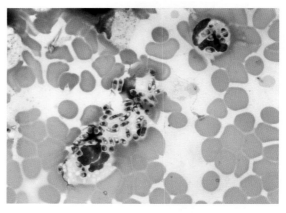

图 140–2 血片 马尔尼菲青霉菌

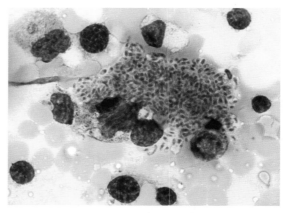

图 140–3 骨髓 马尔尼菲青霉菌

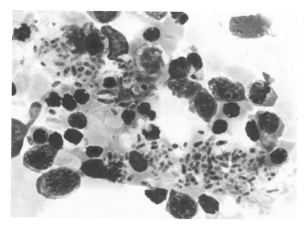

图 140-4　骨髓　马尔尼菲青霉菌

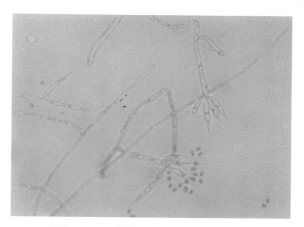

图 140-7　菌落涂片乳酸酚棉蓝染色

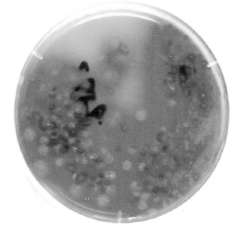

图 140-5　25℃培养呈菌丝相,产生的色素渗入
基质中呈红葡萄酒颜色

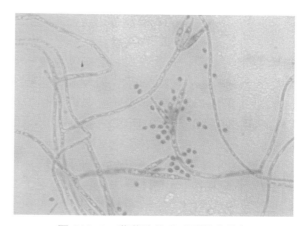

图 140-8　菌落涂片乳酸酚棉蓝染色

【解析】

　　患者中老年男性,近期有感染征象,实验室指标提示有血小板减少,纤维蛋白原 <1.5g/L,D-二聚体明显升高,凝血酶原时间延长 3s 以上,符合"DIC"诊断标准。肺部 CT 提示炎症改变,真菌 -D 葡萄糖 >1000pg/ml,外周血粒细胞核左移,血涂片查见形态典型马尔尼菲青霉菌,血培养鉴定亦支持相关诊断。

　　马尔尼菲青霉菌病好发于各种原因导致的免疫抑制患者,是 AIDS 的指征性疾病(后来该患者血液在 CDC 确诊 HIV 阳性)。马尔尼菲青霉菌主要位于巨噬细胞内,主要侵犯肺、肝、脾、骨髓及淋巴结等组织,可导致局限性及播散性感染。马尔尼菲青霉菌和组织胞浆菌的形态极其相似,极易误诊。本例马尔尼菲青霉菌经双相外周血培养,25℃条件下镜下呈典型帚状枝菌丝及孢子链,外周血镜下为圆形、椭圆形及长形酵母样菌体,部分呈腊肠样有横膈。

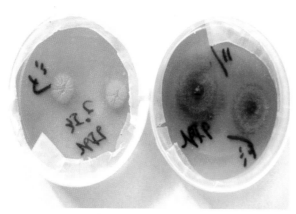

图 140-6　左边为 37℃培养呈酵母相,无色素产生,
右边为 25℃培养呈菌丝相

【综合诊断】

　　脓毒血症(马尔尼菲青霉菌)并 DIC。

（谢若腾　钟国梁）

病例 141 外周血真菌感染

【病例介绍】

患者,女,87岁,2+年前发现右侧乳房外上象限约4cm×3cm大小包块,无发热、疼痛、破溃、溢液等症,未予重视;2+年来包块进行性增大至5cm×4cm包块,质硬,活动度欠佳,无压痛,乳头凹陷,期间就诊于外院普外科保守治疗好转后出院,今为求中西医结合治疗求诊院内门诊,门诊以"右乳腺癌"收入普外科。入院症见:感全身多处疼痛,伴恶心、呕吐,精神纳眠欠佳,小便量少,大便3日未行。在院8个月时间辗转多个科室,病情逐渐恶化,发展到多器官功能衰竭;癌细胞全身广泛转移;急性肾功能衰竭;双肺肺炎;2型糖尿病;泌尿系感染等症。

【辅助检查】

血常规 WBC 4.71×10^9/L, RBC 2.13×10^{12}/L, HGB 62.0g/L, MCV 87.8fl, PLT 60×10^9/L; NE 68.7%, LY 18.5%, MO 6.0%, EO 6.7%, BA 0.8%。人工复检:涂片中可见大量散在的和中性粒细胞内真菌孢子。

其他检查 ALT 862U/L, AST 975U/L, 尿素 18.51mmol/L, 肌酐 1179.2μmol/L, 血糖 13.85mmol/L;尿常规示尿糖4+,蛋白3+,白细胞2+/HP,发现真菌孢子及假菌丝;血培养:检出克柔念珠菌。

【综合诊断】

乳腺癌多发转移合并血液真菌感染。

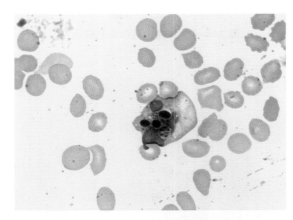

图 141-1 血片 粒细胞内真菌孢子

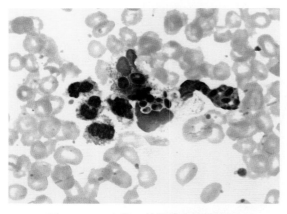

图 141-2 血片 粒细胞内真菌孢子

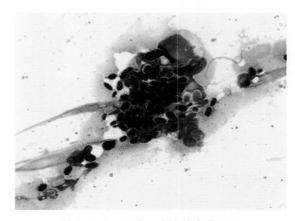

图 141-3 血片 成堆的真菌孢子

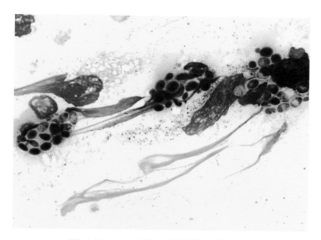

图 141-4　血片　成堆的真菌孢子

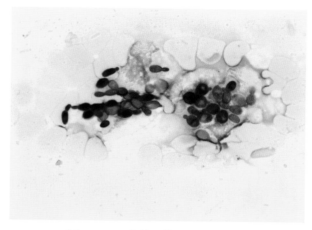

图 141-5　血片　糖原染色　阳性

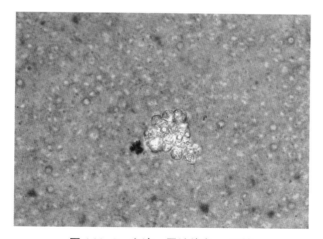

图 141-6　血液　墨汁染色　阴性

【解析】

　　真菌属于条件致病菌,健康者罕见血液系统真菌感染,一般多见于老年人、肿瘤晚期、HIV、AIDS 等免疫缺陷或免疫力较差的患者。深部真菌感染指致病性真菌侵犯皮下组织、黏膜和内脏器官所导致的真菌感染性疾病。近年来,由于免疫受损人群发病率迅速增长、广谱抗生素、皮质类固醇激素和免疫抑制剂的广泛使用、器官移植等新技术的开展,使机会性深部真菌感染的发病率及死亡率明显增高。深部真菌病的主要病原菌包括念珠菌、隐球菌、曲霉、孢子丝菌、着色霉菌、毛霉、马尔尼菲青霉菌、组织胞浆菌、副球孢子菌等,其中以念珠菌病、隐球菌病和侵袭性曲霉病最常见。

　　廖万清等研究认为:念珠菌属中,以白念色念珠菌为主要致病菌,其致病力主要与粘附能力、受体、形态转换、胞外酶(水解酶、脂酶、蛋白酶等)有关;曲霉属中以烟曲霉为主要的条件致病真菌,致病性与其分泌的真菌毒素(如烟曲霉、黏帚霉毒素、烟曲霉酸等)和胞外酶(核酶、磷酸酶、肽酶和蛋白酶)等因素有关;隐球菌属中的新生隐球菌及其变种是其主要致病菌。

　　患者为老年女性,因肿瘤细胞广泛转移、多脏器衰竭、糖尿病、化疗药物的使用,以及长期卧床等诸多因素的影响,致机体免疫力极度降低,使真菌有机可乘,发生深部真菌感染。因家属拒绝骨髓检查,而不知道骨髓是否有真菌感染,但从外周血感染真菌的数量亦可窥见一斑。

　　　　　　　　　　　(曾强武　李婷　聂映)

病例 142 骨髓卡氏肺孢子菌（虫）及新型隐球菌混合感染

【病例介绍】

患者,男,51岁,头痛、发热、消瘦、干咳3月余,最近头痛剧烈,贫血面容,体温(T)38.7℃,脉搏(P)83次/分,呼吸(R)27次/分,血压(BP)135/86mmHg,皮肤黏膜无黄染,无瘀点、瘀斑,脾肿大,全身淋巴结肿大,颅内高压,以不明原因发热收住感染病科。

【辅助检查】

血常规 WBC 1.9×10^9/L, RBC 3.7×10^{12}/L, HGB 103g/L, PLT 69×10^9/L。

其他检查 血生化:总蛋白53.4g/L,白蛋白32.1g/L,球蛋白21.3g/L;HIV相关检测:CD4+细胞计数:48个/μl,酶法抗HIV抗体阳性,HIV确证试验阳性;X线检查:显示两肺斑点状阴影;细菌培养:骨髓培养1.7天仪器报警细菌生长,随即转种血琼脂平板、巧克力平板和沙保罗氏琼脂平板,经鉴定为新生隐球酵母菌;脑脊液检查:墨汁染色可见周围宽厚荚膜真菌孢子,培养鉴定为新生隐球酵母菌。

骨髓常规 单核巨噬细胞比例增多,单核巨噬细胞胞质内可见大小不一,周围明显荚膜的真菌孢子,同时可见大小约5μm~10μm,卵圆形或球形包囊,囊壁透明不着色,囊内小体清晰可见,胞质浅蓝色、核(菌体)紫红色。

【综合诊断】

AIDS并新生隐球菌和卡氏肺孢子菌(虫)感染。

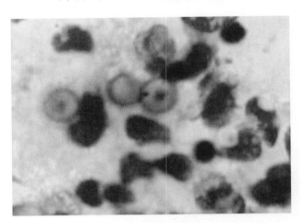

图 142-2 骨髓 骨髓巨噬细胞内 见3个肺孢子虫圆形孢囊

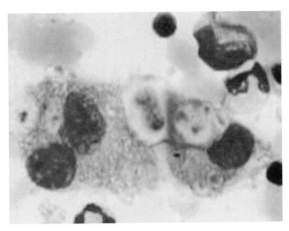

图 142-1 骨髓 骨髓巨噬细胞内见2个肺孢子虫圆形孢囊和多个周围宽厚透亮荚膜隐球菌

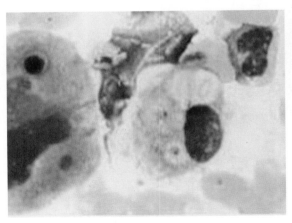

图 142-3 骨髓 骨髓巨噬细胞内见多个周围宽厚透亮荚膜的隐球菌

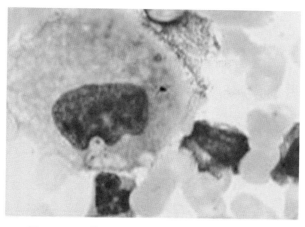

图 142-4　骨髓　骨髓巨噬细胞内　见多个周围宽厚透亮荚膜隐球菌

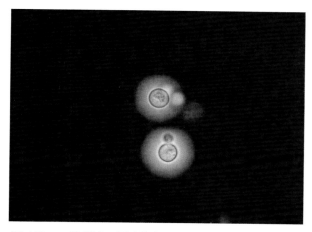

图 142-5　脑脊液　墨汁染色可见周围宽厚荚膜真菌孢子

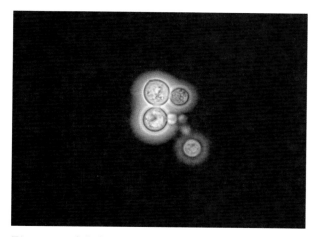

图 142-6　脑脊液　墨汁染色可见周围宽厚荚膜真菌孢子

【解析】

隐球菌属中的新生隐球菌可导致隐球菌肺炎，是一种亚急性或慢性深部真菌病，预后差，病死率高。肺部隐球菌感染初期，多数患者可无症状，少数患者出现低热、轻咳、咳粘液痰，偶有胸膜炎症状。在艾滋病患者中隐球菌感染经常是广泛播散的。近年来在同时患有艾滋病（HIV）感染的患者中更常见的表现有酷似卡氏肺囊虫感染的间质浸润。肺部隐球菌感染可以与肺部其他疾病过程重复出现。病原学检查是诊断肺隐球菌病的重要依据，对拟诊病例尽可能多次、多途径采集标本进行涂片及培养。但痰涂片及培养阳性率较低，且培养周期较长。当隐球菌感染出现播散时，采用乳胶凝集抗原实验可检测到血循环或脑脊液中新型隐球菌的荚膜多糖抗原。高碘酸－希夫染色（PAS）及六胺银染色证实为隐球菌感染。肺隐球菌病临床常无特异性，易与其他肿瘤、感染性疾病相混淆。免疫功能正常及低下者均可患病，临床医师在面对常规抗细菌感染无效者，应考虑到隐球菌感染的可能性。了解本病的临床表现，有助于临床认识和警觉，防止漏诊和误诊。

卡氏肺孢子菌（虫）简称肺孢子菌（虫），是 Chagas 等（1909）在豚鼠肺脏组织切片中发现，1912 年由 Delanoe 证实并命名为卡氏肺孢子虫。由其引起的肺炎称卡氏肺孢子虫肺炎。因该虫具有原虫的典型形态特征，缺乏真菌表型，对抗真菌药无效而对抗原虫的药物有效，故一直被认为是原虫。1988 年经 DNA 分析才证实它不是原虫而是一种真菌。2001 年国际机会性原生生物研讨会将导致人体肺孢子虫肺炎的病原体称为耶氏肺孢子虫，并明确卡氏肺孢子虫专指在大鼠中发现的肺孢子虫。因肺孢子虫一直属寄生虫研究范畴，尽管其分类地位目前发生了变化，但仍在寄生虫学中介绍。卡氏肺孢子菌寄生在宿主肺泡、肺泡上皮细胞或肺泡间隙中。肺孢子菌（虫）是一种机会致病病原体，免疫功能正常者感染本菌（虫）多为隐性感染，可长期潜伏，当宿主免疫力低下时，潜伏的虫体大量增殖，使肺泡上皮细胞受损、变性、坏死、脱落，导致卡氏肺孢子菌（虫）肺炎，引起临床症状。病变多数累及肺组织，也可向外播散，累及肺外组织，如：心、胸膜、骨髓、肝、脾、胃、结肠、胰腺、肾、皮肤等。卡氏肺孢子虫肺炎主要见于营养不良、虚弱儿童和免疫功能缺陷患者。临床表现有两种类型，婴儿型：或称流行型（间质性浆细胞性肺炎）；儿童－成人型：或称散发型（低反应性肺孢子虫病）。随着免疫抑制剂和抗肿瘤药物的广泛应用，器官移植的普遍开展，艾滋病患者的逐年增多，肺孢子虫病的感染越来越严重。

肺孢子虫常与 HIV 合并感染,也是造成 AIDS 患者死亡的主要原因。据美国 CDC 统计,85% 的艾滋病病人合并肺孢子虫感染。

新生隐球酵母菌和卡氏肺孢菌是 AIDS 常见的机会性感染病原,新生隐球酵母菌通常在脑脊液中检出,而卡氏肺孢菌(虫)常在肺泡灌洗液或肺组织活检中检出,两者混合感染在骨髓中同时检出较为罕见。CD4+ 细胞计数明显降低,HIV 确证试验阳性,骨髓涂片骨髓巨噬细胞内可见大小不一、周围明显荚膜的真菌孢子,同时可见大小约 5~10μm,卵圆形或球形包囊,囊壁透明不着色,囊内小体清晰可见,胞质浅蓝色、核紫红色。新生隐球酵母菌经培养鉴定证实,是诊断本病的重要依据。

检验人员应加强 AIDS 机会性感染病原的认识,整合细胞形态学专业和微生物学专业,从事细胞形态学检验人员不应只关注细胞形态,同时应关注特殊感染病原形态学;同时从事微生物学检验人员也要关注感染所致的细胞形态学特征性改变以及与疾病诊断的相关关系。

(马顺高 曾强武)

病例 143　新生儿宫内感染白细胞异常增高致类白血病反应

【病例介绍】

患儿，女婴，出生6小时，自主呼吸弱，分娩不久出现呼吸困难，入院查体双肺呼吸音稍低，立即给予气管插管人工正压通气治疗，无呻吟，无三凹征，无发绀，无吐沫，无凝视，无抽搐。查体：T 36.4℃，P 142次/分，TcSO$_2$ 96%，BP 65/33mmHg。疑为宫内感染。

【辅助检查】

表 9-143-1　患婴血常规结果

	出生8小时	出生11小时	出生2天	出生5天	出生8天	出生14天	出生29天
WBC（×10⁹/L）	131	153.9	162.5	121.8	49.26	9.2	8.5
RBC（×10¹²/L）	3.83	3.71	3.91	3.92	3.71	3.26	3.58
HGB（g/L）	134	130	134	132	123	108	112
PLT（×10⁹/L）	432	431	477	428	207	272	407
NEUT（%）	90.3	90.5	91.2	88.5	79.9	32.9	35.1
LYMPH（%）	5.2	4.5	4.6	5.3	11.3	44.0	38.3
MONO（%）	2.4	3.0	2.3	2.0	3.4	12.2	11.6
EO（%）	0.3	0.3	0.4	1.0	2.3	3.2	7.0
BASO（%）	6.8	5.5	2.5	1.9	0.6	0.3	0.2
未染色大细胞（%）	1.8	1.6	1.5	1.2	2.5	7.5	7.8

出生8小时血涂片形态学检查　早幼粒2%，中性中幼粒16%，中性晚幼粒43%，中性杆状核粒细胞27%，中性分叶核粒细胞3%，淋巴细胞7%，单核细胞2%，分类100个白细胞见3个有核红细胞，部分粒细胞胞浆中颗粒增多增粗，可见杜勒氏小体，中毒颗粒，提示细菌感染（类白血病反应），见图143-1~图143-3。

第8天血涂片形态学检查　中性中幼粒细胞2%，中性晚幼粒细胞11%，中性杆状核粒细胞10%，中性分叶核粒细胞64%，嗜酸性粒细胞2%，淋巴细胞8%，单核细胞3%，分类100个白细胞见2个有核红，部分粒细胞胞浆中颗粒增粗。

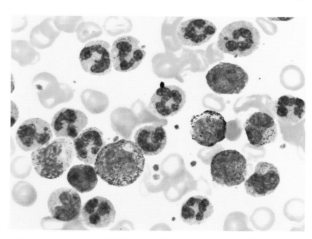

图 143-1　8小时外周血　粒细胞明显增多，核左移，颗粒增多增粗，可见杜勒氏小体，中毒颗粒

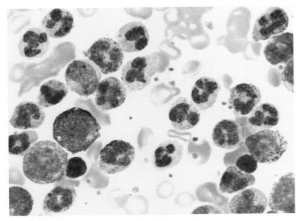

图 143-2　8 小时外周血　粒细胞明显增多,核左移,
颗粒增多,可见杜勒氏小体,中毒颗粒

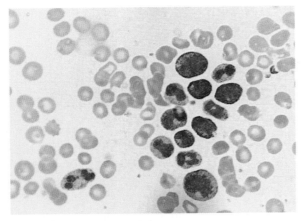

图 143-3　第 8 天外周血　粒细胞明显增多,
核左移,颗粒增多增粗

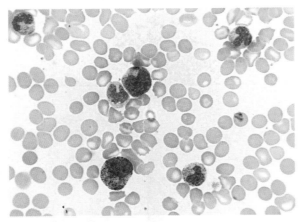

图 143-4　第 8 天外周血　细胞相对少,
核左移,颗粒增多增粗

第 29 天血涂片形态学检查　中性杆状粒细胞 5%,中性分叶核粒细胞 35%,嗜酸性粒细胞 3%,淋巴细胞 50%,单核细胞 7%,分类 100 个白细胞见 1 个有核红细胞。

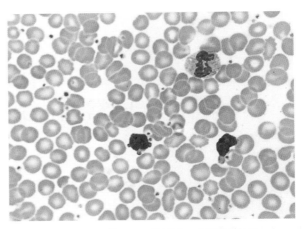

图 143-5　第 29 天外周血　正常形态的
粒细胞及淋巴细胞

【综合诊断】

①宫内感染性肺炎;②类白血病反应;③新生儿呼吸窘迫综合征。

【解析】

患儿分娩不久出现呼吸困难,双肺呼吸音稍低,血常规示白细胞异常增多,呈进行性增多,以中性粒细胞增多为主。血涂片形态学检查示中性粒细胞比例增高,以中、晚幼粒细胞为主,部分粒细胞浆中颗粒增多增粗,可见杜勒氏小体,中毒颗粒等,提示细菌感染(类白血病反应)。经舒普深(注射用头孢哌酮舒巴坦钠)抗感染治疗,后升级使用美平(注射用美罗培南),抗感染治疗有效,治疗痊愈出院。

一般认为外周血 WBC 150×10^9/L 是白血病与非白血病的界标,WBC>150×10^9/L 多为白血病,WBC<150×10^9/L 则多为类白血病反应,本例患儿外周血白细胞异常增高,达到 162.5×10^9/L,并且以中、晚幼粒细胞增多为主,部分粒细胞浆中颗粒增多增粗及空泡,然而仪器分类数次均显示中性分叶核粒细胞为主,且嗜碱性粒细胞增多,由于该患儿的粒细胞浆中颗粒较粗大,仪器把它误计入分叶核和嗜碱性粒细胞中去了。因此在临床检验工作中,中性粒细胞浆中颗粒增多增粗,空泡、杜勒氏小体及内外浆是细菌感染的重要特征。涂片查细胞形态仪器计数更加重要,不要过分依赖自动化仪器的数据,白细胞高不一定是白血病,相反白细胞低也有可能是白血病,关键在于细胞本质变化。

(黄道连　陈耍朋)

338

病例 144　败血症致血小板假性增高

【病例介绍】

　　初生婴儿,女,19 天。入院前 1 天,患儿无明显诱因出现单声咳嗽,有腹胀,发热,体温最高达 40℃,有皮疹,反应吃奶差,以"支气管肺炎"收入新生儿科治疗。入院时体温 39.6℃,脉搏 192 次/分,呼吸 56 次/分,体重 3760 克,血压 85/45mmHg。一般状况:成熟儿外貌,发育正常;神志清楚,烦躁,反应差;面色欠红润;有皮疹,呈红色点状,全身散在分布。呼吸音粗,有湿啰音,双肺闻及大量痰鸣音。入院诊断:①支气管肺炎;②败血症?

【辅助检查】

　　血常规　WBC 9.45×10^9/L, RBC 3.01×10^{12}/L, HGB 93g/L, PLT 107×10^9/L, NE 41.9%, LY 57.2%, MO 0.3%, EO 0.0%, BA 0.6%, MPV 8.5fl, PDW 17.2, PCT 0.091%。血细胞计数结果及散点图、直方图如下:

　　仪器提示"散点图异常"(图 144-1),而红细胞、血小板直方图未报警。左下方淋巴细胞区域密集分布,与右上方中性粒细胞区无明显分界,其间分布一些较离散的点。而中性粒细胞区域整体上移明显,分布区域扩大、散在,由此可见中性粒细胞可能有胞体增大、内部结构(颗粒、空泡等)复杂的特点,另外可见单核细胞极少,嗜酸性粒细胞区域消失,下方蓝色区域提示细胞碎片增加。血小板直方图(图 144-2)峰值左移明显,峰值约 5fl,分布曲线左侧上升突兀,几乎呈一条直线,而峰顶高尖,10fl 处有一个较明显的顿挫峰。直方图尾部 30fl 处向上抬高,呈翘尾现象,也提示可能有细胞碎片的增加。整个血小板直方图呈不典型左偏态分布,虽无报警,但必须复检以明确原因。

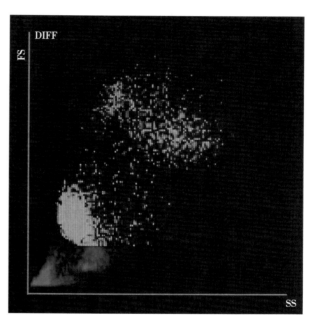

图 144-1　白细胞散点图

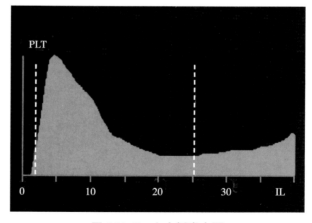

图 144-2　血小板直方图

　　其他检查　血气分析:PH 7.16, PCO_2 32mmHg, PO_2 89mmHg, HCO_3^- 11.4mmol/L, 乳酸 7.5mmol/L;生　化:K 2.21mmol/L, Na 127mmol/L, ALT 86U/L, AST 528U/L, CK 1319U/L, CK-MB 525U/L, LDH 1230U/L, α-HBDH 1373U/L, CRP>170mg/L, BUN 10.30mmol/L, Cr

117.9μmol/L。胸、腹部影像学：双肺纹理增多、增粗、模糊，其间可见细小片絮状影，两肺门影欠清；腹部肠管积气。大便常规：脂肪球+。

镜下中性粒细胞胞浆内空泡明显，含粗大颗粒状物。视野中分布大量球状或短杆状细菌样物质，图144-3左上角可见一个正常大小的血小板。图144-4中示染色后发现革兰氏阳性球菌，中性粒细胞有吞噬细菌现象。

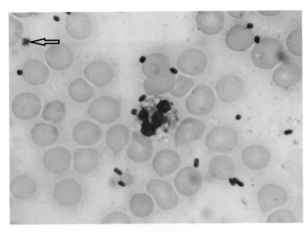

图144-3　血片　大量细菌及中性粒细胞空泡变性

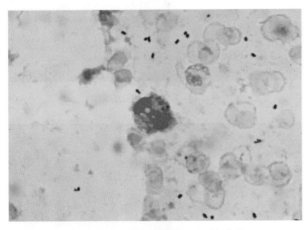

图144-4　革兰氏染色　阳性球菌

病史及治疗过程：

在血片中发现大量细菌以后，笔者立即联系临床医生说明情况。并对血小板进行了手工计数，校准后血小板数为$22×10^9$/L，报告危急值。

患儿上午10时入院，至19时许出院进行了多次抢救。11时检验科报告血液中查见大量细菌，当日下午17时40分报告血培养阳性，涂片染色示革兰氏阳性球菌（后经鉴定为麻疹孪生链球菌）。入院后临床给予积极抗感染、CPAP辅助呼吸、机械通气、呋塞米利尿、多巴胺、酚妥拉明增强

心肌收缩、改善微循环、雾化、祛痰等对症治疗，患儿于17：40突然出现呼吸减慢，呈叹气样呼吸，心率减慢至100次/分左右，SPO_2不稳定，在70%左右波动，立即给予气管插管、机械通气后，SPO_2上升至90%，心率恢复至120~140次/分。18时40分患儿心率再次减慢至70~80次/分，SPO_2下降至60%，无自主呼吸，经球囊加压给氧、胸外心脏按压、肾上腺素静推等抢救后患儿呼吸、心率未恢复。19时20分，患儿心率20次/分，无自主呼吸，反复向家属交代患儿病情危重，家属表示理解，签字放弃抢救出院。

【综合诊断】

败血症并多器官功能障碍；细菌致血小板假性增高。

【解析】

败血症是由致病菌侵入血液循环并在其中生长繁殖，产生毒素而导致的全身性感染，易在人体抵抗力降低的情况下发生。临床上主要表现为寒战、高热，毒血症症状、皮疹、关节痛、肝脾大、感染性休克，迁徙性病灶等，绝大多数呈急性病程，病情重，预后差，如今更进一步认为败血症是致病菌及其毒素和代谢产物进入血流后激活并释放炎症介子而引起的一系列连锁反应过程。这一过程，在临床上可导致全身多脏器的功能紊乱和衰竭，即不仅看到了致病菌在机体内的存在状态，也重视了机体的免疫应答反应及结果。

据参考文献，败血症绝大多数继发于各种感染，又缺乏特异的临床表现，易造成漏诊或误诊。为提高败血症的早期确诊率必须首先提高对败血症的警惕性，对可疑病例及时进行相应检查。因此对有发烧、白细胞总数及中性粒细胞升高，近期有呼吸道、消化道、尿路感染或烧伤，器械操作史以及各种局灶性感染虽经抗菌治疗而未能获有效控制者，均应高度怀疑有败血症之可能。血培养细菌阳性是败血症最可靠的诊断依据，如果血培养阴性而骨髓培养阳性，则其意义与血培养阳性相同。其他如痰、尿、胸水、腹水、脓性分泌物等的培养对明确诊断均有参考意义。

本病例在患儿入院后约1小时内的第一次血常规涂片当中就发现大量细菌的存在，无疑大大提高了本例败血症在临床诊断中的时效性。该患儿当时白细胞总数并不高，容易引起临床医生的

忽视,但散点图与血小板直方图的明显异常给了检验人员重要提示。笔者通过观察血液涂片的细胞形态发现,该患儿中性粒细胞形态均欠规整,胞浆内含有较多空泡,有吞噬细菌现象,部分细胞呈破碎状。片中散在分布大量球状或短杆状细菌样物,着深紫色,无颗粒,与血小板形态有较大区别。随即用革兰氏染色证实了大量阳性球菌的存在,后经血培养鉴定为麻疹孪生链球菌。中性粒细胞破坏过多以及骨髓释放功能受到抑制是该患儿白细胞总数并不升高的重要原因,可能与细菌释放大量毒素相关。同时单核细胞严重减低和嗜酸性粒细胞缺如,是否也提示感染的严重程度,这一点值得探讨。

还需注意的是,该患儿血细胞计数仪所测血小板为 107×10^9/L,而直方图却存在异常,经观察血液涂片后发现每油镜视野血小板仅为 1~2 个,

与仪器结果严重不符。临床常见引起血小板假性增高的原因大致为红细胞碎片增加或把浆质体误认为血小板,其体积大小为 30fl 左右,比一般血小板大。而该患儿血小板直方图峰值左移明显,左侧上升曲线突兀,考虑到有较多体积比血小板略小的物质干扰了血小板的计数,右侧翘尾可能与破坏的白细胞碎片有关。手工计数后为 22×10^9/L,结合血液涂片发现大量的细菌,考虑因血液中细菌引起血小板计数的假性增高,这是众多文献未曾报道过的少有现象,应当引起重视。该患儿血小板严重减少,不排除败血症合并 DIC 的可能,终因病情进展太快,未得到实验室的出凝血相关检查数据支持。

（刘士广　曾强武）

病例 145　误诊为淋巴瘤髓内侵犯的传染性单个核细胞增多症

【病例介绍】

患者,男,21岁,因淋雨后出现反复发热和扁桃体肿大,于当地医院就诊,体温低于38.5℃。外院诊断:淋巴瘤细胞骨髓侵犯,幼稚淋巴细胞比例17%。遂转入院内会诊:根据病史和细胞形态学及相关检查示:异型淋巴细胞比例增高,疑似反应性,建议临床抗病毒治疗。诊疗过程:临床予阿昔洛韦、哌拉西林他唑巴坦抗感染治疗。病程第21天复检血常规,异型淋巴细胞比例31%;病程第26天,外周血涂片异型淋巴细胞3%,体温平稳,血象渐恢复,肝功能正常,情况恢复良好,出院。后期随访,病人状况良好,无异常。入院时检查情况如下。

【辅助检查】

血常规　WBC 35.3×10⁹/L, RBC 4.84×10¹²/L, HGB 138g/L, PLT 246×10⁹/L, NE 16.2%, LY 82.1%, MO 10.3%,人工复检:异型淋巴细胞约占35%。

其他检查　ALT 262U/L, AST 134U/L, GGT 215U/L, ALP 224U/L。

骨髓常规　增生明显活跃,粒系(G)=42.0%,红系(E)=15.0%;粒、红二系形态大致正常;淋巴细胞比例增高,异型淋巴细胞增多。意见:考虑传染性单个核细胞增多症,建议做流式细胞免疫分型及EBV病毒检查。

外周血淋巴细胞亚群　CD3+86.87%, CD3+CD8+73.31%, CD3+CD4+8.04%, CD3+CD4+CD8+0.84%, CD16+CD56+11.25%, CD19+1.82%;提示病毒感染。

EBV病毒抗体　EBV 3.18E+5IU/ml。

【综合诊断】

传染性单个核细胞增多症。

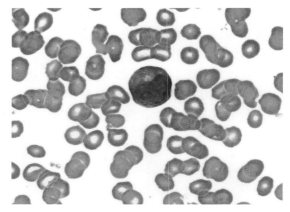

图 145-1　血片　异型淋巴细胞

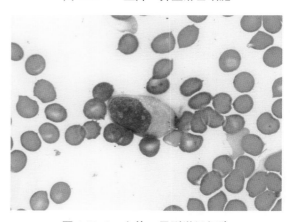

图 145-2　血片　异型淋巴细胞

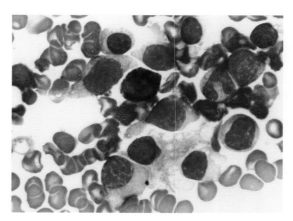

图 145-3　骨髓　异型淋巴细胞

342

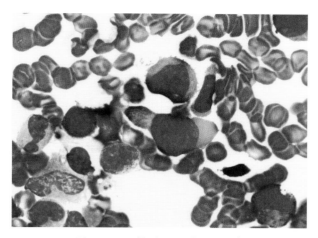

图 145-4　骨髓　异型淋巴细胞

【解析】

误诊分析：EB 病毒感染所致传染性单个核细胞增多症主要体现在外周血异型淋巴细胞增多，骨髓增多不明显，而该病例骨髓异型淋巴细胞比例超过 10%，异形明显，主要特点为胞质嗜碱性，变形显著，如蝌蚪状、花生形、鱼尾样等多种形状，一部分胞质中含少许嗜天青颗粒；胞质突起明显，部分细胞胞核增大而且染色质疏松，具有幼稚细胞的特点而被误诊为淋巴瘤细胞。

异型淋巴细胞与淋巴瘤细胞的形态学鉴别：实际工作中，外周血或骨髓涂片查见异常形态淋巴细胞，要考虑反应性还是肿瘤性。可以从细胞的基本形态去观察，根据是否有核仁及染色质的疏松细致程度和核质比来判断细胞分化程度，要观察细胞大小差异性及有无明显的核畸形。单个淋巴瘤细胞具有肿瘤细胞共性特征，多数细胞分化程度较均一，为异常单克隆，较高核质比，明显核畸形。反应性异型淋巴细胞为反应性多克隆增生，分三种类型，浆细胞型，单核细胞型，幼稚细胞型，其中浆细胞型和单核细胞型染色质为成熟结构，与淋巴瘤细胞较好鉴别。而幼稚细胞型虽然染色质比较幼稚，但是细胞分化程度高低不等，具有连续性、相对较低核质比，分化程度高低不等，最重要的是无明显核畸形。

骨髓细胞形态诊断淋巴瘤的价值与风险：淋巴瘤细胞的形态学特征具有多样性和复杂性，骨髓查见异常淋巴细胞重在定性诊断，给临床提出检查和诊断方向。对于部分淋巴瘤细胞具有特征性病理变化，也可提出诊断意见。在当今循证医学诊疗的时代下，单一依据细胞形态学诊断疾病存在风险，对有些血液系统疾病的诊断，细胞形态是基础，骨髓病理活检和免疫组化及流式在诊断和分型上具有更高价值，基因及遗传学检测具有确诊和预后价值，最重要的还是要结合临床，避免漏诊和误诊。

（王海洋　雷邈）

病例 146　骨 髓 坏 死

【病例介绍】

患者,女,63岁。因乏力2月余,全身骨痛10余天入院。患者2月前无明显诱因下感乏力,无头昏,无恶心呕吐等不适,患者未予重视。10天前,患者感胸腰部及双下肢骨骼疼痛不适,呈持续性,触痛明显,与呼吸、体位及活动无关,感觉四肢麻木不适,因骨痛进行性加重,为进一步确诊入院。查体:贫血貌,胸骨压痛可疑阳性,双侧颈部、腋下、双侧腹股沟均可触及多枚肿大淋巴结。

【辅助检查】

血常规　WBC 31.5×10^9/L, RBC 1.97×10^{12}/L, HGB 62.0g/L, PLT 44.0×10^9/L,人工复检见大量异常细胞。

其他检查　生化:UA 457μmol/L, TP 48.1g/L, LDH 2556U/L, β2-MG 7.54mg/L, CRP 182mg/L,铁蛋白>1500μg/L;血凝分析:D-二聚体2817μg/L;自身免疫抗体31项均阴性;肿瘤指标:CA125 198U/L, CA153 32.8U/L。MRI:腰椎及其附件、所见骨盆组成骨多发骨质破坏,腹膜后多发肿大淋巴结,考虑恶性肿瘤。

骨髓常规(髂骨)　骨髓增生活跃,有核细胞大部分形态欠完整,结构破坏,涂片充满紫红色无定形物质。意见:考虑骨髓坏死,请结合骨髓活检、染色体、基因等检查进一步明确诊断。

外周血流式细胞免疫分型　CD34+细胞占有核细胞的87%,表达CD13、CD34、CD38、HLA-DR、CD7、CD33、CD123,考虑急性髓系白血病。

骨髓活检　骨髓广泛坏死变性,仅见两小灶异型细胞围绕血管分布,细胞胞浆少、挤压明显,细微形态识别困难,未见巨核,未见纤维组织增生。

染色体核型分析　48, XX, del(5)(q31), add(13)(q34), +15, i(17)(q10), +mar[20]。

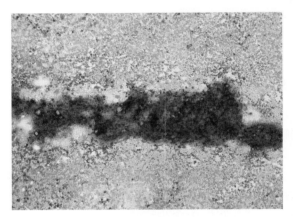

图 146-1　骨髓　坏死组织 100×

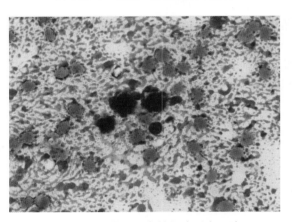

图 146-2　骨髓　有核细胞形态不清

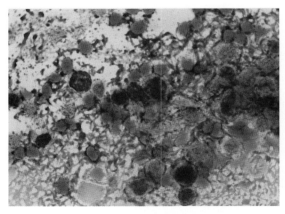

图 146-3　骨髓　少许有核细胞形态尚可辨认

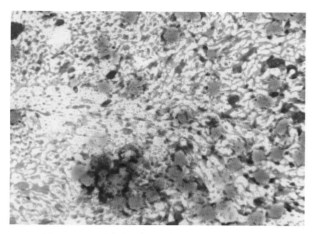

图 146-4　骨髓　坏死成分被染色成紫红色

【综合诊断】

骨髓坏死。

【解析】

骨髓坏死为一种临床综合征而非独立疾病，指骨髓中造血细胞和骨髓基质发生不同程度的坏死。主要因赘生性疾患（如白血病、淋巴瘤）导致，亦可见于败血症和 DIC，常有发热、骨骼疼痛、出血表现及肝脾肿大。参照 Maisel 半定量法将骨髓坏死分为 3 级：I 级，骨髓涂片可见有核细胞溶解小于 20%；II 级，骨髓涂片易见有核细胞溶解 20%～50%；III 级，骨髓涂片有核细胞溶解大于 50%。

血象：白细胞数量变化不定，增高时可见少量幼粒细胞。因白血病所致者，可见相应的白血病细胞。大多数有不同程度的贫血，血小板大多减低。

骨髓象：有核细胞增生程度不一。骨髓液抽取时外观可呈碘酒样、果酱样等异常表现。有核细胞胞质模糊，外形不整，细胞核由应有的深紫红色变为模糊的深蓝紫色云雾状，低倍镜下可见大量坏死细胞残影，坏死细胞之间可见大量紫红色嗜酸性颗粒状或粉红色无定形物质。残留的个别细胞形态可较为完整，但很难辨认其类别。成熟红细胞形态基本完整。如果由白血病导致的可见白血病细胞，因转移癌导致的可找见癌细胞。

骨髓活检：骨髓广泛坏死变性，细胞胞浆少、挤压明显，细微形态识别困难，未见巨核，未见纤维组织增生。根据病史和体格检查及辅助检查，诊断骨髓坏死。本例患者，老年女性，83 岁，有白血病基础疾患，骨髓象与活检均支持骨髓坏死。

（李　婷　曾强武）

病例 147　血涂片检出恶性疟原虫三例

案例一: 恶性疟环状体感染

【病例介绍】

患者男性, 39 岁。自述于非洲某国结束劳务工作回国, 一周来不定期发热兼寒战, 口服抗病毒及抗生素药物无效, 就诊发热门诊, 采集血样前体温 38.1℃。初诊结合出国史考虑疟疾感染, 申请血涂片检查疟原虫及血常规检查。

【辅助检查】

血常规　WBC 8.40×10^9/L, RBC 3.93×10^{12}/L, HGB 120g/L, PLT 31×10^9/L, NE 81.0%, LY 14.2%, MO 4.6%, EO 0%, BA 0.2%。

仪器报警提示嗜中性粒细胞增多, WBC diff 通道散点图浅蓝色细胞群 (嗜中性粒细胞区) 上方出现少量深蓝色散点, 提示有幼稚粒细胞 (图 147-1)。涂片镜检复核, 检出疟原虫环状体。疟原虫胶体金快速检测试验 (双抗体夹心法检测疟原虫乳酸脱氢酶 pLDH) 阳性。

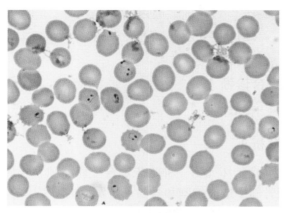

图 147-2　薄血膜　环状体 (可见双核)

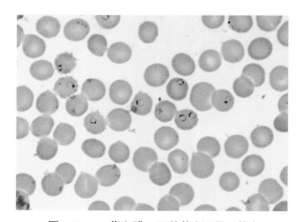

图 147-3　薄血膜　环状体 (可见双核)

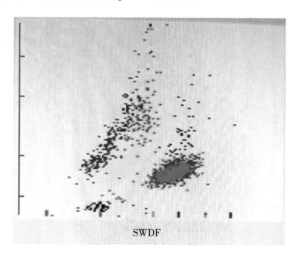

图 147-1　白细胞分类散点图

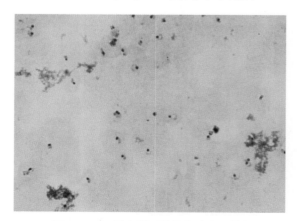

图 147-4　厚血膜环状体 (可见双核)

【解析】

1. 感染的红细胞：大小正常，颜色较深。常见 2 个及以上原虫共同寄生于一个红细胞内的现象。

2. 虫体大小：均为较小环状体，约为红细胞直径的 1/5~1/6。

3. 虫体结构：典型者呈耳麦状。①胞浆：蓝色，环状，纤细，有时位于红细胞的边缘。②核：红色，一个，常有二个。③疟色素：无。

结论：形态符合恶性疟原虫环状体，报告恶性疟原虫感染。

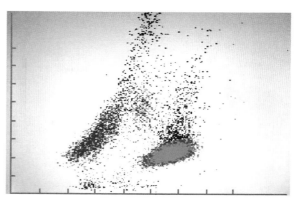

图 147-5　白细胞分类散点图

案例二：恶性疟感染重症一例（从环状体感染发育至裂殖体期）

【病例介绍】

患者，男，50 岁。自述于非洲安哥拉劳务工作，回国探亲。4 天前出现不规律高热兼寒战，体温最高 39.8℃。发病来至当地卫生院治疗（具体不详），近日来高热不退，就诊感染科门诊，体格检查一般情况良好，肝脾不大。初诊结合出国史考虑疟原虫感染，申请血常规及血涂片查疟原虫。采集血样前体温 39.3℃。

【辅助检查】

血常规　WBC 14.01×10^9/L，RBC 2.63×10^{12}/L，HGB 79g/L，PLT 17×10^9/L，NE 74.7%，LY 21.1%，MO 3.9%，EO 0.0%，BA 0.3%。

仪器报警提示嗜中性粒细胞、异型淋巴细胞增多，WBC diff 通道散点图浅蓝色细胞群（嗜中性粒细胞区）上方出现较多深蓝色散点，提示有幼稚粒细胞。涂片镜检复核，检出大量疟原虫环状体，并可见少量中性中、晚幼粒细胞、异型淋巴细胞（见图 147-5）。

环状体感染密度高，视野呈典型"满天星"状。厚血膜环状体密集分布。

1. 感染的红细胞：大小、颜色正常。常见 2 个及以上原虫共同寄生于一个红细胞内的现象。

2. 虫体大小：多为较小环状体，约为红细胞直径 1/5~1/6；少量大环状体略大，约为红细胞直径 1/3。

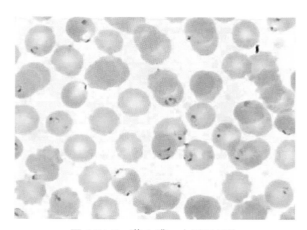

图 147-6　薄血膜　大量环状体

3. 虫体结构：典型者呈耳麦状。①胞浆：蓝色，环状，纤细，常见位于红细胞的边缘突起呈泡状。②核：红色一个，常有二个。③疟色素：无。

结论　形态符合恶性疟环状体，报告恶性疟原虫感染。

治疗　因病人贫血、血小板减少明显，黄疸明显，肝肾功损害，病情较重，转入重症监护室治疗。第二日查血常规及血涂片结果如下：

血常规　WBC 26.57×10^9/L，RBC 2.92×10^{12}/L，HGB 89g/L，PLT 27×10^9/L，NE 75.2%，LY 18.7%，MO 5.6%，EO 0.1%，BA 0.4%。人工复检：NE 68%（含中、晚幼粒细胞约 3%），LY 21%，MO 8%，EO 0.0%，BA 0.0%，异型淋巴 3%。计数 100 个白细胞见恶性疟大滋养体及裂殖体 9 个。

仪器报警提示嗜中性粒细胞增多，并见 WBC diff 通道散点图浅蓝色细胞群（嗜中性粒细胞区）的内侧下方出现异常散点团，FSC 介于淋巴细胞与中性粒细胞之间，SSC 低于各群细胞，但在计数上归入中性粒细胞群。血涂片镜检检出恶性疟大滋养体及裂殖体。

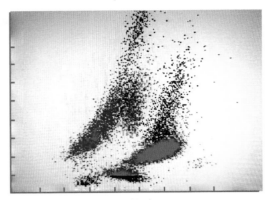

图 147-7 白细胞分类散点图

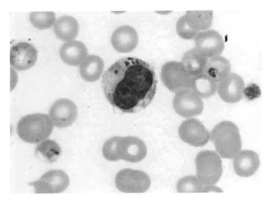

图 147-8 薄血膜 两个环状体,
见单核细胞吞噬疟色素颗粒

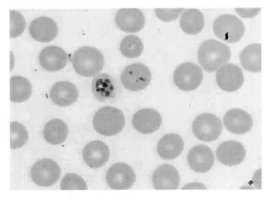

图 147-9 薄血膜 1 个未成熟裂殖体,6 个核,胞浆未分裂

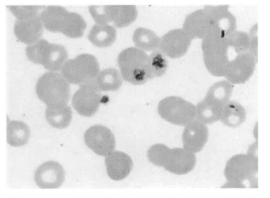

图 147-10 薄血膜 1 个环状体,2 个大滋养体

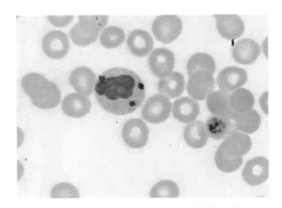

图 147-11 薄血膜 1 个未成熟裂殖体,
中性粒细胞吞噬疟色素

恶性疟大滋养体特征:

1. 被感染红细胞:形态正常,不胀大,未见茂氏点。

2. 滋养体体积:较小,但虫体大小已接近或超过被寄生红细胞直径的 1/2。

3. 滋养体胞浆:较圆,体积小,胞浆厚实,空泡不明显,无阿米巴样伪足。

4. 滋养体色素颗粒:较早出现,黑褐色,呈细颗粒状,多数集中凝聚成团。

恶性疟裂殖体特征:

1. 被感染红细胞:大小正常,颜色较深,可见茂氏小点。

2. 裂殖体体积:虫体较小,小于被感染红细胞。

3. 胞浆和核:裂殖子 8~32 个,通常为 8~18 个,排列不规则,核红色,胞浆蓝色。

4. 色素:黑褐色,集中于中央或一侧。

【解析】

恶性疟感染患者的红细胞内原虫感染率一般大于 2%,常见大于 10%~20%,甚至可达 40% 以上。很容易导致严重贫血及多脏器衰竭,患者死亡率较高。因此实验室检出恶性疟原虫尤其是高密度感染,应立即通知临床,使患者得到及时有效的救治。一般来说,恶性疟感染的患者,外周血只会见到环状体,或环状体及配子体同时出现;大滋养体,尤其是裂殖体一般是在深部毛细血管中发育,骨髓内易见而很少见于外周血,但可见于严重感染患者。

本例患者实验室检查显示,感染疟原虫虫体较多的病例中,血细胞分析时常有白细胞散点图异常,在 SYSMEX-XE、XN 等系列分析仪 WBC diff 通道散点图中,出现异常位置细胞群,常提示有体积较大的环状体后期原虫的出现,而环状体通常不影响白细胞的分类及计数,但可以严重影响网织红细胞的计数,使其计数偏高。

案例三:恶性疟配子体期感染一例

【病例介绍】

患者,男,41岁。自述于非洲某国劳务工作,回国前已有疟疾病史并经抗疟治疗。数天前不规律发热,自行口服抗疟药治疗,自觉症状无改善,就诊院内感染科门诊。初诊结合病史考虑疟疾感染复发,申请血常规及血涂片检查疟原虫。采集血样前体温37.8℃。

【辅助检查】

血常规　WBC 8.04×10^9/L, RBC 3.88×10^{12}/L, HGB 116g/L, PLT 236×10^9/L, NE 61.7%, LY 26.9%, MO 10.6%, EO 0.6%, BA 0.2%。

本例患者实验室检查血细胞分析显示,在SYSMEX-XN系列分析仪WBC diff通道散点图中,嗜酸性粒细胞群(红色散点位置)呈异常折线状分布,提示有体积较大的环状体后期原虫的出现,涂片镜检显示未见嗜酸性粒细胞,实际为恶性疟原虫配子体,导致血常规分析仪器嗜酸性粒细胞计数假阳性。

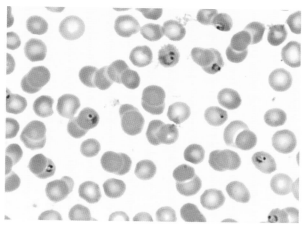

图 147-13　薄血膜　环状体

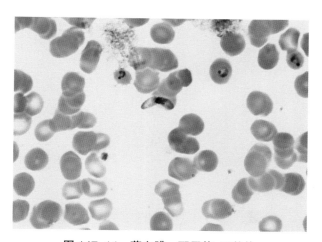

图 147-14　薄血膜　配子体、环状体

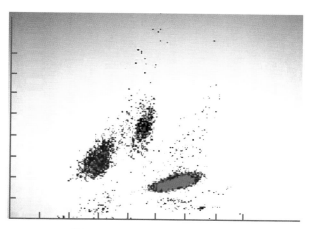

图 147-12　白细胞分类散点图

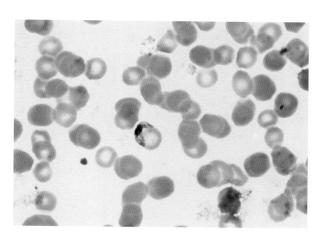

图 147-15　薄血膜　配子体

【解析】

恶性疟原虫感染治疗不规范容易导致原虫耐药，致使患者反复发作。感染后，外周血会先见到环状体，约一周后配子体开始出现。雌（大）配子体（图147-15）呈新月形，两端稍尖，胞浆深蓝色，一个深红色较小而致密的核，位于中央，核周可见透明不染色带；疟色素：黑褐色，密布于核的周围。雄（小）配子体呈腊肠形（图147-14），两端钝圆，胞浆浅蓝色或淡紫红色；核一个位于中央，浅红色，较大而疏松，核周可见不染色带；疟色素呈黑褐色，松散分布于核周围。

（柏世玉　刘士广）

病例 148 血涂片检出间日疟原虫二例

案例一

【病例介绍】

患者,男,34岁。自述曾于非洲某国劳务工作,三周前回国。数天前隔日发热,于当地卫生所按感冒治疗无效、自觉症状无改善就诊院内发热门诊。初诊结合出国史考虑疟疾感染,申请血涂片检查疟原虫及血常规检查。采集血样前体温38.1℃。

【辅助检查】

血常规 WBC 5.90×10^9/L, RBC 4.21×10^{12}/L, HGB 134g/L, PLT 116×10^9/L, NE 69.2%, LY 7.62%, MO 5.9%, EO 17.31%, BA 0.0%。手工复检:杆状核粒细胞72%,分叶核粒细胞16%,淋巴细胞7%,单核细胞5%,嗜酸性粒细胞0%,嗜碱性粒细胞0%。计数100个白细胞见到间日疟环状体300个,大滋养体39个,裂殖体3个,配子体8个。

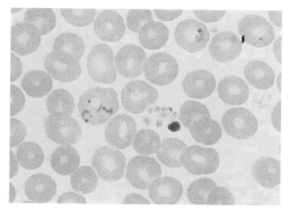

图 148-2 薄血膜 一个红细胞内感染 3 只环状体

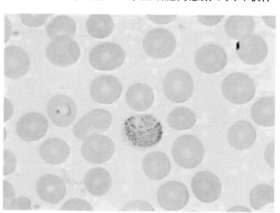

图 148-3 薄血膜 阿米巴样大滋养体及小环状体

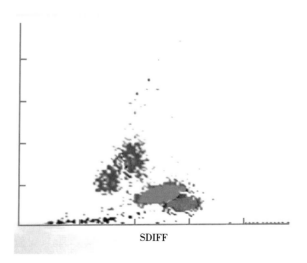

SDIFF

图 148-1 白细胞分类散点图

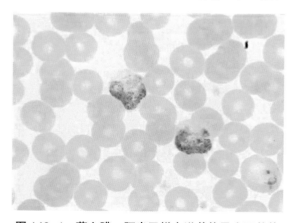

图 148-4 薄血膜 阿米巴样大滋养体及小环状体

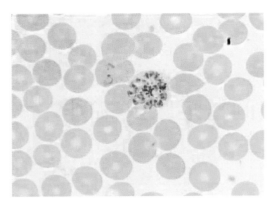

图 148-5　薄血膜　可见环状体及裂殖体

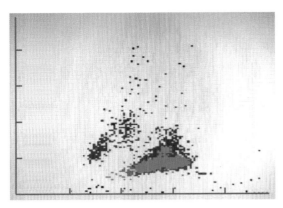

图 148-6　白细胞分类散点图

本例患者实验室检查血细胞分析显示，在Sysmex-XE2100 系列分析仪 WBC diff 通道散点图中，嗜酸性粒细胞群（红色群）呈异常上移与中性粒细胞群（浅蓝色群）接近融合，提示有体积较大的环状体后期原虫的出现，涂片镜检显示未见嗜酸性粒细胞，实际为间日疟大滋养体及裂殖体、配子体，导致血常规分析仪器嗜酸性粒细胞计数假阳性。

案例二

【病例介绍】

患者，男，49 岁。自述曾于非洲某国劳务工作，近期回国。数天前隔日发热，口服抗疟药治疗，自觉症状无改善，夜间就诊院内急诊门诊。初诊结合出国史考虑疟疾感染，申请血涂片检查疟原虫及血常规检查。采集血样前体温 38.5℃。

【辅助检查】

血常规　WBC 6.38×10^9/L，RBC 4.01×10^{12}/L，HGB 116g/L，PLT 8×10^9/L，NE 93.34%，LY 3.32%，MO 1.6%，EO 0.24%，BA 1.64%。手工镜检分类：NE 90%，LY 6%，MO 3%，EO 0%，BA 0%，异型淋巴细胞 1%。计数 100 个白细胞见到间日疟环状体 22 个，大滋养体 26 个，裂殖体 10 个，配子体 1 个。

本例患者实验室检查血细胞分析显示，在Sysmex-XS800i 系列分析仪 WBC diff 通道散点图中，大部分嗜酸性粒细胞群（红色群）位置呈异常上移与中性粒细胞群（浅蓝色群）融合，且中性粒细胞群（浅蓝色群）内侧有部分黄绿色散点群小细胞，提示有体积较大的环状体后期原虫的出现，涂片镜检显示未见嗜酸性粒细胞，实际为间日疟大滋养体及裂殖体、配子体，导致血常规分析仪器嗜中性粒细胞计数假性增高。

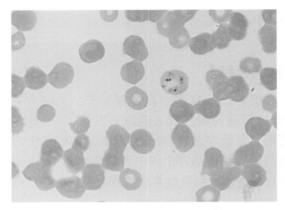

图 148-7　薄血膜　可见环状体及裂殖体

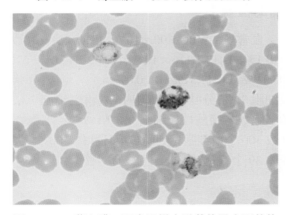

图 148-8　薄血膜　阿米巴样大滋养体及小环状体

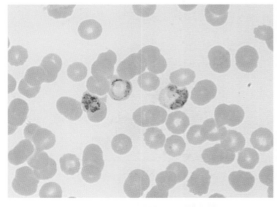

图 148-9　薄血膜　阿米巴样大滋养体及小环状体

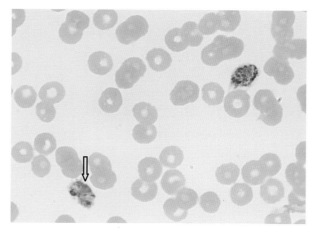

图 148-10　薄血膜　一个红细胞内感染 3 只环状体（左下）

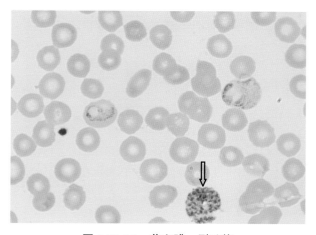

图 148-11　薄血膜　裂殖体

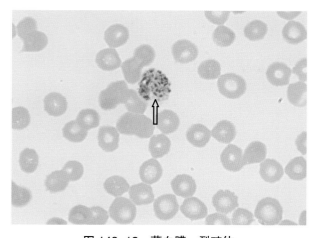

图 148-12　薄血膜　裂殖体

【解析】

以上两例均为典型的间日疟原虫感染,患者隔日发热,外周血易见原虫各期发育虫体并存,被感染的红细胞胀大明显,大滋养体运动活泼呈阿米巴样。在同一系列不同型号仪器上分析检测,原虫虫体对散点图影响也有不同表现。

虫体特征:

1. 环状体:被感染的红细胞常明显胀大,较少但可见重复感染,虫体较大,约为红细胞直径 1/3;胞浆浅蓝色环状,一个或偶有二个红色核,疟色素较晚出现。

2. 大滋养体:被感染的红细胞胀大褪色,出现形状大小相等、分布均匀、数目较多、鲜红色的薛氏小点;虫体浅蓝色较大,胞浆不规则,出现阿米巴样伪足,可有空泡;核红色,一个;疟色素黄褐色,细小杆状,分布不均。

3. 裂殖体前期及成熟裂殖体:红细胞胀大褪色明显,可见薛氏小点。

胞体较大,裂殖子 12~24 个,通常为 16~18 个,排列不规则,核红色,胞浆浅蓝色;疟色素黄褐色,常集于疟原虫的一边。

4. 雌(大)配子体形态:圆形或椭圆形,较大,约为红细胞的 1.5~2 倍,胞浆深蓝色,一个较小深红色核,常偏于一边,核周可见明显不染色带;疟色素黄褐色,均匀散在,数目较多。

5. 雄(小)配子体形态:圆形,虫体较大;胞浆浅蓝色;一个较大疏松浅红色核位于中央,周围有明显不着色带;疟色素黄褐色,散在分布。

（柏世玉）

病例 149　血涂片检出卵形疟原虫二例

案例一

【病例介绍】

患者，男，56 岁。因发热来院就诊，初步诊断为上呼吸道感染。自述数月前于非洲某国劳务工作，曾在当地感染疟疾，治疗后"正常"，具体病史不详。数天前隔日发热，按感冒治疗无效，就诊院内发热门诊。初诊结合出国史考虑疟疾感染复发，申请血涂片检查疟原虫及血常规检查。采集血样前体温 37.5℃。

【辅助检查】

血常规　WBC 5.44×10^9/L，RBC 4.27×10^{12}/L，HGB 135g/L，PLT 53×10^9/L，NE 79.1%，LY 11.9%，MO 8.5%，EO 0.6%，BA 0.0%。人工复检：NE 75%，LY 15%，MO 10%，EO 0%，BA 0%。计数 100 个白细胞见到卵形疟原虫大滋养体 1 个，裂殖体 7 个，配子体 4 个。

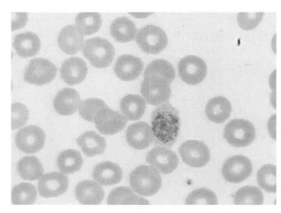

图 149-2　薄血膜　未成熟裂殖体

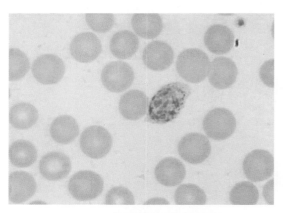

图 149-3　薄血膜　未成熟裂殖体

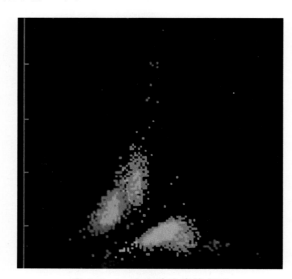

图 149-1　白细胞分类散点图

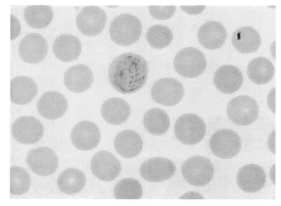

图 149-4　薄血膜　雄配子体

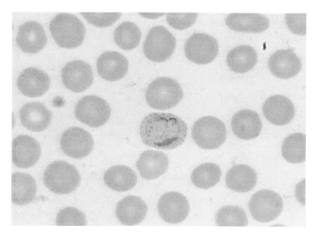

图 149-5　薄血膜　雌配子体

本例患者实验室检查血细胞分析显示，在 Sysmex-XE2100 系列分析仪 WBC diff 通道散点图中，大部分嗜酸性粒细胞群（红色群）位置呈异常上移与中性粒细胞群（浅蓝色群）融合，且中性粒细胞群（浅蓝色群）内侧有部分黄绿色散点群小细胞，提示有体积较大的环状体后期原虫的出现，涂片镜检显示未见嗜酸性粒细胞，实际为间日疟大滋养体及裂殖体、配子体，导致血常规分析仪器嗜中性粒细胞计数假性增高。

案例二

【病例介绍】

患者，男，37 岁。自述曾于非洲某国劳务工作。数天前隔日发热寒战，夜间就诊院内急诊科。初诊结合出国史考虑疟疾感染，申请血涂片检查疟原虫及血常规检查。采集血样前体温 38.2℃。

【辅助检查】

血常规　WBC 7.72×10^9/L, RBC 4.54×10^{12}/L, HGB 152g/L, PLT 74×10^9/L, NE 80.3%, LY 14.6%, MO 4.7%, EO 0.3%, BA 0.0%。人工复检：NE 71%, LY 12%, MO 6%, EO 0%, BA 0%, 异型淋巴 1%。计数 100 个白细胞见到卵形疟原虫，环状体 7 个，大滋养体 2 个，裂殖体 8 个，配子体 5 个。

本例患者实验室检查血细胞分析显示，在 Sysmex-XS1000i 系列分析仪 WBC diff 通道散点图中，嗜中性粒细胞群（浅蓝色群）外下侧有异常散点群，其 FSC 大（体积大）SFL 小（核酸含量少），提示有体积较大的环状体后期原虫的出现；内侧有部分黄绿色散点群小细胞，FSC 小（体积小）SFL 小（核酸含量少），提示有体积较小的环状体后期原虫如早期大滋养体出现。涂片镜检显示未见嗜酸性粒细胞，实际为间日疟大滋养体及裂殖体、配子体，导致血常规分析仪器嗜中性粒细胞计数假性增高。

下图为该患者治疗后外周血疟原虫消失，Sysmex-XN 系列分析仪的血常规散点图，显示中性粒群散点图正常。

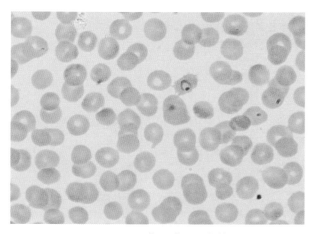

图 149-6　薄血膜　环状体

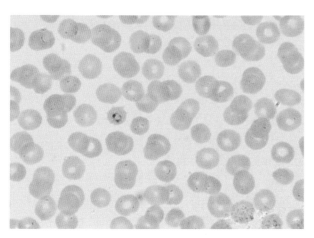

图 149-7　薄血膜　环状体

卵形疟原虫虫体特征：

1. 环状体：中等大小，核一个，浆稍粗厚。被感染的红细胞褪色，正常或稍胀大，边缘不整或呈伞状。

2. 大滋养体：虫体小于正常红细胞，圆形或卵圆形，空泡不明显，不呈阿米巴状。被感染红细胞稍胀大，有粗大薛氏点，变形明显，边缘不整或呈伞状；疟色素棕黄色，较粗大，松散。

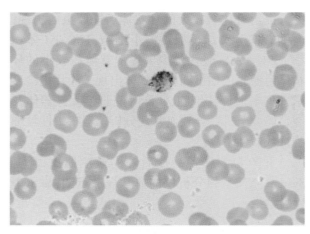

图 149-8　薄血膜　大滋养体

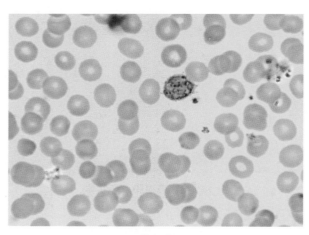

图 149-9　薄血膜　大滋养体

3. 裂殖体：小于正常红细胞,裂殖子一般 6~14 个,平均 8 个,较大,菊花状排列。疟色素棕黄色或深褐色,常集中于中央或一侧。

4. 雌配子体：小于寄生红细胞,核 1 个略小致密,偏于一侧；疟色素棕黄或黄褐色颗粒状,散在分布。

5. 雄配子体：小于正常红细胞,核大而疏松,位于虫体中部,疟色素黄褐色颗粒状,均匀散在。

病例点评：以上两例均为典型的卵形疟原虫感染,患者隔日发热,外周血易见原虫各期发育虫体并存,大滋养体及裂殖体虫体可见呈卵形,被感染的红细胞略胀大,且边缘不规则,呈伞边状是其最显著的特征。在同一系列不同型号仪器上分析检测,原虫虫体对散点图影响类似于间日疟的表现。

疟原虫鉴定总结：

一、血片镜检中鉴定是否为疟原虫的五条原则：

1. 疟原虫自然结构清晰,有核,有胞质(红核蓝浆),疟原虫呈半透明状态。模糊一团不透明者不是疟原虫。

2. 疟原虫各期(除环状体外)均含有疟色素。

3. 体积最大的疟原虫也不能超过中性粒细胞的大小。

4. 数量极少,似是而非者判为可疑,应重新选择时机多次制片、多次检查,结合发病史、用药情况并交上级医务人员鉴定或行药物试治。

二、疟原虫对散点图的影响

疟原虫的大滋养体及裂殖体,包括配子体以及内含的疟色素颗粒结构,因在溶血素的作用下仍可保持虫体完整,所以可影响白细胞计数,在 SYSMEX 系列血常规分析仪计数时,WBC 的 diff 散点图可有明显分布异常。

1. 恶性疟(体积最小而核酸含量少,疟色素少而聚集),在中性粒群的左下方。

2. 三日疟(体积略大而核酸含量略多,疟色素稍多而分散),在中性粒群的正中或偏右下方；可波及嗜酸粒群。

3. 卵形疟及间日疟(体积偏大核酸含量较多,疟色素多而弥散)在右下方,可向下突出于中性粒群或波及嗜酸粒群。

4. 疟原虫环状体不影响白细胞散点图,影响荧光染色网织红细胞的计数(数量较多时才可看出异常)。

5. 疟疾感染治疗中因原虫数量少,不一定会在散点图上显示。

6. 图形异常只是提示可能有异常,必须镜检验证。

(柏世玉　罗晓成)

病例 150　艾滋病骨髓检出大量非结核分枝杆菌

【病例介绍】

患者,男,28 岁。患艾滋病近 1 年。因发热、恶心、呕吐、腹泻、腹痛 4 天入院,查体肺部感染、左下肺部少量胸腔积液,左锁骨上下区淋巴结肿大,脾大,双侧腹股沟及腹膜后多发淋巴结肿大,慢性结肠炎。

【辅助检查】

血常规　WBC 1.5×10^9/L, HGB 71g/L, PLT 36×10^9/L。

其他检查　生化:TBIL 22.1μmol/L,DBIL 13.7μmol/L,TP 42.6g/L,ALB 25.6g/L,GLO 17.0g/L,胆碱酯酶 894U/L,钾 2.56nmol/L,钙 2.00mmol/L,铁 2.3mmol/L,C 反应蛋白轻度增高。自身抗体全套阴性。淋巴细胞绝对计数:T 淋巴细胞 131 个/μl,CD4+T 淋巴细胞 12 个/μl,CD8+T 淋巴细胞 119 个/μl;CD4+/CD8+ 为 0.10。血培养及药敏:5 天无细菌生长,未检出真菌。CMV-DNA<500 拷贝数。骨髓细菌培养三周检出胞内分枝杆菌阳性。

骨髓常规　有核细胞增生活跃,涂片分类以粒系、红系、巨核细胞系三系造血细胞为主,红系增生活跃,比例、形态无殊;粒系增生活跃,各阶段粒细胞均见,中性分叶核粒细胞比例增高(24%),检出 1/10 的中性分叶核粒细胞内有多少不一的透亮的蜡样条状物质,有的充满胞质。单核细胞占 3%,巨噬细胞占 2%。单核巨噬细胞中,1/2 以上细胞胞质内检出不被 Wright-Geimsa 染色的细长杆状体,数量多少不一,有的充满胞质,细长略带弯曲或直的杆状,外观多形性似蜂窝状、线团状、条索状或束团状,由于不被着色而显示透亮的蜡样条状物质(图 150-1)。进一步检查外周血涂片,也偶见中性粒细胞胞质内同样含有不被 Wright-Geimsa 染色的细长杆状体,血片偶见橘红色蜂窝状菌体。高度疑似 AIDS 患者非结核分枝杆菌感染。于是行骨髓涂片标本抗酸染色,结果显示巨噬细胞胞质内有众多抗酸染色阳性分枝杆菌,以及一些散在于细胞外的阳性分枝杆菌(图 150-2)。细胞学提示非结核分枝杆菌感染,建议进一步检查。

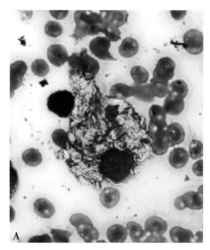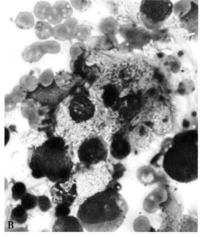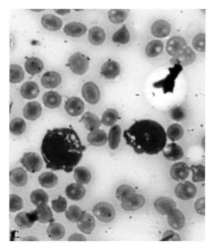

图 150-1　骨髓涂片　瑞氏－吉姆萨染色

A、B 为巨噬细胞吞噬众多不被染色的分枝杆菌,C 为单核细胞吞噬不被染色的分枝杆菌

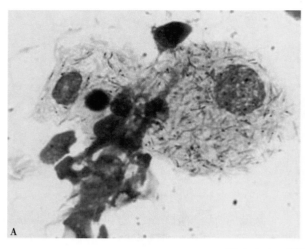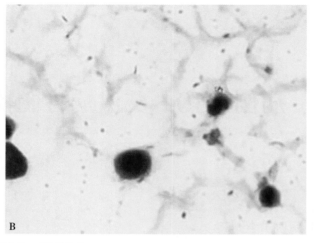

图 150-2　骨髓涂片　抗酸染色

A 为抗酸染色示巨噬细胞胞质内众多阳性分枝杆菌，B 为散在于细胞外的阳性分枝杆菌

【综合诊断】

扩散性骨髓胞内分枝杆菌感染。

【解析】

非结核分枝杆菌（non-tuberculous mycobacteria，NTM），也曾称为非典型分枝杆菌，是指除结核分枝杆菌复合群和麻风分枝杆菌以外的分枝杆菌。非结核分枝杆菌病是人类免疫缺陷病毒感染或获得性免疫缺陷综合征（acquired immunodeficiency syndrome，AIDS）的常见并发症。但骨髓涂片中发现大量非结核分枝杆菌实为罕见，国内未见报告。

该病例 HIV 感染后的 AIDS 明确，CD4/CD8 比例严重倒置。在骨髓检验中发现大部分单核巨噬细胞及部分中性粒细胞胞浆内有大量分枝状不着色（透亮）排列散乱的杆菌样物质，结合病史资料考虑单核巨噬细胞、中性粒细胞浆内吞噬大量 NTM。因为 NTM 感染是 AIDS 的常见机会性感染菌，有 25%~50% 的患者并发 NTM 病，其中最常见的为播散性鸟型-胞内分枝杆菌复合菌群（mycobacterium avium intracellulare complex，MAC）病，Nightingale 等报道，艾滋病诊断后第 1 年 MAC 菌血症为 21%，第 2 年为 43%。MAC 生物体是一种非常异质性的抗酸杆菌群，通过经典的定义，主要包括鸟分枝杆菌和胞内分枝杆菌两种，均为缓慢生长的分枝杆菌。应以分枝杆菌培养法培养 7 天以上。本例血培养 5 天阴性，可能与培养方法有关。骨髓培养阳性可能是骨髓中细菌量更多。虽然抗酸染色敏感性稍差，但可使 1/3 的 HIV 相关 MAC 感染的病例得到早期诊断。故骨髓 Wright 染色标本发现细胞内大量不被 Wright-Geimsa 染色的细长杆状物体时，首先需要疑及 NTM，应作抗酸染色检查。培养若阳性则鉴定为 NTM 是诊断的主要依据。但不是每个病人都能获得阳性结果，只有依据其他指标来判断，故形态学及病史资料就成为主要依据。

（李菁原　叶向军）

索　引